HANDBOEK GEZONDHEIDSZORGONDERZOEK

HANDBOEK GEZONDHEIDSZORGONDERZOEK

Onder redactie van:
Dr. T. Plochg
Dr. R.E. Juttmann
Prof. dr. N.S. Klazinga
Prof. dr. J.P. Mackenbach

Bohn Stafleu van Loghum
Houten 2007

© Bohn Stafleu van Loghum, 2007

Alle rechten voorbehouden. Niets uit deze uitgave mag worden verveelvoudigd, opgeslagen in een geautomatiseerd gegevensbestand, of openbaar gemaakt, in enige vorm of op enige wijze, hetzij elektronisch, mechanisch, door fotokopieën of opnamen, hetzij op enige andere manier, zonder voorafgaande schriftelijke toestemming van de uitgever.

Voor zover het maken van kopieën uit deze uitgave is toegestaan op grond van artikel 16b Auteurswet 1912 j° het Besluit van 20 juni 1974, Stb. 351, zoals gewijzigd bij het Besluit van 23 augustus 1985, Stb. 471 en artikel 17 Auteurswet 1912, dient men de daarvoor wettelijk verschuldigde vergoedingen te voldoen aan de Stichting Reprorecht (Postbus 3051, 2130 KB Hoofddorp). Voor het overnemen van (een) gedeelte(n) uit deze uitgave in bloemlezingen, readers en andere compilatiewerken (artikel 16 Auteurswet 1912) dient men zich tot de uitgever te wenden.

Samensteller(s) en uitgever zijn zich volledig bewust van hun taak een betrouwbare uitgave te verzorgen. Niettemin kunnen zij geen aansprakelijkheid aanvaarden voor drukfouten en andere onjuistheden die eventueel in deze uitgave voorkomen.

ISBN 978 90 313 4896 1
NUR 883

Ontwerp omslag: A-Graphics, Apeldoorn
Ontwerp binnenwerk: Studio Bassa, Culemborg
Automatische opmaak: Pre Press, Zeist

Bohn Stafleu van Loghum
Het Spoor 2
Postbus 246
3990 GA Houten

www.bsl.nl

Distributeur in België:
Standaard Uitgeverij
Mechelsesteenweg 203
2018 Antwerpen

www.standaarduitgeverij.be

WOORD VOORAF

Bij de eerste druk (en op weg naar vele herdrukken!)

Op het grensvlak van onderzoek, beleid en praktijk speelt gezondheidszorgonderzoek een belangrijke rol. Dit is immers het onderzoek dat zich met name richt op het functioneren van de gezondheidszorg en daarmee voor beleidsmakers, financiers, managers, professionals en zorgvragers een directe toegepaste waarde heeft. De heterogeniteit aan onderzoeksvragen maakt ook dat gezondheidszorgonderzoek een multidisciplinaire benadering kent. Mede hierdoor is het wetenschapsgebied van gezondheidszorgonderzoek minder eenduidig herkenbaar als diverse andere wetenschapsgebieden. Dit handboek vult een belangrijke leemte op in de ontwikkeling van het gezondheidszorgonderzoek als wetenschappelijke discipline in Nederland. Waar onderzoekers, maar ook in onderzoek geïnteresseerde beleidsmakers, zich tot voor kort voor een algemene inleiding in het gezondheidszorgonderzoek moesten verlaten op Engelstalige literatuur, is er nu dit goede en actuele totaaloverzicht van gezondheidszorgonderzoek als multidisciplinair onderzoeksgebied in Nederland. De lezers kunnen enerzijds kennisnemen van de aard van het gezondheidszorgonderzoek en de daarin gehanteerde onderzoeksmethoden, en krijgen anderzijds een inkijk in hoe die op diverse terreinen in Nederland toegepast worden.

Bovenal is de opzet van het boek uitdagend, omdat gepoogd wordt de verschillende stromingen en disciplines, die eigen zijn aan het gezondheidszorgonderzoek, nader bij elkaar te brengen. Gezondheidszorgonderzoek wordt bedreven door verschillende disciplines, zoals medici, sociale wetenschappers, epidemiologen, bestuurskundigen, gedragswetenschappers en economen. Dit handboek biedt aanknopingspunten voor een disciplineoverstijgende wetenschapsbenadering door de eertijds door A.D. de Groot geformuleerde algemene methodologische principes als uitgangspunt te nemen. Het bereiken van een dergelijke consensus over de kwaliteit van gezondheidszorgonderzoek vormde een centraal element van de werkzaamheden van de commissie wetenschappelijke kwaliteit van gezondheidszorgonderzoek van ZonMw, die hiermee een waardige afronding krijgen. Het handboek (samenstelling gefinancierd door ZonMw) vormt een impuls voor de scholing van gezondheidszorgonderzoekers in Nederland. Hopelijk vergroot daarmee de wetenschappelijke kwaliteit van gezondheidszorgonderzoek en beschikt het veld hiermee over de benodigde kennis en handvatten om complexe vraagstukken op te lossen.

ZonMw is trots op het voorliggende resultaat. Een woord van dank is daarbij op zijn plaats aan het adres van alle betrokkenen, en met name de hoofdredactie. Zij hebben met groot enthousiasme bijgedragen aan dit handboek, dat nu al met recht een 'klassieker' genoemd mag worden.

Henk J. Smid
Directeur ZonMw
Voorjaar 2007

Inhoud

WOORD VOORAF   5

Inleiding   14
J.P. Mackenbach en N.S. Klazinga

DEEL 1 WETENSCHAPSGEBIED

1	**Het domein van gezondheidszorgonderzoek**	19
	R.E. Juttmann	
1.1	Inleiding	19
1.2	Lessen vanuit de literatuur	21
1.3	Definitie en domein	22
	Aanbevolen literatuur	24
	Referenties	24
2	**Wetenschappelijke uitgangspunten**	25
	R.E. Juttmann	
2.1	Inleiding	25
2.2	Algemene uitgangspunten	25
2.2.1	Inspiratiebron	25
2.2.2	Wetenschap volgens A.D. de Groot	25
2.2.3	Kanttekeningen bij A.D. de Groot	27
2.2.4	Toegepast onderzoek en A.D. de Groot	29
2.3	Kwesties en debatten	31
2.3.1	Kwalitatief en kwantitatief onderzoek	31
2.3.2	Explorerend en toetsend onderzoek	33
2.3.3	Hiërarchie van onderzoeksvormen: een misverstand	34
2.3.4	Enige opmerkingen over causaliteit	35
2.4	Methodologische kwaliteitseisen voor GZO	35
2.4.1	Uitgangspunten	35
2.4.2	Methodologische eisen voor gezondheidszorgonderzoek	36
2.4.3	Impact methodologische eisen bij toetsend onderzoek	36
2.4.4	Impact methodologische eisen bij inventariserend onderzoek	38
2.4.5	Impact kwaliteitseisen bij explorerend onderzoek	39
2.4.6	Spanning tussen methodologische eisen en ethische en praktische belemmeringen	40
2.5	Conclusies en samenvatting	43
	Aanbevolen literatuur	45
	Referenties	

3	**Gezondheidszorgonderzoek en de praktijk van beleid en zorgverlening**	47
	N.S. Klazinga en T. Plochg	
3.1	Inleiding	47
3.2	Gezondheidszorgonderzoek als een vorm van kennisproductie	48
3.3	Van praktijkprobleem naar onderzoeksvraag	49
3.4	De opdrachtgever, de onderzoeker en de onderzochte	50
3.5	Aandachtspunten bij de afstemming met de praktijk bij inventariserend en beschrijvend onderzoek	51
3.6	Aandachtspunten voor de afstemming met de praktijk bij explorerend onderzoek	52
3.7	Aandachtspunten voor afstemming met de praktijk bij toetsend onderzoek	53
3.8	Van onderzoeksresultaten naar toepassing in praktijk en beleid	54
	Aanbevolen literatuur	54
	Referenties	55
4	**Theorievorming in gezondheidszorgonderzoek**	56
	G.A.M. Widdershoven en T.A. Abma	
4.1	Inleiding	56
4.2	Poppers visie op de rol van theorie in de wetenschap	57
4.3	Kuhns visie op wetenschap als puzzel oplossen	59
4.4	Wetenschappelijke theorievorming in relatie tot maatschappelijke opvattingen	60
4.5	Het betrekken van stakeholders in theorievorming	62
4.6	Tot slot	64
	Aanbevolen literatuur	64
	Referenties	64

DEEL 2 METHODEN EN TECHNIEKEN

5	**Gebruik van Nederlandse registraties voor kwantitatief beschrijvend en explorerend gezondheidszorgonderzoek**	69
	J.A.M. van Oers en J.H.M. Zwetsloot-Schonk	
5.1	Inleiding	69
5.2	Belangrijke websites	69
5.3	Voordelen en beperkingen bij het gebruik van registraties	72
5.4	Kwaliteitsaspecten van registraties	73
5.5	Gebruik van registraties voor GZO	74
5.6	Tot slot	76
	Referenties	76
6	**Kwalitatief onderzoek**	77
	T. Plochg en M.C.B. van Zwieten	
6.1	Inleiding	77
6.2	De probleemstelling	78
6.3	Gebruik van theorie	79
6.4	Selectie van onderzoekseenheden	80
6.5	Methoden van dataverzameling	82
6.6	Analyse	87

6.7	Rapportage	88
6.8	Kwaliteitswaarborgen	89
6.9	Combineren van kwalitatief en kwantitatief onderzoek	90
6.10	Tot slot	92
	Aanbevolen literatuur	93
	Referenties	93

7 Designs voor observationeel onderzoek 94
K.G.M. Moons en H. Burger

7.1	Inleiding	94
7.2	Cohort- of follow-up-onderzoek	95
7.3	Case-controlonderzoek	101
7.4	Cross-sectioneel onderzoek	106
7.5	Ecologisch onderzoek	107
7.6	Tot slot	109
	Aanbevolen literatuur	110
	Referenties	110

8 Designs voor quasi-experimenteel toetsend onderzoek 111
M. Wensing en T. van der Weijden

8.1	Inleiding	111
8.2	Gecontroleerde voor-na vergelijkingen (controlled before-after design)	112
8.3	Tijdreeksstudies (time series analysis)	114
8.4	Experimentele studies met enkele zeer grote clusters (community intervention trials)	115
8.5	Vergelijkende gevalstudies (comparative case-studies)	117
8.6	Analyse van quasi-experimentele studies	118
8.7	Tot slot	119
	Aanbevolen literatuur	119
	Referenties	119

9 De randomised controlled trial in het gezondheidszorgonderzoek 121
R.A.G. Winkens en H.J.M. Vrijhoef

9.1	Inleiding	121
9.2	Opzet van en randvoorwaarden voor RCT	121
9.3	Praktische problemen	123
9.4	Bijzondere vormen van de RCT	125
9.5	Betekenis van de RCT voor gezondheidszorgonderzoek	128
9.6	De RCT binnen gezondheidszorgonderzoek: sterke en zwakke punten	128
9.7	Is er een toekomst voor de RCT binnen gezondheidszorgonderzoek?	129
9.8	Tot slot	130
	Aanbevolen literatuur	130
	Referenties	130

10 Economische evaluaties in de gezondheidszorg 132
F.F.H. Rutten en W.B.F. Brouwer

10.1	Inleiding	132
10.2	Het principe van economische evaluatie	134

10.3	Onderzoeksopzet	137
10.4	Het meten en waarderen van effecten	138
10.5	Het meten en waarderen van kosten	140
10.6	Omgaan met onzekerheid en interpretatie van resultaten	142
10.7	Tot slot	143
	Aanbevolen literatuur	145
	Referenties	145
11	**Systematische literatuurstudie**	**146**
	L.C.M. Kremer, T. Plochg en R.J.P.M. Scholten	
11.1	Inleiding	146
11.2	Systematische literatuurstudie	146
11.3	Het vinden van systematische literatuurstudies	150
11.4	Het beoordelen van een systematische literatuurstudie	151
11.5	Interpreteren van een systematische literatuurstudie	151
11.6	Systematische literatuurstudie en GZO	152
11.7	Tot slot	155
	Aanbevolen literatuur	155
	Referenties	155
12	**Meta-analyse**	**157**
	T. Stijnen	
12.1	Inleiding	157
12.2	Keuze van de effectparameter	157
12.3	Analyse onder homogeniteit	159
12.4	Analyse onder heterogeniteit	160
12.5	Fixed versus random	162
12.6	Publicatiebias	163
12.7	Verdergaande analyse	164
12.8	Tot slot	166
	Aanbevolen literatuur	166
	Referenties	166
13	**Analyse met behulp van modellen**	**167**
	J.J. Barendregt	
13.1	Wat is een model?	167
13.2	Voorbeelden van modellen in het dagelijks leven	167
13.3	Voorbeelden van modellen in de medische sector en in het gezondheidszorgonderzoek	168
13.4	Het nut van modellen: voorspellingen	169
13.5	Het nut van modellen: indirect meten	171
13.6	Soorten modellen	171
13.7	Tot slot	172
	Referenties	172
14	**Het maken en beoordelen van vragenlijsten**	**174**
	F.L.P. van Sonderen en R. Sanderman	
14.1	Inleiding	174

14.2	Wat meet een vraag precies?	175
14.3	Formuleren van vraag- en antwoordcategorieën	178
14.4	Meten met schalen	179
14.5	Vertalen van vragenlijsten	182
14.6	Een bestaande lijst of zelf construeren?	184
14.7	Tot slot	184
	Aanbevolen literatuur	185
	Referenties	185

DEEL 3 TOEPASSINGSGEBIEDEN

15	**Gezondheidszorgonderzoek: de bestuurswetenschappelijke invalshoek**	**189**
	K. Putters, J-K. Helderman en T.E.D. van der Grinten	
15.1	Inleiding	189
15.2	Explorerend en theoretisch interpretatief onderzoek	190
15.3	Bestuurs- en beleidswetenschappelijk gezondheidszorgonderzoek in de praktijk	192
15.4	Doorwerking van gezondheidszorgonderzoek in beleid en bestuur	197
15.5	Tot slot	199
	Aanbevolen literatuur	200
	Referenties	200

16	**Onderzoek op het terrein van het gezondheidsrecht**	**202**
	J.K.M. Gevers	
16.1	Inleiding	202
16.2	Aard en kenmerken van rechtswetenschap	203
16.3	Toepasbaarheid van het methodologische paradigma van A.D. de Groot	204
16.4	Gezondheidsrechtelijk onderzoek in de praktijk	205
16.5	Tot slot	207
	Aanbevolen literatuur	207
	Referenties	207

17	**Zorgverzekeringen: een centraal gezondheidszorgonderzoeksgebied**	**208**
	W.B.F. Brouwer en F.F.H. Rutten	
17.1	Inleiding	208
17.2	Ziektekostenverzekering in Nederland	210
17.3	Gezondheidszorgonderzoek op het terrein van zorgverzekeringen	213
17.4	Tot slot	223
	Aanbevolen literatuur	224
	Referenties	224

18	**Kosten van zorg**	**227**
	J.J. Polder en P.H.M. van Baal	
18.1	Inleiding	227
18.2	Beschrijvend en explorerend onderzoek	229
18.3	Toetsend onderzoek	233
18.4	Theoretisch interpretatief onderzoek	236
18.5	Tot slot	238

	Aanbevolen literatuur	240
	Referenties	240
19	**Onderzoek naar gezondheidszorgsystemen: internationale vergelijking**	**242**
	D.M.J. Delnoij en P.P. Groenewegen	
19.1	Inleiding	242
19.2	Beschrijvend en explorerend onderzoek	243
19.3	Toetsend onderzoek op het gebied van gezondheidszorgsystemen	246
19.4	Internationale databestanden	247
19.5	Methodologische problemen en oplossingen	249
19.6	Belangrijke vragen voor de toekomst	251
	Aanbevolen literatuur	253
	Referenties	253
20	**Onderzoek naar professionals**	**256**
	G.J.M. Hutschemaekers en T. Plochg	
20.1	Inleiding	256
20.2	Professionalisering	256
20.3	Beroepskrachtenplanning	259
20.4	Substitutie en taakherschikking	261
20.5	Het leren van professionals	262
20.6	Het management van/door professionals	264
20.7	Tot slot	266
	Aanbevolen literatuur	266
	Referenties	266
21	**Empirisch onderzoek in de gezondheidsethiek**	**269**
	D. Willems en J. Pols	
21.1	Inleiding	269
21.2	Onderzoek naar de effectiviteit van interventies op het gebied van ethiek	270
21.3	Empirisch onderzoek als kritiek op normatieve antwoorden en standpunten	271
21.4	Nieuwe ethische vragen	271
21.5	Onderzoek als bron voor normatieve antwoorden en standpunten	272
21.6	Past De Groot?	273
21.7	Tot slot	273
	Aanbevolen literatuur	273
	Referenties	273
22	**Gezondheidszorgonderzoek op het terrein van kwaliteit van zorg**	**274**
	N.S. Klazinga, J.S. de Koning, M.J.M.H. Lombarts, A.H.A. ten Asbroek en O.A. Arah	
22.1	Inleiding	274
22.2	Onderzoeksveld en achtergronden	274
22.3	Inventariserend en explorerend onderzoek op het terrein van kwaliteit van zorg	276
22.4	Toetsend onderzoek op het terrein van kwaliteit van zorg	279
22.5	Het sluiten van de empirische cyclus van onderzoek en kwaliteitsbevordering	281
	Aanbevolen literatuur	281
	Referenties	281

23	**Implementatieonderzoek**	283
	R. Grol en M. Wensing	
23.1	Inleiding	283
23.2	Omschrijving	284
23.3	Achtergrond	285
23.4	Implementatieonderzoek	286
23.5	Onderzoek in verschillende fasen van het implementatieproces	289
23.6	Tot slot	294
	Aanbevolen literatuur	294
	Referenties	294
24	**Onderzoek naar geïntegreerde zorg**	296
	G. Schrijvers, M.E. van Baar, D. Ravelli, H. Rosendal, H. van Stel, H.J.M. Vrijhoef en G. de Weert-van Oene	
24.1	Inleiding	296
24.2	Theoretische beschouwing	296
24.3	Inventariserend onderzoek	299
24.4	Explorerend onderzoek	300
24.5	Toetsend onderzoek	301
24.6	Het theoretisch-interpretatieve onderzoek	303
24.7	Methodologieontwikkeling	304
24.8	Tot slot	305
	Aanbevolen literatuur	305
	Referenties	305
25	**Onderzoek naar zorggebruik en de toegankelijkheid van de gezondheidszorg**	307
	G.P. Westert en J.P.J.M. Smits	
25.1	Inleiding	307
25.2	Zorggebruik is gerealiseerde toegankelijkheid: een kader voor beschrijvende statistiek	307
25.3	Toetsend onderzoek naar toegankelijkheid	312
25.4	Tot slot	314
	Aanbevolen Literatuur	315
	Referenties	315
26	**De patiënt in gezondheidszorgonderzoek**	316
	J.M. Bensing, D.M.J. Delnoij, R.D. Friele en E.M. Sluijs	
26.1	Inleiding	316
26.2	Historische ontwikkeling	317
26.3	Beschrijvend en explorerend patiëntonderzoek	318
26.4	Toetsend patiëntonderzoek	320
26.5	Tot slot	321
	Aanbevolen literatuur	322
	Referenties	322
27	**Gezondheidszorgonderzoek op het terrein van primaire preventie**	323
	K. Proper, M. Chin A Paw, M.N.M. van Poppel en W. van Mechelen	
27.1	Inleiding	323

27.2	Toetsend onderzoek	324
27.3	Overige vormen van wetenschappelijk onderzoek	329
27.4	Tot slot	332
	Aanbevolen literatuur	332
	Referenties	332

28 Gezondheidszorgonderzoek op het terrein van secundaire preventie 334
H.J. de Koning en J. Fracheboud

28.1	Inleiding	334
28.2	Onderzoeksterrein	334
28.3	Van mammografie naar bevolkingsonderzoek	335
28.4	Van uitstrijkje naar bevolkingsonderzoek; van PSA-test naar bevolkingsonderzoek	340
28.5	Screeningen in de jeugdgezondheidszorg	341
28.6	Tot slot	343
	Aanbevolen literatuur	343
	Referenties	343

29 Gezondheidszorgonderzoek en huisartsgeneeskunde 345
W.J.J. Assendelft, P.J.M. Bindels en G.J. Dinant

29.1	Inleiding: domein en uitgangspunten	345
29.2	Onderwerpen van huisartsgeneeskundig onderzoek	345
29.3	Soorten onderzoek	348
29.4	Onderzoeksinfrastructuur	350
29.5	Tot slot	351
	Aanbevolen literatuur	351
	Referenties	351

30 Gezondheidszorgonderzoek onder chronisch zieken en ouderen 354
G.A.M. van den Bos

30.1	Inleiding	354
30.2	Onderzoeksgebieden	355
30.3	Onderzoek naar zorgbehoeften	355
30.4	Onderzoek naar uitkomsten van zorg	358
30.5	Tot slot	361
	Aanbevolen literatuur	362
	Referenties	362
	Bijlage 1 Definities van gehanteerde begrippen	364
	Bijlage 2 Affiliaties	366
	Bijlage 3 Nederlandse onderzoeksinstituten en -groepen	369
	Bijlage 4 Tijdschriften voor gezondheidszorgonderzoek	371
	Register	376

Inleiding

J.P. Mackenbach
N.S. Klazinga

Vraagstukken op het terrein van de gezondheidszorg staan volop in de belangstelling. Of het nu gaat om de effecten van de stelselwijziging op de kwaliteit en toegankelijkheid van de zorg, de tekorten aan verpleegkundigen en artsen, de organisatie van zorg voor chronisch zieken, de organisatie van programma's voor primaire preventie van roken en overgewicht, de snelheid van het doorvoeren van verbeteringen en innovaties in de zorg, het meten van prestaties van zorgverleners, het versterken van de positie van de zorggebruiker, het beheersen van de kosten of het invoeren van nieuwe bekostigingsmethoden, steeds worden beleidsmakers, managers, zorggebruikers en zorgverleners geconfronteerd met vragen waarvoor ze bij het oplossen ervan graag een beroep doen op onderzoeksresultaten. Dit onderzoek moet helpen de aard en omvang van de vraagstukken objectief te beschrijven en de onderliggende mechanismen te verklaren. Ook dient het aan te geven of voorgenomen maatregelen kunnen werken c.q. achteraf blijken te werken. Kortom een wetenschappelijke onderbouwing en evaluatie van allerlei vormen van beleidsmaatregelen die direct of indirect beogen de primaire processen van zorgverlening te sturen. Het onderzoek dat zich hier bij uitstek op richt is het gezondheidszorgonderzoek (in het Engels Health Services Research).

Gezondheidszorgonderzoek (GZO) staat in Nederland op een, ook internationaal gezien, hoog niveau. Mede dankzij de behoefte van Nederlandse beleidsmakers aan wetenschappelijke onderbouwing van (sommige van) hun beslissingen, heeft het Nederlandse GZO in de loop van de jaren '80 en '90 van de vorige eeuw een flinke omvang gekregen, zowel binnen als buiten de universitaire centra. De wetenschappelijke kwaliteit van dit onderzoek heeft zich goed ontwikkeld, getuige de gestage stroom van (inter)nationale publicaties en promoties op dit multidisciplinaire vakgebied en de hierin vervatte nieuwe kennis en inzichten. Tevens hebben de resultaten van GZO vaak een belangrijke rol gespeeld bij beslissingen in het gezondheidszorgbeleid, ook al bestaat er in de relatie tussen onderzoek en beleid regelmatig een flinke spanning.

Dit boek is de neerslag van de professionalisering die het Nederlandse GZO in de afgelopen decennia heeft ondergaan. Het bevat bijdragen van een groot aantal Nederlandse gezondheidszorgonderzoekers, die langs deze weg hun inzichten over de juiste aanpak van dit soort onderzoek met de lezers delen. In dit boek is een poging gedaan om deze inzichten op een zodanige manier te systematiseren, dat ze hanteerbaar zijn voor gezondheidszorgonderzoekers met uiteenlopende disciplinaire achtergronden. Het boek wil daarmee enerzijds vanuit een gemeenschappelijk kader een Nederlandstalig handboek zijn voor gezondheidszorgonderzoekers, maar daarnaast voor andere geïnteresseerden ook een overzicht geven van het brede veld van GZO in Nederland.

De noodzaak van een interdisciplinaire aanpak is al ruim tien jaar geleden aangegeven in een advies van de Raad voor Gezondheidsonderzoek (RGO), waarin verschillende knelpunten in het Nederlandse gezondheidszorgonderzoek werden gesignaleerd. Eén daarvan betrof het gebrek aan overeenstemming tussen gezondheidszorgonderzoekers uit verschillende disciplines over de passendheid van onderzoeksmethoden en -technieken bij een gegeven vraagstelling en bij gegeven praktische randvoorwaarden. Naar aanleiding van dit advies heeft de Minister van VWS opdracht gegeven aan de intermediaire organisatie Zorgonderzoek Nederland (ZonMw) om een programma Wetenschappelijke Kwaliteit van Gezondheidszorgonderzoek uit te voeren. In het kader van dit programma is onder meer een set richtlijnen voor GZO ontwikkeld. Deze richtlijnen keren, samen met een groot aantal concrete illustraties, in dit boek uitgebreid terug. Het boek vormt daarmee een praktische afsluiting van het betreffende ZonMw-programma.

Dit boek is als volgt ingedeeld. In het eerste deel (hoofdstukken 1 tot en met 4) wordt het *domein van het gezondheidszorgonderzoek* beschreven (het wetenschapsgebied). Centraal daarbij staat de vraag wat de grote vraagstukken in de Nederlandse gezondheidszorg zijn en welk type onderzoeksvragen daaraan kunnen worden verbonden. Op basis hiervan wordt een werkdefinitie van GZO gegeven en wordt het terrein van het GZO in enkele deelterreinen uiteengelegd. Aan de hand van algemene epistemologische uitgangspunten worden vervolgens de methodologische eisen geformuleerd die, gegeven de onderzoeksvraagstellingen, aan GZO worden gesteld. Tevens wordt aandacht besteed aan het optimaliseren van de relatie tussen onderzoek en beleid vanuit de visie dat het uiteindelijke doel van het produceren van wetenschappelijke kennis door gezondheidszorgonderzoek gelegen is in de toepassing ervan in de praktijk van beleid, management en zorgverlening. Een afsluitende beschouwing gaat over de gevolgen van het toepassingsgerichte karakter van GZO voor de wijze van theorievorming.

In het tweede deel (hoofdstukken 5 tot en met 14) worden de *methoden en technieken van het GZO* beschreven (de 'gereedschapskist'). Eerst wordt een aantal veel gebruikte onderzoeksdesigns beschreven, zowel voor kwalitatief als voor kwantitatief onderzoek, waarbij aandacht wordt besteed aan diverse vormen van zowel observationeel als experimenteel en quasi-experimenteel onderzoek. Ook de ontwikkeling van onderzoeksinstrumenten, bijvoorbeeld vragenlijsten, komt hier aan de orde.

In het derde deel (hoofdstukken 15 tot en met 30) worden, uitgaande van belangrijke vraagstukken in de gezondheidszorg, verschillende *recente toepassingen van (Nederlands) gezondheidszorgonderzoek* beschreven (de toepassingsgebieden). Deze voorbeelden liggen zowel op macro-, meso-, als microniveau van de gezondheidszorg, en betreffen zowel de organisatie als de inhoud van de zorg. Bij de karakterisering van het onderzoek wordt zoveel mogelijk gebruikgemaakt van de systematiek die in de delen 1 en 2 is ontwikkeld. De voorbeelden geven samen een goede illustratie van de rijkdom van het Nederlandse gezondheidszorgonderzoek. Als bijlage zijn overzichten van Nederlandse onderzoeksgroepen en -instituten, en voor GZO relevante (internationale) tijdschriften toegevoegd.

Iedere poging tot het geven van een beschrijving en overzicht van een wetenschapsgebied kent zijn beperkingen. Dat geldt naar de aard van het wetenschappelijke bedrijf voor iedere vorm van onderzoek, maar zeker voor een onderzoeksterrein waar de vormgeving direct samenhangt met actuele maatschappelijke vraagstukken. Soms viel het moeilijk bepaalde vormen van onderzoek goed in het in deel 1 beschreven kader te plaatsen, de in deel 2 beschreven gereedschapskist wordt door onderzoekers vanuit verschillende disciplines onderscheiden gehanteerd en de toepassingsgebieden in deel 3 zijn niet uitputtend. Toch vertrouwen wij erop dat met dit boek in een behoefte van (beginnende) gezondheidszorgonderzoekers en gebruikers van gezondheidszorgonderzoek wordt voorzien. Opmerkingen ter verbetering en completering van dit eerste Nederlandse handboek gezondheidszorgonderzoek zijn van harte welkom.

Deel 1 Wetenschapsgebied

Het domein van gezondheidszorgonderzoek

R.E. Juttmann

1.1 Inleiding

Opgestelde definities zeggen vaak net zoveel over de achtergrond van de opsteller als over het te definiëren begrip zelf. In het geval van GZO zullen bijvoorbeeld beleidsmakers, managers, zorgverleners, patiënten en onderzoekers met een verschillende disciplinaire achtergrond geneigd zijn vanuit verschillende uitgangspunten op verschillende aspecten de nadruk te leggen. Dit boek richt zich op een breed lezerspubliek, waarin al deze verschillende doelgroepen zijn vertegenwoordigd. Er is dan ook gekozen voor een pragmatische werkdefinitie, waarin feitelijk wordt beschreven welke activiteiten onder de noemer GZO vallen, zonder al te veel in te gaan op de doelstellingen van GZO, die immers voor verschillende partijen uiteen kunnen lopen. Steeds wordt benadrukt dat GZO een vorm van wetenschappelijk onderzoek is.

Allereerst wordt in de boxen 1.1 en 1.2 een overzicht gegeven van gangbare definities en indelingsprincipes van GZO in de (internationale) literatuur. De Engelse term voor GZO is Health Services Research (HSR). De Engelstalige definities hiervan worden onvertaald weergegeven. Vervolgens wordt in paragraaf 1.2 stilgestaan bij de lessen die uit dit overzicht kunnen worden getrokken. Tenslotte wordt in paragraaf 1.3 op basis van het voorgaande een werkdefinitie van GZO gegeven zoals deze in dit handboek zal worden gebruikt, alsmede een afbakening van het domein van GZO en een indeling in subdomeinen.

Box 1.1 Overzicht van in de literatuur vermelde definities
- HSR involves the use of disciplined inquiry aimed at solving practical problems in health services (Kinston, 1983).
- HSR is the study of the scientific basis and management of health services and their effect on access, quality and costs of health care. HSR includes evaluation, planning, quality assessment and assurance, health technology assessment, clinical practice guidelines and HSR methods (National Library of Medicine).
- HSR is policy oriented and multidisciplinary research into health services (de grootste gemene deler van bestaande definities, volgens Mackenbach, 1994).
- HSR is the integration of epidemiological, sociological, economic and other analytic sciences in the study of health services. HSR is usually concerned with relationships between need, demand, supply, use and outcome of health services (Last, 2001).
- HSR is a multidisciplinary field of inquiry, basic and applied, that examines the use, costs, quality accessibility, delivery organisation, financing and outcomes of health care, to in-

crease the knowledge and understanding of the structure, processes and effects of health services for individuals and populations (Field en Lohr, 1995).
- HSR is concerned with the relationship between the provision, effectiveness and efficient use of health services and the health needs of the population. More specifically, health services research aims to produce reliable and valid research data on which to base appropriate, effective, cost-effective, efficient and acceptable health services at the primary and secondary care levels (Bowling, 1997).
- HSR is evaluation of advantages and disadvantages of health care interventions, whether they be drugs, devices, procedures settings of care or health care systems (vrij naar Black, 1998).
- GZO is het onderzoek naar de kwaliteit, de kosten en de effecten van preventieve en therapeutische zorg en de organisatie daarvan op de gezondheid van mensen en de consequenties van deze onderzoeksresultaten voor het te voeren beleid (OPOG, 2002).
- HSR is the multidisciplinary field of scientific investigation that studies how social factors, financing systems, organizational structures and processes, health technologies and personal behaviors affect access to health care, the quality and cost of health care and ultimately our health and well-being. Its research domains are individuals, families, organizations, institutions, communities and populations (Lohr en Steinwachs, 2002).

Behalve definities van GZO (HSR), is ook een definitie van gezondheidszorg zelf van belang. Een goed voorbeeld is de definitie van Last (1995).
- Health services are services that are performed by health care professionals or by other under their direction, for the purpose of promoting, maintaining or restoring health. In addition to personal health care, health services include measures for health protection and health education.

Box 1.2 Overzicht van in de literatuur vermelde indelingen van het GZO

1 Indeling naar soorten gezondheidszorgproblemen waarvoor GZO oplossingen moet bieden (RGO, 1994; Groenewegen et al., 1993):
- ordeningsproblemen,
- verdelingsproblemen,
- rationaliseringsproblemen.

2 Indeling naar het schaalniveau waarop deze gezondheidszorgproblemen zich afspelen (Klazinga, 2002):
- Macro: de politieke besluitvorming met betrekking tot gezondheidszorg en de regelgeving rond financiering en verzekering.
- Meso: de organisatorische eenheden die de gezondheidszorg feitelijk uitvoeren.
- Micro: de feitelijke interacties tussen zorgverleners en zorggebruikers.

3 Indeling naar de criteria aan de hand waarvan men resultaten van GZO beoogt te evalueren, zoals bijvoorbeeld gehanteerd door Bonneux (2000):
- 'utility',
- 'equity',
- 'freedom of choice'.

4 Indeling vanuit de evaluatieperspectieven volgens Øvretveit (1998): experimental, economic, developmental, managerial. Op basis van nadere bestudering van Øvretveits omschrij-

vingen zijn goede vertalingen van deze termen in het Nederlands:
- Experimentele en quasi-experimentele evaluatie van gunstige en ongunstige effecten van zorginterventies (effectiviteitanalyses).
- Evaluatie van zorginterventies vanuit een economisch gezichtspunt zoals:
  - evaluatie van kosten van (alternatieven van) onderdelen van het zorgproces (kosten-imputanalyses);
  - evaluatie van kosten van zorginterventies afgezet tegen de effecten (kosten-effectiviteitanalyses).
- Participerend, feedback leverend, 'ontwikkelingsonderzoek' binnen veranderingsprocessen in zorgorganisaties.
- Evaluaties van, en ten behoeve van, managementbeslissingen binnen zorgorganisaties, financieringsorganisaties en de politiek.
5 Indeling naar evaluatiedoel volgens Last (2001): The aim of HSR is evaluation. Several components of evaluative HSR are distinguished:
- Evaluation of structure, concerned with resources, facilities and manpower.
- Evaluation of process, concerned with matters such as where, by whom and how health care is provided.
- Evaluation of output, concerned with the amount and nature of health services provided.
- Evaluation of outcome, concerned with the results, i.e. whether persons using health services experience measurable benefits such as improved survival or reduced disability.
6 Indeling naar hoofdthema's van onderzoek volgens Ong (1993):
- Audit and evaluation aimed at effectiveness and efficiency.
- Needs assessment of populations and individuals, direct related to the achievement of health gain; aimed at establishing appropriateness and relevance of service provision.
- User involvement in planning of services.
- Quality of service.

1.2 Lessen vanuit de literatuur

In de meeste omschrijvingen in box 1.1 komt het feit dat GZO een vorm van wetenschapsbeoefening is, tamelijk impliciet aan de orde. In het kader van de doelstellingen van dit handboek over onderzoek wordt gekozen voor een werkdefinitie waarbinnen juist de O uit GZO meer nadruk krijgt.

Veel van de genoemde definities leggen de nadruk op aspecten die weliswaar opvallend zijn, maar niet absoluut kenmerkend. Een voorbeeld hiervan is multidisciplinariteit. Binnen GZO is een multidisciplinaire aanpak weliswaar meestal verstandig, het is echter niet zo, dat een door één discipline uitgevoerd project niet tot het domein van het GZO gerekend mag worden. Multidisciplinariteit als voorwaardelijk kenmerk is derhalve niet behulpzaam bij opname in de werkdefinitie, het is eerder een logisch gevolg van het type onderzoek dat nodig is om de vanuit de gezondheidszorg gestelde onderzoeksvragen te beantwoorden.

Een ander veel genoemd kenmerk van GZO is beleidsgerichtheid. Gezondheidszorgverlening is een vorm van menselijk handelen. Onderzoek gericht op menselijk handelen kan leiden tot inzichten hoe dat handelen kan worden gericht en verbeterd. Dit is precies wat gezondheidszorgbeleid beoogt. Beleidsconclusies liggen daarom bij GZO altijd voor de hand. Wel is het uit pragmatische overwegingen verstandig GZO af te grenzen van andere op menselijk handelen gerichte disciplines, zoals strikt medisch-klinisch onderzoek. Kenmerkend voor GZO en gezondheidszorgbeleid is dat het zich richt op inrichting, sturing en beheersing op meerdere niveaus van zorgverlening tegelijk en dientengevolge met betrokkenheid van meerdere actoren; ergo 'O' ten behoeve van 'GZ'.

Bij wetenschappelijk onderzoek gaat het om het doen van waarnemingen en om de analyse van relaties tussen de waargenomen zaken, de zogenaamde variabelen. In alle genoemde definities van GZO staat daarbij de gezondheidszorg zelf als variabele centraal. Tevens komen steeds variabelen aan de orde die van invloed zijn op, of beïnvloed worden door de gezondheidszorg. Dit zijn de kenmerkende objecten van onderzoek in alle definities van GZO. Ook onze werkdefinitie en domeinafbakening zullen hierop worden gebaseerd.
In navolging van de Engelse term *Health Services*, zoals gedefinieerd door Last (2001), wordt hier met de term *gezondheidszorg* het primaire proces bedoeld, de feitelijke interacties tussen zorgverleners en zorggebruikers. Het is van belang op te merken dat in het Nederlands de term *gezondheidszorg* ook wordt gebruikt voor het geheel van de zorgverlenende organisaties (de 'bedrijfstak gezondheidszorg') en voor het beleidsmatige en financiële systeem waarin deze organisaties zijn ingebed.
In een aantal van de genoemde definities wordt een lijst van mogelijk te onderzoeken variabelen en relaties gepresenteerd. In een aantal gevallen is er een duidelijke voorkeur te bespeuren voor een bepaalde selectie. Deze voorkeuren hangen vermoedelijk samen met de discipline of de achtergrond van de opsteller van de definitie. Daar voor een werkdefinitie in dit handboek wordt gestreefd naar een voor alle betrokken disciplines eenduidige beschrijving, is het zaak dergelijke voorkeuren te vermijden.

De in box 1.2 genoemde indelingsprincipes zijn vanuit een bepaald gezichtspunt stuk voor stuk zinvol. Bovendien spreken zij elkaar geenszins tegen en bestaat er een aanzienlijke overlap. Met enige moeite zou een multidimensionale matrix kunnen worden geconstrueerd waarbinnen al deze benaderingswijzen tot hun recht komen. Veel extra duidelijkheid zou dit echter niet opleveren. Elk indelingsprincipe is geformuleerd vanuit een specifiek gezichtspunt, vaak gepaard gaand met specifieke terminologie, en niet consequent vanuit een wetenschappelijk methodologisch indelingsprincipe. Geen van deze indelingsprincipes lijkt daarom bijzonder geschikt voor dit boek, waarbij GZO als wetenschapsbeoefening centraal staat.

Ervan uitgaand dat wetenschapsbeoefening vooral draait om het doen van waarnemingen bij variabelen en het bestuderen van relaties tussen variabelen, is het indelen van het domein van het GZO in categorieën van gelijksoortige variabelen een meer pragmatische benadering. Bij het bestuderen van relaties tussen variabelen is het gebruikelijk uit te gaan van de indeling in onafhankelijke, afhankelijke en verstorende variabelen. In dit boek wordt de onafhankelijke variabele gebruikt als indelingsprincipe voor het domein van het GZO.

1.3 Definitie en domein

Op basis van het bovenstaande hanteert dit boek de volgende definitie van GZO:

GZO is wetenschappelijk onderzoek dat betrekking heeft op:
– relaties waarbij het primaire proces van de gezondheidszorg de onafhankelijke of de afhankelijke variabele is;
of op:
– de onderlinge relaties van variabelen die van invloed zijn op het primaire proces als afhankelijke variabele;
en dat
– informatie oplevert ten behoeve van inrichting, sturing en beheersing van de zorg op meerdere niveaus tegelijk.

Met deze definitie wordt aangegeven dat in dit boek de gezondheidszorg wordt geconceptualiseerd als een geheel van interacties tussen actoren, waarbij de uiteindelijke focus dient te liggen bij de feitelijke zorg: de toegankelijkheid, kwaliteit en doelmatigheid van het primaire proces, en daarmee uiteindelijk de bijdrage van zorg aan gezondheid van individuen en de bevolking. Ten behoeve van het onderzoek worden de verschillende relaties onderkend, variabelen beschreven en gecategoriseerd en de aard en omvang van de onderlinge relaties geduid met als oogmerk dat dit geobjectiveerde informatie oplevert ten behoeve van beleid en management in de zorg. Daarbij is zowel sprake van sociale factoren, financieringssystemen, organisatiestructuren en processen, technologieën en het gedrag van zorggebruikers en zorgverleners.

GZO wordt in dit boek ingedeeld in vier subdomeinen, gedefinieerd naar categorieën van gelijksoortige onafhankelijke variabelen: Overheidsbeleid en Financiering, Instituties en Professionals, Zorggebruiker en Primaire processen. In figuur 1.1 worden de binnen het GZO te onderzoeken relaties tussen categorieën van variabelen schematisch weergegeven.

GZO kan worden onderscheiden van gezondheidsonderzoek (Health Research). Hierbij staat gezondheid centraal en de variabelen die van invloed zijn op, of beïnvloed worden door gezondheid. Zoals duidelijk wordt uit figuur 1.1. is er een belangrijke overlap tussen GZO en gezondheidsonderzoek. Onderzoek naar het verband tussen etiologische factoren en gezondheid wordt echter niet gerekend tot het domein van het GZO maar tot dat van het Health Research. Hierop is één uitzondering: onderzoek naar de invloed van gezondheidszorginterventies gericht op etiologische factoren (bijvoorbeeld primaire preventie) en de gevolgen daarvan voor de gezondheid. Dit wordt gemeenlijk wel gerekend tot ook het domein van het GZO.

De afgrenzing tussen de verschillende subdomeinen blijft uiteraard arbitrair. Bijvoorbeeld: gezondheidszorginterventies worden gedaan door gezondheidszorgverleners bij zorggebruikers. De activiteiten van verleners en ge-

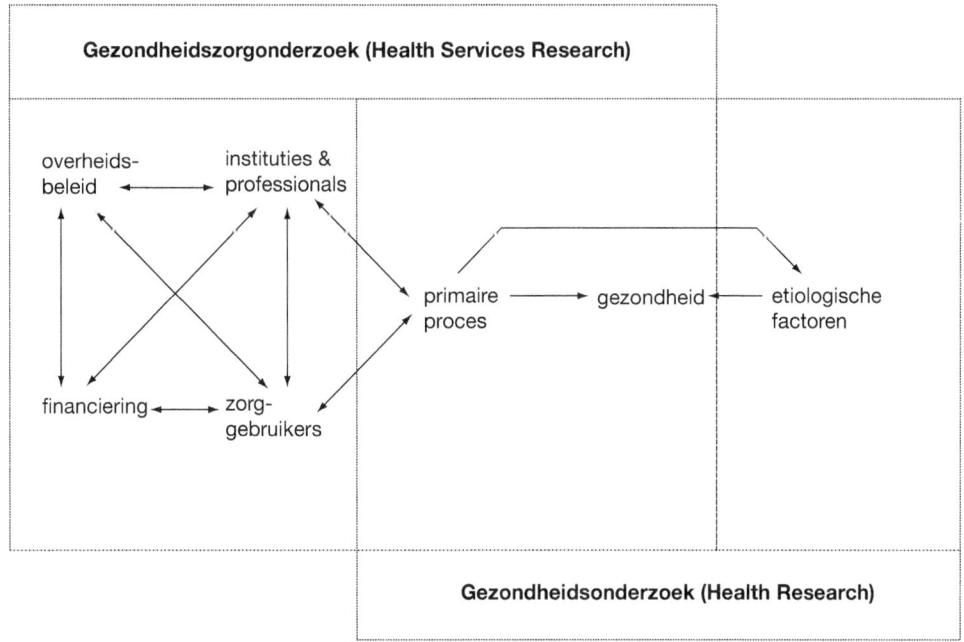

Figuur 1.1 Mogelijke relaties tussen categorieën van variabelen.

bruikers die strikt tot deze interactie behoren, zijn onafhankelijke variabelen binnen het subdomein Primaire processen. Andere kenmerken en activiteiten van zorgverleners en gebruikers rekenen we tot respectievelijk Instituties en Professionals en Zorggebruikers. Gezondheid is een kenmerk van mensen in het algemeen dus ook van gebruikers van gezondheidszorg. In het subdomein Zorggebruikers gaat het echter vooral ook om het handelen en de kenmerken van mensen in hun rol van gebruiker/vrager.

GZO betreft onderzoek dat kennis produceert ten behoeve van inrichting, sturing en beheersing van de zorg op meerdere niveaus van het gezondheidszorgsysteem tegelijk. De complexiteit van de te onderzoeken fenomenen op het hierboven afgebakende domein van GZO maakt direct al duidelijk dat het ontwikkelen en toepassen van een adequate onderzoeksopzet in GZO een hele uitdaging is. Er bestaat een continue spanning tussen de complexiteitsreductie die ten behoeve van GZO nodig is om wetenschappelijke kennis te produceren en de bruikbaarheid van deze inzichten voor beleid en management in de zorg. In de volgende hoofdstukken wordt uitgebreider ingegaan op de epistemologie van GZO (hoofdstuk 2) en de samenhang tussen onderzoek en beleid (hoofdstuk 3 en 4).

Aanbevolen literatuur

Bowling A. Research Methods in Health. Buckingham Philidelphia: Open University Press, 1997.

Referenties

Black N, Brazier J, Fitzpatrick R, Reeves B. Health services research methods, a guide to best practice. London: BMJ Books, 1998.

Bonneux L. Cholesterol-lowering therapy for smokers and non-smokers: a life-table analysis. Lancet 2000; 356(9246):2004-6.

Bowling A. Research Methods in Health. Buckingham Philadelphia: Open University Press, 1997.

Field MJ, Lohr KN. Health services research: an expanding field of inquiry. J Eval Clin Pract 1995; 1(1):61-5.

Groenewegen PP, Bensing JM, Bosman JM. Een inventarisatie van gezondheidszorgonderzoek in Nederland. Utrecht: NIVEL, 1993.

Kinston W. Pluralism in the organisation of health services research. Soc Sci Med 1983;17(5):299-313.

Last JM. A dictionary of epidemiology. 4th ed. Oxford: Oxford University Press, 2001.

Lohr KN, Steinwachs DM. Health services research: an evolving definition of the field. Health Serv Res 2002;37(1):7-9.

Mackenbach JP. Syllabus Nihes cursus Healht services research. Rotterdam/Utrecht: Nihes, 1994.

Ong BN. The practice of Health Services Research. London: Chapman & Hall, 1993.

Opleidingsgids overzicht postacademisch onderwijs gezondheidszorgonderzoek (OPOG). Rotterdam/Maastricht: Onderzoekschool Nihes/ Onderzoekschool CaRe, 2002.

Øvretveit J. Evaluating Health Interventions: An introduction to evaluation of health treatments, services, Policies and organizational interventions, 1998.

Raad voor Gezondheidsonderzoek (RGO). Advies gezondheidszorgonderzoek. Den Haag: RGO, 1994. RGO-advies nr. 11.

2 Wetenschappelijke uitgangspunten[1]

R.E. Juttmann

2.1 Inleiding

In dit boek wordt gezondheidszorgonderzoek opgevat als een wetenschappelijke discipline. In paragraaf 2.2 en 2.3 wordt toegelicht vanuit welke fundamentele, wetenschapsfilosofische keuzes dit boek is opgezet. In paragraaf 2.4 komen de methodologische kwaliteitseisen aan de orde waaraan op basis van deze keuzes gezondheidszorgonderzoek zou moeten voldoen. In paragraaf 2.5 wordt een en ander kort samengevat en wordt stilgestaan bij de vraag in hoeverre het in de dagelijkse praktijk mogelijk is deze keuzes strikt na te leven en welke gevolgen de beantwoording van deze vraag heeft voor de verdere invulling van dit boek.

2.2 Algemene uitgangspunten

2.2.1 INSPIRATIEBRON

Diverse handboeken beschrijven de algemene wetenschappelijke traditie waarbinnen gezondheidszorgonderzoek (GZO) geplaatst kan worden (Klazinga, 2002). Een heldere beschrijving is te vinden in het klassieke, toegankelijke en daarom in het onderwijs nog altijd gebruikte, Nederlandstalige handboek van A.D. de Groot (1994). De verdienste van dit handboek is, hoewel bedoeld als 'grondslag van onderzoek en denken in de gedragswetenschappen', dat de auteur (zelf hoogleraar in de psychologie, maar oorspronkelijk wiskundige) consequent disciplineoverstijgende uitgangspunten hanteert. De voorbeelden die hij aandraagt om zijn betoog te illustreren, zijn niet alleen afkomstig uit de psychologie, maar ook uit vele andere, zeer diverse onderzoeksvelden, zoals de natuurkunde, geschiedkunde, bestuurskunde, sociologie, (klinische) epidemiologie enzovoort. Omdat ook dit handboek bedoeld is voor een multidisciplinair publiek, is De Groots werk geschikt als inspiratiebron. De Groots visie op wetenschap sluit nauw aan op het werk van belangrijke twintigste-eeuwse wetenschapsfilosofen, zoals Karl Popper (2002) en Thomas Kuhn (1962).

2.2.2 WETENSCHAP VOLGENS A.D. DE GROOT

Volgens A.D. de Groot is wetenschap ontwikkeling van theorieën op basis van de empirische cyclus. De begrippen theorie en empirische cyclus worden hieronder nader omschreven.

Een theorie is een stelsel van hypotheses die onderbouwd worden door een samenhangend stelsel van verklaringen. Een hypothese is een veronderstelde wetmatigheid.

Een theorie moet voldoen aan de volgende eisen:

---

[1] Dit hoofdstuk is een bewerkte versie van het rapport Juttmann R.E. et al., Wetenschappelijke Kwaliteit van Gezondheidszorgonderzoek, Domein en richtlijnen voor onderzoeksvoorstellen, Erasmus MC, 2004, dat in het kader van het ZorgOnderzoek Nederland Programma WK-GZO werd gepubliceerd.

1 Uit de hypotheses moeten voorspellingen kunnen worden afgeleid die:
   - logisch consistent zijn, dat wil zeggen niet met elkaar in tegenspraak mogen zijn, en
   - toetsbaar zijn aan waarnemingen, op basis waarvan hypotheses al dan niet kunnen worden weerlegd, dat wil zeggen dat bij toetsing bepaalde waarnemingen moeten worden gedaan en andere niet mogen worden gedaan (Popper, 2002).
2 Een hypothese moet betrekking hebben op een omlijnde empirische referentie (een wel omschreven 'universum').
3 Het samenhangende stelsel van verklaringen dat een theorie onderbouwt, moet voldoen aan het zogenaamde economische principe, dat wil zeggen dat de eenvoudigste verklaring de meest acceptabele is (Occam's razor) (Gibbs, 1996).

De empirische cyclus is de cyclische opeenvolging van wetenschappelijke onderzoeksactiviteiten die leidt tot theorieproductie. De Groot onderscheidt vijf vormen van wetenschappelijk onderzoek:
1 Inventariserend onderzoek: inventarisatie en rangschikking van waargenomen feiten met het doel via het proces van inductie te komen tot hypotheses van gesteldheid.
2 Explorerend onderzoek: verzamelen van waargenomen feiten met het doel via het proces van inductie te komen tot hypotheses met betrekking tot (causale) relaties.
3 Toetsend onderzoek: kritische toetsing van voorspellingen, die via het proces van deductie vanuit theorieën c.q. hypotheses zijn ontwikkeld, aan waargenomen feiten. Het bijvoeglijk naamwoord kritisch duidt erop, dat met name wordt nagegaan of een hypothese pogingen tot weerlegging door waargenomen feiten kan doorstaan.
4 Instrumenteel onderzoek: onder andere validatie van waarnemingsinstrumenten.
5 Interpretatief-theoretische studies: niet empirische gedachte-exercities ter evaluatie en aanvulling en soms als vervanging van de overige stappen binnen de empirische cyclus.

Bij de vormen van onderzoek 1 tot en met 4 staat het doen van empirische waarnemingen centraal. Bij nummer 5 worden geen empirische waarnemingen gedaan. Bij instrumenteel onderzoek is het proces van het doen van empirische waarnemingen zelf onderwerp van onderzoek. Instrumenteel onderzoek maakt in tegenstelling tot de andere vormen van onderzoek geen deel uit van de empirische cyclus, maar is daar wel een essentiële voorwaarde voor. In figuur 2.1 wordt de empirische cyclus en de plaats van verschillende vormen van onderzoek daarin weergegeven.

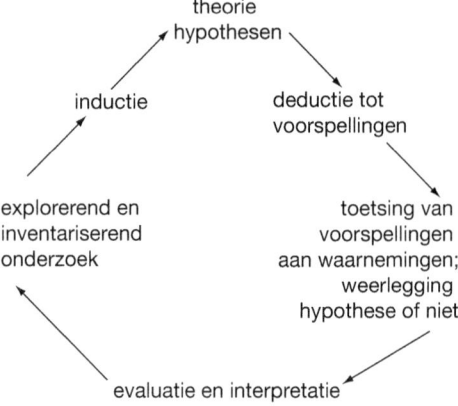

Figuur 2.1 Empirische cyclus.

Wetenschappelijke theorieproductie is dus een cyclisch proces. Klassiek is de volgende opeenvolging van activiteiten: empirisch explorerend en inventariserend onderzoek leidt via inductie tot formulering van theorieën bestaande uit hypotheses. Hypotheses leiden via deductie tot voorspellingen. Voorspellingen worden empirisch getoetst. De resultaten van toetsend onderzoek worden geïnterpreteerd, wat weer aanleiding kan geven tot nieuw explorerend en inventariserend onderzoek enzovoort. (N.B. Explorerend onderzoek leidt tot hypotheses met betrekking tot (causale) relaties, inventariserend onderzoek leidt tot hypotheses van gesteldheid.)

In praktijk wordt deze cyclus niet altijd volledig op deze manier doorlopen:
- Het formuleren van toetsbare hypotheses kan op basis van interpretatie van beschikbare inzichten ook zonder voorafgaand explorerend en inventariserend onderzoek plaatsvinden.
- Ook zonder toetsend onderzoek worden in de praktijk theorieën geherinterpreteerd leidend tot nieuw explorerend en inventariserend onderzoek.
- Theorievorming kan ook plaatsvinden zuiver op basis van niet-empirisch theoretisch-interpretatief onderzoek zonder tussenkomst van empirisch explorerend en inventariserend dan wel toetsend onderzoek (bijvoorbeeld in de ethiek en bij sommige vormen van juridisch onderzoek).

2.2.3 KANTTEKENINGEN BIJ A.D. DE GROOT

Over De Groots omschrijving van wetenschap valt onder andere het volgende op te merken. Essentieel in De Groots definitie van wetenschap is het gebruik van de term 'theorie' als beoogd resultaat van het wetenschappelijk bedrijf, waar anderen mogelijk de term 'kennis' of zelfs 'waarheid' zouden gebruiken. In navolging van zowel Popper als Kuhn gaat De Groot ervan uit dat definitieve kennis van de werkelijkheid niet mogelijk is. Zij baseren zich op het werk van de filosoof David Hume (1711-1776) (Hume, 1748), die tot de conclusie kwam dat het vaststellen van de werkelijkheid op basis van inductieve gevolgtrekkingen (generalisatie van waarnemingen naar algemene wetmatigheden) onmogelijk is. Ongeacht hoeveel witte zwanen men ook waarneemt, het is onmogelijk om met zekerheid vast te stellen dat alle zwanen wit zijn. Kennis is daarom altijd voorlopig van aard en verandert op basis van voortschrijdend inzicht. De term 'theorie' doet meer recht aan het voorlopige karakter van resultaten van wetenschap dan de term 'kennis'.

Met name Popper, die min of meer als de grondlegger van het concept van De Groots empirische cyclus kan worden beschouwd, stelt dat het van groot belang is pogingen te doen theorieën op basis van waarnemingen te verwerpen (falsificeren). Indien dit lukt, worden wetenschappers namelijk gedwongen betere theorieën te ontwikkelen. Als verwerping (falsificatie) niet lukt, versterkt dat voorlopig het vertrouwen in de getoetste theorie. Hoewel Poppers uitgangspunten binnen de moderne empirische wetenschap zeer breed worden onderschreven, is er ook kritiek op geuit. Een aantal van deze punten van kritiek worden hieronder besproken.

Door sommige critici is opgemerkt dat het onmogelijk is Poppers eigen theorie volgens zijn eigen voorschriften aan toetsing op basis van empirische waarnemingen te onderwerpen (Scott Percival, 2003). Het antwoord hierop is, dat het hier ook helemaal niet gaat om een theorie maar om een conventie. Popper *stelt voor* om met behulp van de empirische cyclus tot verscherping van inzicht te komen en het werken volgens die conventie *wetenschap* te noemen. Dit houdt in dat er dus ook andere conventies denkbaar zijn, wat Popper grif toegeeft. Hij onderbouwt echter overtuigend dat de door hem voorgestelde conventie (oftewel methode) de meest vruchtbare is, omdat deze het meeste vooruitzicht geeft op verbetering van theorieën, dat is op theorieën die de werkelijkheid beter benaderen.

Verder wordt aangedragen dat pogingen tot falsificatie van hypotheses in veel gevallen net zo min kunnen overtuigen als inductieve gevolgtrekkingen. Dit is met name het geval bij probabilistisch geformuleerde hypotheses, zoals die vooral in de gedragswetenschappen en dus ook in het GZO aan de orde zijn (Wolpert, 2000). De hypothese *alle zwanen zijn wit* is door het waarnemen van één zwarte zwaan te weerleggen. Bij toetsing van de hypothese *tachtig procent van de zwanen is wit*, stuit men op het probleem dat het onmogelijk is de kleur van alle zwanen empirisch te onderzoeken.

Het vaststellen van het percentage witte zwanen in een onderzoekspopulatie is minder overtuigend dan het waarnemen van één zwarte zwaan ter falsificatie van de eerste hypothese.

Dit bezwaar is op twee manieren te pareren: Omdat we hier te maken hebben met een conventie, kunnen we ook, per conventie, afspreken welke waarneming bij een probabilistisch geformuleerde hypothese een overtuigende falsificatie oplevert. Hoe we dat doen, staat in elk handboek statistiek beschreven. Pogingen tot falsificatie hoeven niet overtuigend te zijn om nuttig te zijn. In Poppers visie is de poging belangrijker dan het resultaat. Bevestiging van een theorie leidt nooit tot vooruitgang van de wetenschap, kritiek op een theorie wel, omdat het mensen aanzet opnieuw en creatief over de materie na te denken. Het kernpunt van Poppers filosofie, ook op het politiek-maatschappelijke gebied, is dat kritiek en dus de vrijheid om kritiek te leveren, de motor van de vooruitgang is (Popper, 1966).

De veronderstelling dat volgens Popper inductieve gevolgtrekkingen (pogingen tot generalisaties op basis van waarnemingen) van geen waarde zijn, berust op een misverstand. Dergelijke pogingen, of om met De Groot te spreken, explorerend onderzoek, zijn juist van het grootste belang om tot interessante en relevante theorieën te komen. (Overigens zijn andere methoden om hiertoe te komen, zoals zuivere gedachte-experimenten of 'inspiratie' of wat dan ook, eveneens belangrijk.)

Het uitgangspunt, van onder anderen Popper, Kuhn en De Groot, dat mensen niet in staat zijn de definitieve werkelijkheid te kennen wordt eigenlijk door alle twintigste-eeuwse filosofen, van de kritisch rationalisten tot de postmodernen gedeeld (Doorman en Pott, 2002). Bij de postmoderne filosofen, zoals de zogenaamde constructivisten, heeft dit uitgangspunt evenwel geleid tot de overtuiging dat de werkelijkheid niet bestaat en er uitsluitend verschillende werkelijkheden bestaan in het brein van verschillende mensen (Withman, 1994; Frissen, 1996).

In zijn beroemde essay *Two Faces of Common Sense* betuigt Popper zich een verklaard tegenstander van de aanhangers van dit standpunt (Popper, 1979). Hij voert daarbij verrassend genoeg onder anderen Winston Churchill op als epistemoloog en diens uitspraak: 'I reaffirm with emphasis that the sun is real and also that it is hot – in fact as hot as Hell, and that if people doubt it, they should go there and see.' Hij geeft echter toe dat het uiteindelijk onmogelijk is te bewijzen dat er maar één werkelijkheid is, maar betoogt dat het uitgangspunt dat er meer werkelijkheden zijn, niet praktisch is voor vruchtbare wetenschapsbeoefening. Poses en Levitt gaan zover, dat zij de opvatting van de constructivisten beschouwen als een excuus voor 'sloppy work' (Poses en Levitt, 2000). Sommige volgelingen van deze stroming zelf plaatsen zich buiten de door De Groot en Popper beschreven traditie en claimen eenvoudig een ander soort wetenschap te bedrijven (Abma, 2002; Abma, 2001).

Toch is het wel mogelijk een aantal van de uitgangspunten van de constructivisten over te nemen, zonder De Groots definitie van wetenschap te verlaten.

Natuurlijk valt het niet te ontkennen dat mensen verschillende concepten van de werkelijkheid hebben en dat het niet eenvoudig is vast te stellen of het concept van de één beter of juister is dan dat van de ander. En natuurlijk is het van groot belang, met name voor de gedragswetenschappen en dus ook voor het GZO, die verschillende concepten van de werkelijkheid nauwkeurig in kaart te brengen. In de wetenschapsfilosofie van De Groot is dit bij uitstek het domein van explorerend kwalitatief onderzoek, wat, zoals we hieronder (zie paragraaf 2.3.1) nader zullen betogen, een onmisbare schakel vormt in de empirische cyclus, met name in de zeer gecompliceerde wereld van het menselijke gedrag. Dit laat echter onverlet dat ook dergelijk onderzoek in principe moet leiden tot het speculatief formuleren van wetmatigheden voor een vastgesteld universum (bijvoorbeeld over verbanden tussen bepaalde concepten van de werkelijkheid en de gevolgen hiervan voor bepaald gedrag, binnen een bepaalde setting). Deze wetmatigheden geven aanleiding tot voorspellingen die op de een of de andere manier kritisch aan empirische waarnemingen getoetst moeten kunnen worden. Uitsluitend onderzoekers die niet bereid of in staat zijn op basis van hun onderzoek voorspellingen over toekomstige waarnemingen te formuleren, of het overbodig achten dat hun voorspellingen kritisch worden getoetst, stellen zich buiten De Groots definitie van wetenschap op. Van de eerste groep moet je vaststellen dat hun onderzoeksresultaten nietszeggend zijn, van de tweede groep moet je vaststellen dat zij de voortgang van de wetenschap blokkeren. In de praktijk is het maar de vraag of veel onderzoekers, van welke stroming dan ook, zich onder een van deze beide categorieën willen scharen, zodat het veronderstellen van een werkelijk fundamenteel epistemologisch schisma tussen postmodernen en de 'Popperiaanse' kritisch rationalisten wellicht overdreven is (zie onder andere het woord vooraf bij zowel de eerste als twaalfde druk van A.D. de Groot, 1994).

Ook op het terrein van de onderzoeksmethodologie zijn de conventies van constructivisten complementair aan die van kritisch rationalisten. Het standpunt van onder anderen de constructivisten heeft het belang van diepgaand kwalitatief explorerend onderzoek voor het opstellen van zinnige hypotheses binnen een toegepast onderzoeksgebied als het gezondheidszorgonderzoek alleen maar sterker benadrukt.

Ten slotte is de vraag gerechtvaardigd wat het belang van wetenschap is, indien deze niet in staat is de werkelijkheid te ontsluiten. Het antwoord is dat de wetenschap wel in staat is om een voorlopige stand van zaken vast te stellen waar we in de praktijk redelijk mee uit de voeten kunnen, zowel voor beleidsbepaling als voor de verdere voortgang van de wetenschap. De Groot introduceert in dit verband het begrip *wetenschappelijk forum*, de gemeenschap van wetenschappers, die in de openbaarheid van publicaties, wetenschappelijke bijeenkomsten en andere openbare gremia voor uitwisseling van gegevens en argumenten komen tot voorlopige conclusies over 'the state of the art'. Kuhn (1962) heeft voor samenhangende stelsels van dergelijke conclusies binnen een bepaald vakgebied de term *paradigma* geïntroduceerd.

2.2.4 TOEGEPAST ONDERZOEK EN A.D. DE GROOT

Toegepast onderzoek is gericht op beleidsvorming, sturing en beleidsevaluatie en wordt veelal op verzoek en initiatief van beleidsbepalers uitgevoerd. Beleidsbepalers maken hierbij weliswaar veelvuldig gebruik van de diensten van wetenschappers, maar gebruiken zelf vaak niet in de eerste plaats wetenschappelijke methoden voor het bepalen of evalueren van beleid (Walt, 1994; Klein, 1990). Hun handelen wordt in hoge mate mede bepaald door allerlei andere motieven van ideologische, politieke, pragmatische en strategische aard. In deze paragraaf gaan we na in hoeverre en op welke manier toegepast onderzoek is in te passen in de wetenschapsfilosofie van A.D. de Groot. In de context van dit boek is dit van groot belang, omdat een zeer groot gedeelte van het gezondheidszorgonderzoek toegepast onderzoek is.

Net als wetenschap is beleidsbepaling en management een cyclisch proces: Problemen worden geanalyseerd, wat leidt tot het kiezen van een oplossing (Klazinga, 2002). Vervolgens wordt de mate waarin de gekozen oplossing tot vermindering van het probleem leidt, geëvalueerd, wat doorgaans leidt tot nieuwe of geherformuleerde problemen enzovoort. De gekozen oplossingen worden geformaliseerd tot beleidsbeslissingen. Deze beleidscyclus is weergegeven in figuur 2.2. Het nemen van stappen binnen de beleidscyclus kan op verschillende niveaus plaatsvinden:
– Op macroniveau: het bepalen van de regels

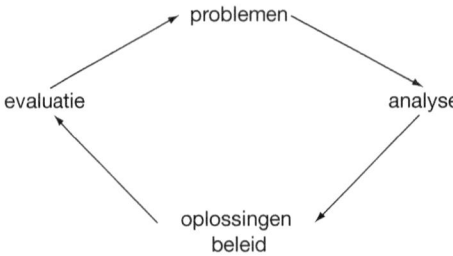

Figuur 2.2 *Beleidscyclus.*

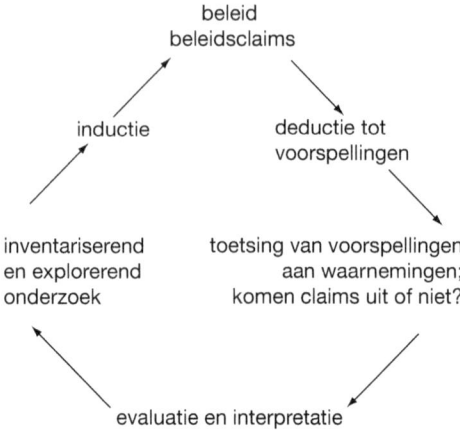

Figuur 2.3 *Empirische cyclus voor toegepast onderzoek.*

en afspraken waarbinnen de gezondheidszorg in een land (of binnen een kleinschaliger verband, bijvoorbeeld een gemeente) moet functioneren. Dit is de politieke beleidscyclus.
- Op mesoniveau: het bepalen van regels en afspraken binnen een gezondheidszorgorganisatie. Dit is de managementbeleidscyclus.
- Op microniveau: het maken van beleidskeuzes door uitvoerende professionals zelf. Bijvoorbeeld het uitvoeren van bepaalde interventies bij bepaalde patiënten in bepaalde situaties op basis van consensusbepaling, richtlijnen, protocollen en dergelijke. Dit is de professionele beleidscyclus.

Op welke manier kunnen wetenschappers nu een bijdrage leveren aan deze processen van beleidsbepaling? Om deze vraag bevredigend te kunnen beantwoorden introduceren we hier een specifieke versie van De Groots empirische cyclus, namelijk de empirische cyclus voor toegepast onderzoek. Deze komt tot stand door in de reguliere empirische cyclus simpelweg de woorden 'theorie' en 'hypothese' te vervangen door 'beleid' en 'beleidsclaim'. De wetenschappelijke bijdrage aan beleidsbepaling nu wordt geleverd door onderzoek uit te voeren dat geplaatst kan worden binnen deze cyclus (zie figuur 2.3).
Beleid en theorie zijn natuurlijk geen synoniemen, maar er is een vergaande analogie tussen beide begrippen. Voor beide geldt dat ze op inductieve wijze tot stand komen: op basis van een aantal gegevens en gedachten komt men tot een veronderstelling. In het geval van een theorie tot een veronderstelling over wetmatigheden (een hypothese) en in geval van beleid tot een veronderstelling over de uitkomsten van het instellen en/of toepassen van bepaalde regels of werkwijzen (een beleidsclaim). Voor zowel hypotheses als beleidsclaims geldt dat ze getoetst moeten kunnen worden aan feitelijke waarnemingen. Als gevolg hiervan kan worden vastgesteld dat onderzoek door wetenschappers binnen de empirische cyclus voor toegepast onderzoek aan dezelfde eisen moet voldoen als onderzoek binnen de reguliere empirische cyclus, en in feite uit dezelfde vormen van onderzoek (inventarisatie, exploratie, toetsing en interpretatie) is opgebouwd.

Naast toegepast onderzoek kan 'gewoon' theorievormend wetenschappelijk onderzoek (volgens de reguliere empirische cyclus) natuurlijk ook van belang zijn bij beleidsbepaling. Hieruit voortkomende theorieën (bijvoorbeeld over de relatie tussen determinanten en gezondheidsuitkomsten) worden immers (bijvoorbeeld in het kader van interpretatief en explorerend toegepast onderzoek) gebruikt bij de voorbereiding van nieuwe beleidsvoorstellen.

Zoals aan het begin van deze paragraaf al is vastgesteld, worden politici en managers behalve door wetenschappelijke door tal van andere motieven (ideologische, politieke, pragmatische en strategische enzovoort) gestuurd bij het vaststellen van beleid. Bovendien werkt beleidsbepaling doorgaans binnen een ander (lees: sneller) tijdsperspectief dan wetenschappelijk onderzoek. Het is dus voor wetenschappers van groot belang zich te realiseren dat de empirische cyclus voor toegepast onderzoek niet de plaats is waar het beleid feitelijk wordt bepaald. Dat is en blijft de politieke, managers- of professionele beleidscyclus. In de praktijk leidt toegepast onderzoek hoogstens tot beleidsvoorstellen die worden aangeboden ten behoeve van probleemanalyse binnen de beleidscyclus.

Het is voor wetenschappers nodig te onderkennen dat het vanuit de wetenschap onmogelijk is de strekking van beleid dwingend voor te schrijven. Dat geldt immers ook voor het concipiëren van een theorie. Indien evenwel van wetenschappers wordt gevraagd beleid te toetsen, kunnen en moeten zij wel eisen stellen aan de formulering van dat beleid. Deze moet namelijk voldoen aan dezelfde eisen van de formulering van een theorie:
- Het beleid moet herleidbaar zijn tot voorspellingen, in dit geval beoogde beleidsuitkomsten.
- Deze voorspellingen moeten logisch consistent zijn, dat wil zeggen niet in tegenspraak met elkaar.
- De voorspellingen moeten toetsbaar zijn aan waarnemingen. Het mag niet zo zijn, dat iedere uitkomst op basis van het geformuleerde beleid 'verklaarbaar' kan zijn. Net als een theorie moet beleid bepaalde uitkomsten dwingend voorspellen en andere verbieden.
- Het beleid moet van toepassing zijn voor een welomschreven 'universum'.

Indien beleidsbepalers niet in staat of bereid zijn hun beleid volgens deze eisen te formuleren, zouden wetenschappers moeten afzien van beleidstoetsing.

Indien er bij toegepast onderzoek sprake is van een (zeer) beperkte setting, moet dat leiden tot het vaststellen van een welomschreven (zeer) beperkt universum, waarvoor het beleid geldig is. In het GZO kan men bijvoorbeeld denken aan één ziekenhuis, één verzekeringsmaatschappij of zelfs één éénmanspraktijk. Sommige mensen zijn geneigd de wetenschappelijke kwaliteit van dergelijk onderzoek in twijfel te trekken met het argument dat 'echte' wetenschap toch moet leiden tot algemeen geldende uitspraken. Een algemeen geldende uitspraak is echter altijd uitsluitend algemeen geldend binnen een bepaald universum, bepaald door plaats en tijd. Dit geldt in hoge mate voor de gedragswetenschappen en dus het GZO. Ook onderzoek binnen een klein universum kan en moet voldoen aan methodologische kwaliteitseisen en kan uitgevoerd worden volgens de empirische cyclus voor toegepast onderzoek. Indien men met wetenschappelijke kwaliteit behalve methodologische kwaliteit ook relevantie bedoelt, dient het volgende te worden opgemerkt. Voor de betrokken mensen kan onderzoek binnen een klein universum zeer relevant zijn; voor een groter publiek en voor de vooruitgang van de wetenschap in een algemenere zin zal dat vaak niet het geval zijn. De publiceerbaarheid van kleinschalig onderzoek is dan ook vaak beperkt, wat echter niet zonder meer een aanwijzing is voor (althans methodologische) onvoldoende kwaliteit van zulk onderzoek.

2.3 Kwesties en debatten

2.3.1 KWALITATIEF EN KWANTITATIEF ONDERZOEK

In vooraanstaande internationale medisch-wetenschappelijke tijdschriften zoals BMJ (Britten, 1995; Keen en Packwood, 1995; Kitzinger, 1995; Mays en Pope, 1995a; Mays en Pope, 1995b; Pope en Mays, 1995; Jones en Hunter, 1995) en Lancet (Malterud, 2001a; Malterud, 2001b), en in Nederland in TSG

(Klazinga, 1997; De Bakker, 1997; Ong, 1997), is de afgelopen jaren veel aandacht besteed aan de verschillen tussen kwalitatief en kwantitatief onderzoek binnen het GZO. Vaak wordt de indruk gewekt dat het hier om fundamenteel verschillende onderzoeksscholen gaat. De meeste artikelen hebben als boodschap dat de tegenstellingen tussen aanhangers van beide scholen gerelativeerd moeten worden en dat beide vormen van onderzoek elkaar aanvullen. Ondertussen worden niettemin de specifieke merites van beide vormen van onderzoek breed uitgemeten en tegenover elkaar gesteld (Patton, 1999). Binnen de medische wereld lijkt daarbij het kwalitatieve onderzoek de 'onderliggende' partij te zijn, waarvan in een door kwantitatief georiënteerde, door epidemiologen beheerste onderzoekswereld het belang met overtuiging over het voetlicht moet worden gebracht (Baum, 1995).

Maar wat is nu eigenlijk precies het verschil tussen kwalitatief en kwantitatief onderzoek? Niet alle auteurs zijn daar even duidelijk over. Allereerst moet worden vastgesteld dat we hier, semantisch gezien, geenszins te maken hebben met een tegenstelling, zoals hoog en laag, mooi en lelijk en dergelijke. In feite zijn waarnemingen van fenomenen of feiten altijd minimaal kwalitatief. Daarnaast kan men ook de omvang van iets meten of men kan gelijksoortige fenomenen tellen. In dat geval spreken we van een kwantitatieve waarneming. Maar voordat men dat doet, zal toch altijd eerst de aard, de kwaliteit, van het waargenomen object moeten worden vastgesteld (Pope en Mays, 1995). Elk onderzoek is dus kwalitatief en kan daarnaast ook kwantitatief zijn.

Om toch onderscheid te kunnen maken tussen kwalitatief en kwantitatief onderzoek kan men natuurlijk kwalitatief onderzoek definiëren als niet-kwantitatief onderzoek. Dit is precies wat Pope en Mays (1995) feitelijk doen in hun veel geciteerde artikel in BMJ. Ook vanuit het 'epidemiologische kamp' kijkt men er zo tegenaan, getuige de definitie die Last geeft voor kwalitatieve data (Last, 2001): 'Observations or information characterised by measurement on a categorical scale, i.e. a dichotomous, nominal or ordinal scale.' De meeste onderzoekers uit het 'kwalitatieve kamp' zullen echter niet erg tevreden zijn met deze definities. En waarom dat zo is, wordt duidelijk wanneer we kijken naar de voorbeelden die Last geeft voor kwalitatieve data: seks, haarkleur, dood of overleving en nationaliteit. Allemaal simpel vast te stellen kwaliteiten en daardoor makkelijk te tellen. Het 'verwijt' van kwalitatieve onderzoekers aan kwantitatieve collega's is dan ook dat deze, met het doel waarnemingen kwantitatief te kunnen uitdrukken, zich beperken tot zaken die makkelijk te tellen of te meten zijn, met als gevolg een te simpel beeld van de werkelijkheid. Goed beschouwd is dit een verwijt van gemakzucht en niet gericht op het principe van meten en tellen zelf. Als men de moeite neemt de aard, de kwaliteit, ook van ingewikkelde fenomenen, grondig te bestuderen en te beschrijven (wat precies is wat kwalitatieve onderzoekers beogen), kunnen deze vervolgens in principe ook geteld of gemeten worden.

Maar wat verstaat men nu concreet, binnen het GZO, onder kwalitatief onderzoek? Malterud geeft de volgende omschrijving (Malterud, 2001a): 'Qualitative research methods involve the systematic collection, organisation and interpretation of textual material derived from talk or observation. It is used in the exploration of meanings of social phenomena, as experienced by individuals themselves, in their natural context.' In de serie in BMJ komen verschillende methodieken aan de orde die veel gebruikt worden in kwalitatief onderzoek, zoals: diepte-interviews (Britten, 1995), casestudies (Keen en Packwood, 1995), consensusmethoden (Jones en Hunter, 1995), focusgroeponderzoek (Kitzinger, 1995), en observatie in gezondheidszorgsettings (Mays en Pope, 1995a).

Hoe valt kwalitatief onderzoek te passen in de door ons gehanteerde omschrijving van wetenschap volgens A.D. de Groot? Daarvoor is het belangrijk na te gaan met welk doel dit onderzoek plaatsvindt. Malterud spreekt van 'exploration of meanings of social phenomena.' Pope en Mays (1995) benoemen als doel van kwalitatief onderzoek: 'development of concepts which help us to understand social phenomena' en stellen dat het hierbij gaat om 'induction, i.e. the process of moving from observation data towards generalisations, hypotheses, or theory.' Daarmee is puur kwalitatief onderzoek duidelijk geplaatst in het domein van het explorerend, hypothese- (of beleid)vormend onderzoek.

Vanuit een epistemologisch standpunt is het onderscheid tussen kwalitatief en kwantitatief onderzoek niet zo belangrijk als het onderscheid tussen explorerend en toetsend onderzoek. Wetenschap gaat om het creatief concipiëren en daarna kritisch toetsen van theorieën. Bij toetsing zijn kwantitatieve waarnemingen onontbeerlijk. Indien uitsluitend het toetsen in de belangstelling staat (wat het geval kan zijn bij sommige kwantitatief ingestelde onderzoekers), kan men in de valkuil lopen, zich te beperken tot analyse van makkelijk te kwantificeren waarnemingen en daardoor toetsing van hypotheses met een beperkte betekenis, belang, en diepgang. Kwalitatief onderzoek is er om tijdens het creatieve, theorieconcipiërende proces te komen tot interessantere, betekenisvollere, kortom, 'betere' hypotheses.

2.3.2 EXPLORERED EN TOETSEND ONDERZOEK

Explorerend onderzoek kan uitsluitend kwalitatief, uitsluitend kwantitatief of een combinatie van beide zijn. Toetsend onderzoek heeft minimaal altijd een kwantitatief aspect. In toetsend onderzoek worden voorspellingen op basis van hypotheses, wetmatigheden, getoetst. Daarbij zal men ten minste moeten kwantificeren hoe vaak voorspellingen uitkomen.

Hoewel het onderscheid tussen explorerend en toetsend onderzoek essentieel is, is dit onderscheid in de praktijk niet altijd even gemakkelijk te maken. Zoals hierboven betoogd, kunnen we uitsluitend kwalitatief onderzoek veilig rekenen tot het domein van het explorerend onderzoek. Kwantitatief onderzoek kan echter zowel explorerend als toetsend zijn. Bovendien kan door het cyclische karakter van het wetenschappelijk bedrijf ieder toetsend onderzoek tot op zekere hoogte ook opgevat worden als een explorerend onderzoek. Een deel van een onderzoeksproject kan in een bepaalde fase van het project als toetsend worden gekenmerkt en in een volgende fase (of in een volgend project) als explorerend.

Voor opstellers en beoordelaars van onderzoeksvoorstellen is het van groot belang om te weten waar het in het onderhavige geval om gaat. Als het in de eerste plaats gaat om toetsing, moet de onderzoeksopzet in principe gericht zijn op pogingen tot falsificatie van de te toetsen hypothese. In feite komt dit neer op uitputtende pogingen om de interne validiteit van het onderzoek te garanderen, oftewel de invloed van verstorende variabelen uit te sluiten. Een verstorende variabele levert immers een alternatieve verklaring voor het in de hypothese veronderstelde verband of de sterkte van dat verband. Indien het verband of de sterkte van het verband is toe te schrijven aan de verstorende variabele en niet aan de in de hypothese veronderstelde factor, is de hypothese gefalsificeerd. Indien de invloed van de verstorende factor is uitgesloten, is een poging tot falsificatie mislukt.

Soms lijken de opzet van een kwantitatief explorerend onderzoek en een toetsend onderzoek verwarrend veel op elkaar. Een middel als multivariate analyse kan bijvoorbeeld in beide gevallen worden gebruikt. Bij een explorerend onderzoek gebruik je multivariate analyse om inzicht te krijgen in welke mogelijke alternatieve hypotheses in aanmerking komen voor het ontwikkelen van je theorie. Bij sommige vormen van toetsend onderzoek kan multivariate analyse worden gebruikt om de invloed van mogelijke verstorende variabelen op een in een hypothese verondersteld causaal verband te toetsen.

2.3.3 HIËRARCHIE VAN ONDERZOEKSVORMEN: EEN MISVERSTAND

Binnen de wetenschappelijke wereld lijkt een hardnekkige en onvruchtbare controverse te bestaan over het al dan niet bestaan van een hiërarchie tussen onderzoeksvormen (McQueen, 2002; Wester, 1987). De stellingname die verdedigd dan wel aangevallen wordt, luidt ongeveer als volgt: Explorerend en inventariserend onderzoek is, hoewel soms nodig voor het bedenken van hypotheses, 'zachte' wetenschap. Wetenschap wordt pas 'hard' (lees 'echt' wetenschappelijk) wanneer een hypothese wordt getoetst. Toetsing is als het ware de ultieme wetenschapsbeoefening.

In het voorafgaande werd deze controverse al zijdelings aangestipt: aanhangers van het constructivisme en kwalitatieve onderzoekers (tussen wie onmiskenbaar een zekere verwantschap bestaat) (Wester, 1987) zetten zich af tegen zich kennelijk superieur voelende, kwantitatief ingestelde toetsers. Als tegenreactie leidt dit dan bijvoorbeeld tot het uitroepen van een 'nieuw wetenschappelijk paradigma', door de 'kwalitatieven', dat door aanhangers als superieur wordt bestempeld en door tegenstanders als onbegrijpelijk. Beide partijen gebruiken graag als diskwalificatie bedoelde bijvoeglijke naamwoorden voor de tegenpartij: 'positivistisch' en 'reductionistisch' aan de ene kant; 'postmodern', 'antirealistisch' of gewoon 'onwetenschappelijk' aan de andere kant.

De oorzaak van dit onnodige en onvruchtbare debat ligt wellicht bij de onterecht hoge status die een zogenaamd getoetste hypothese heeft bij sommige wetenschappers, beleidsbepalers en het algemene publiek. Met een getoetste hypothese wordt impliciet bedoeld dat de hypothese waar is. Er is een aantal redenen (van nogal verschillende aard) waarom de hoge status van de getoetste hypothese onterecht is:

– Vanuit een wetenschapsfilosofisch standpunt kan toetsing nooit leiden tot de conclusie dat een hypothese waar is. Men kan hoogstens tot de conclusie komen dat de hypothese overeind is gebleven ondanks pogingen tot verwerping. Dat is dus een voorlopig resultaat en (ervan uitgaand dat elke hypothese vroeger of later wordt verworpen) dus geenszins de 'ultieme wetenschapsbeoefening'. Verwerping van een hypothese maakt meer aanspraak op die aanduiding. Maar verwerping moet altijd leiden tot nieuwe hypothesevorming. Vanuit een wetenschapsfilosofisch standpunt leidt toetsing dus evenzeer tot exploratie, als exploratie tot toetsing. Van hiërarchie is dus geen sprake.
– Een getoetste hypothese is altijd van toepassing op een beperkt universum. Vaak, met name in de gedragswetenschappen, dus ook het GZO, zal dat universum zo beperkt zijn, dat aanvullende theorievorming over aanperkende universa noodzakelijk is. Ook om deze reden moet toetsing bijna altijd leiden tot nieuwe exploratie.
– Het is een illusie te veronderstellen dat beleidsbepalers hun beslissingen nemen op basis van getoetste hypotheses. Kort door de bocht samengevat hebben ze daar doorgaans niet de tijd voor. Hoogstens zullen ze op den duur beleid aanpassen aan uitkomsten van toetsend onderzoek, namelijk indien de hypothese waarop hun beleid berust, verworpen wordt. Explorerend hypothesevormend onderzoek heeft dus veel meer directe invloed op het beleid dan toetsend onderzoek.

Al met al gaat het hier om een zinloos debat. Er is geen hiërarchie tussen onderzoeksvormen. Niet voor niets heeft De Groot het wetenschappelijk bedrijf gedefinieerd als een cyclisch proces. Zolang creatieve theorievormers nu maar bereid zijn hun hypotheses in een toetsbare vorm te formuleren en bereid zijn de hieruit volgende voorspellingen aan waarnemingen te (laten) toetsen en toetsers zich nu maar realiseren dat hun resultaten altijd van voorlopige en beperkte aard zijn, draait de cyclus door en vullen verschillende onderzoeksvormen elkaar zinvol aan. Uiteindelijk is, naast het vermogen tot verwondering, bescheidenheid de belangrijkste wetenschappelijke deugd.

2.3.4 ENIGE OPMERKINGEN OVER CAUSALITEIT

In de volgende paragraaf gaan we onder andere in op methodologische eisen voor GZO. Omdat het hierbij vaak gaat om het exploreren en toetsen van causale relaties, staan we hier kort stil bij de vraag wat we precies onder causale relaties moeten verstaan. In de wetenschapsfilosofie bestaat hierover een levendige discussie. Men kan spreken van een *deterministische school* en een *stochastische* of *probabilistische school*. Grofweg stelt de deterministische school dat een bepaalde oorzaak A leidt tot een gevolg B, terwijl de probabilistische school stelt dat een bepaalde oorzaak A de kans op het gevolg B verhoogt, ten opzichte van de situatie zonder A.

De Groot is van mening dat het hier niet om een echte tegenstelling gaat: een deterministisch geformuleerd causaal verband kan worden opgevat als een 'grensgeval' van een probabilistisch geformuleerd causaal verband. Aan een probabilistisch geformuleerd causaal verband kan een aantal deterministisch te formuleren causale verbanden ten grondslag liggen.

Parascandola en Weed komen tot een (ongetwijfeld voorlopige) conclusie in dit debat, in een artikel in JECH (Parascandola en Weed, 2001). Op basis van een uitgebreide review van de epistemologische en medisch-epidemiologische literatuur over dit onderwerp, waarbij de voor- en nadelen van beide benaderingswijzen worden afgewogen, slaat de balans door naar een keuze voor de probabilistische formulering als de meest efficiënte en elegante optie. Een belangrijk argument hiervoor is dat de deterministische formulering het noodzakelijk maakt aannames te doen over het onderscheid in noodzakelijke (deel)oorzaken en voldoende (verzamelingen van deel)oorzaken, zoals onder anderen door Rothman (1976; 1998) wordt aanbevolen. Op basis van dit onderscheid zijn vier verschillende soorten van causale verbanden te onderscheiden: een noodzakelijk en voldoende verband, een noodzakelijk maar niet voldoende verband, een voldoende maar niet noodzakelijk verband en een noch noodzakelijk noch voldoende verband. Een probabilistische definitie maakt een dergelijk gecompliceerd model overbodig, zonder dat er sprake is van verlies aan betekenis.

2.4 Methodologische kwaliteitseisen voor GZO

2.4.1 UITGANGSPUNTEN

Hoewel aan alle vormen van wetenschappelijk onderzoek dezelfde kwaliteitseisen kunnen worden gesteld, verschillen het relatieve belang en de specifieke invulling van deze eisen aanzienlijk per onderzoeksvorm (dat wil zeggen bij elke stap in de empirische cyclus). In deze paragraaf behandelen we allereerst in algemene termen vier belangrijke methodologische eisen voor GZO: transparantie, interne validiteit, externe validiteit en statistische power (paragraaf 2.4.2). Daarna zullen we de impact van deze eisen op voorstellen voor toetsend (paragraaf 2.4.3), inventariserend (paragraaf 2.4.4) en explorerend onderzoek (paragraaf 2.4.5) bespreken. Deze subparagrafen worden globaal samengevat in tabel 2.1.

Daarna zullen we nagaan in hoeverre deze eisen op gespannen voet staan met ethische en praktische belemmeringen (paragraaf 2.4.6). Deze paragraaf wordt globaal samengevat in tabel 2.2. Tenslotte zullen we stilstaan bij de implicaties van randvoorwaarden van beleidsbepalers voor het opstellen van onderzoeksvoorstellen (paragraaf 2.4.7).

Bij toetsingsonderzoek horen strenge richtlijnen, voor inventariserend onderzoek geldt dit in iets mindere mate en voor explorerend onderzoek geldt in principe een grote vrijheid van ontwerp en begripsvorming. Om didactische redenen behandelen we deze drie vormen van onderzoek in deze volgorde, dat wil zeggen in volgorde van afnemende explicitering door middel van richtlijnen vooraf.

2.4.2 METHODOLOGISCHE EISEN VOOR GEZONDHEIDSZORGONDERZOEK

Transparantie
Het gaat hierbij om de vraag in hoeverre derden kunnen controleren of gepresenteerde data betrouwbaar zijn. De integriteit en de geloofwaardigheid van de onderzoekers zijn hierbij dus in het geding. Daarom moet gegevensverzameling zorgvuldig en systematisch zijn, deze systematiek moet transparant zijn, er moet duidelijkheid zijn over de gebruikte waarnemingsinstrumenten en in principe zouden databestanden openbaar moeten zijn voor onafhankelijke beoordelaars.

Interne validiteit
Het gaat hierbij om de vraag in hoeverre de conclusie van een onderzoek geldig is voor de onderzochte objecten. Bij gezondheidszorgonderzoek gaat het er bijvoorbeeld om of de conclusie geldig is voor de onderzoeksgroep of voor de organisaties bij wie in een bepaald onderzoek daadwerkelijk waarnemingen worden verricht.
De interne validiteit van een onderzoek kan onder druk komen te staan door twee oorzaken:
– Verstoring: het waargenomen verband tussen onafhankelijke en afhankelijke variabelen is feitelijk toe te schrijven aan andere, verstorende variabelen. In de Angelsaksische literatuur spreekt men van *confounding*.
– Vertekening: inadequate operationalisatie (De Groot spreekt van 'specificatie') van waarnemingen. Onze waarnemingen wijken (systematisch) af van de werkelijke hoedanigheid of waarde van het waargenomen fenomeen. In de Angelsaksische literatuur spreekt men van *bias*. N.B. De term *bias* heeft een iets bredere betekenis, bijvoorbeeld ook voor kenmerken van een onderzoeksopzet die kunnen leiden tot verstoring, wordt de term *bias* gebruikt (bijvoorbeeld selectiebias).

Externe validiteit
Het gaat hierbij om de vraag in hoeverre de conclusie van een onderzoek geldig is voor het 'universum' waarover men gezien de vraagstelling geïnformeerd wil zijn. In het GZO zal dit vaak een bepaalde populatie of verzameling van organisaties zijn.
Zonder interne validiteit is externe validiteit uitgesloten. Dit wil echter niet zeggen dat ieder intern valide onderzoek ook leidt tot een extern valide onderzoeksconclusie. De belangrijkste oorzaak van een vermindering van de externe validiteit bij een goede interne validiteit is inadequate verbijzondering van waarnemingen. De waargenomen objecten (bijvoorbeeld een steekproef) zijn niet representatief voor het universum (bijvoorbeeld de gehele organisatie of populatie).

Statistische power
Het gaat hierbij om de vraag in hoeverre de kwantitatieve expressie van een conclusie van een onderzoek berust op toeval.
Tot op zekere hoogte is het onderscheid tussen statistische power enerzijds en interne en externe validiteit anderzijds arbitrair. Voor alle helderheid kiezen we er echter voor statistische power afzonderlijk te behandelen.

2.4.3 IMPACT METHODOLOGISCHE EISEN BIJ TOETSEND ONDERZOEK

Transparantie
Garanties voor de controleerbaarheid van gepresenteerde data zijn in voorstellen voor toetsend onderzoek in het GZO van groot belang. Hierin onderscheidt toetsend onderzoek zich echter niet van inventariserend en explorerend onderzoek.

Interne validiteit

Het garanderen van de interne validiteit door het vermijden van verstoring is voor voorstellen voor toetsend onderzoek de meest kenmerkende en in zekere zin de belangrijkste eis. Toetsend onderzoek gaat in principe om het toetsen van een hypothese met betrekking tot een causale relatie: oorzaak A verhoogt de kans op gevolg B ten opzichte van de situatie zonder A (of indien we te maken hebben met toegepast toetsend onderzoek: beleid A verhoogt de kans op uitkomst B ten opzichte van de situatie zonder A). Impliciet bij deze definitie is de veronderstelling die wordt uitgedrukt in de Latijnse frase: *ceteris paribus* (ervan uitgaand dat al het andere gelijk blijft). Deze toevoeging wordt actueel zodra we de interne validiteit van een toetsend onderzoek willen garanderen. In principe willen we dan de situaties met en zonder A met elkaar vergelijken. In essentie is dit echter onmogelijk: één proefobject (een persoon, een organisatie) kan bijvoorbeeld niet tegelijkertijd, dat wil zeggen onder dezelfde omstandigheden, wel en niet aan oorzaak A zijn blootgesteld. Alleen verschillende objecten kunnen wel of niet blootgesteld zijn aan A, waardoor in principe nooit is voldaan aan *ceteris paribus* (Stehouwer, 2001).

In onderzoeksvoorstellen met het doel causale relaties aan te tonen of te weerleggen zal men altijd proberen het *ceteris paribus* zo dicht mogelijk te benaderen. In feite gebeurt dit om verstoring, oftewel alternatieve verklaringen van de waargenomen kans op gevolg B bij A ten opzichte van de situatie zonder A, zoveel mogelijk uit te sluiten.

Zoals al opgemerkt kan geen enkele onderzoeksopzet in essentie hieraan voldoen. Een experimentele opzet evenwel, waarbij de onderzoekers de omstandigheden in de situatie met en zonder A zoveel mogelijk zelf creëren en controleren, is voor het vermijden van verstoring in principe het beste alternatief. Een veel toegepaste techniek is daarbij randomisatie, waardoor naar verwachting de aanwezigheid van verstorende variabelen gelijkelijk is verdeeld over de situatie met en zonder A.

Bij observationeel toetsend onderzoek (onder andere voor-na studie, case-controlstudies, (meerarmige) cohortstudies, ecologische studies) moeten andere technieken toegepast worden om verstoring te minimaliseren, zoals matching en correctie op basis van stratificatie en multivariate analyse, waarbij naast waarnemingen van A en B ook altijd de veronderstelde verstorende variabelen moeten worden waargenomen.

Behalve de gemaakte keuzes in een onderzoeksvoorstel is ook de mate waarin men deze keuzes in de praktijk kan waarmaken van belang voor de interne validiteit van een onderzoek op basis van het vermijden van verstoring. Een beperkte deelname (lage respons) van deelnemers binnen het onderzoek bijvoorbeeld kan leiden tot vormen van selectiebias.

Feitelijk wordt in een toetsend onderzoek niet een hypothese (of beleidsclaim) onderzocht maar een hiervan afgeleide voorspelling. Een voorspelling komt voort uit het proces van verbijzondering en specificatie. Voor de interne validiteit van een onderzoek is (naast het vermijden van verstoring) vooral een adequate specificatie van waarnemingen essentieel. Specificatie houdt in dat men voor het waarnemen van variabelen operationalisaties gebruikt. Het is daarbij van groot belang te kunnen garanderen dat wat men daadwerkelijk waarneemt, ook dat is wat men wil waarnemen. Geeft het onderzoeksinstrument juiste en precieze informatie over de feiten en de kenmerken waarover men gezien de vraagstelling echt geïnformeerd wil zijn, of over benaderingen daarvan? Indien het laatste het geval is, wordt de vraagstelling mogelijk onvoldoende juist of precies beantwoord, waardoor de interne validiteit van het onderzoek vermindert. Uiteraard is dit afhankelijk van de sterkte van de relatie tussen de benadering en de werkelijk te onderzoeken variabele.

Externe validiteit

Een hypothese of een beleidsclaim is opgesteld voor een bepaald universum dat is beperkt in tijd, plaats en hoedanigheid (De Groot, 1994). Indien het in het onderzoek getoetste verband geldig is voor dat universum, is er sprake van externe validiteit.

Voor de externe validiteit is (naast het garanderen van de interne validiteit) de keuze die onderzoekers maken bij het proces van verbijzondering van het grootste belang. Verbijzondering houdt in dat men meestal niet het universum onderzoekt maar een gedeelte daarvan: een steekproef. Dit kan zowel een groep (van bijvoorbeeld mensen) zijn als één voorbeeldcase, zoals een ziekenhuis of een regio. Onderzoekers moeten kunnen onderbouwen dat bevindingen met betrekking tot de steekproef geldig zijn voor het universum, de populatie van bijvoorbeeld mensen, ziekenhuizen of regio's, waarover men een uitspraak wil doen. De steekproef moet representatief zijn. Dit wil zeggen dat de selectiecriteria voor de steekproef niet mogen samenhangen met het te onderzoeken verband. Vaak, maar niet altijd, is een aselecte steekproef hiervoor de beste garantie. (Belangrijk is vast te stellen of een aselecte steekproef echt nodig is. Om een extreem voorbeeld te noemen: als het om strikt celbiologische processen gaat, is het soms alleen maar nodig vast te stellen dat de proefobjecten tot de soort homo sapiens behoren. De theoretische onderbouwing van een dergelijk uitgangspunt moet natuurlijk wel gedegen zijn.) Als een aselecte steekproef wel de beste oplossing is maar bijvoorbeeld wegens ethische of praktische belemmeringen niet mogelijk is, moeten andere methodologische technieken, zoals standaardisatie, worden toegepast, waarbij dan ook variabelen waarvoor men wil standaardiseren, moeten worden waargenomen. Net zoals bij interne validiteit geldt ook hier dat de mate waarin men methodologische keuzes in de praktijk kan waarmaken van belang is. Ook hier kan een lage deelname (of respons) als voorbeeld dienen. De beoogde steekproef kan wel representatief zijn, de feitelijk bereikte steekproef hoeft dat niet te zijn.

De belangen van interne en externe validiteit kunnen bij toetsend onderzoek tegengesteld zijn. Uit een hypothese of beleidsmaatregel kunnen verschillende voorspellingen worden afgeleid. Bij toetsend onderzoek kan men als het ware kiezen welke voorspelling men onderzoekt. De mogelijkheden tot bevordering van de interne validiteit van het toetsen van verschillende voorspellingen kan variëren. Veel onderzoekers zullen geneigd zijn de voorspelling te willen toetsen waarbij deze mogelijkheden optimaal zijn. Men zal die voorspelling gaan toetsen, waarbij men met name de verstorende variabelen het beste kan elimineren. Dit hoeft niet noodzakelijkerwijs de voor de hypothese of beleidsmaatregel meest relevante voorspelling te zijn. Met andere woorden: het kiezen voor een onderzoeksopzet waarbinnen de interne validiteit zoveel mogelijk is gegarandeerd, kan leiden tot een onderzoek waarvan de externe validiteit beperkt is. Bij toetsend onderzoek zal men dus vaak de belangen van interne en externe validiteit tegen elkaar moeten afwegen.

Statistische power

Er bestaan conventies over de mate van onzekerheid die aanvaardbaar is bij het bepalen of de sterkte van in toetsend onderzoek gevonden verbanden al dan niet op toeval berusten. Op basis van deze conventies en de sterkte van het causale verband dat relevant wordt geacht, wordt de benodigde omvang van een onderzoekspopulatie berekend.

2.4.4 IMPACT METHODOLOGISCHE EISEN BIJ INVENTARISEREND ONDERZOEK

Transparantie

Garanties voor de controleerbaarheid van gepresenteerde data zijn in voorstellen voor inventariserend onderzoek in het GZO van groot belang. Hierin onderscheidt toetsend onderzoek zich echter niet van toetsend en explorerend onderzoek.

Interne validiteit

Interne validiteit is bij inventariserend GZO een minder groot probleem dan bij toetsend onderzoek, in zoverre dat het aspect van bestrijding van verstoring hier niet aan de orde is. Het gaat hierbij vaak om toegepast onderzoek dat wordt uitgevoerd op verzoek van beleidsbepalers en is gericht op het verzamelen van feitelijke informatie die inzicht moet geven in de omvang en de ernst van beleidsproblemen in de gezondheidszorg. Als zodanig leidt dergelijk onderzoek niet tot veronderstellingen of conclusies over hoe problemen moeten worden opgelost, zoals bij explorerend en toetsend onderzoek. Wel zal het bijvoorbeeld helpen bij de prioritering van beleidsvorming en onderzoeksplanning. Ook bij meer theoretisch gericht inventariserend onderzoek heeft de conclusie vaak het karakter van een feitelijke mededeling over omvang (prevalenties, gemiddelden, verdelingen enzovoort) of aard van fenomenen. Met verstoring, zoals bij toetsend onderzoek, hebben we bij inventariserend onderzoek niet te maken. Bij een inadequate specificatie (operationalisering) van waarnemingen echter, met andere woorden indien de kwaliteit van het onderzoeksinstrument te wensen overlaat, kunnen bij inventariserend onderzoek net zo goed (en om dezelfde redenen) problemen optreden met de interne validiteit als bij toetsend onderzoek.

Externe validiteit

Bij inventariserend GZO is het garanderen van externe validiteit wel een eis waaraan meestal net zoveel aandacht moet worden besteed als bij toetsend onderzoek. Zegt het resultaat van het onderzoek echt iets over de populatie of de verzameling van organisaties, kortom het universum waarover men geïnformeerd wil zijn? Net als bij toetsend onderzoek gaat het hierbij met name om het proces van verbijzondering (keuze van de steekproef). Hiervoor gelden dezelfde argumenten als bij toetsend onderzoek.

Statistische power

De omvang van de onderzoeksgroep bepaalt in hoeverre de uitkomst berust op toeval. Statistische analyses staan ter beschikking om hierover uitsluitsel te geven. Het is uiteindelijk aan de onderzoekers en hun opdrachtgevers om te bepalen welke mate van betrouwbaarheid men in deze zin accepteert. Hoe omvangrijker de onderzoeksgroep, hoe betrouwbaarder de uitspraak.

2.4.5 IMPACT KWALITEITSEISEN BIJ EXPLOREREND ONDERZOEK

Transparantie

De controleerbaarheid van gepresenteerde data is voor explorerend onderzoek in het GZO van groot belang. Hierin onderscheidt het zich in essentie niet van toetsend en inventariserend onderzoek. Bij kwalitatief explorerend onderzoek kan de impact van methodologische eisen met betrekking tot controleerbaarheid, zorgvuldigheid en transparante systematiek echter uitstijgen boven wat bij toetsend en inventariserend onderzoek gebruikelijk is (Wester, 1987; Pope en Mays, 2000). Hoge eisen worden met name gesteld aan de registratie van gegevens voortkomend uit interviews, groepsgesprekken, observaties en documentanalyse. Vaak kunnen alleen letterlijke verslagen de garantie geven van controleerbare en volledig inzichtelijke data. Deze registratie is bijzonder arbeidsintensief en kost dus tijd en geld. Ook de analyse van deze gegevens is arbeidsintensief. Een ander belangrijk kenmerk van kwalitatief onderzoek is de zogenaamde 'reflexiviteit'. Tijdens de analyse moet nagedacht en gediscussieerd worden over de interpretatie van de gegevens, wat zal leiden tot nieuwe dataverzameling om alternatieve interpretaties te toetsen. (Nog niet in een formeel hypothesetoetsend onderzoek, maar meer in de vorm van meer gerichte observatie.) Een dergelijk proces kost opnieuw veel inspanning, tijd en geld.

Beoefenaars van kwalitatief explorerend onderzoek leggen vaak de nadruk op het belang van zware methodologische zorgvuldigheidsen controleerbaarheidseisen. De uitdaging hierbij is het juiste evenwicht te vinden tussen pogingen aan deze zware eisen te voldoen en het op een efficiënte wijze komen tot conclusies. Door het al te uitputtend aandacht besteden aan uitvoerige en nauwgezette dataverzameling, loopt men het risico het trekken van conclusies, dat wil zeggen het formuleren van tentatieve hypotheses, onnodig lang uit te stellen Uiteindelijk is inspiratie en creativiteit, zoals bij elk theorie- en beleidvormend proces, voor het doel van kwalitatief onderzoek toch een nog belangrijkere voorwaarde dan uitputtende inspanningen ter verhoging van zorgvuldigheid en controleerbaarheid.

Interne en externe validiteit, statistische power
In principe zijn de methodologische eisen ten aanzien van interne en externe validiteit en statistische power voor explorerend onderzoek 'van nature' veel minder expliciet dan bijvoorbeeld die voor toetsend onderzoek. A.D. de Groot wijst met nadruk op de grote vrijheid van ontwerp en begripsvorming die principieel is toegestaan voor theorie- en hypothesevormend onderzoek. Een dergelijke vrijheid is niet alleen toegestaan, maar ook essentieel voor de, in deze fase van de empirische cyclus onontbeerlijke creativiteit. Bij explorerend onderzoek liggen de belangrijkste methodologische eisen niet bij de onderzoeksopzet maar bij de rapportage. Deze moet namelijk eindigen met, of op zijn minst uitzicht geven op het opstellen van hypotheses of het vaststellen van beleidsclaims. Aan het opstellen van goede hypotheses en beleidsclaims worden strenge eisen gesteld (consistentie, toetsbaarheid, bepaald universum). Dit wil niet zeggen dat interne en externe validiteit en statistische power bij explorerend onderzoek, met name bij meer kwantitatief georiënteerde projecten, geen rol spelen. Men kan wel degelijk het belang van een door het onderzoek geopperde hypothese onderstrepen op basis van argumenten met betrekking tot validiteit en power. Hierbij gaat het echter altijd om een conclusie achteraf. Het stellen van eisen vooraf is aanzienlijk moeilijker, omdat men in principe niet weet waar men naar op zoek is. Daarom gaat men juist op zoek! Dit is het essentiële verschil met toetsend onderzoek. Waar men bij toetsend onderzoek in hoge mate in staat is van tevoren eisen van validiteit en power expliciet te stellen, zal er bij een explorerend onderzoek altijd ruimte zijn voor min of meer intuïtieve, in ieder geval moeilijk op rationele gronden te beslechten inschattingsverschillen (bijvoorbeeld tussen onderzoekers en referenten!). Deze ruimte hangt overigens wel af van de ontwikkelingsfase van het theoretische kader waarin elk explorerend onderzoek geworteld dient te zijn. Indien het om zeer basaal, vaak kwalitatief onderzoek gaat, waarbij men nog zeer weinig idee heeft over de aard van mogelijke verbanden en waar het doel van het onderzoek juist is om eerste ideeën hierover te genereren, hebben diepgaande vooronderstellingen over validiteit en power beperkte zin. Indien het wetenschappelijke kader veel 'rijper' is, indien als het ware de mogelijke opties meer welomschreven en beperkter in aantal zijn, is het beter mogelijk van tevoren voorwaarden voor validiteit en power in te bouwen.

2.4.6 SPANNING TUSSEN METHODOLOGISCHE EISEN EN ETHISCHE EN PRAKTISCHE BELEMMERINGEN

Transparantie
Om aan de eis van controleerbaarheid van gepresenteerde data tegemoet te komen zijn behalve een zorgvuldige, systematische en integere werkwijze ook voldoende tijd en middelen nodig, die niet altijd voldoende beschikbaar zijn. Voorts zijn er vaak dure technische voorzieningen en voldoende ondersteunend personeel nodig om aan redelijke eisen ten aanzien van systematiek en zorgvuldigheid te voldoen. Tenslotte is er in principe altijd enige spanning tussen de inzichtelijkheid en openbaarheid van data enerzijds en ethische uitgangspunten, met name privacybelangen, anderzijds.

Tabel 2.1 Aanbevolen wijze van toepassing van methodologische eisen voor onderzoeksvoorstellen bij verschillende onderzoeksvormen.

Onderzoeksvormen (fase empirische cyclus)	Toetsend onderzoek	Inventariserend onderzoek	Explorerend onderzoek
Methodologische eisen			
Transparantie	Helder en volledig	Helder en volledig	Helder en volledig. Bij kwalitatief onderzoek verstrekkende praktische consequenties
Interne validiteit: verstoring	Expliciet; moet worden afgewogen tegen belangen externe validiteit	Niet van toepassing	Minder expliciet. Wel van belang bij conclusies
Interne validiteit: specificatie van waarnemingen (operationalisatie)	Expliciet	Expliciet	Minder expliciet. Wel van belang bij conclusies
Externe validiteit: verbijzondering van waarnemingen (keuze van de steekproef)	Expliciet; moet worden afgewogen tegen belangen interne validiteit	Expliciet	Minder expliciet. Wel van belang bij conclusies
Statistische power	Expliciet	Expliciet	Minder expliciet. Wel van belang bij conclusies

Interne validiteit: verstoring

Verstoring is vooral een probleem bij toetsend onderzoek. Vanuit een methodologisch standpunt is de beste oplossing vaak een experimentele onderzoeksopzet.
Tegen GZO waarbij deelnemers onder experimentele omstandigheden worden onderzocht, worden soms ethische bezwaren geopperd. Soms zijn deze te pareren, met name indien het niet uitvoeren van een experiment eveneens leidt tot ethisch bedenkelijke consequenties. Soms hebben we hier echter te maken met onovekomelijke belemmeringen. Daarnaast zijn de omstandigheden waarin een onderzoek moet plaatsvinden vaak dermate onbeïnvloedbaar, dat een werkelijk gecontroleerd experiment in de praktijk van het GZO niet haalbaar is. Bestaande levende mensen en organisaties zijn nu eenmaal onderwerp van onderzoek. Onderzoek naar de effecten van health education is een bekend voorbeeld waarbij dit probleem zich regelmatig voordoet. Ook de invoering van het nieuwe ziektekostenverzekeringsstelsel is op basis van praktische problemen niet met behulp van een experiment te evalueren. Ten slotte kosten experimenten vaak veel tijd en geld.
Indien men wegens ethische en praktische belemmeringen niet in staat is een experimenteel design te gebruiken, zal men moeten kiezen voor een observationeel of quasi-experimenteel design. Het toepassen van technieken ter vermindering van verstoring bij dergelijke studies zal minder vaak op ethische problemen of belemmeringen ten gevolge van moeilijk te beïnvloeden omstandigheden stuiten, maar kan wel ook veel tijd en geld vergen. De deelname aan zowel een experimenteel als een observationeel toetsend onderzoek kan soms door moeilijk te beïnvloeden omstandigheden onvolledig zijn, wat kan leiden tot verstoring in de vorm van selectiebias.

Interne validiteit: specificatie van waarnemingen (operationalisering)

Om de interne validiteit van een onderzoek te garanderen moet men beschikken over adequate onderzoeksinstrumenten. In sommige gevallen zal zo'n instrument echter onder meer bestaan uit voor deelnemers belastende onderzoeksmethoden en vragen. Indien men op ethische gronden ervoor kiest dergelijke onderzoeksmethoden en vragen uit te sluiten, kan dat leiden tot een inadequate operationalisatie van variabelen en derhalve een verminderde interne validiteit van het onderzoek.

Indien adequate waarnemingsinstrumenten domweg niet beschikbaar zijn, kunnen onderzoeksprojecten in tijdnood komen. In principe zou dit immers moeten leiden tot ontwikkeling en toetsing van (nieuwe) instrumenten, wat tot ernstige vertraging en verhoging van de kosten leidt bij de beantwoording van de oorspronkelijke onderzoeksvraag. Soms zijn er wel adequate waarnemingsinstrumenten, maar zijn deze bijzonder arbeidsintensief of vergen ze het gebruik van kostbaar materieel.

Een ander probleem met mogelijke gevolgen voor de interne validiteit bij toetsend onderzoek is de zogenaamde intervalproblematiek. Binnen de door ons gehanteerde definitie van een causaal verband is sprake van een oorzaak A en een *gevolg* B. Inherent aan deze terminologie is het feit dat B tijdvolgordelijk na A komt. (Binnen de theoretische epidemiologische literatuur zijn allerlei lijstjes gepubliceerd van criteria waaraan een causaal verband moet voldoen. De beroemdste en nog steeds vaak gehanteerde versie is die van Hill (1965). Onder andere Rothman (1998) toont aan dat de meeste van deze criteria in feite inductieargumenten zijn om te komen tot een causale hypothese en als instrument voor toetsend onderzoek geen stand houden. Een uitzondering wordt vaak gemaakt voor het criterium van de tijdvolgordelijkheid: oorzaak komt voor gevolg (Stehouwer, 2001). In feite is dit echter een tautologie voortkomend uit de definitie van een causaal verband.)

Hoe dan ook, het staat vast dat een gevolg (namelijk per definitie) na een oorzaak komt. Voor onderzoeksplannen voor toetsend onderzoek is het van essentieel belang wat de termijn is tussen oorzaak en gevolg. Als deze termijn lang is, zal dat ernstige gevolgen hebben voor de duur van het onderzoek en de kosten. Men kan daaraan uitsluitend tegemoet komen door bij de operationalisatie gebruik te maken van proximale uitkomsten. Dit zal echter ten koste gaan van de interne validiteit. Dit probleem doet zich onder meer voor bij onderzoek naar de effecten van preventieve maatregelen, die zich soms op relatief lange termijn manifesteren (kankerscreening, screening in de jeugdgezondheidszorg, voorlichting over leefstijl enzovoort). Soms staan door financiers en beleidsmakers gestelde maximumtijdsinvesteringen een deugdelijk onderzoek in de weg.

Externe validiteit

Externe validiteit hangt behalve van een goede interne validiteit, vooral af van het proces van verbijzondering van waarnemingen (samenstelling steekproef). Ook dit proces kan onder druk komen te staan als gevolg van ethische en praktische belemmeringen.

Een optimale steekproef wordt in veel gevallen alleen bereikt door het trekken van een aselecte steekproef uit de populatie waarover men een uitspraak wil doen. Ethische problemen bij het verwezenlijken van een aselecte steekproef kunnen optreden als inclusie van (rechts)personen in het onderzoek afhankelijk is van hun toestemming. Soms is een aselecte steekproef onmogelijk omdat een volledig bestand van de populatie eenvoudigweg niet beschikbaar is, of omdat een dergelijke steekproef moeilijk te benaderen is. Bijvoorbeeld: wel een ziekenhuispopulatie beschikbaar, maar geen steekproef uit de algemene populatie. Soms kunnen deze problemen echter opgelost worden door investering van extra geld en tijd. Al deze factoren moeten tegen elkaar worden afgewogen, inclusief het uitonderhandelen van tijd- en geldzaken, waarbij uiteindelijk soms concessies zullen moeten worden gedaan aan het methodologisch optimale voorstel. Als de deelname aan een onderzoek tegenvalt als gevolg van vaak moeilijk te beïnvloeden omstandigheden, kan dit behalve tot selectiebias (zie hierboven) ook leiden tot verminderde representativiteit van de steekproef en dus verminderde externe validiteit.

Statistische power

De op statistische gronden benodigde power kan op gespannen voet staan met de beschikbare tijd en middelen. De mogelijkheden om hier wat aan te doen door de opzet van het onderzoek te veranderen zijn beperkt. Men kan een (iets) grotere onzekerheid dan de gangbare conventies accepteren, of men kan het ambitieniveau wat betreft de sterkte van een causaal verband of de onzekerheid over bepaalde meting bijstellen. Beide hebben repercussies voor de relevantie van de uitkomsten. Het is uiteindelijk aan de onderzoekers en hun opdrachtgevers om te bepalen welke mate van betrouwbaarheid in deze zin men accepteert. Hoe omvangrijker de onderzoeksgroep, hoe betrouwbaarder de uitspraak. Uiteindelijk komt dit neer op een afweging tussen betrouwbaarheid en de beschikbaarheid van middelen.

2.5 Conclusies en samenvatting

In de eerste zin van dit hoofdstuk stellen we dat GZO moet worden opgevat als een wetenschappelijke discipline. Als we de definitie van wetenschap van A.D. de Groot strikt interpreteren, is deze stellingname aanvechtbaar. Een groot deel van het GZO is immers toegepast onderzoek en leidt derhalve niet tot theorievorming (wat de kern is van De Groots definitie), maar draagt bij aan beleidsvorming. Deze bijdragen aan beleidsvorming worden echter wel met behulp van dezelfde vijf vormen van wetenschappelijk onderzoek geleverd als bij het proces van theorievorming. Men zou dus kunnen stellen dat GZO in zijn volle breedte niet wetenschap, maar wel wetenschappelijk onderzoek is. Dit lijkt een subtiel onderscheid. Het belang ligt in het feit dat beleidsvorming in essentie geen wetenschappelijk proces is waarbij wetenschappelijk onderzoek een hulpfunctie uitoefent, terwijl theorievorming in essentie wel een wetenschappelijk proces is.

In de praktijk passen veel gezondheidszorgonderzoeksprojecten in de eerste plaats in de beleidscyclus, en die cyclus wordt niet 'gedraaid' en 'gesloten' door wetenschappelijke onderzoekers maar door beleidsmakers, zoals ook uitvoerig wordt benadrukt in paragraaf 2.2.4. De beleidsmakers hebben vragen waarmee zij voortgang willen maken in de beleidscyclus en van de onderzoekers wordt min of meer geëist dat zij deze specifieke vragen beantwoorden, ongeacht of dat ook bijdraagt aan de voortgang van een wetenschappelijke empirische cyclus.

Dit spanningsveld bestaat onmiskenbaar in de dagelijkse praktijk van het GZO. Het is als onderzoeker onmogelijk en ook ongewenst om zich hieraan te onttrekken. Dat zou alleen maar leiden tot marginalisering van het GZO. De ultieme uitdaging voor onderzoekers is om een evenwicht te vinden tussen de wetenschappelijke uitgangspunten zoals beschreven in dit hoofdstuk en de praktische eisen die gesteld worden vanuit het gezondheidszorgbeleid en om een manier te vinden om deze uitgangspunten en eisen op elkaar te laten aansluiten.

Het resultaat van dit spanningsveld heeft zijn weerslag gehad in dit boek. Met name voor de auteurs in deel 3, waarin uiteenlopende toepassingsgebieden van het GZO worden beschreven (hoofdstuk 15 tot en met 30), is het niet altijd gemakkelijk gebleken om het reëel uitgevoerde onderzoek in het stramien van A.D. de Groot in te passen.

Samenvattend heeft dit hoofdstuk wel laten zien hoe de vijf soorten wetenschappelijk onderzoek volgens A.D. de Groot kunnen wor-

Tabel 2.2 Oorzaken van ethische en praktische belemmeringen bij het voldoen aan verschillende methodologische eisen.

Belemmeringen ten gevolge van: Methodologische eisen	Ethische problemen	Moeilijk te beïnvloeden omstandigheden	Beperkingen in geld en tijd
Controleerbaarheid van data	Spanning tussen openbaarheid en privacy		Arbeidsintensieve registratiemethoden
			Kostbare technische voorzieningen voor databeheer
			Voldoende ondersteunend personeel voor databeheer
Interne validiteit: verstoring	Ontoelaatbaarheid van het optimale (experimentele) design (bijvoorbeeld RCT)	Onbeheersbaarheid mensen en organisaties binnen een optimaal (experimenteel) design	Hoge kosten optimaal design
		Onvolledige deelname waardoor selectiebias	Kosten van middelen ter verbetering van deelname
Interne validiteit: specificatie van waarnemingen (operationalisatie)	Te belastende onderzoeksmethoden	Ontbreken van adequate onderzoeksinstrumenten	Kosten en tijd voor ontwikkeling adequate onderzoeksinstrumenten
			Arbeidsintensieve of kostbare onderzoeksinstrumenten
			Groot interval tussen oorzaak en gevolg
Externe validiteit: verbijzondering van waarnemingen (keuze van de steekproef)	Noodzaak vragen naar instemming voor inclusie	Onvoldoende beschikbaarheid bestanden en bereikbaarheid doelgroep	Kosten samenstelling steekproef
		Onvolledige deelname waardoor verminderde representativiteit	Kosten van middelen ter verbetering van deelname
Statistische power			Te hoge benodigde omvang van onderzoeksgroep

den toegepast op de volle breedte van het GZO. Beschreven is hoe de dichotomieën theoretisch/toegepast en kwantitatief/kwalitatief in de praktijk eerder complementaire benaderingen betreffen, die elk hun eigen methodologische vereisten kennen. De algemene methodologische kwaliteitseisen voor wetenschappelijk onderzoek: transparantie, interne validiteit, externe validiteit en statistische power, zijn vervolgens voor de verschillende vormen van onderzoek binnen de indeling van A.D. de Groot besproken en tenslotte zijn diverse praktische en ethische belemmeringen voor het uitvoeren van gezondheidszorgonderzoek besproken.

Hoe in de praktijk van het GZO de empirische cyclus van de wetenschappelijk onderzoeker en de politieke, management- of professionele beleidscyclus op elkaar kunnen worden afgestemd, is het onderwerp van hoofdstuk 3.

Aanbevolen literatuur

Groot AD de. Methodologie: grondslagen van onderzoek en denken in de gedragswetenschappen. Assen: Van Gorcum, 1994.
Øvretveit J. Evaluating Health Interventions: An introduction to evaluation of health treatments, services, Policies and organizational interventions, 1998.
ZorgOnderzoek Nederland. Programma Wetenschappelijke Kwaliteit van Gezondheidszorgonderzoek (WK-GZO). Den Haag: ZON, 1998.

Referenties

Abma T. Emerging narrative forms of knowledge representation in the health sciences: two texts in a postmodern context. Qual Healty Res 2002; 12(1):5-27.
Abma TA. Reflexive dialogues. A story about the development of injury prevention in two performing-arts schools. Evaluation 2001;7(2):238-252.
Appleton J, King L. Journeying from the philosophical contemplation of constructivism to methodological pragmatics of health services research. J Adv Nurs 2002;40(6):641.
Bakker DH de. Kwalitatief versus kwantitatief onderzoek: een zinloos onderscheid? TSG Tijdschrift voor Gezondheidswetenschappen 1997; 276(5):279-281.
Baum F. Researching public health: behind the qualitative-quantitative methodological debate. Soc Sci Med 1995;40(4):459-68.
Britten N. Qualitative interviews in medical research. BMJ 1995;311(6999):251-3.
Doorman N, Pott H. Contemporay Philosophers [Filosofen van deze tijd]. Amsterdam: Bert Bakker, 2002.
Frissen PHA. De virtuele staat. Schoonhoven: Academic Service, 1996.
Gibbs PSH. What is Occam's Razor? In: Usenet Physics FAQ (www.physics.adelaide.edu.aus); 1996.
Groot AD de. Methodologie: grondslagen van onderzoek en denken in de gedragswetenschappen. Assen: Van Gorcum, 1994.
Hill AB. The environment and disease: Association or causation. Proc R Soc Med 1965;58:295-300.
Hume D. An Enquiry concerning Human Understanding. London: Cadell (Dutch edition: 2002, Amsterdam: Boom), 1748.
Jones J, Hunter D. Consensus methods for medical and health services research. BMJ 1995; 311(7001):376-80.
Keen J, Packwood T. Case study evaluation. BMJ 1995;311(7002):444-6.
Kitzinger J. Qualitative research. Introducing focus groups. BMJ 1995;311(7000):299-302.
Klazinga NS. In de breedte én de diepte: kwalitatieve onderzoeksmethoden als onderdeel van gezondheids(zorg)onderzoek. TSG Tijdschrift voor Gezondheidswetenschappen 1997;276(5): 276-277.
Klazinga NS. Syllabus Nihes cursus Health Services Research. Rotterdam Utrecht: NIHES, 2002.
Klein R. Research, policy, and the National Health Service. J Health Polit Policy Law 1990;15(3):501-23.
Kuhn TS. The Structure of Scientific Revolutions. Chicago: University of Chicago Press, 1962.
Malterud K. Qualitative research: standards, challenges, and guidelines. Lancet 2001a;358(9280): 483-8.
Malterud K. The art and science of clinical knowledge: evidence beyond measures and numbers. Lancet 2001b;358(9279):397-400.
Mays N, Pope C. Qualitative research: Observational methods in health care settings. BMJ 1995a; 311(6998):182-4.

Mays N, Pope C. Rigour and qualitative research. BMJ 1995b;311(6997):109-12.

McQueen DV. The evidence debate. J Epidemiol Community Health 2002;56(2):83-4.

Ong BN. Kwantitatief versus kwalitatief onderzoek: een valse dichotomie. TSG Tijdschrift voor Gezondheidswetenschappen 1997;276(5):281-283.

Parascandola M, Weed DL. Causation in epidemiology. J Epidemiol Community Health 2001;55(12):905-12.

Patton MQ. Enhancing the quality and credibility of qualitative analysis. Health Serv Res 1999;34(5 Pt 2):1189-208.

Pope C, Mays N. Reaching the parts other methods cannot reach: an introduction to qualitative methods in health and health services research. BMJ 1995;311(6996):42-5.

Pope C, Mays N. Qualitative research in health care. London: BMJ Books, 2000.

Popper K. The Open Society and Its Enimies. London: Routledge & Kegan Pauls, 1966.

Popper KR. Objective knowledge: an evolutionary approach. Revised edition ed. Oxford: Oxford University Press, 1979.

Popper K. The logic of scientific discovery. London/New York: Routledge Classics (First English edition: 1959 London: Hutchinson), 2002.

Poses RM, Levitt NJ. Qualitative research in health care. Antirealism is an excuse for sloppy work. BMJ 2000;320(7251):1729-30.

Rothman KJ. Causes. Am J Epidemiol 1976;104(6):587-92.

Rothman KJ, Greenland S. Causation and causal inference. In: Rothman KJ, Greenland S, editors. Modern epidemiology. 2e ed. Philadelphia: Lippincott Williams & Wilkins, 1998.

Scott Percival RBM. Karl Popper's 1934 Bombshell. In: The Karl Popper Web www.univie.ac/karl-popper; 2003.

Stehouwer CDA. De oorzaak ontmaskerd. De geneeskunde moet hypothesen weerleggen. Medisch Contact 2001; 56(46):1693-6.

Walt G. How far does research influence policy? Eur J Public Health 1994;4(4):233-5.

Wester F. Strategieën voor kwalitatief onderzoek. Muiderberg: Coutinho, 1987.

Whitman N. A review of constructivism: understanding and using a relatively new theory. Fam Med 1994;26(3):141-2.

Wolpert L. The unnatural Nature of Science. Boston: Harvard University Press, 2000.

3 Gezondheidszorgonderzoek en de praktijk van beleid en zorgverlening

N.S. Klazinga
T. Plochg

3.1 Inleiding

Gezondheidszorgonderzoek (GZO) vindt zijn legitimatie in de maatschappelijke vraagstukken op het terrein van de gezondheidszorg. Dit wordt geïllustreerd door de opkomst van Health Services Research in de Verenigde Staten en Engeland welke rechtstreeks samenhangt met de behoefte van beleidsbepalers aan objectieve informatie ter onderbouwing en evaluatie van hun beleid. Zo was in de Verenigde Staten de planning van beroepsbeoefenaren en ziekenhuizen in de jaren zestig van de vorige eeuw een van de eerste onderzoeksterreinen waarbij sprake was van GZO. Vervolgens gaf de behoefte aan kostenbeheersing vanaf de jaren zeventig en de introductie van het verzekeringssysteem Medicare een stimulans voor de verdere ontwikkeling van GZO als eigenstandig onderzoeksgebied (Ginzberg, 1991). Van meet af aan was de overheid de belangrijkste opdrachtgever. In Engeland lijkt sprake van een min of meer vergelijkbare ontwikkeling, waarbij opvalt dat naast onderzoek over vraagstukken rond planning en financiering ook al snel evaluatieonderzoek rond primaire processen van zorgverlening tot het domein van Health Services Research gerekend werd (Black, 1998). Voor Nederland ligt dit niet anders en zijn planning van voorzieningen en beroepskrachten, verzekeringsarrangementen, organisatie van zorgprocessen en bekostiging van zorg vanouds belangrijke thema's van gezondheidszorgonderzoek.

Naast de overheid als traditionele opdrachtgever van GZO is het in Nederland steeds gebruikelijker dat verzekeraars, zorginstellingen, professionele organisaties en zorggebruikers als opdrachtgever van GZO optreden. Dit opdrachtgeverschap gaat vanouds verder dan het enkel financieren van een studie. De inzichten en resultaten die door het onderzoek worden gegenereerd, dienen immers te worden gebruikt als onderdeel van de beleidsbepaling. In wezen is hierbij sprake van een empirische onderzoekscyclus die dient aan te sluiten bij de beleids- en managementcycli van politici en beleidsmakers, managers en zorgverleners/zorggebruikers. Zoals in hoofdstuk 2 werd gesteld, vertonen beide cycli in hun opbouw grote overeenkomsten, maar de voortgang van beide wordt bepaald en beïnvloed door verschillende besluitvormingsprocessen (zie figuur 3.1). Het afstemmen van deze twee cycli gebeurt niet vanzelf. Onderzoekers en opdrachtgevers/gebruikers van onderzoek hebben verschillende opvattingen en belangen. Voor een goede uitvoering en toepassing van de resultaten van gezondheidszorgonderzoek is het derhalve van belang dat beide partijen zich hiervan bewust zijn en dat ze actief streven naar samenwerking. Dit hoofdstuk gaat dieper in op dit thema en bespreekt hoe onderzoekers zich het beste kunnen bewegen op het snijvlak tussen onderzoek en praktijk van beleid en zorgverlening.

3.2 Gezondheidszorgonderzoek als een vorm van kennisproductie

Evenals andere vormen van onderzoek is gezondheidszorgonderzoek een vorm van wetenschappelijke kennisproductie. Echter, zowel het productieproces als de kennis zelf is niet waardevrij. Het wetenschapsbedrijf kent zijn eigen logica en belangen (zie ook hoofdstuk 4). Op het terrein van het GZO zijn zowel universitaire onderzoeksgroepen als onderzoekers binnen specifieke kennisinstituten actief. Beiden hebben naast hun opvattingen over onderzoek ook belang bij het binnenhalen van projecten. Voor kennisinstituten is daarbij veelal sprake van een bepaalde subsidierelatie met de overheid en dient het onderzoek bijvoorbeeld te passen binnen een serie programmatische afspraken. Bij universiteiten speelt de prikkel tot publiceren in internationale tijdschriften met een goede impactfactor en het afleveren van promovendi een belangrijke rol. Deze belangen kunnen op gespannen voet staan met die van de opdrachtgever/gebruiker. Deze heeft de onderzoeksresultaten immers nodig voor beleidsbepaling, waarbij ook politieke opvattingen, tijdigheid, belangentegenstellingen tussen betrokken partijen en het wegen van de onderzoeksresultaten in vergelijking tot andere zaken een rol spelen. De door gezondheidszorgonderzoekers wetenschappelijk geproduceerde kennis kan zo een betekenis en impact krijgen die veel verder reikt dan de oorspronkelijke bedoeling van de onderzoekers of, en dat is minstens zo vervelend, de onderzoeksresultaten worden genegeerd omdat ze bij verschijnen niet langer relevant of bruikbaar voor de beleidsbepaler zijn. Dit komt doordat vanuit diverse invalshoeken input aan beleidsprocessen gegeven wordt, waarvan onderzoek slechts een enkele is. Bovendien is het gebruik van kennis niet eendimensioneel. Wetenschappelijke kennis kan in politieke processen instrumenteel (directe toepassing van de kennis), conceptueel (genereren van nieuwe ideeën) en strategisch gebruikt worden (Weiss, 1979; Nutley et al., 2003).

In het denken over het produceren van (wetenschappelijke) kennis en het gebruik daarvan is een duidelijke ontwikkeling te onderkennen. Daarin worden doorgaans vier perioden onderscheiden (Denis en Lomas, 2003). In de beginperiode bevonden de onderzoekers zich in de spreekwoordelijke ivoren toren en waren onderzoek en beleid strikt gescheiden processen in onderscheiden werelden. De onderzoekers produceerden een onderzoeksvoorstel dat al dan niet door de opdrachtgever werd goedgekeurd en pas na afronding van de studie ontving de opdrachtgever de resultaten in de vorm van een afgerond rapport. In de tweede periode van kennisproductie is tevens sprake van het maken van samenvattingen van reeds bestaande kennis, bijvoorbeeld in de vorm van richtlijnen. Met name rond klinisch-wetenschappelijke kennis zijn processen in gang gezet waarmee bestaande kennis op een systematische wijze wordt samengevat en makkelijk toegankelijk voor zorgverleners, zorggebruikers en beleidsbepalers wordt gerepresenteerd (bijvoorbeeld de Cochranecentra; zie ook hoofdstuk 11). In een derde fase verschuift de aandacht naar implementatieonderzoek, waarbij niet langer de vraag centraal staat *wat* er gedaan moet worden maar *hoe* de gewenste situatie kan worden gerealiseerd. Dergelijk implementatieonderzoek heeft ook in Nederland een grote vlucht genomen en veronderstelt veelal een meer directe betrokkenheid van opdrachtgevers en/of gebruikers (zie ook hoofdstuk 23). Dit impliceert een minder duidelijke scheiding tussen innovatie en ontwikkelingsactiviteiten enerzijds en wetenschappelijk onderzoek anderzijds. We bevinden ons momenteel in een vierde fase van kennisproductie waarbij na de fasen van de ivoren toren, kennissynthese en implementatieonderzoek thans de nadruk verschuift naar participerende vormen van onderzoek, waarbij de eindgebruiker van de kennis een partner is bij de kennisproductie door onderzoek. Het zou diverse voordelen opleveren:
– meer keuzemogelijkheden om een passend

onderzoeksdesign bij een praktijkprobleem te vinden;
- beter in staat om de onderzoeksbevindingen te interpreteren;
- het moedigt het gebruik van onderzoeksresultaten aan om praktijkproblemen op te lossen en aan te pakken;
- het stimuleert veranderingen in de wijze waarop onderzoekers denken, kennisgebruikers handelen en de maatschappij gebruikmaakt van kennis (Denis en Lomas, 2003).

Ook andere auteurs onderschrijven dat afstemming en een nauwere samenwerking tussen kennisproducenten en -gebruikers in het algemeen (Gibbons, 1999), en in het bijzonder voor het GZO noodzakelijk is (ZonMw, 2005; Ten Asbroek, 2006). Het is mogelijk om per stap in de empirische cyclus van kennisproductie en voor iedere vorm van onderzoek conform de indeling van A.D. de Groot na te gaan hoe het gebruikersperspectief vroegtijdig en volwaardig te betrekken (zie figuur 3.1).

3.3 Van praktijkprobleem naar onderzoeksvraag

De eerste onderzoeksfase waarbij sprake dient te zijn van een goede afstemming tussen opdrachtgever/gebruiker en gezondheidszorgonderzoeker is de fase waarbij een praktijkprobleem in een onderzoeksvraag wordt omgezet. Zoals aangegeven in hoofdstuk 2 zijn er conform de epistemologie van A.D. de Groot vijf verschillende typen vraagstellingen en daaraan gekoppelde onderzoekssoorten te onderscheiden, te weten: beschrijvend en inventariserend, explorerend, toetsend, instrumenteel, en theoretisch-/interpretatief onderzoek. Een praktijkprobleem kan derhalve tot elk van deze vijf vormen van onderzoek leiden. Wanneer de nadruk ligt op het beschrijven van de aard en mogelijke omvang van een probleem, ligt een inventariserend onderzoek voor de hand. Bijvoorbeeld: het beschrijven en inventariseren van de kwaliteitsverbeteringprojecten van medisch specialisten in Nederlandse ziekenhuizen (Slot et al.,2005). Staat bij het probleem een vraag naar achterliggende oorzaken centraal, dan kan wanneer nog geen sprake is van een duidelijke hypothese een explorerend onderzoek worden uitgevoerd. Bijvoorbeeld: waarom lijkt de invoering van poli's voor preoperatief onderzoek in Nederland zo traag te verlopen (Lemmens et al., 2004). Wanneer er al sprake is van een mogelijke verklaring (hypothese), of wanneer de keuze voor een bepaalde beleidsinterventie al is gemaakt, ligt een toetsend onderzoek voor de hand. Bijvoorbeeld: het evalueren van de effecten van eigen bijdragen op de toegankelijkheid van zorg (Ros et al., 2000). Wanneer een complex begrip dient te worden ge-

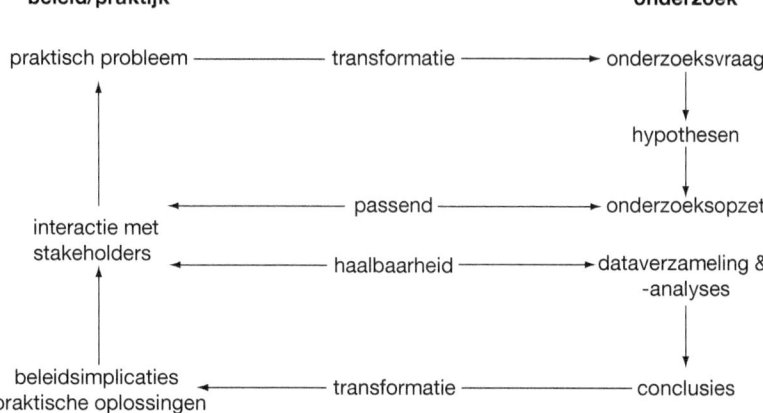

Figuur 3.1 Interactie tussen beleid/praktijk en onderzoek (Bensing et al., 2003).

meten, lijkt een instrumenteel onderzoek aangewezen. Bijvoorbeeld: het valideren van de ziekenhuis CAHPS-vragenlijst (Arah et al., 2006). Maar in sommige gevallen gaat het er eerder om binnen een korte termijn een beleidsadvies op te stellen op basis van reeds beschikbare kennis en theoretische inzichten: een theoretisch interpretatieve studie lijkt dan voor de hand te liggen. Denk in dit kader aan de achtergrondstudies die zijn verschenen bij diverse rapporten van de Raad voor de Volksgezondheid en Zorg (www.rvz.net). Om scherp te krijgen welk type onderzoek aangewezen is, is het van belang dat de gezondheidszorgonderzoeker het achterliggende praktijkprobleem en de behoefte van de opdrachtgever/gebruiker goed doorgrondt. Een valkuil is dat de onderzoeker zich hierin te weinig verdiept en zich laat leiden door zijn eigen onderzoekservaring en voorkeuren. Daardoor kan een mismatch tussen praktijkprobleem en onderzoeksvraag ontstaan. Zo zal een epidemiologisch geschoolde onderzoeker bij de meeste vraagstellingen op zoek gaan naar een toetsbare vraagstelling, terwijl een kwalitatief geschoolde sociale wetenschapper wellicht eerder bij een explorerende studie zal uitkomen. Beide kunnen gewenst zijn, maar moeten wel logisch en systematisch voortkomen uit het praktijkprobleem en de kennisbehoefte van de opdrachtgever/gebruiker. Met andere woorden, het praktijkprobleem en de kennisbehoefte moeten richtinggevend zijn, niet de onderzoekservaring en voorkeuren van de onderzoeker. Dat neemt niet weg dat de onderzoeker dicht bij zijn wetenschappelijke rol dient te blijven om te voorkomen dat onderzoeksvragen worden gesteld waarop wetenschappelijk gezien nog geen antwoord mogelijk is. Tot slot kan het ook zo zijn, dat de opdrachtgever/gebruiker zelf onvoldoende helder heeft wat zijn kennisbehoefte precies is en hoe gezondheidszorgonderzoek daarin kan voorzien. Kortom, het is raadzaam om de dialoog aan te gaan om tot een goede afstemming tussen praktijkprobleem en onderzoeksvraag te komen. Daarbij kunnen de volgende aandachtpunten voor gezondheidsonderzoekers worden geformuleerd:

1 Is het achterliggende praktijkprobleem helder en is duidelijk waarvoor de opdrachtgever/gebruiker de onderzoeksresultaten wil gebruiken?
2 Is er sprake van een concrete gezondheidszorgonderzoeksvraag, dat wil zeggen een zin met markering van relevante begrippen (variabelen) en werkwoorden (relaties) en eindigend met een vraagteken?
3 Zijn de in de onderzoeksvraag gehanteerde termen en begrippen voor variabelen en relaties eenduidig en in ieder geval zo omschreven, dat de onderzoeker en de opdrachtgever/gebruiker er hetzelfde onder verstaan?
4 Is door de vraagstelling duidelijk welk type onderzoek conform de indeling van A.D. de Groot het meest geëigend is?

3.4 De opdrachtgever, de onderzoeker en de onderzochte

Tot nu toe is de opdrachtgever/gebruiker steeds als een enkelvoudige persoon gepresenteerd. In werkelijkheid kan er met name bij evaluatieonderzoek sprake zijn van een verschil tussen opdrachtgever en gebruiker van de onderzoeksresultaten en/of kan het gebruik gevolgen hebben voor een derde partij. Zoals in het begin aangegeven komt gezondheidszorgonderzoek voort uit de behoefte van overheden om op basis van wetenschappelijke kennis de zorg aan te sturen in de maatschappelijk gewenste richting. Deze aansturing is niet een neutraal mechanisch proces, maar een dynamisch sociaal proces waarbij politieke opvattingen en wederzijdse belangen een belangrijke rol spelen. Opvattingen over de noodzakelijke aantallen artsen kunnen bijvoorbeeld rechtstreeks samenhangen met de behoefte van de overheid om een markt tussen vraag en aanbod te creëren (waarbij een beperkt overschot gunstig is) en het belang van professies om controle te houden op de uitoefeningsmogelijkheden van het eigen beroep (waarbij een licht tekort gunstig is, maar een te groot tekort weer op gespannen voet staat met bijvoorbeeld de wens tot deeltijdarbeid bij een groot deel van de beroepsbevolking). Kortom, het voorbeeld laat zien dat een studie naar de behoefte aan beroepsbeoefenaren en de binnen de studie gehanteerde uitgangspunten rechtstreeks samenhangen met belangen van verschillende partijen.

In zijn leerboek *Evaluation of Health Services* onderscheid John Øvretveit (1998) op basis van dit inzicht de volgende vier onderzoeksperspectieven: experimenteel, economisch, managerial en developmental. In tabel 3.1 worden deze perspectieven kort weergegeven en wordt aangegeven wat een en ander voor de positie van de gezondheidszorgonderzoeker in het betreffende onderzoek betekent. In aanvulling op de hierboven eerder beschreven aandachtpunten kunnen nog de volgende twee punten worden toegevoegd:

5 Is duidelijk wie wat wil weten van wie en waarom? (Explicitering van de achterliggende afhankelijkheidsrelaties van de partijen die bij het gezondheidszorgonderzoek zijn betrokken.)
6 Is duidelijk vanuit welk perspectief de gezondheidszorgonderzoeker in het onderzoek participeert en welke de hierbij behorende rollen zijn?

Merk op dat in sommige studies meerdere perspectieven tegelijkertijd gehanteerd kunnen worden. Dit is veelal het geval wanneer een gecombineerde onderzoeksdesign wordt gebruikt, zoals in de Edisse-studie (Huijsman R et al., 2001).

Wanneer alle genoemde zes aandachtspunten bij de afstemming van opdrachtgever/gebruiker en gezondheidszorgonderzoeker bij het omzetten van de probleemstelling in een onderzoeksvraagstelling aan bod zijn geweest, kan de feitelijke studieopzet verder worden uitgewerkt.

3.5 Aandachtspunten bij de afstemming met de praktijk bij inventariserend en beschrijvend onderzoek

Bij beschrijvend en inventariserend onderzoek vragen drie zaken aandacht, die alle samenhangen met het maken van afspraken over de inclusie en exclusie van de te beschrijven en te inventariseren fenomenen. Ten eerste dient er overeenstemming te bestaan over wat exact wordt beschreven. Wanneer een beleidsmaker een studie wil naar het voorkomen van nurse practitioners en physician assistants in de Nederlandse gezondheidszorg, of een ziekenhuisdirectie wil een studie naar de aard en omvang van de in het ziekenhuis gemaakte fouten, is duidelijk dat exact dient te worden aangegeven wat in de studie zal worden verstaan onder een nurse practitioner, een physician assistant of een fout. Voorafgaand aan de studie dient duidelijk te zijn wat wel en wat niet wordt meegenomen. Ten tweede dient duidelijk te zijn in welke eenheden het te beschrijven/inventariseren fenomeen wordt weergegeven en welke mate van differentiatie daarbij wenselijk is. Moeten verschillende soorten van nurse practitioners worden onderscheiden naar opleiding en/of feitelijke werkzaamheden? Wordt het begrip fout gedifferentieerd naar 'errors of commission' en 'errors of omission' (fouten door iets verkeerd te doen en fouten door het nalaten wat wel gedaan had moeten worden)? Eenheden en mate van differentiatie moeten functioneel zijn vanuit de kennisbehoefte van de opdrachtgever/gebruiker en mag niet uitsluitend een vondst van de onderzoeker zijn. Ten derde dient overeenstemming te worden bereikt over de mate van compleetheid. Ook hier dient de informatiebehoefte van de opdrachtgever/gebruiker maatgevend te zijn. Kan volstaan worden met een ruwe beschrijving en schatting van de omvang van een probleem, of is het gezien de te nemen beleids-, management- of zorgverleningsbeslissingen een completer en exacter beeld wenselijk? Zowel de compleetheid (totale beschrijving van het fenomeen in het afgebakende universum

Tabel 3.1

Perspectief	Primaire gebruikers	Doel	Focus van onderzoek	Methode	Onderzoekerrol
Experimenteel	Wetenschappers, soms zorgverleners	Produceren van bewijs (evidence) ten aanzien van effecten en oorzaken	Uitkomsten	Hypothese toetsen, uitkomsten meten, controleren en kwantificeren van variabelen, statistische analyse	Onafhankelijk, extern, onpartijdig, wetenschapper
Economisch	Managers, beleidsmakers	Berekenen kosten-baten	Input, activiteiten, output, uitkomsten	Kwantificeren van specialistische uitkomstmaten	Onafhankelijk, extern, onpartijdig, wetenschapper
Managerial	Managers, toezichthouders	Prestatiemeting, verantwoording	Input, processen, output	Kwalitatief en kwantitatief	Inspectie onpartijdig, onafhankelijk
Developmental	Managers, zorgverleners	Zorgaanbieders helpen om verbeteringen op de korte termijn te realiseren	Processen	Primair kwalitatief	Onafhankelijk, samenwerkend of zelfevaluerend

Bron: vrij naar Øvretveit, 1998, blz. 38.

zonder gebruikmaking van een steekproef) als de exactheid (scherp hanteren van alle inclusie- en exclusiecriteria) zijn wederom een functie van het uiteindelijke gebruiksdoel van de onderzoeksresultaten.

3.6 Aandachtspunten voor de afstemming met de praktijk bij explorerend onderzoek

Bij explorerend onderzoek speelt het proces van inductie een belangrijke rol bij het genereren van hypotheses (zie empirische cyclus in hoofdstuk 2). Het door de onderzoeker gekozen theoretische perspectief speelt daarbij een belangrijke rol. Hoewel binnen kwalitatief onderzoek gevarieerd kan worden met het expliciteren van een duidelijk theoretisch uitgangspunt en er ook gedurende het onderzoek sprake kan zijn van theorievorming (zie hoofdstuk 6), is er altijd wel sprake van een of meer dominante theoretische perspectieven. Soms blijven die impliciet en vloeien ze voort uit de traditie van de onderzoeker in plaats van aan te sluiten bij de perspectieven van de opdrachtgever/gebruiker. Zo kan een verkennende studie naar de redenen waarom Nederlanders voor een bepaalde verzekeraar kiezen primair plaatsvinden vanuit een economisch perspectief (hoe hoog zijn de premies?) of een marketingperspectief (hoe vertrouwenwekkend komt de verzekeraar over, hoe bekend zijn de verschillende producten van de verzekeraar?). Ook een studie naar een organisatieprobleem in een ziekenhuis bij het toewijzen van OK-tijd aan medisch specialisten kan anders lopen wanneer de onderzoeker alleen kijkt vanuit een perspectief van logistiek management en geen oog en oor heeft voor de achterliggende professionele belangen van specialisten en de mogelijke gevolgen voor hun productiemogelijkheden en inkomensvorming. Het is derhalve raadzaam om de keuze voor een theoretisch perspectief in overleg met de opdrachtgever/gebruiker te maken. Uiteraard mag niet worden verwacht dat deze alle achterliggende theorieën kent. Echter, door als onderzoeker hierover een gesprek aan te gaan wordt duidelijk op welke wijze de opdrachtgever/gebruiker naar het te exploreren fenomeen kijkt en van welke impliciete veronderstellingen en verwachtingen over de onderliggende oorzaken hij uitgaat. Doel moet daarbij zijn een gezamenlijke visie op het te onderzoeken probleem te ontwikkelen, waardoor de te genereren hypotheses beter aansluiten bij de belevingswereld van de opdrachtgever/gebruiker en waarschijnlijk ook beter bij de handelingsmogelijkheden die de opdrachtgever/gebruiker heeft op basis van de onderzoeksresultaten. Deze laatste stelling is zover ons bekend nog niet empirisch bewezen, maar ligt op grond van een theoretisch-interpretatieve analyse wel voor de hand. Theorieën waarbij hier aan gedacht kan worden zijn bijvoorbeeld beleidstheorieën (zie hoofdstuk 15), economische theorieën (zie hoofdstuk 10 en 17), en sociologische theorieën over machtsvorming en invloed (zie hoofdstuk 20).

3.7 Aandachtspunten voor afstemming met de praktijk bij toetsend onderzoek

Bij toetsend onderzoek komen veel van de bovengenoemde aspecten ook naar voren. Overeenstemming tussen de opdrachtgever/gebruiker en de onderzoeker over de onderzochte interventie (aard en duur) en de te hanteren uitkomstmaten en het domein (universum) waarbinnen de bevindingen geldig moeten zijn, is bij dit type onderzoek extra van belang (zie ook hoofdstuk 7 en 8). Juist bij toetsend onderzoek zal de onderzoeker gedwongen zijn de complexe werkelijkheid ten behoeve van de meetbaarheid te reduceren tot een meetbare interventie en meetbare uitkomstmaten. De werkelijkheidsreductie die hierbij optreedt, moet ook door de opdrachtgever worden onderschreven. Vaak zal het doen van een toetsend onderzoek aanleiding zijn tot het aanscherpen van zowel de aard van een interventie als de benoeming van de beoogde uitkomsten. Zo zal een verzoek om in een toetsingsonderzoek de effecten van de invoering van diagnose-behandelcombinaties (DBC's) op de kwaliteit van zorg moeten leiden tot een discussie tussen onderzoekers en opdrachtgevers over wat precies onder 'invoering van DBC's' wordt verstaan (welke, hoe lang, bij wie?) en welke kwaliteitsuitkomsten worden bedoeld. In de praktijk komen beide thema's in de dialoog tussen opdrachtgevers en onderzoekers meestal wel aan de orde. Dit geldt echter in mindere mate voor een derde thema: het bepalen van het universum waarbinnen de bevindingen generaliseerbaar moeten zijn. Toch hebben keuzes met betrekking tot dit derde thema verstrekkende gevolgen voor de opzet en haalbaarheid van de studie. Wil men een toetsend onderzoek waarvan de bevindingen alleen generaliseerbaar dienen te zijn binnen een enkel ziekenhuis, of moet het generaliseerbaar zijn naar alle andere ziekenhuizen in Nederland of zelfs naar gezondheidszorgsystemen van andere landen? Vaak blijkt dat interventie, uitkomstmaten, door de opdrachtgever gewenste duur van de studie en benodigde statistische power zich niet goed met elkaar laten verenigen. Het maken van expliciete keuzes hierin moet een afweging zijn tussen studiedesign en statistische mogelijkheden enerzijds en de tijdigheid en exactheid van de informatiebehoefte van de opdrachtgever anderzijds. Wellicht is de opdrachtgever meer geïnteresseerd in een antwoord binnen een jaar met een grote betrouwbaarheidsmarge dan in een antwoord binnen vier jaar met een kleine betrouwbaarheidsmarge. Een dergelijke op het eerste gezicht onderzoekskeuze van het studiedesign zou daarmee in essentie een functie van het gebruiksdoel van de onderzoeksresultaten zijn. Beleidsmakers en managers zijn gewend continu beslissingen te nemen binnen grote marges van onzekerheid. Deze wereld staat veelal haaks op die van de onderzoeker, die in de studieopzet de onzekerheidsmarges zoveel mogelijk probeert te reduceren, wat mutatis mutandis doorwerkt in de behoefte aan zekerheid over causaliteit versus het aantonen van een verband. Het is daarom zaak om bij toetsend onderzoek de praktische haalbaarheid van een (quasi-)experimenteel design ook te beoordelen vanuit de gebruiksbehoefte van de door het onderzoek te produceren inzichten. Overigens dient hierbij wel opgemerkt te worden dat onderzoekers op dit punt niet belangeloos zijn. Bovengenoemde keuze heeft invloed op de kansen om onderzoeksresultaten in internationale tijdschriften met een hoge impactfactor te publiceren. Hoe beter generaliseerbaar, des te hoger de kans op publicatie in dit soort tijdschriften.

3.8 Van onderzoeksresultaten naar toepassing in praktijk en beleid

Al eerder werd aangegeven dat volgens Denis en Lomas (2003) de aandacht zich thans na een fase van belangstelling voor synthese en ontsluiting van onderzoeksresultaten, in toenemende mate richt op de toepassing van onderzoeksresultaten in de praktijk van beleid en zorgverlening. In Nederland zijn vanuit Zorgonderzoek Nederland (ZonMw) de laatste jaren initiatieven ontplooid om de diffusie en implementatie van onderzoeksresultaten in de praktijk te bevorderen (Hulscher et al., 2000; Wensing et al., 2000; Ravensberger et al., 2003). Op gezondheidszorgonderzoek zijn de betreffende discussies over kennisinfrastructuren, kennistransfer en implementatiestrategieën onverkort van toepassing. GZO-onderzoekers dienen derhalve niet alleen aan het begin maar ook zeker aan het eind van de uitvoering van hun studie acties te ondernemen om het gebruik van de onderzoeksresultaten te maximaliseren. Dat dit verder gaat dan het publiceren van de bevindingen in een wetenschappelijk tijdschrift en het bespreken van de resultaten op een congres van onderzoekers, mag duidelijk zijn. De aangehaalde literatuur geeft voldoende aanknopingspunten om meer effectieve wegen te bewandelen. Van belang daarbij is dat de onderzoeker het opleveren van een eindrapport of een publicatie in een tijdschrift niet als het einde van de studie ziet, maar ook actief de interactie zoekt met de opdrachtgever en de praktijk waar de resultaten zouden moeten worden toegepast. In dit kader kan de onderzoeker letten op een aantal aspecten, bijvoorbeeld: Hoe vertaal je onderzoeksresultaten in beleidsaanbevelingen? Hoe kun je als onderzoeker de onderzoeksresultaten adequaat verspreiden? Hoe zorg je dat de onderzoeksresultaten overkomen? (Zie bijvoorbeeld Innvaer et al., 2002; Jacobson et al., 2003.) Binnen de academische wereld ontstaat overigens steeds meer belangstelling voor het niet alleen meten van de wetenschappelijke output van een onderzoeksgroep maar ook van de maatschappelijke impact (KNAW, 2002; Bensing et al., 2003, Evenblij et al., 2006). Voor gezondheidszorgonderzoekers is dit een gunstige ontwikkeling. Gegeven de directe maatschappelijke legitimatie van deze vorm van onderzoek gaan wetenschappelijke en maatschappelijke erkenning hand in hand.

Aanbevolen literatuur

Denis JL, Lomas J. Convergent evolution: the academic and policy roots of collaborative research. J Health Services Research Policy 2003 8(suppl 2):1-6.

Gibbons M. Science's new social contract with society. Nature 1999;402(suppl. 2):C81-C84.

Lomas, J. Improving Research Dissemination and Uptake in the Health Sector: Beyond the Sound of One Hand Clapping. Policy Commentary C97-1. Hamilton: McMaster University Centre for Health Economics and Policy Analysis, 1997.

Øvretveit J. Evaluating Health Interventions. Buc-

Referenties

Arah, OA, Asbroek AH ten, Delnoij DM, Koning JS de, Stam PJ, Poll AH, Vriens B, Schmidt PF, Klazinga NS. Psychometric properties of the Dutch version of the Hospital-level Consumer Assessment of Health Plans Survey instrument. Health Serv Res. 2006 Feb;41(1):284-301.

Asbroek AHA ten. Health services research at work for national health policy. Thesis University of Amsterdam. Amsterdam: Buijten & Schipperheijn, 2006.

Bensing JM, Caris-Verhallen WMCM, Dekker J, Delnoij DMJ, Groenewegen PP. Doing the right thing and doing it right: toward a framework for assessing the policy relevance of health services research. International Journal of Technology Assessment in Health Care 19:4 (2003):604-612.

Black N, Brazier J, Fitzpatrick R, Reeves B. Health services research methods: A guide to best practice. London: BMJ Books, 1998.

Denis JL, Lomas J. Convergent evolution: the academic and policy roots of collaborative research. J Health Services Research Policy 2003 8(suppl 2):1-6.

Evenblij M, Bouter L, Mackenbach JP. Pleidooi voor gezondheidswetenschappelijk onderzoek. Brochure geschreven in opdracht van de initiatiefgroep Gezondheidswetenschappen, 2006.

Gibbons M. Science's new social contract with society. Nature 1999;402(suppl. 2):C81-C84.

Ginzberg E (ed). Health Services Research: Key to Health Policy. Cambridge: Harvard University Press, 1991.

Huijsman R, Klazinga NS, Scholte op Reimer WMJ, Wijngaarden JDH van, Exel NJA van, Putte-Boon C van et al. Beroerte, beroering en borging in de keten. Den Haag: ZonMw, 2001.

Hulscher M, Wensing M, Grol R. Effectieve Implementatie: Theorieën en Strategieën. Publicatie van Zorgonderzoek Nederland in samenwerking met de Werkgroep Onderzoek Kwaliteit van de Zorg (WOK) van de Universiteit Nijmegen/Universiteit Maastricht, 2000.

Innvaer S, Vist G, Trommald M, Oxman A. Health policy-makers' perceptions of their use of evidence: a systematic review. Journal Health Services Research & Policy 2002;7(4):239-244.

Jacobson N, Butterill D, Goering P. Development of a framework for knowledge translation: understanding user context. Journal of Health Services Policy 8(2):94-96, 2003.

Koninklijke Nederlandse Akademie van de Wetenschappen (KNAW). The societal impact of applied health research. To a quality assessment system. Amsterdam: Council of the Medical Sciences, 2002.

Lemmens LC, Moons KGM, Klazinga NS, Klei WA, Rutten CLG van, Linge RH van, Kerkkamp HEM. Bevorderende en belemmerde factoren voor implementatie van preoperatieve screeningspoliklinieken. Nederlands Tijdschrift voor Anesthesiologie 2004;17:36-46.

Nutley S, Walter I, Davies H. From knowing to doing. Evaluation 2003; 9(2):125-148.

Øvretveit J. Evaluating Health Interventions. Buckingham Philadelphia: Open University Press, 1998.

Ravensbergen J, Friele R, Keijsers J, Wensing M, Klazinga NS (red.). In Zicht, Nieuwe Wegen voor implementatie. Assen: Van Gorcum, 2003.

Ros CC, Groenewegen PP, Delnoij DMJ. All rights reserved, or can we just copy? Cost sharing arrangements and characteristics of health care systems. Health Policy 2000;52(1):1-13.

Slot HMJ, Broekman P, Klazinga NS. Medisch specialistische transmurale zorgvernieuwingsprojecten. TSG Tijdschrift voor Gezondheidswetenschappen 2005;83(8):494-499.

Weiss C. The many meanings of research utilization. Public Administration Review 1979;39(5): 426-431.

Wensing M, Bij A van der, Laurant M. Implementatie van bewegingsprogramma's voor ouderen. Verslag van een literatuurstudie. Publicatie van Zorgonderzoek Nederland in samenwerking met de Werkgroep Onderzoek Kwaliteit van de Zorg (WOK) van de Universiteit Nijmegen/Universiteit Maastricht, 2000.

ZonMw. Meer kwaliteit, Meer kans. Tips voor gezondheidszorgonderzoekers. Brochure ZonMw. Den Haag: ZonMw, 2005 (www.zonmw.nl).

Theorievorming in gezondheidszorgonderzoek

G.A.M. Widdershoven
T.A. Abma

4.1 Inleiding

Zoals in de voorafgaande hoofdstukken is beschreven bestudeert gezondheidszorgonderzoek (GZO) de factoren die, via het organiseren en verlenen van zorg, kunnen bijdragen tot gezond leven. Uitgaande van dit ultieme doel, gezond leven, spelen de volgende factoren onder meer een rol:
1 Biologische factoren: genetische aanleg en invloed van voeding als belangrijke determinanten van gezondheid.
2 Psychologische factoren: stress is een bekende determinant voor ziekte. Bovendien zijn psychische ziekten, zoals depressie en angst, wijd verbreid onder de bevolking.
3 Sociale factoren: gehuwde mannen leven bijvoorbeeld langer dan vrijgezellen. Onder sociale factoren valt ook het gezondheidszorgsysteem. Goede zorg op het terrein van hart- en vaatziekten kan sterfte voorkomen en leidt ertoe dat deze ziekten niet langer acuut zijn maar een chronisch karakter krijgen. Voorlichting kan leiden tot gezonder gedrag en zo de gezondheid van de bevolking beïnvloeden.
4 Politiek-maatschappelijke factoren: armoede hangt bijvoorbeeld direct samen met gezondheid. In achterstandswijken is de gezondheid van mensen minder ten opzichte van mensen in middenklasse en gegoede wijken.

De vraag is welke rol genoemde factoren precies spelen. Hoe beïnvloeden ze de gezondheid en welke rol kan gezondheidszorg daarbij spelen? Die vraag heeft niet enkel betrekking op feiten. Een antwoord vereist een visie op de *samenhang* tussen feiten, ofwel een theorie. Een goede verklaring legt een systematisch verband tussen feiten. Ze houdt in dat de feiten niet toevallig samengaan, maar altijd op een specifieke manier met elkaar verbonden zijn. Een goede verklaring maakt de samenhang bovendien inzichtelijk. Ze geeft aan waarom het verband aanwezig is. Waarom werkt een bepaalde therapie tegen depressie? Waarom helpt voorlichting?

Wat is een goede theorie en hoe kom je eraan? Die vraag betreft een fundamentele kwestie in de wetenschapsfilosofie. Wetenschapsfilosofen richten zich bij het beantwoorden van die vraag vooral op de natuurwetenschappen. De antwoorden die zij geven, zijn ook relevant voor het GZO. Het GZO heeft immers deels natuurwetenschappelijke wortels (bijvoorbeeld de biologische gezondheidswetenschappen). Bovendien zijn principes van wetenschap, ook al zijn ze voor de natuurwetenschappen geformuleerd, niet beperkt tot een wetenschapsgebied maar in beginsel breed toepasbaar. De in dit handboek gehanteerde indeling van A.D. de Groot is een poging om juist een dergelijke meer universele ordening aan te brengen. Toch zijn er in het GZO ook elementen die afwijken van het natuurwetenschappelijke wetenschapsbeeld. Een daarvan is dat wat als gezond geldt, niet enkel afhangt van de definitie die wetenschappers ervan geven. Gezond leven is niet alleen lang leven, of leven zonder ziekte, maar ook zodanig leven, dat het leven de moeite waard is. Wat als de moeite waard geldt, is echter een *normatieve* kwestie. Een voorbeeld: maatschappelijke participatie (via onder andere arbeid) wordt tegenwoordig als een algemeen geaccepteerd doel van interventies op het gebied van zorg voor lichamelijk of verstandelijk gehandicapten gezien. Dat is echter niet altijd het geval geweest. Hoe kan de normatieve vraag wat gezond is in de theorievorming worden verdisconteerd?

In dit hoofdstuk gaan we nader in op zaken die komen kijken bij theorievorming in GZO. Welke eisen kunnen aan theorieën gesteld worden? Hoe kunnen theorieën ontwikkeld worden? We zullen verschillende wetenschapsfilosofische benaderingen bespreken. In deze benaderingen spelen argumentatie en dialoog een centrale rol. We zullen laten zien dat voor theorievorming in GZO de dialoog niet enkel onder wetenschappers gevoerd dient te worden, maar dat deze verbreed moet worden, zodat ook de doelgroep van interventies erin wordt betrokken.

4.2 Poppers visie op de rol van theorie in de wetenschap

Karl Popper was een van de eersten die het belang van theorie voor de wetenschap benadrukte. Hij verzette zich tegen het empirisme, dat ervan uitgaat dat wetenschap gebaseerd is op het verzamelen van feiten via observaties. Observaties zijn niet onbelangrijk, aldus Popper (1963), maar ze zijn niet de basis van de wetenschap. Neem als voorbeeld het verband tussen roken en longkanker. De empirist zal zeggen dat we kunnen zien dat mensen met longkanker vaak gerookt hebben; de theorie dat roken longkanker veroorzaakt, wordt via observatie ontwikkeld. Popper bestrijdt deze visie. Het verband tussen roken en longkanker is niet zomaar observeerbaar. Mensen met longkanker hebben veel gemeenschappelijke kenmerken, waarvan roken er maar een is. Om roken aan te kunnen wijzen als oorzaak van longkanker, moeten we op het idee komen dat deze factor relevant zou kunnen zijn. Dat is niet iets wat we observeren, maar wat we bedenken. Het verband tussen longkanker en roken wordt volgens Popper niet gelegd door de waarneming maar door het verstand. Alleen via het verstand is het mogelijk om uit de talloze waarneembare samenhangen mogelijk relevante verbanden te destilleren. Popper is dus geen empirist maar een rationalist. Voor de rationalist is niet de waarneming maar het denken de bron van kennis. Overigens onderscheidt hij zich van standaardrationalisten doordat hij benadrukt dat het verstand geen zekere kennis oplevert. Via het verstand formuleren we hypotheses, die we vervolgens kritisch moeten onderzoeken op hun houdbaarheid. Deze visie op wetenschap staat bekend als kritisch rationalisme.

Hoe kunnen we een theorie kritisch onderzoeken? Volgens Popper moeten we dan proberen hem te weerleggen. Uit de theorie kunnen voorspellingen worden afgeleid. Via observaties kan men vervolgens nagaan of die voorspellingen uitkomen. Observaties spelen dus een rol, maar enkel als kritische instanties voor de mogelijke weerlegging van de theorie. De theorie dat roken leidt tot longkanker, kan worden getoetst door te kijken of alle mensen die roken longkanker krijgen. Dat is overigens niet het geval. De theorie kan dus door observaties weerlegd (gefalsifieerd) worden. Zo'n weerlegging is volgens Popper wetenschappelijk vruchtbaar. We weten dan immers dat onze vermoedens niet kloppen en moeten op zoek gaan naar een nieuwe en betere theorie. Dat vereist weer de inzet van het verstand. Zo'n nieuwe theorie zou kunnen zijn dat naast roken ook genetische aanleg een rol speelt in het ontstaan van longkanker.

Popper stelt de volgende drie eisen aan wetenschappelijke theorieën. Ten eerste moet een theorie *weerlegbaar* zijn. Uit de theorie moet af te leiden zijn wanneer hij niet klopt. Popper verzet zich tegen wetenschappers als Marx en Freud, die theorieën ontwerpen die immuun zijn voor toetsing. Steeds wanneer de voorspelde samenhang (bijvoorbeeld tussen verarming en revolutie, of tussen een psychoanalytische behandeling en het verdwijnen van psychische problemen) niet uitkomt, hebben marxistische en freudiaanse theorieën volgens Popper een verklaring waarom dit niet gebeurt. Dat betekent echter dat geen enkele observatie kan aantonen dat de theorie onjuist is. Volgens Popper is dit onwetenschappelijk. Ten tweede moet een theorie *vernieuwend* zijn. Popper ziet het als een sterk punt van wetenschap dat er onwaarschijnlijke verbanden worden gelegd. Deze eis hangt samen met Poppers bedenkingen tegen het empirisme. De empirist meent dat de wetenschap gebaseerd is op eenvoudige waarnemingen. Popper daarentegen stelt dat het gaat om het bedenken van nieuwe, onvermoede verbanden. De empirist kan moeilijk duidelijk maken waarom wetenschappers in het verleden niet gezien hebben wat nu wetenschappelijk bekend is. Voor Popper is dit niet vreemd, want het kost tijd om via het verstand verbanden te leggen en die vervolgens kritisch te toetsen. Ten derde moet een theorie *eenvoudig* zijn. Hoe meer verklarende factoren er worden ingebracht, des te moeilijker wordt het om de theorie te toetsen. Een simpele theorie die rechtlijnige voorspellingen mogelijk maakt, is beter dan een complexe theorie met veel hulpconstructies. Een goed voorbeeld van een theorie die voldoet aan de criteria van Popper, is de verklaring van het ontstaan van maagzweren door een bacteriële ontsteking (met de helicobacter pylori). Deze theorie is toetsbaar, omdat ze voorspelt dat een behandeling met antibiotica de maagzweer zal doen verdwijnen. Mocht dit niet het geval zijn, dan is de theorie verworpen. De theorie is ook nieuw, omdat ze geheel anders is dan de tevoren gangbare opvatting dat stress de oorzaak is van maagzweren. Ten slotte is de theorie eenvoudig, omdat ze slechts één verklarende factor bevat.

Aan welke voorwaarden moet een wetenschapper voldoen volgens Popper als het gaat om het ontwikkelen van theorieën? Hij moet in de eerste plaats *creatief* zijn, in staat tot het bedenken van nieuwe tot dan toe onvermoede verbanden. In de tweede plaats dient hij besef te hebben van de *beperktheid* van de eigen visie. De creatief bedachte theorie mag aantrekkelijk zijn, maar hij is daarom nog niet juist. De enige zekerheid in de wetenschap is dat elke theorie uiteindelijk onjuist zal blijken te zijn. Dat wil niet zeggen dat elke theorie even veel waard is. Een theorie die veel mogelijk falsifieerbare voorspellingen doet, is beter dan een theorie met minder voorspellende kracht. Een gewaagde, onwaarschijnlijke theorie is beter dan een vanzelfsprekende. Een eenvoudige theorie is beter dan een complexe. Een wetenschapper kan niet bewijzen dat zijn theorie de beste is. Hij kan wel beargumenteren dat zijn theorie de voorkeur verdient omdat ze een grote verklaringskracht heeft. Een goede wetenschapper is in staat via argumenten een keuze te maken tussen concurrerende theorieën, ook al kan hij nooit bewijzen dat de theorie waaraan hij de voorkeur geeft de beste is. Uit de nadruk op argumentatie in het proces van keuze tussen theorieën blijkt opnieuw dat wetenschap meer een kwestie is van verstand dan van observeren. De wetenschapper moet nadenken over de voor- en nadelen van de verschillende theorieën, hij kan niet op basis van de feiten concluderen welke theorie de beste is.

Poppers visie op de rol van theorie in de wetenschap is populair onder wetenschappers, ook onder gezondheidszorgonderzoekers. Wie wil niet gewaagde voorspellingen doen, gebaseerd op geheel nieuwe hypothetische verbanden, met een beperkt aantal krachtige verklarende factoren? Toch moet bedacht worden dat wetenschappers niet voortdurend bezig zijn met het bedenken en toetsen van revolutionaire nieuwe theorieën. Veel tijd gaat zitten in het verfijnen van bestaande inzichten, door te zien hoe ze op nieuwe gebieden toegepast kunnen worden. Dat leidt meestal niet tot eenvoudigere theorieën maar tot meer complexiteit. De combinatie van erfelijke aanleg en blootstelling aan tabaksrook ter verklaring van het ontstaan van longkanker is een voorbeeld van een meer complexe theorie. Poppers criteria voor goede wetenschap zijn aantrekkelijk vanwege hun eenvoud, maar niet alle wetenschap past even goed in het popperiaanse ideaal. De onderliggende normatieve idealen van orde, helderheid en zekerheid ter beheersing van een chaotische praktijk zijn niet overal gegeven.

4.3 Kuhns visie op wetenschap als puzzel oplossen

Volgens Popper is wetenschap een zaak van individuele wetenschappers die gedurfde theorieën bedenken en toetsen. Kuhn heeft als wetenschapshistoricus twijfels bij deze opvatting van wetenschap. Volgens hem zijn wetenschappers in de praktijk niet voortdurend bezig met het verzinnen van nieuwe theorieën, maar werken ze binnen bestaande, door de wetenschappelijke gemeenschap gedeelde kaders verder aan het verfijnen van bestaande ideeën. Een wetenschapper is gewoonlijk bezig met het toepassen van gangbare uitgangspunten op nieuwe terreinen. Die activiteit lijkt volgens Kuhn (1970) op het oplossen van een puzzel. De wetenschapper kijkt hoe een stukje past in het grotere geheel, de puzzel die er al ligt. Een onderzoeker die werkt in het kader van de cognitieve gedragstherapie, bekijkt hoe een bepaald gedrag, bijvoorbeeld anorexia nervosa, samenhangt met de opvattingen van mensen die dit gedrag vertonen en hoe die opvattingen veranderd kunnen worden, zodat het gedrag vermindert of verdwijnt. De uitgangspunten van de cognitieve gedragstherapie worden beschouwd als gegeven. Binnen dat kader wordt gezocht naar verklaringen voor het te onderzoeken ziektebeeld. Voor Kuhn is wetenschap geen zaak van individuele creatieve gedachten, maar van werken binnen een door een groep gedeeld kader of paradigma. Dat vereist overigens ook creativiteit, want algemene uitgangspunten passen nooit volledig op het concrete probleem dat men onderzoekt. Men moet passen en meten, het puzzelstukje draaien, om te zien hoe het in het geheel kan worden geplaatst.

Kuhn deelt met Popper de gedachte dat wetenschap niet berust op observatie van feiten, maar op werken met theorieën. Terwijl Popper een theorie ziet als een product van individuele creativiteit, gaat Kuhn er echter van uit dat wetenschappers opereren binnen een theoretisch kader dat gedeeld wordt door een groep. Voor Popper is het zaak de theorie kritisch op de proef te stellen. Kuhn benadrukt daarentegen dat wetenschappers niet voortdurend hun theoretische kader in twijfel trekken. Als de theorie niet lijkt te passen op een bepaalde situatie, wordt deze niet direct over boord gezet. Opnieuw is de parallel met puzzel oplossen instructief. Wanneer een stukje niet in de puzzel past, wordt dat niet beschouwd als signaal om de tot dan toe gelegde puzzel te beëindigen. De gewone reactie is het stukje apart te leggen en een gemakkelijker stuk te zoeken. Pas als het aantal stukjes dat niet kan worden ingepast erg groot wordt, ontstaat twijfel aan de juistheid van de delen die er al liggen. Historisch onderzoek naar wetenschap laat volgens Kuhn zien dat experimenten die een theorie verwerpen doorgaans pas in het oog vallen als de theorie al aan twijfel onderhevig is. Zolang een theorie breed wordt gedragen, worden experimenten die resultaten laten zien die strijdig zijn met de theoretische vooronderstellingen niet serieus genomen.

Kuhn onderscheidt perioden van *normale wetenschap*, waarin wetenschappers vertrouwen in hun theoretische kader, en perioden van *revolutionaire wetenschap*, waarin het vertrouwen in het kader is verdwenen en men op zoek moet naar nieuwe uitgangspunten. De creativiteit die Popper gewoon acht in de wetenschap, speelt volgens Kuhn enkel een rol in perioden van revolutie. Dan zijn nieuwe, gewaagde ideeën nodig om de impasse waarin men verzeild is geraakt te doorbreken. Sterker dan Popper benadrukt Kuhn dat het daarbij gaat om het argumentatief overtuigen van anderen (de collega wetenschappers) dat het nieuwe kader de moeite waard is om aan verder te werken.

Wat betekent Kuhns opvatting van wetenschap voor theorievorming? Vanuit het perspectief van Kuhn kan een onderscheid gemaakt worden tussen breed gedeelde algemene theoretische uitgangspunten enerzijds en meer specifieke theorieën anderzijds. Een voorbeeld van een breed theoretisch kader is de visie op de samenhang tussen cognitie en gedrag in de cognitieve gedragstherapie. Binnen dat kader kunnen meer specifieke theorieën ontwikkeld worden, bijvoorbeeld over de oorzaken van anorexia nervosa. Een goede wetenschapper is in staat om de algemene uitgangspunten blindelings te hanteren en toe te passen op een concreet probleemgebied. Een goede wetenschapper is creatief binnen de traditie waarin hij is opgeleid, zoals een componist of schilder creatief is binnen de stijl die hem is toevertrouwd. De ontdekking van de helicobacter pylori als oorzaak van maagzweren was alleen mogelijk omdat er al een traditie van wetenschap bestond waarin ontstekingsmechanismen werden verklaard vanuit bacteriële infecties. Binnen die traditie was de toepassing op maagzweren niet meer dan een nieuw stukje in de puzzel. De verklaring was niet gewaagd, zoals Popper suggereert, maar paste in het algemeen aanvaarde kader. Er was sprake van een creatieve nieuwe toepassing, niet omdat er een geheel nieuwe theorie werd bedacht, maar omdat het bestaande kader op een nieuwe manier werd toegepast.

Welke eisen kan men vanuit het perspectief van Kuhn stellen aan theorievorming? Algemene methodische beginselen zoals Popper voorstelt (toetsbaarheid, gewaagdheid, eenvoud), zijn niet op zijn plaats. Het is immers afhankelijk van processen in de wetenschappelijke gemeenschap wat geldt als een goede theorie. Er zijn geen onafhankelijke criteria op basis waarvan een theoretisch kader als beter beschouwd kan worden dan een ander. Het komt aan op de gedeelde overtuiging van de groep dat het de moeite waard is verder te werken in het gangbare kader, dan wel dat het nodig is een nieuw kader te ontwerpen. In een periode van normale wetenschap is het zaak te laten zien dat de voorstellen die men doet tot vooruitgang in de puzzel leiden. In een periode van revolutie zijn argumenten nodig om anderen te overtuigen van de mogelijke vruchtbaarheid van een nieuwe aanpak. Dit impliceert een opvatting van wetenschap waarin besluitvorming over het al dan niet verder werken in een bepaalde richting afhankelijk is van dialoog. Waar Popper al wijst op het belang van argumentatie bij de keuze tussen theorieën, benadrukt Kuhn dat het gaat om een gezamenlijk keuzeproces, gestoeld op discussie en dialoog. Het argumentatieproces is geen rechtvaardiging van een individuele keuze, maar een sociaal gebeuren van zoeken naar gedeelde kaders.

Kuhns visie maakt wetenschap een meer alledaags gebeuren dan dat bij Popper het geval was. Wetenschappers zijn geen bijzondere mensen met geniale ideeën, maar leden van een gemeenschap die binnen gegeven kaders hun werk verrichten. Toch blijft Kuhn op één punt dicht bij Popper. Hij ziet namelijk, net als Popper, wetenschap als een proces dat los staat van maatschappelijke ontwikkelingen. Het theoretische kader van wetenschappers wordt door de groep zelf ontwikkeld, los van maatschappelijke denkbeelden. Het is de vraag of dit houdbaar is, zeker op het gebied van de gezondheidswetenschappen en het gezondheidszorgonderzoek.

4.4 Wetenschappelijke theorievorming in relatie tot maatschappelijke opvattingen

Voor Popper en Kuhn spelen wetenschappelijke ontwikkelingen zich af in een isolement. Wetenschappers werken aan theorieën die van een geheel andere aard zijn dan de denkbeelden van andere groepen. Als het gaat om ziekte en gezondheid, kan echter geconstateerd worden dat wetenschappelijke en maatschappelijke opvattingen vaak nauw met elkaar in verband staan. Bekend zijn voorbeelden uit het verleden. In de achttiende eeuw in Amerika werd wegloopgedrag van slaven door artsen beschouwd als een ziekte (dipsomanie). Afwijkend seksueel gedrag, zoals homoseksualiteit, werd lange tijd door artsen behandeld als ziekte. Ook vandaag de dag zien we nog veel voorbeelden van wetenschappelijke visies op gezondheid en ziekte die verband houden met maatschappelijke denkbeelden. Zo krijgen ziekten waar mannen van middelbare leeftijd aan lijden meer wetenschappelijke aandacht dan ziekten die meer voorkomen bij andere groepen. Ook krijgen lichamelijke ziekten meer aandacht dan psychische problemen. Er wordt meer onderzoek gedaan naar de behandeling van ziekten met medicatie dan naar zorgverlening of psychotherapie. Hier spelen naast algemene maatschappelijke opvattingen (een pil is beter dan praten) ook de financiële krachten van farmaceutische industrieën een rol. Het succes van de theoretische verklaring van maagzweren op basis van een bacteriële ontsteking past in dit beeld. Een nieuwe verklaring van het ontstaan van maagzweren vereist niet alleen individuele wetenschappelijke creativiteit, of een wetenschappelijke traditie van denken in termen van ontstekingsmechanismen, maar ook maatschappelijke acceptatie van een medicamenteuze benadering en de aanwezigheid van relevante farmaceutische middelen.

In het GZO en in bredere zin binnen de gezondheidswetenschappen zijn interventies direct of indirect gericht op de bevordering van het maatschappelijk functioneren van mensen. Gezondheid is niet alleen biologisch, maar ook psychologisch en maatschappelijk. De vraag wat als maatschappelijk adequaat functioneren geldt, is daarom altijd impliciet in gezondheidswetenschappelijke theorieën aan de orde. Een voorbeeld is de nadruk op zelfzorg in verplegingswetenschappelijke theorieën. Wanneer een doel van interventies is de zelfzorg van mensen te bevorderen, betekent dit dat veel waarde wordt gehecht aan onafhankelijkheid. Dat komt tot uitdrukking in diagnostische instrumenten, waarin wordt gevraagd wat iemand nog zelf kan doen (kunt u zelf opstaan, eenvoudige huishoudelijke taken verrichten, et cetera). Het komt ook naar voren in interventies die erop gericht zijn mensen te leren meer zelf te doen en hulpmiddelen aan te bieden om dit mogelijk te maken. Dit is een specifieke en dus beperkte opvatting van maatschappelijk functioneren. Meer zelfzorg impliceert immers niet dat mensen ook meer maatschappelijk participeren. Onafhankelijkheid is niet altijd een voorwaarde voor het invullen van maatschappelijke rollen. Zo geven lichamelijk gehandicapten aan dat het verantwoordelijk zijn voor de eigen lichamelijke verzorging zo veel inspanning kan vergen, dat sociale contacten erdoor bemoeilijkt worden. Op dagen dat bekenden of familieleden op bezoek komen, geven ze er de voorkeur aan door de thuiszorg te worden geholpen, zodat ze niet te vermoeid zijn om een gesprek met de visite te voeren. Een strikte toepassing van het zelfzorgprincipe komt hier in botsing met de behoefte aan sociaal contact. Meer algemeen kan gesteld worden dat de nadruk op individuele onafhankelijkheid in de hedendaagse gezondheidswetenschappen en gezondheidszorg eenzijdig is en dat er behoefte is aan een benadering die uitgaat van relationele betrokkenheid en zorg (Widdershoven, 2000; Verkerk, 2001).

Omdat gezondheidswetenschappelijke theorieën een bepaald beeld van gezondheid veronderstellen, zijn ze normatief geladen. Vaak zijn de normen met betrekking tot gezondheid voor de hand liggend. Als het gaat om diagnostiek en behandeling van dementie, wordt geheugenverlies vanzelfsprekend als een gezondheidsprobleem gezien, waar zo mogelijk iets aan gedaan moet worden. Toch geldt ook dan de vraag wanneer een geheugenprobleem ernstig genoeg is om als ziekte te worden beschouwd. Dat ligt bij jongere mensen anders dan bij oudere. Ook kan de vraag gesteld worden of cognitieve tests adequaat weergeven wat de competentie van dementerenden is (Widdershoven en Berghmans, 2002). Een slechte score op een cognitieve test hoeft immers niet te betekenen dat iemand niet meer weet wat voor hem van belang is. Wanneer een cognitieve test als voorwaarde wordt gehanteerd voor het mogen nemen van beslissingen, bijvoorbeeld voor het geven van toestemming tot deelname aan wetenschappelijk onderzoek, wordt aan bepaalde groepen dementerenden de mogelijkheid ontnomen een bijdrage te leveren aan de wetenschap, terwijl zij zich wellicht nog graag op die manier maatschappelijk nuttig zouden willen maken (Berghmans en Widdershoven, 2003). De vraag is of de diagnose geheugenverlies door dementie in dat geval het maatschappelijk functioneren van mensen niet meer belemmert, dan dat ze een bijdrage levert aan het bevorderen van de gezondheid. Door de diagnose wordt de nadruk gelegd op datgene wat mensen niet kunnen en verdwijnt datgene wat ze misschien nog wel kunnen uit het zicht. In de zorg wordt dan de nadruk gelegd op het opvangen en compenseren van tekorten en niet op het stimuleren van wat mensen nog wel kunnen.

Wat betekent de rol van maatschappelijke en normatieve denkbeelden voor theorievorming in het GZO? Allereerst is het van belang dat wetenschappers zich bewust zijn van de normatieve dimensie van hun theoretische kader. Vervolgens kan men, in het verlengde van Poppers visie op de rol van kritiek in de wetenschap, zeggen dat ze hun normatieve uitgangspunten aan kritiek moeten durven onderwerpen. Ze moeten bereid zijn hun normatieve ideeën ter discussie te stellen. In lijn met Kuhns opvattingen over wetenschap houdt dit niet in dat ze hun normatieve opvattingen voortdurend moeten trachten te weerleggen. Zolang bepaalde normatieve beginselen breed gedeeld worden en in het onderzoek redelijk werken, hoeft men ze niet in twijfel te trekken. Toch kan het zijn dat bepaalde in het algemeen goed werkzame normatieve uitgangspunten, zoals het belang van zelfzorg of de centrale rol van cognitieve vermogens voor het nemen van beslissingen, bij bepaalde groepen patiënten tot problematische consequenties leiden. In dergelijke gevallen is een discussie over dergelijke uitgangspunten op zijn plaats. In die discussie dienen niet alleen wetenschappers te participeren, maar ook anderen die betrokken zijn in het omgaan met de betreffende gezondheidsproblemen (artsen, verpleegkundigen, patiënten en mantelzorgers).

4.5 Het betrekken van stakeholders in theorievorming

Heden ten dage worden andere stakeholders dan wetenschappers nog nauwelijks betrokken bij theorievorming. Artsen en verpleegkundigen krijgen via hun opleiding bestaande wetenschappelijke kennis en theorieën overgedragen. Deze wetenschappelijke kennis en theorieën vormen als het goed is de basis voor allerlei biomedische en andere interventies. Evidence-based handelen veronderstelt dat artsen en verpleegkundigen, maar ook andere hulpverleners in de zorg, onder wie psychologen, maatschappelijk werkers, gedragsdeskundigen, ergo- en fysiotherapeuten, werken volgens de laatste wetenschappelijke inzichten en professionele standaarden. Van artsen en verpleegkundigen en andere hulpverleners wordt verwacht dat zij wetenschappelijke kennis en theorieën in de praktijk toepassen. In dat opzicht is er een veronderstelde scheiding tussen wetenschap en praktijk en tussen het ontwikkelen van theorieën door wetenschappers en de toepassing van theorieën door hulpverleners in de praktijk. De assumptie is dat een praktijk verbeterd kan worden door er buiten die praktijk om theorieën over te ontwikkelen (Schwandt, 2005).

In de praktijk blijkt echter dat het toepassen van wetenschappelijke theorieën geen sinecure is. Een wetenschappelijke theorie is algemeen van aard en heeft niet op elk individueel geval en situatie een adequaat antwoord. Het kan zijn dat bepaalde theorieën wel in hun algemeenheid gelden voor een bepaalde patiëntencategorie, maar minder goed voor specifieke subgroepen, zoals ouderen, kinderen en vrouwen. Een theorie over pijn die de oorzaak legt bij overbelasting, kan gelden voor acute pijnaanvallen (rust is voorschrift), maar blijkt minder geschikt ter verklaring en behandeling van chronische pijnen (dan is juist activering nodig om verdere decompensatie te voorkomen). Het feit dat algemene wetenschappelijke theorieën niet zomaar een-op-een toepasbaar zijn in de praktijk, en dat bovendien lang niet voor alles een verklaring voorhanden is, betekent dat werkers in de zorg, maar ook patiënten en mantelzorgers, terugvallen op eigen ervaringen en verhalen (Abma, 1998).

Ervaringskennis is kennis over de dagelijkse praktijk en het dagelijkse leven, over wat je doet in allerlei situaties (Van Haaster en Koster-Deese, 2005). Ervaringskennis van patiënten en mantelzorgers omvat bijvoorbeeld vaardigheden om te overleven, om het leven aan te kunnen. Ervaringskennis ontstijgt het individuele niveau wanneer het verbonden raakt met ervaringen van anderen. Een ik-verhaal kan door gesprekken met anderen in dezelfde positie een wij-verhaal worden. Dan wordt een persoonlijke ervaring verbonden met en herkend door anderen. Ervaringsdeskundigheid ontstaat door intensieve interacties tussen mensen met gelijkgerichte belangen. Ervaringskennis is verhalend en concreet en vindt zijn basis in dagelijkse ervaringen. In dat opzicht onderscheidt deze kennis zich van wetenschappelijke kennis, die zich kenmerkt door abstracties (Caron-Flinterman, 2005). Ervaringskennis wordt daarom al gauw afgedaan als subjectief en emotioneel gekleurd, of bekend verondersteld. Het achterliggende probleem dat zich hierbij voordoet, is dat ervaringskennis sociaal-cultureel en wetenschappelijk gezien lager in de hiërarchie der kennis staat dan abstracte kennis (Blume, 2005). Wetenschappers beschouwen zichzelf als deskundig en zien andere stakeholders als leken. Deze politiek der kennis brengt spanningen teweeg in de interactie tussen wetenschappers en andere stakeholders. Denk aan spanningen tussen experimenteel en klinisch onderzoekers of tussen wetenschappers en patiënten.

Recentelijk neemt de belangstelling en waardering voor ervaringskennis toe. De verwachting is dat ervaringskennis onmisbaar is in de zorg, bij het vaststellen van de diagnose en therapie, herstel en empowerment, de organisatie van zorg, maar ook bij de evaluatie van de effectiviteit van behandelingen en gezondheidszorgbeleid (Ray en Mayan, 2001; Van Haaster en Koster-Deese, 2005; Boevink, Plooy en Van Rooijen, 2006). Ervaringskennis zou ook een meerwaarde hebben als het onderzoek en theorievorming betreft. Hulpverleners, maar ook patiënten en mantelzorgers, kunnen op basis van hun schat aan ervaringen andere factoren onderscheiden (bijvoorbeeld de factor vermoeidheid) of een ander gewicht aan factoren toekennen (bijvoorbeeld een grotere waarde aan psychosociale factoren) en andere samenhangen leggen dan wetenschappers. Zij zijn waarschijnlijk ook beter in staat om de complexiteit en het geheel van samenhangende factoren te doorzien, omdat ze minder specialistisch kijken. De aard van de samenhang heeft ook een ander karakter. Wetenschappers redeneren in termen van oorzaak en gevolg, men zoekt naar causale verbanden. Andere stakeholders zullen ook samenhang zoeken door gebeurtenissen in de tijd met elkaar te verbinden en betekenis te geven: dit gebeurde bij die patiënt, op dat moment in die situatie. Door gevallen te stapelen gaat zich een patroon vormen. Dat patroon voldoet misschien niet altijd aan de eis van Popper dat een theorie eenvoudig moet zijn. Maar zijn zekerheid, orde en helderheid altijd mogelijk en wenselijk? Is alles expliciteerbaar, algemeen en universeel te maken en te systematiseren? Verhalen van practici hebben vaak het karakter van puzzel oplossen, zoals Kuhn dat voor wetenschap beschrijft. Het kader waarbinnen practici hun stukjes proberen te passen wordt echter meer door gedeelde ervaringen met de ziekte en zorg bepaald, dan door processen van socialisatie in de wetenschappelijke gemeenschap.

De meerwaarde van de ervaringskennis van stakeholders wordt thans nog weinig benut bij de theorievorming. De belangstelling neemt wel toe vanuit de veronderstelling dat je praktijken kunt verbeteren door theorieën te ontwikkelen met de praktijk. Een van de voorwaarden voor het betrekken van stakeholders in theorievorming is het aangaan van een gelijkwaardige dialoog (Abma en Widdershoven, 2006). Wetenschappers moeten open staan en respect hebben voor de ervaringskennis van stakeholders. Dat geldt ook omgekeerd. In de dialoog vormt de taal vaak een struikelblok. Van stakeholders mag niet verwacht worden dat zij het jargon van wetenschappers zullen gaan spreken. Dan verdwijnt het unieke van de inbreng. Van wetenschappers mag wel verwacht worden dat zij uitleg geven en technisch taalgebruik zoveel mogelijk vermijden. Essentieel is dat wetenschappers andere stakeholders in een vroeg stadium betrekken, dat er sprake is van een kwantitatief evenwicht tussen partijen (dus niet tien wetenschappers en één patiënt) en dat de inbreng serieus wordt genomen. Anders verwordt participatie tot pseudoparticipatie. Goede ervaringen zijn opgedaan met het betrekken van patiëntenverenigingen bij het opstellen van onderzoeksagenda's (Abma, 2006; Caron-Flinterman, 2005; Smit, et al., 2005).

4.6 Tot slot

Wetenschap is niet alleen een kwestie van observatie van feiten, maar vereist een theoretisch kader. Aan een theoretisch kader kunnen eisen gesteld worden. Van belang is dat theorieën inzicht bieden in de samenhang tussen biologische, psychologische en maatschappelijke processen enerzijds en gezondheid anderzijds. Van wetenschappers mag verwacht worden dat ze kritisch omgaan met hun theorieën. Ze moeten in staat zijn argumenten te geven voor de vruchtbaarheid van hun theoretische kader en zo nodig bereid zijn hun kader te herbezien. In de termen van A.D. de Groot: theoretisch interpretatief onderzoek vraagt om onderzoekers die continu bereid zijn op hun theoretische kaders te reflecteren. In het geval van GZO gaat het hierbij ook om normatieve aspecten van het theoretische kader. Dit betekent dat de omgang met theorieën het karakter heeft van een dialoog, waarin betrokkenen hun ervaringskennis en theoretische vooronderstellingen inbrengen en ter discussie stellen en gezamenlijk zoeken naar nieuwe en betere samenhangen. Naast wetenschappers zijn dat ook de overige partijen die zich met een gezondheidszorgprobleem bezig houden: artsen, verpleegkundigen, managers, beleidsmakers, mantelzorgers en patiënten.

Aanbevolen literatuur

Abma, TA, Widdershoven GAM. Responsieve methodologie. Interactief onderzoek in de praktijk. Den Haag: Lemma, 2006.

Referenties

Abma TA. Patients as partners in health research. Evaluation and the Health Professions 2006; 29(4):424-439.

Abma TA. Storytelling as inquiry in a mental hospital. Qualitative Health Research 1998;8(6):821-838.

Abma TA, Widdershoven GAM. Responsieve methodologie. Interactief onderzoek in de praktijk. Den Haag: Lemma, 2006.

Berghmans RLP, Widdershoven GAM. Ethical perspectives on decision-making capacity and consent for treatment and research. Medicine & Law 2003;22:391-400.

Boevink W, Plooy A, Rooijen S van (red.). Herstel, empowerment en ervaringsdeskundigheid. Amsterdam: Uitgeverij SWP, 2006.

Blume S. Grenzen aan genezen, Over wetenschap, technologie en de doofheid van een kind. Amsterdam: Uitgeverij Bert Bakker, 2006.

Caron-Flinterman JF. A new voice in science. Patient participation in decision-making on biomedical research. Zutphen: Wohrmann Print Service, 2005.

Haaster H. van, Koster-Deese Y (red.). Ervaren en weten, Essays over de relatie tussen ervaringskennis en onderzoek. Utrecht: Uitgeverij Jan van Arkel, 2005.

Kuhn Th. The structure of scientific revolutions. Chicago: University of Chicago Press, 1970.

Popper KR. Conjectures and refutations: The growth of scientific knowledge. London: Routledge, 1963.

Ray LD, Mayan M. Who decides what counts as evidence? (pp. 50-73). In: Morse M, Swanson JM, Kuzel AJ (eds.). The nature of qualitative evidence. Thousand Oaks: Sage publications, 2001.

Schwandt TA. On modelling our understanding of the practice fields, Pedagogy, Culture and Society, 2005;13(2):313-331.

Smit C, Wit M de, Vossen C, Klop R, Waa H van der, Vogels M (red.). Handboek patiëntenparticipatie in wetenschappelijk onderzoek, ZonMw/Reumapatiëntenbond/VSOP. Enschede: PrintPartners Ipskamp, 2006.

Verkerk MA. The care perspective and autonomy. Medicine, Health Care and Philosophy, 2001;4: 289-294.

Widdershoven GAM. Ethiek in de kliniek. Amsterdam: Boom, 2000.

Widdershoven GAM, Berghmans RLP. Wilsbekwaamheid in de ouderenzorg. Tijdschrift voor Gerontologie en Geriatrie, 2002;33:201-206.

Deel 2 Methoden en technieken

5 Gebruik van Nederlandse registraties voor kwantitatief beschrijvend en explorerend gezondheidszorgonderzoek

J.A.M. van Oers
J.H.M. Zwetsloot-Schonk

5.1 Inleiding

Voor kwantitatief beschrijvend en explorerend onderzoek in het domein van gezondheidszorgonderzoek (GZO) kan vaak gebruik worden gemaakt van bestaande registraties. Secundaire analyses van de gegevens die in deze databases zijn opgeslagen, kunnen waardevolle inzichten genereren zonder dat nieuwe, vaak kostbare en tijdrovende dataverzamelingen moeten worden opgezet. Dergelijke secundaire analyses kunnen gebruikt worden voor een kwantitatieve beschrijving van een onderzoeksdomein (inventariserend onderzoek), een eerste kwantitatieve oriëntatie op en exploratie van een onderzoeksvraag, of in de hypothesevormende fase van onderzoek (explorerend onderzoek).

In Nederland worden veel gegevens verzameld en in databases opgeslagen. Het is ondoenlijk in een kort bestek alle bestaande registraties te bespreken; er zijn vele tientallen registraties die voor GZO-doeleinden relevant en bruikbaar zijn. Daarom worden in dit hoofdstuk in het kort enkele belangrijke websites besproken die de toegang vormen tot een groot deel van die registraties, en waarin wordt aangegeven waar meer informatie over registraties en gegevensbronnen te vinden is.

Vervolgens gaat dit hoofdstuk in op de beperkingen die samenhangen met het gebruik van deze registraties en welke kwaliteitsaspecten van betekenis zijn bij de beoordeling op hun bruikbaarheid. Om te illustreren hoe ze gebruikt kunnen worden om het uitgebreide terrein van volksgezondheid en zorg in onderlinge samenhang te beschrijven en om lacunes in kennis te identificeren, worden tevens beschrijvingen gegeven van de Volksgezondheid Toekomst Verkenning (VTV) en van de Zorgbalans. Ten slotte worden methodologische aspecten behandeld die spelen bij het gebruik van dergelijke registraties.

5.2 Belangrijke websites

Informatie over het overgrote deel van de bestaande registraties die relevant zijn voor GZO is te vinden op Tellen en Meten (www.tellenenmeten.nl). Tellen en Meten is ontwikkeld door Prismant, in opdracht van het RIVM en het ministerie van VWS, en bestrijkt de domeinen volksgezondheid, gezondheidszorg, welzijn en sport. De website geeft informatie over achtergronden en kwaliteitsaspecten van bijna tweehonderd verschillende (volledige en steekproefsgewijze) registraties en periodieke enquêtes in Nederland. De nadruk ligt op registraties met een landelijk belang. Niet-landelijk dekkende registraties die wel van landelijk belang zijn, omdat de verzamelde gegevens representatief zijn voor de Nederlandse situatie, zijn ook opgenomen. De registraties kunnen gezocht worden op registratienaam, op organisatienaam en via vrije zoektermen. Tellen en Meten verwijst naar de primaire databronnen. De website wordt weliswaar geregeld geactualiseerd, maar biedt (nog) geen volledig overzicht van alle registraties op het GZO-terrein.

Een andere directe ingang naar veel primaire

databronnen is de website *Statline* van het Centraal Bureau voor de Statistieken (CBS) (www.statline.nl). Statline geeft toegang tot een groot deel van de gegevens die door het CBS worden verzameld. De gebruiker kan zelf online tot op zekere hoogte zijn eigen keuze van gegevens samenstellen.

Naast Tellen en Meten en Statline zijn nog enkele andere websites van belang. Op die websites worden vooral resultaten van secundaire analyses gepresenteerd, maar ze kunnen vanwege hun mate van compleetheid desondanks behulpzaam zijn bij het lokaliseren van relevante primaire databronnen.

De website van de VWS-brancherapporten (www.brancherapporten.minvws) biedt voor de VWS-sectoren *preventie, cure, care, geestelijke gezondheidszorg en maatschappelijke zorg en welzijn en sport* feitelijke en objectieve informatie over vraag, aanbod, gebruik, financiering en kwaliteit. Voor elk van deze VWS-sectoren worden de landelijke ontwikkelingen in feiten en cijfers gepresenteerd. Bij de cijfers wordt vrijwel altijd verwezen naar de achterliggende primaire databron.

Een andere belangrijke website in deze categorie is de website van de zogenaamde *Kosten-van-ziektenstudie* (www.rivm.nl/kostenvanziekten.nl). Deze studie is uitgevoerd door het RIVM, centrum voor Volksgezondheid Toekomst Verkenningen (CVTV) en het Erasmus Medisch Centrum Rotterdam, Instituut Maatschappelijke Gezondheidszorg (Erasmus MC/MGZ). Op deze site is een volledig overzicht van de kosten van de Nederlandse gezondheidszorg te vinden, onderverdeeld naar zorgsector, ziekte, leeftijd en geslacht. Veel organisaties hebben met hun cijfers bijgedragen aan de totstandkoming van de studie. Op de site is een uitgebreid bronnenoverzicht te vinden.

Een goede ingang tot veel informatie wordt geboden door de twee aan elkaar gerelateerde websites: *Nationaal Kompas Volksgezondheid* (www.nationaalkompas.nl) en *Nationale Atlas Volksgezondheid* (www.zorgatlas.nl). Beide websites zijn gemaakt door het centrum voor Volksgezondheid Toekomst Verkenningen (CVTV) van het RIVM. Ze presenteren de basisgegevens die ten grondslag liggen aan de vierjaarlijkse VTV-rapporten (zie box 5.1). Het Kompas geeft informatie over gezondheid, ziekte, risicofactoren, zorg en preventie in Nederland, de Atlas besteedt vooral aandacht aan de ruimtelijke spreiding van deze onderwerpen over Nederland. Er wordt doorlopend gewerkt aan de actualisering en aanvulling van de informatie in Kompas en Atlas. Op de sites wordt uitgebreid verwezen naar de achterliggende primaire databronnen. In het Kompas wordt ook veel verwezen naar achterliggende internationale bronnen.

Box 5.1 De Volksgezondheid Toekomst Verkenning 2006

De Volksgezondheid Toekomst Verkenning (De Hollander et al., 2006; www.vtv2006.nl) beoogt een zo volledig en kwantitatief mogelijke beschrijving te geven van de gezondheidstoestand van de Nederlandse bevolking en van de belangrijkste factoren die daarvoor bepalend zijn. In de huidige opzet bestaat de VTV uit een aantal websites met een breed aanbod aan actuele informatie over gezondheid en zorg (Kompas, Atlas, Kosten van ziekten, zie hiervoor) en daarnaast een éénmaal per vier jaar verschijnend samenvattend rapport. De eerste VTV verscheen in 1993, inmiddels is in 2006 de vierde editie gepubliceerd: *Zorg voor gezondheid*.

De VTV leunt sterk op reeds bestaande beschikbare data, kennis en informatie. In die zin is het een goede illustratie van de mogelijkheden die secundair gebruik van bestaande databronnen biedt. Om die informatie te ordenen en structureren wordt een conceptueel model gehanteerd. Daarin staan de gezondheidstoestand en de daarop van invloed zijnde determinanten centraal. De gezondheidstoestand kan men beschrijven aan de hand van het voorkomen van ziekten en aandoeningen of sterfte, maar ook met behulp van samengestelde maten als gezonde levensverwachting. In het model wordt de gezondheidstoestand opgevat als de uitkomst van een multicausaal proces met diverse determinanten: endogene of persoonsgebonden eigenschappen (genetisch, biologisch), leefstijl, de fysieke en sociale omgeving en de gezondheidszorg (inclusief preventie). Gezondheidstoestand, determinanten en zorggebruik staan onder invloed van en geven richting aan het gezondheidsbeleid. Ten slotte staat dit dynamische systeem onder invloed van (externe) demografische, macro-economische, sociaal-culturele en medisch-technologische ontwikkelingen.

De informatie die in de VTV wordt opgenomen, kan kwalitatief zijn maar ook kwantitatief. Voorbeelden van typisch kwantitatieve informatie zijn de incidentie of prevalentie van een bepaalde aandoening (in het blok Gezondheidstoestand), het percentage mensen met voldoende lichamelijke activiteit (in het blok Determinanten van gezondheid), of het percentage gevaccineerde kinderen (in het blok Preventie en zorg). Vrijwel alle informatie die in de VTV wordt bijeengebracht, is afkomstig van reeds bestaande databronnen, die te vinden zijn in of via de hierboven beschreven websites. Aan de hand van deze kwantitatieve indicatoren kunnen we doeltreffend trends in de tijd in kaart brengen, vergelijkingen maken tussen regio's binnen Nederland of met het buitenland. Zo kunnen we betekenis geven aan getallen.

Informatie over prestaties van de Nederlandse gezondheidszorg in de volle breedte is te vinden op de website van de Zorgbalans (www.gezondheidszorgbalans.nl), ook een website van het RIVM. Deze website beschrijft aan de hand van 125 indicatoren de prestaties van het Nederlandse zorgsysteem. Op de site zijn veel verwijzingen naar achterliggende primaire databronnen te vinden (zie box 5.2).

Box 5.2 De Zorgbalans
In de Zorgbalans (Westert en Verkleij, 2006; www.gezondheidszorgbalans.nl) staan indicatoren centraal die met elkaar een totaalbeeld geven van de prestaties van het zorgsysteem. Daartoe zijn de indicatoren geordend naar de drie publieke doelen die voor de gezondheidszorg gelden: kwaliteit, toegankelijkheid en kosten. In de eerste editie van de Zorgbalans zijn 125 indicatoren geselecteerd en ingevuld voor de situatie in 2004. Daarmee biedt de Zorgbalans niet alleen inzicht in het functioneren van de gezondheidszorg in dat jaar, maar kunnen de cijfers ook gezien worden als een nulmeting waartegen in de komende jaren de effecten van de stelselwijziging kunnen worden afgezet. Evenals voor de VTV geldt voor de Zorgbalans dat de indicatoren worden gemeten aan de hand van reeds bestaande gegevensbronnen. Ook de Zorgbalans is daarmee een illustratie van het secundair gebruik van bestaande databronnen.
De eerste editie van de Zorgbalans kan gezien worden als een nulmeting. Door in toekomstige edities dezelfde indicatoren te meten kan een gedegen inzicht ontstaan in hoe de prestaties van de Nederlandse gezondheidszorg zich ontwikkelen, mede onder invloed van de nieuwe zorgverzekering en andere organisatorische veranderingen in het stelsel.

Box 5.3 De relatie tussen Volksgezondheid Toekomst Verkenning 2006 en de Zorgbalans

De Zorgbalans richt zich vooral op het ministerie en de Tweede Kamer. De VTV richt zich daarnaast ook op de lokale overheid, het praktijkveld, de wetenschap en overige actoren in de samenleving. De Zorgbalans streeft naar een reductie van informatie in zo min mogelijk kwantitatieve indicatoren en toetst vervolgens de prestaties van de gezondheidszorg. De VTV is meer descriptief, verklarend, explorerend, gericht op verheldering en het verkrijgen van inzicht. Anders dan de Zorgbalans bestrijkt de VTV het gehele terrein van de volksgezondheid, inclusief de sociale en de fysieke omgeving, leefstijl en allerlei factoren buiten het zorgsysteem. De VTV-indicatoren kunnen worden gezien als indicatoren voor het functioneren van het systeem van de volksgezondheid (health system) als geheel, dat wil zeggen het totaal van activiteiten gericht op verbetering van de volksgezondheid, inclusief zorg, preventie en intersectoraal beleid, met een lange tijdshorizon. Vergelijkende indicatoren met een dergelijk bereik zijn eerder gepresenteerd in onder meer het World Health Report 2000 (WHO, 2000). Zowel VTV als Zorgbalans zijn een belangrijke bron voor het krijgen van inzicht in de prestaties van Nederland op het terrein van volksgezondheid en gezondheidszorg. Beide informatiebronnen beogen enerzijds bij te dragen aan monitoring en anderzijds aan het signaleren van trends en ontwikkelingen die bijdragen aan het agenderen van gezondheidsbeleid en gezondheidszorgbeleid.

Een aanvulling op het terrein van preventieve interventies is de website van de QUI-databank (www.quidatabank.nl). Deze website is een landelijk samenwerkingsverband tussen NIGZ, Trimbosinstituut, GGD-Nederland, RIVM, VNG, ZonMw, NIZW en NISB. De QUI-databank beoogt een overzicht te geven van alle interventies die betrekking hebben op het terrein van de gezondheidsbevordering en preventie. Door de huidige structuur is de website (nog) niet geschikt als bron voor secundaire analyses.

Een overzicht van de bestaande registraties waaruit tevens is na te gaan welke gegevens er worden vastgelegd en wat de onderlinge relatie daartussen is, vereist een formele methode voor de beschrijving. Inmiddels zijn er internationale standaarden beschikbaar voor het opzetten van deze zogenaamde metadataregisters. Een overzicht van dergelijke standaarden wordt gegeven in de publicatie *Metadata Standards and Metadata Registries: an overview* (Bargmeyer en Gillman, 2000). Een voorbeeld van een dergelijk metadataregister is de Australian National Health Information Knowledgebase waarbinnen onderzoekers via een gericht zoekinstrument voor hun doel geschikte Australische registraties kunnen identificeren (www.aihw.gov.au/services/health/nhik.html).

5.3 Voordelen en beperkingen bij het gebruik van registraties

Secundaire analyses op bestaande databronnen hebben een aantal voordelen ten opzichte van het zelf genereren van een nieuwe dataset. Een voordeel is dat een registratie veelal een historische trend kan leveren, omdat registraties vaak over lange periodes in stand worden gehouden. Bovendien is in registraties vaak sprake van een grote mate van consistentie in de metingen over de tijd en ruimte. Een ander voordeel ten opzichte van nieuw onderzoek is de relatief korte tijd die nodig is om data beschikbaar te krijgen. Tot slot is het vaak goedkoper om gebruik te maken van secundaire databronnen dan om nieuw onderzoek op te zetten.

Er kleven echter ook een aantal beperkingen aan het gebruik van bestaande registraties.

Tabel 5.1 Overzicht van belangrijke websites die kunnen dienen als databron voor GZO.

Website	Soort informatie
Tellen en Meten www.tellenenmeten.nl	Meta-informatie over een groot aantal registraties en enquêtes over gezondheid en zorg.
Statline www.statline.nl	Portal naar primaire gegevens in CBS-registraties.
VWS-brancherapporten www.brancherapporten.minvws	Kwantitatieve en kwalitatieve informatie over preventie, cure, care, geestelijke gezondheidszorg en maatschappelijke zorg en welzijn en sport. Bevat verwijzingen naar primaire databronnen.
Kosten van Ziekten in Nederland www.rivm.nl/ kostenvanziekten.nl	Kwantitatieve informatie over de kosten van de gezondheidszorg in Nederland, uitsplitsbaar naar leeftijd, geslacht, ziekte en zorgfunctie. Bevat verwijzingen naar primaire databronnen, met name op het terrein van de zorg.
Nationaal Kompas Volksgezondheid www.nationaalkompas.nl	Kwantitatieve en kwalitatieve informatie over gezondheid, ziekte, sterfte, determinanten van gezondheid, preventie, zorg en demografie. Bevat verwijzingen naar primaire bronnen en naar een aantal internationale secundaire bronnen.
Nationale Atlas Volksgezondheid www.zorgatlas.nl	Kwantitatieve en kwalitatieve informatie over gezondheid, ziekte, sterfte, determinanten van gezondheid, preventie, zorg en demografie, in geografisch perspectief. Bevat verwijzingen naar primaire bronnen met een geografische component.
Zorgbalans www.gezondheidszorgbalans.nl	Kwantitatieve en kwalitatieve informatie over de kwaliteit, de toegankelijkheid en de kosten van de Nederlandse gezondheidszorg in 2004, in 125 prestatie-indicatoren. Bevat verwijzingen naar primaire bronnen.
QUI-database www.quidatabank.nl	Kwantitatieve en kwalitatieve informatie over preventieve activiteiten in Nederland. Is (nog) niet geschikt als bron voor secundaire analyses.

Een eerste beperking bij het gebruik van registraties is dat geen invloed meer kan worden uitgeoefend op wat in de dataset is opgenomen. Dat betekent dat de gebruiker van secundaire data zijn onderzoeksvragen zal moeten afstemmen op de mogelijkheden die de databron biedt. Zo kan bijvoorbeeld een onderzoeksvraag over de mate van vraagsturing in de zorg niet beantwoord worden met een databron die is gebaseerd op aanbodsinformatie. Een tweede beperking is dat er vaak institutionele beperkingen zijn bij het gebruik van secundaire databronnen. Veel registraties zijn vanwege andere doeleinden opgezet en niet ten behoeve van onderzoek. Daardoor kan het moeilijk en/of tijdrovend zijn om de data in de juiste, analyseerbare vorm te krijgen.

Cliëntregistraties bij zorgverzekeraars zijn bijvoorbeeld primair opgezet voor de administratieve afhandeling die aan het zorggebruik verbonden is, en zijn daarom niet zomaar te gebruiken voor onderzoeksdoeleinden. Daarnaast spelen nog andere institutionele problemen een rol: instituten of instellingen hebben er belang bij om data niet openbaar te maken, bijvoorbeeld vanuit concurrentieoogpunt (denk aan informatie van zorgverzekeraars).

5.4 Kwaliteitsaspecten van registraties

Bij het gebruik van secundaire gegevensbronnen dient een aantal kwaliteitsaspecten in het oog gehouden te worden. De belangrijkste aspecten zullen hieronder kort besproken worden.

Methode van gegevensverzameling
Ga na wat de methode is waarmee gegevens voor de registratie verzameld worden. Het kan gaan om een registratie (bijvoorbeeld een patiëntenregistratie in een ziekenhuis), maar ook om vragenlijstonderzoek onder een steekproef uit de algemene bevolking. Vervolgens dient nagegaan te worden wat de eenheid is waarover gegevens verzameld worden: betreft het de registratie van een patiënt die voor een ziekte wordt opgenomen in het ziekenhuis, of gaat het om de registratie van een ziekenhuisopname? In het eerste geval zal een heropname voor hetzelfde ziektegeval niet leiden tot een nieuwe registratie, in het laatste geval zal elke heropname voor hetzelfde ziektegeval wel tot een nieuwe registratie-eenheid leiden.

Representativiteit bij steekproeven
Als het om een steekproef gaat, moet worden vastgesteld welke steekproefmethode gehanteerd is: schriftelijk, mondeling, telefonisch, of via het internet. Ga na of er vaste procedures rondom de gegevensverzameling zijn gehanteerd om de kwaliteit te waarborgen: is er gerappelleerd, zijn veldwerkers en codeurs van instructies voorzien, zijn kwaliteitscontroles op de gegevensverzameling uitgevoerd? Ga ook na in welk seizoen de gegevensverzameling plaatsvond (een gezondheidsenquête onder Turken tijdens de ramadan zal wellicht tot vertekening van resultaten kunnen leiden). Van belang bij de verdere bewerking van de steekproefgegevens is de respons/non-respons, en of er eventueel sprake is geweest van selectieve non-respons.

Geografische afbakening
Het moet helder zijn wat het geografische gebied is waarop de registratie betrekking heeft. Sommige registraties zijn landelijk, zoals de CBS-doodsoorzakenstatistiek. Andere relevante registraties zijn echter regionale of lokale registraties. Cijfers uit dergelijke registraties zijn niet zonder meer representatief voor de Nederlandse situatie. Door rekening te houden met verschillen in populatieopbouw (in leeftijd, geslacht, etniciteit, burgerlijke staat, sociaaleconomische status en dergelijke) tussen de regionale en Nederlandse data kan daarvoor gecorrigeerd worden, mits voldoende gegevens hiervoor beschikbaar zijn.

Definities en classificaties
Tot slot moet duidelijk zijn wat de validiteit en de betrouwbaarheid van de gegevens in de databron is. Vastgesteld moet worden welke definities en beschrijvingen van begrippen in de registratie worden gebruikt. Zijn ziekten en aandoeningen vastgelegd volgens (internationale) classificaties (zoals ICD, ICF, ICIDH, DSM-IV) en worden in vragenlijsten gevalideerde meetinstrumenten gebruikt?

5.5 Gebruik van registraties voor GZO

Er zijn in essentie twee verschillende wijzen waarop een registratie, kan worden gebruikt in het GZO:
- voor het selecteren en samenstellen van de onderzoeksgroep, dat is als sampling frame;
- voor het verzamelen van gegevens van personen die deel uitmaken van het onderzoek, dus voor datacollectie.

Het gebruik van een registratie als sampling frame
Het gebruik van een registratie voor het selecteren van een onderzoekspopulatie stelt hoge eisen aan de volledigheid en betrouwbaarheid van gegevens. Het selecteren van de personen gebeurt aan de hand van een of meer selectiecriteria die betrekking hebben op gegevens die deel uitmaken van de registratie. Bijvoorbeeld indien men voor het onderzoek patiënten nodig heeft die een nierbiopsie hebben ondergaan, kan men patiënten uit de ziekenhuisregistraties selecteren op basis van het volgende criterium: <verrichtingencode> = <verrichtingencode 'nierbiopsie'>. Voordat men een dergelijke selectie uitvoert, dient men zorgvuldig na te gaan of alle patiënten die een

nierbiopsie hebben ondergaan wel in de registratie zijn opgenomen en wat de redenen kunnen zijn van niet-registratie. De geselecteerde patiëntengroep dient namelijk representatief te zijn voor de gehele populatie die de betreffende verrichting heeft ondergaan. Vaak is het mogelijk om aan de hand van het doel waarvoor de registratie primair is opgezet een inschatting te geven van de volledigheid van de registratie. Het is onvoldoende om te kijken of het betreffende gegeven wordt vastgelegd, vervolgens de code op te zoeken in het codeboek en de selectie uit te voeren. Immers men selecteert dan alleen patiënten die zijn opgenomen in de registratie, terwijl men een representatieve steekproef wil van alle patiënten die een nierbiopsie hebben ondergaan.

Het gebruik van een registratie voor datacollectie
Wanneer een onderzoekspopulatie reeds is samengesteld, kan een deel van de voor het onderzoek relevante gegevens uit een registratie worden verkregen, bijvoorbeeld de uitslag van bepaalde laboratoriumtesten of röntgenonderzoek uit de ziekenhuisregistraties. Hierdoor voorkomt men veel onnodig administratief (zoek)werk. Onvolledigheid en onnauwkeurigheid komen bij datacollectie vanzelf aan het licht doordat het patiëntnummer als selectiecriterium kan worden gebruikt en daardoor missing data automatisch aan het licht komen.

Beoordelen van de gebruikswaarde van de registratie voor GZO
Door zich achtereenvolgens een aantal vragen te stellen kan een onderzoeker vervolgens beoordelen of een bestaande registratie geschikt is om te gebruiken in zijn of haar GZO. Het gaat hier om de volgende vijf vragen.

1 Welke functie(s) vervult de betreffende registratie?
Het antwoord bepaalt in hoge mate of verwacht mag worden dat alle personen die voldoen aan de inclusiecriteria van de registratie ook daarin zijn opgenomen. Indien de registratie van een cruciaal belang is voor de uitvoering van het (zorg)proces, is de kans dat alle patiënten daarin zijn opgenomen groot. Is de functie echter uitsluitend financieel en administratief, dan hangt de volledigheid sterk af van de nauwgezetheid van degenen die verantwoordelijk zijn voor data-entry.

2 Welke gegevens worden vastgelegd over de personen of gebeurtenissen?
Deze informatie kan men veelal verkrijgen uit een beschrijving van de registratie of afleiden uit de informatieproducten die zijn gemaakt op basis van de registratie. Of het betreffende gegeven volledig en betrouwbaar wordt vastgelegd, komt in de volgende vragen aan de orde.

*3 Welke gegevens **moeten** worden geregistreerd, dus worden altijd vastgelegd?*
Het feit dat in de handleiding van een registratie staat dat een gegeven moet worden ingevuld, geeft onvoldoende garantie dat het gegeven ook altijd wordt vastgelegd. Men dient na te gaan of het invullen van het betreffende gegeven ook inderdaad noodzakelijk is voor bijvoorbeeld data-entry, autorisatie of rapportage. Alleen dan kan men ervan uitgaan dat het gegeven ook altijd is vastgelegd.

4 Welke definities gelden voor de gegevens en begrippen?
Men dient zich goed te realiseren dat uit de naamgeving van een gegeven lang niet altijd kan worden afgeleid wat onder dat gegeven of begrip wordt verstaan. Voor het beoordelen van de gebruikswaarde van een registratie voor het selecteren van een onderzoekspopulatie dient men de definitie/omschrijving van de gegevens en begrippen zoals gegeven in de documentatie te kennen en tevens de definitie/omschrijving van de gegevens zoals die gehanteerd worden in het GZO. Begrippen waaraan dikwijls verschillende interpretaties worden gegeven zijn bijvoorbeeld 'complicatie' en 'reden van opname'.

5 Welke classificatie- en coderingssystemen worden gehanteerd?

Het is van belang te weten of het classificatie- c.q. coderingssysteem bestaat uit categorieën die elkaar uitsluiten. Is dit niet het geval, dan is het mogelijk dat meerdere codes gebruikt worden voor de registratie. Daarnaast kan de mate van detaillering eveneens tot gevolg hebben dat meerdere codes gebruikt kunnen worden.

Door bovenstaande vragen na te lopen kan men een inschatting maken van de gebruikswaarde van de registratie voor het GZO dat men wil gaan uitvoeren. Vermoed men dat het gebruik van de registratie nuttig kan zijn, dan is een gesprek daarover met een persoon die goed bekend is met de ins en outs van de registratie altijd aan te bevelen. Pas daarna kan men overwegen om de moeite te nemen de toestemming tot gebruik van de registratie aan te vragen dan wel de selectie te gaan uitvoeren. Indien de hier geschetste weg wordt bewandeld, kan de onderzoeker zich veel moeite en teleurstelling besparen (Zwetsloot-Schonk et al., 1989; Zwetsloot-Schonk et al., 1991).

5.6 Tot slot

Dit hoofdstuk heeft laten zien dat in Nederland een groot aantal registraties aanwezig zijn die voor beschrijvend en explorerend gezondheidszorgonderzoek kunnen worden gebruikt. Zowel de kwaliteitaspecten van de registraties zelf als de methodologische afwegingen die de onderzoeker bij verschillende vormen van gebruik dient te maken zijn besproken. In de toekomst zullen de mogelijkheden door metadataregisters en het linken van verschillende registraties (record linkage) alleen maar toenemen.

Referenties

Bargmeyer BE, Gillman DW. Metadata Standards and Metadata Registries: an overview. Washington: Bureau of Labor Statistics, 2000 (http://stats.bls.gov/ore/pdf/st000010.pdf).

Goldberg J, Geland HM, Levy PS. Registry evaluation methods; a review and case study. Epidemiol Reviews, 1980;2:210-220.

Hollander AEM de et al. Zorg voor gezondheid: volksgezondheid toekomst verkenning. Houten/Bilthoven: Bohn Stafleu van Loghum /RIVM, 2006 (www.vtv2006.nl).

Westert GP, Verkleij H (red). Zorgbalans; de prestaties van de Nederlandse gezondheidszorg in 2004. Bilthoven/Houten: Bohn Stafleu van Loghum/RIVM, 2006 (www.rivm.nl/gezondheidszorgbalans.nl).

World Health Organisation (WHO). World Health Report 2000. Health Systems: improving performance. Geneva: World Health Organisation, 2000.

Zwetsloot-Schonk JHM, Snitker S, Vandenbroucke JP, Bakker AR. Using hospital information systems in clinical epidemiological research. Med Inform, 1989;14:53-62.

Zwetsloot-Schonk JHM, Stiphout WAHJ van, Snitker P, Es LA van, Vandenbroucke JP. How to approach a hospital information system as sampling frame? Selection of patients with a percutaneous renal biopsy. Med Inform, 1991;16:287-98.

6 Kwalitatief onderzoek

T. Plochg
M.C.B. van Zwieten

6.1 Inleiding

Kwalitatieve onderzoeksmethoden worden de laatste jaren steeds meer toegepast in het gezondheidszorgonderzoek (GZO). Dit blijkt onder meer uit het toenemend aantal publicaties van kwalitatieve onderzoeksresultaten in vooraanstaande wetenschappelijke tijdschriften en de ontwikkeling van designs waarin kwalitatieve en kwantitatieve methoden worden gecombineerd (Creswell, 2003; Adamson, 2005). Beide tendensen laten naar ons idee zien dat de traditionele controverse tussen voor- en tegenstanders van kwalitatief onderzoek is achterhaald. Het is zinvoller om de sterke en zwakke punten van beide vormen van onderzoek te kennen en te bezien hoe ze elkaar kunnen aanvullen en versterken.
De wetenschapsvisie van A.D. de Groot, zoals beschreven in hoofdstuk 2, biedt hiervoor goede aanknopingspunten. Zoals eerder werd betoogd, is kwalitatief onderzoek te plaatsen in het domein van het explorerend, hypothese- (of theorie)vormend onderzoek en krijgt het daarmee een duidelijke positie in de empirische cyclus. In dit hoofdstuk zullen wij deze positie preciseren door te beschrijven wat kwalitatief onderzoek concreet inhoudt en hoe het in het GZO tot zijn recht kan komen.

Kwalitatief onderzoek is een vorm van interpreterend onderzoek waarbij empirische gegevens op een systematische en controleerbare wijze worden verzameld, geanalyseerd, en gerapporteerd. Wezenlijk daarbij is dat de verschillende onderzoeksfasen – probleemafbakening, formulering onderzoeksvraag, bepaling onderzoeksopzet, dataverzameling, data-analyse, en rapportage – door elkaar heen kunnen lopen en niet strikt van elkaar hoeven te worden gescheiden zoals in kwantitatief onderzoek gebruikelijk is. Dit betekent dat de kwalitatieve onderzoeker deze fasen meerdere malen cyclisch doorloopt, waar dit in kwantitatief onderzoek slechts eenmaal gebeurt. In dit herhalende of iteratieve karakter ligt de kracht van kwalitatief onderzoek besloten. Het stelt de onderzoeker namelijk in staat nauw contact te houden met de complexe werkelijkheid, die in kwalitatief onderzoek doorgaans in de alledaagse, natuurlijke context wordt bestudeerd. Door met een open blik en een relatief globale onderzoeksvraag van start te gaan kan de onderzoeker flexibel inspelen op hetgeen empirisch wordt waargenomen.
Centraal in de analyse bij kwalitatief onderzoek staat de systematische interpretatie van het bestudeerde (sociale) fenomeen. De onderzoeker doet zelf de waarnemingen en interpreteert in het licht van de onderzoeksvraag wat deze waarnemingen betekenen. Daarmee is de onderzoeker waarnemings- en analyse-instrument tegelijk en heeft hij per definitie een centrale rol in het onderzoek. Reflexiviteit, in de zin van het onderkennen en beschrijven van de invloed van de onderzoeker op de onderzoeksresultaten, neemt in kwalitatief onderzoek daarom een belangrijke plaats in.

De omschrijving van kwalitatief onderzoek zal in dit hoofdstuk nader worden uitgewerkt aan de hand van een aantal basisonderdelen die in een kwalitatieve onderzoeksopzet kunnen worden onderscheiden. Aan de orde komen achtereenvolgens de probleemstelling, het gebruik van theorie, de selectie van onderzoekseenheden, de methoden van dataverzameling, de analyse, de rapportage van onderzoeksresultaten en de wijze waarop de kwaliteit van het onderzoek gewaarborgd en waar mogelijk verbeterd kan worden. Tot slot wordt kort ingegaan op het combineren van kwalitatieve en kwantitatieve onderzoeksmethoden en worden enkele afsluitende opmerkingen gemaakt over kwalitatief GZO.

6.2 De probleemstelling

Een wetenschappelijke probleemstelling valt uiteen in een onderzoeksdoel en een onderzoeksvraag. Kwalitatief onderzoek is in het algemeen aangewezen wanneer het uitpluizen van een bepaald sociaal fenomeen 'in de diepte' het onderzoeksdoel is. Het gaat daarbij om het beschrijven en/of exploreren van gedrag, van interacties tussen mensen, sociale relaties, ervaringen, meningen, opvattingen en dergelijke, maar ook van zaken als beleid of organisaties die daar direct of indirect uitvloeisel van zijn. Nader beschouwd gaat het om onderzoeksdoelen die betrekking hebben op situaties zoals die in box 6.1 zijn opgesomd.

Box 6.1 Situaties waarbij kwalitatief onderzoek is aangewezen

Situaties:
- waarin het gaat om een beschrijving van het bijzondere, het eigenaardige van een geval of verschijnsel.
- waar zo weinig onderzoek naar is gedaan, dat de relevante variabelen of relaties daartussen onbekend zijn.
- waarbij de uitkomsten van eerder onderzoek niet met elkaar in overeenstemming zijn te brengen.
- die complex en veranderend zijn.
- waarbij kwantificerend onderzoek ontoereikend is om tot adequaat beleid en/of praktijken te komen.
- waarin het praktisch of ethisch niet mogelijk of verstandig is om kwantificerend te werk te gaan.
- waarbij het doel is de betekeniswereld achter sociale processen, interacties, sociale relaties, gedragingen, gevoelens, houdingen en ervaringen te exploreren.
- waarbij het doel is de dagelijkse werkelijkheid achter gevonden statistische verbanden te achterhalen.
- waarbij de empirische werkelijkheid eerst uitvoerig in kaart dient te worden gebracht alvorens een begrip kan worden geoperationaliseerd in metingen.

Bron: Maso & Smaling, 2004, bladzijde 11.

Voorbeelden van recent kwalitatief GZO zijn studies naar het dagelijkse werk van specialisten en hun aanspraken op zeggenschap in Nederlandse ziekenhuizen (Kruijthof, 2005), naar de beste manier van omgaan met onverwachte bevindingen in de prenatale diagnostiek (Van Zwieten, 2006) en naar de mate waarin de gemeente Amsterdam en Agis zorgverzekeringen een public healthperspectief hanteren om het zorgaanbod in de stad aan te sturen (Plochg et al., 2006).

Kwalitatieve onderzoeksvragen worden in principe zo open mogelijk geformuleerd. De reden hiervoor is dat de kwalitatieve onderzoeker zijn onderzoeksonderwerp niet op voorhand wil inperken. Hij weet immers nog niet precies welke variabelen en/of verbanden ertoe doen. Dit staat haaks op kwantitatieve onderzoeksvragen, die juist zo specifiek mogelijk geformuleerd moeten worden. Creswell (2004; bladzijde 106-108) formuleert zeven richtlijnen om tot een goede kwalitatieve onderzoeksvraag te komen (zie box 6.2). Een kwalitatieve onderzoeksvraag die aan deze richtlijnen voldoet, is bijvoorbeeld: Welke opvattingen hebben creools-Surinaamse patiënten over hypertensie en de te nemen maatregelen? (Beune et al., 2004). Deze vraag is open geformuleerd ('welke opvattingen'), waarbij tegelijkertijd op één fenomeen wordt gefocust (opvattingen over hypertensie), bij een gespecificeerde onderzoeksgroep (creools-Surinaamse patiënten).

Box 6.2 Richtlijnen om tot een goede kwalitatieve onderzoeksvraag te komen
- Formuleer een of twee centrale onderzoeksvragen en maximaal vijf tot zeven deelvragen. De deelvragen volgen na de centrale vragen en zijn meer gefocust. De vragen geven richting aan het onderzoek.
- Begin de onderzoeksvraag met *hoe* of *wat*.
- Focus op één fenomeen of concept.
- Maak gebruik van explorerende werkwoorden als *ontdekken, begrijpen, beschrijven (van ervaringen), verkennen (van processen)* en dergelijke.
- Vermijd directieve woorden als *beïnvloeden, effect hebben, bepalen* en dergelijke. Deze woorden suggereren een kwantitatieve benadering.
- Formuleer open vragen zonder naar literatuur of theorie te verwijzen, tenzij de gekozen onderzoeksbenadering daarom vraagt.
- Specificeer, indien nodig, de participanten en onderzoekssetting in de onderzoeksvraag.

Bron: Creswell, 2004, bladzijde 105-107.

6.3 Gebruik van theorie

Elk wetenschappelijk onderzoek heeft een theoretische grondslag die bepaalt hoe met bestaande kennis en theorie in het onderzoek wordt omgegaan en vanuit welk theoretisch perspectief de werkelijkheid wordt bestudeerd. Dit is in kwalitatief onderzoek niet anders. Vanwege het interpreterende karakter van kwalitatief onderzoek is het daarbij belangrijk dat helder is welke invloed het gebruik van de theorie op het onderzoek heeft. Al bij de start van het onderzoek moeten hierin keuzes worden gemaakt. Bij een te grote invloed van de theorie ligt het gevaar op de loer dat de onderzoeker zich meer laat leiden door bestaande kennis en theorie dan door hetgeen hij tijdens het onderzoek waarneemt. Hierdoor zou het onderzoek zijn open en flexibele karakter verliezen. Aan de andere kant is het onverstandig om helemaal aan de theorie voorbij te gaan en een onderzoek geheel 'blanco' te starten, nog afgezien van de vraag of dit überhaupt mogelijk is. In zo'n geval bestaat het risico voor de onderzoeker in zijn datamateriaal te 'verdrinken' doordat hij te weinig houvast heeft om te bepalen welke empirische aspecten er wel en niet toe doen. Bovendien kan het onderzoek uiteindelijk irrelevant blijken te zijn wanneer het niet goed in de literatuur is verankerd, of vragen beantwoordt waarop het antwoord al bekend was. Kortom, de kwalitatieve onderzoeker moet een balans zien te vinden in de mate waarin hij de theorie gebruikt om zijn onderzoek te sturen en structureren.

In de kern gaat het daarbij om de vraag hoeveel sturing en structurering door de theorie noodzakelijk dan wel methodologisch toelaatbaar is. De enige restrictie die methodologen op dit punt hanteren, is dat het kwalitatieve onderzoek inductief dient te blijven, dit omdat men anders in het domein van het deductief toetsende onderzoek terechtkomt (zie hoofdstuk 2). Verder staat het de onderzoeker vrij om in het licht van zijn onderzoeksvragen te bepalen in welke (sturende) mate hij theorie gaat gebruiken. Om de eigen positie hierover duidelijk te krijgen wordt aangeraden om vooraf een theoretisch kader te construeren (Maxwell, 1996; Creswell, 2004; Maso en Smaling, 2004). Een dergelijk kader geeft de onderzoeker houvast en maakt hem bewust van de rol die theorie in zijn onderzoek speelt. Verder dwingt het hem te reflecteren op zijn eigen – vaak impliciete – verwachtingen en veronderstellingen.

Er zijn enkele praktische tips te geven voor het construeren van een theoretisch kader. Allereerst wordt aanbevolen om 'theorie' in de breedste zin op te vatten. Het construeren van een theoretisch kader vraagt om meer dan alleen een samenvatting van de literatuur en de keuze voor een bepaalde theorie. De onderzoeker moet niet alleen gebruikmaken van bestaande theorieën en literatuur, maar ook van zijn eigen ervaringskennis, eventueel vooronderzoek doen, en gedachte-experimenten uitvoeren (Maxwell, 1996, bladzijde 27).

Daarnaast is het van belang dat de onderzoeker zich ervan bewust is in welke kwalitatieve onderzoeksschool of -traditie zijn onderzoek staat. Dit omdat dit medebepalend is voor het te construeren theoretische kader. In de *gefundeerde theoriebenadering* (grounded theory) wordt het gebruik van bestaande theorie en kennis bijvoorbeeld tot een minimum beperkt. De aanname hierbij is dat gedurende het onderzoek, via constante vergelijking en gerichte dataverzameling, juist een nieuwe theorie wordt ontwikkeld die op het empirische veld past en zo als het ware op de onderzoeksresultaten is 'gefundeerd' (Wester, 1995). In de *etnografische benadering* wordt daarentegen vooraf een theoretisch perspectief geëxpliciteerd, wat een tentatieve theorie oplevert over wat er in het onderzoeksveld gebeurt en waarom (Neuman, 2000). In tabel 6.1 staan vier belangrijke onderzoeksscholen en de daarbij behorende benaderingen.

Tot slot merken diverse methodologen op dat er verschillende typen kaders kunnen worden gehanteerd, die van elkaar verschillen in de mate van structurering en functie. Zo maakt Maxwell (1996, bladzijde 33-34) onderscheid tussen een theoretisch kader welke een *denkrichting* aangeeft en een kader dat fungeert als *zoeklicht*. Met het eerste doelt hij op veelomvattende theorieën van een hoog abstractieniveau. In het GZO kan men bijvoorbeeld denken aan de systeemtheorie (Parsons, 1951) of de lerende organisatie (Argyris, 1978). Dit soort theorieën geeft richting en betekenis aan empirische waarnemingen, maar laat geheel open hoe en waarop ze worden toegepast. Met de zoeklichtmetafoor doelt Maxwell op de verlichtende werking van theorieën. Ze brengen specifieke fenomenen en/of verbanden onder de aandacht die anders onopgemerkt zouden zijn gebleven of verkeerd zouden kunnen worden geïnterpreteerd.

6.4 Selectie van onderzoekseenheden

Kwalitatieve onderzoekers bestuderen doorgaans een relatief klein aantal onderzoekseenheden, die ze meestal selectief gekozen hebben. Zelden wordt op toeval (aselect) geselecteerd, zoals in kwantitatief onderzoek gebruikelijk is. Dit komt allereerst doordat met kleine steekproeven via aselecte sampling moeilijk representativiteit te bereiken is (Maxwell, 1996). Belangrijker is dat het in kwalitatief onderzoek veelal gaat om het verkennen en beschrijven van een bepaald sociaal fenomeen in de volle breedte en diepte. Om beide redenen zal de kwalitatieve onderzoeker juist gericht op zoek gaan naar die onderzoekseenheden, die het te bestuderen fenomeen in al zijn verscheidenheid representeren. Een goede selectiestrategie zorgt er daarom voor dat de gevormde theorie of hypothese zoveel mogelijk uitingen van het te onderzoeken fenomeen omvat, althans voor zover relevant in het licht van de vraagstelling. Een goede selectie bevat daarom voldoende variatie, heterogeniteit en extreme gevallen.

In een kwalitatieve selectiestrategie wordt vastgelegd in welke setting het onderzoek gaat plaatsvinden (*waar*), welke personen zullen worden onderzocht (*wie*), welke activiteiten van de onderzochten object van studie zijn

Tabel 6.1 Belangrijke onderzoekstradities binnen kwalitatief onderzoek.

Onderzoekstraditie	Disciplinaire origine	Belangrijkste voortgebrachte methode	Doel
Etnografie	Antropologie/ sociologie	Participerende observatie	Begrijpen van de sociale wereld door te participeren in de sociale verbanden waarin mensen leven en gedetailleerde beschrijvingen te maken van de mensen, hun cultuur en denkwerelden
Fenomenologie/ etnomethodologie	Filosofie/ sociologie	Conversatieanalyse	Ontrafelen van de 'constructen' die mensen gebruiken om betekenis te geven aan hun dagelijks leven. Ontrafelen van de betekenissen die in conversaties en tekst verborgen zijn
Symbolisch interactionisme	Sociologie/ sociale psychologie	Gefundeerde theoriebenadering	Verkennen van sociaal gedrag en sociale rollen om te begrijpen hoe mensen hun eigen omgeving interpreteren en daarop reageren
Organisatieonderzoek	Sociologie	Casestudy	Onderzoek van een of enkele gevallen, waarbij diepgang wordt bereikt door bestudering van de complexe relaties waarin het betreffende geval functioneert

Bron: Ritchie en Lewis, 2003; Wester, 1995.

(*wat*) en welk sociaal proces of fenomeen centraal staat. Onderzoekers kunnen hun selectiestrategie baseren op één of op een combinatie van de volgende drie basisstrategieën: *doelgerichte* selectie, *theoriegestuurde* selectie, en *opportunistische* selectie. Het combineren van deze strategieën is goed mogelijk, ook al omdat kwalitatief onderzoek iteratief van aard is. Een combinatie kan bijvoorbeeld nodig zijn als gaandeweg blijkt dat bepaalde onderzoekseenheden met relevant geachte kenmerken zijn ondervertegenwoordigd.

- *Doelgerichte* selectie (purposive sampling) betekent dat onderzoekseenheden worden geselecteerd op basis van vooraf geformuleerde criteria. Het doel is tweeledig. Allereerst dient een doelgerichte selectie te waarborgen dat zoveel mogelijk kenmerken die in het licht van de vraagstelling mogelijk relevant zijn, vertegenwoordigd zijn. Daarnaast zorgt doelgerichte selectie voor genoeg diversiteit om de impact van bepaalde kenmerken in ogenschouw te kunnen nemen.
- *Theoriegestuurde* selectie (theoretical sampling) is een speciale vorm van doelgerichte selectie die niet vooraf, maar juist gedurende het onderzoek plaatsvindt. Bij deze werkwijze beginnen onderzoekers met de bestudering van één onderzoekseenheid om vervolgens, op grond van hetgeen ze hebben ontdekt, op zoek te gaan naar nieuwe eenheden die de eerdere bevindingen kunnen verscherpen, bevestigen of corrigeren.
- *Opportunistische* selectie (opportunistic sampling) vindt meestal plaats in veldonderzoek, waarbij onderzoekers gebruikmaken van onvoorziene of toevallige kansen en ontmoetingen om personen, groepen of gevallen in hun onderzoek te betrekken.

Bij de keuze voor een selectiestrategie spelen diverse methodologische en praktische overwegingen een rol. Denk aan overwegingen met betrekking tot validiteit (zie paragraaf 6.8), de toegankelijkheid van de doelgroep (is men bereid mee te doen; zijn potentiële respondenten überhaupt te identificeren), de haalbaarheid van de dataverzameling (afstand, tijd, geld), en/of de onderzoeksrelatie die men reeds met participanten heeft.

Tot slot bestaat over de omvang van het aantal onderzoekseenheden in kwalitatief onderzoek nog vaak onduidelijkheid. Zoals reeds hierboven is beargumenteerd, is men in kwalitatief onderzoek niet gericht op grote aantallen omwille van statistische analyses. Doorgaans volstaat een selectie van een tiental tot enkele tientallen onderzoekseenheden. Uitzondering hierop vormt de gevalsstudies (casestudy)[1] welke slechts één geval of enkele gevallen (multiple casestudy) kan betreffen. In GZO kan het bijvoorbeeld gaan om een ziekenhuis, een gezondheidscentrum of een polikliniek, maar ook om een stad of regio. Hoewel hierbij dezelfde selectiestrategieën kunnen worden toegepast en dezelfde overwegingen spelen, worden deze gevallen vaak om pragmatische redenen gekozen, bijvoorbeeld omdat de organisatie de opdrachtgever van het onderzoek is of de hoofdonderzoeker er reeds toegang tot heeft.

6.5 Methoden van dataverzameling

In kwalitatief onderzoek zijn diverse methoden om data te verzamelen voorhanden. Basistypen zijn interviews, observaties, documentverzameling en gestructureerde groepsprocessen. Al deze methoden leveren gegevens op die (eventueel na bewerking) in tekstvorm worden weergegeven. De keuze voor een bepaalde (combinatie van) methode(n) wordt bepaald door de onderzoeksvraag. Echter, Maxwell (1996) benadrukt dat in kwalitatief onderzoek de onderzoeksvragen zich niet automatisch laten vertalen of operationaliseren in een methode van dataverzameling. Die keuze hangt voor een belangrijk deel ook af van de context en timing van het onderzoek, zoals de beschikbaarheid en toegankelijkheid van databronnen. Het gaat er dus vooral om die methode te kiezen, die in een bepaalde context de data genereert die de onderzoeker nodig heeft om zijn onderzoeksvragen te kunnen beantwoorden.

Interview

Het interview is in kwalitatief onderzoek een van de meest gebruikte methoden van dataverzameling.

In een kwalitatief interview zoekt de onderzoeker, binnen het kader van het onderzoeksdoel, aansluiting bij de eigen beleving van de respondent. Het is afhankelijk van de gekozen vorm in welke mate de verkregen antwoorden daarbij worden voorgestructureerd. Bij een interview aan de hand van een vragenlijst gebeurt dit in hogere mate dan bij een diepte-interview waarbij het uitgangspunt is dat de interviewer de respondent zoveel mogelijk de ruimte geeft om in eigen bewoordingen antwoord op de vragen te geven. De interviewer past hiertoe diverse gesprekstechnieken toe, zoals het gebruik van topiclijsten (in plaats van vragenlijsten met voorgestructureerde antwoorden), het stellen van open vragen, doorvragen en non-verbale technieken. Bij een diepte-interview moet de interviewer tegelijkertijd het onderzoeksdoel goed in de gaten houden, om niet in de verkregen informatie te 'verdrinken'.

Los van de mate van structurering, die kan variëren van gestructureerd of semigestructureerd tot ongestructureerd in het diepte-interview, bestaan er verschillende soorten interviews, zoals telefonische surveys, interviews via e-mail of chatprogramma's, focusgroepinterviews, brainstormsessies en (spontane) groepsinterviews tijdens veldonderzoek. On-

---

[1] Het voornaamste kenmerk van een casestudy is dat er sprake is van een intensieve bestudering van een verschijnsel bij één of enkele gevallen (Yin, 2003). Een casestudy kan zowel kwalitatief als kwantitatief van aard zijn (zie voor de laatste hoofdstuk 7).

derscheidende dimensies zijn het aantal respondenten per interview (individueel of in groepsverband), de rol van de interviewer (sturend of niet), en de setting waarin het interview plaatsvindt (formeel of informeel). Iedere vorm van interviewen levert andersoortige gegevens op, waardoor ze niet zonder meer uitwisselbaar zijn. Daarom moet de keuze voor een bepaalde vorm van interviewen altijd gemotiveerd worden, zowel in het licht van de probleemstelling als in het licht van bovengenoemde dimensies. De noodzaak hiertoe kan worden geïllustreerd aan de hand van het verschil tussen focusgroepen en individuele diepte-interviews; twee vormen van interviewen die momenteel in het GZO veelvuldig worden gebruikt. *Individuele diepte-interviews* leveren een breed en diep inzicht op in het individuele perspectief van een persoon en kunnen helpen bij het ontrafelen van denkwijzen en redeneringen van individuen, en diens persoonlijke context. *Focusgroepinterviews* leveren daarentegen gegevens op die door groepsinteractie en -reflectie zijn ontstaan en verfijnd. Ze zijn geschikt om de sociale context van een fenomeen te bestuderen, te verkennen hoe men over een bepaald onderwerp praat of om tot creatieve oplossingen voor een bepaald probleem te komen. De methode van focusgroepinterview is dus vooral aangewezen in situaties waarin de groepsinteractie een meerwaarde heeft voor de onderzoeksresultaten. Deze interviews leveren dus een heel ander soort data op dan individuele interviews.

Omdat interviews gericht zijn op het verkrijgen van inzicht in de persoonlijke beleving van respondenten, is het belangrijk de antwoorden van respondenten zo nauwkeurig mogelijk te registreren. Bij kwalitatieve interviews is het gebruikelijk geluidsopnames van het gesprek te maken. Na afloop kunnen die woordelijk worden uitgetypt, waarna de transcripten kunnen worden geanalyseerd (zie paragraaf 6.6). Bij diepte-interviews is een nauwkeurige registratie van de precieze bewoordingen van de respondenten uiteraard belangrijker dan bij de meer gestructureerde vormen van interviews, waarbij de antwoorden in vooraf bepaalde categorieën worden ingedeeld.

Observatie

Waar interviews informatie opleveren over de manier waarop respondenten het onderwerp van onderzoek beleven, proberen observaties inzicht te verkrijgen in hoe het er in de onderzoekssetting, in de situatie van alledag, *daadwerkelijk* aan toegaat. Observeren wordt gedefinieerd als het systematisch, zorgvuldig en aandachtig gadeslaan van gedragingen waarin de onderzoekers zijn geïnteresseerd (Maso en Smaling, 2004, bladzijde 49). Dit aandachtig gadeslaan vraagt om zorgvuldig kijken, luisteren en aandacht hebben voor detail. Observaties worden altijd gestuurd door de vragen die de onderzoeker zichzelf stelt. Meestal zijn die vragen bij de start van de observatie nog vrij algemeen (Wat gebeurt er op deze ziekenhuisafdeling precies? Wie zijn de betrokkenen? Welke logica ligt ten grondslag aan de organisatie van de afdeling?), maar worden ze gaandeweg, mede onder invloed van de verkregen resultaten, steeds specifieker en gerichter (Wat gebeurt er tijdens de grote visite? Hoe is de verhouding tussen artsen en verpleegkundigen?). Het is afhankelijk van de onderzoeksvraag en de gekozen theoretische benadering op welke aspecten van de onderzoekssetting de observaties zich precies richten. Dit kan variëren van menselijk gedrag, bijvoorbeeld bepaalde formele, organisatorische aspecten (Hoe is het werkoverleg geregeld?) of informele interacties (Hoe gaan artsen in de pauzes met de verpleegkundigen om?), tot materiële zaken die mogelijk van invloed zijn op het te onderzoeken gedrag (Is de ligging en inrichting van de koffiekamer van invloed op de informele omgang tussen artsen en verpleegkundigen?).

Bij het observeren kan de onderzoeksrol op verschillende manieren worden ingevuld. Het gaat daarbij om twee aspecten. Allereerst kan de onderzoeksrol al dan niet *participerend* zijn. Bij een participerende observatie observeert de onderzoeker de bestudeerde situatie terwijl hij daar zelf actief aan deelneemt. Bij een non-participerende observatie observeert de onderzoeker terwijl hij zelf aan de zijlijn blijft staan. Het tweede aspect betreft de vraag of de onderzoeker zijn rol als observator aan de onderzochten *onthult* of juist *verborgen* houdt. Aldus ontstaan vier mogelijkheden waarop een observatorrol kan worden ingevuld:

1 De onderzoeker participeert, maar houdt zijn onderzoeksrol verborgen.
2 De onderzoeker participeert en de onderzochten zijn bekend met zijn rol als onderzoeker.
3 De onderzoeker neemt geen deel en houdt zijn onderzoeksrol verborgen.
4 De onderzoeker neemt geen deel, maar de onderzochten zijn bekend met zijn rol als onderzoeker.

Kruithof (2005) gebruikte bijvoorbeeld de vierde vorm van observeren in haar onderzoek naar het dagelijks werk van specialisten. Zij bleef in haar onderzoeksrol aan de zijlijn staan en draaide niet actief mee in de bestudeerde werkzaamheden, maar de medisch specialisten over wie het onderzoek ging, waren er wel van op de hoogte dat ze door Kruithof werden geobserveerd.

Indien de onderzoeksinteresse uitgaat naar een relatief geïsoleerd onderwerp van onderzoek, kan non-participerende observatie ook plaatsvinden door video-opnamen te maken, zoals observatiestudies naar consulten van huisartsen en medisch specialisten bijvoorbeeld laten zien (o.a. Bensing et al., 2003; Zandbelt et al., 2005).

Bij de keuze voor een van deze vormen van observeren spelen zowel methodologische als praktische overwegingen een rol. Methodologisch gezien is geen van de vier vormen van observeren superieur. Alle hebben hun kracht en beperkingen, die ondermeer te maken hebben met de mate van *beïnvloeding* door de onderzoeker (researcherbias) en de mate waarin geobserveerde personen op de onderzoeker *reageren* (reactivity). Op de vraag voor welke onderzoeksrol gekozen moet worden, is alleen in het licht van de onderzoeksvraag en de situatie waarin het onderzoek plaatsvindt een bevredigend antwoord te geven.

Normatieve overwegingen die spelen bij het observeren hebben betrekking op het mogelijk schaden van vertrouwelijkheid, de eventuele ontgoocheling die optreedt als personen erachter komen dat ze geobserveerd zijn en de eventuele betrokkenheid en/of kennis die de onderzoeker langs deze weg kan krijgen van moreel laakbaar of zelfs illegaal (crimineel) gedrag (Neuman, 2000). Praktische overwegingen hebben vooral betrekking op het verkrijgen van toegang tot de plaats waar het te observeren sociale fenomeen zich voordoet.

Tijdens het observeren of – afhankelijk van de gekozen onderzoeksrol en de praktische omstandigheden – direct daarna, maakt de onderzoeker aantekeningen in de vorm van zogenoemde veldnotities. Er bestaan veel manieren om veldnotities te maken. Neuman (2000) maakt onderscheid tussen handgeschreven aantekeningen (korte geheugensteuntjes en krabbels), directe notities van observaties (gedetailleerde beschrijvingen van observaties die direct zijn opgetekend na het verlaten van de onderzoekssetting), interpretatieve notities (waarin de onderzoeker een interpretatie maakt van het geobserveerde), analytische notities (van methodologische en analytische ideeën die opborrelen tijdens het observeren) en persoonlijke notities (van emotionele en persoonlijke gevoelens van de onderzoeker tijdens het veldwerk).

Op een later tijdstip, maar wel zo snel mogelijk na afloop van de observaties, werkt de onderzoeker alle verschillende soorten veldnotities uit in een zogeheten observatieprotocol. Een observatieprotocol bevat teksten van verschillende aard. Zowel gedetailleerde beschrijvingen van gebeurtenissen als letterlijke weergaven van gesprekken en eigen ervaringen van de onderzoeker in zijn rol als observator worden opgetekend in het observatieprotocol, dat meestal chronologisch wordt ingedeeld. Wel is het belangrijk dat de verschillende soorten teksten, zoals weergaven van feitelijke voorvallen of eigen ervaringen van de onderzoeker, steeds duidelijk als zodanig herkenbaar zijn.

Omdat een observatieprotocol eigenlijk een verzameling van verschillende soorten verslagen is, kan het taalgebruik hierin sterk variëren. Voor letterlijke citaten wordt uiteraard de taal aangehouden die feitelijk in de onderzoekssetting is waargenomen, dus inclusief jargon en andere voor de setting specifieke begrippen. Voor de overige beschrijvingen gebruikt de onderzoeker het soort taal dat het best bij de betreffende beschrijving past. In veel gevallen is het gebruik van wetenschappelijke terminologie daarbij onnodig. Doel is immers een zo direct mogelijke weergave van de geobserveerde praktijk te geven, en hiervoor volstaat alledaags taalgebruik over het algemeen goed.

Door observaties is het mogelijk rijke data met een alledaags karakter te verkrijgen die bestudeerd zijn in de natuurlijke context, zonder dat ze van tijd en ruimte zijn geabstraheerd. Met name participerende observatie kan daardoor op een unieke manier inzicht bieden in het insiderperspectief, bijvoorbeeld door 'role-taking' waarbij de onderzoeker zelf aan den lijve kan ervaren hoe bepaalde zaken door verschillende betrokkenen uit de onderzoekssetting worden beleefd.

Documentverzameling

Bij documentverzameling worden documenten verzameld die door menselijke gedragingen tot stand zijn gekomen. In het GZO kan men denken aan documenten als beleidsrapporten, medische patiëntendossiers, een zorgprotocol, het kwaliteitsjaarverslag, notulen van vergaderingen en registraties, maar ook aan dagboeken van patiënten, discussiefora op het internet, kranten, brieven, foto's en films. Kortom, documentverzameling is een vorm van dataverzameling die breed en creatief kan worden ingezet. Een recent voorbeeld van documentverzameling in GZO is het onderzoek van Akkermans (2006) naar de verbanden tussen maatschappelijke ontwikkelingen, veranderingen in de sociaalpsychiatrische pathologie en de geestelijke gezondheidszorg. In het kader van haar promotieonderzoek analyseerde Akkermans onder meer 566 patiëntendossiers afkomstig uit het historische archief van de Amsterdamse GGD. Documentverzameling wordt in (kwalitatief) GZO veelal aanvullend gebruikt om specifieke uitspraken of bevindingen te verifiëren. Voordeel van deze methode is dat ze tekst en/of beelden omvatten die zonder tussenkomst van een onderzoeker zijn verzameld. Daardoor zijn de data exact en is herhaling van dataverzameling goed mogelijk; andere onderzoekers kunnen immers precies hetzelfde document analyseren. Dit betekent overigens niet dat de informatiewaarde van ieder document even groot is. In het algemeen zijn documenten waardevol als het registraties betreft die direct voorvloeien uit het gedrag dat wordt bestudeerd. Dit was bijvoorbeeld het geval in de studie van Kruijthof (2005), die naast haar observaties en conversaties met medisch specialisten over hun dagelijkse werk ook schriftelijke instructies en standaardprocedures verzamelde en analyseerde.

Echter, als het gaat om documenten waarin opvattingen, meningen, gevoelens en ervaringen worden geuit, moet men erop bedacht zijn dat het geschrevene niet per se samen hoeft te vallen met de werkelijke gevoelens, opvattingen en ervaringen van de schrijver. Daar komt bij dat het vaak niet te achterhalen is of de schrijver volledig en accuraat is geweest (reporterbias). Naast beperkingen die inherent zijn aan het document, zijn er ook beperkingen die gerelateerd zijn aan het onderzoek zelf. De toegang tot documenten kan geblokkeerd zijn. Verder kan het ontsluiten van relevante documenten worden bemoeilijkt als de onderzoeker niet weet dat ze bestaan of waar ze te vinden zijn. Tot slot zijn documenten, evenals interviews en observaties, contextgebonden. Onderzoekers moeten er daarom voor zorgen dat zij deze context bij hun interpretatie van de documenten betrekken.

Gestructureerd groepsproces
Het gestructureerde groepsproces is een methode die wordt gebruikt om meningen van individuen in groepsverband te expliciteren en in kwalitatieve en/of kwantitatieve termen weer te geven. Bij sommige groepsprocessen staat het verkennen van toekomstige ontwikkelingen centraal, bij andere het prioriteren van opvattingen naar belang en bij weer andere gaat het primair om het bereiken van overeenstemming. Ook kan een gestructureerd groepsproces worden gebruikt om een abstract begrip of concept verder te expliciteren. Gestructureerde groepsprocessen worden gebruikt om een explicitering en/of een synthese te maken van kennis die bij individuen reeds aanwezig is. Gestructureerde groepsprocessen zijn aangewezen in situaties waarin er onvoldoende wetenschappelijk bewijs in de onderzoeksliteratuur aanwezig is, of waarin het beschikbare bewijs conflicterend is. Door experts of leken op een gestructureerde wijze met elkaar meningen te laten uitwisselen wordt beoogd consensus te bereiken of te doen voorspellingen over een bepaald onderwerp. Het groepsproces wordt bewust gestructureerd om te voorkomen dat dominante persoonlijkheden of gevestigde belangen de overhand krijgen en de resultaten vertekenen. De bekendste methoden zijn de nominale groepstechniek, het Delphi-onderzoek en conceptmapping (Jones en Hunter, 1995).

De *nominale groepstechniek* bestaat uit een gestructureerde procedure waarin experts in meestal twee panelrondes een aantal thema's, issues of vragen identificeren, rangschikken, bediscussiëren en vervolgens herschikken. Het identificeren en prioriteren van thema's door de groep staat voorop. De groepsdiscussie is geformaliseerd en wordt strikt door de onderzoeker/gespreksleider gecontroleerd. In GZO is deze techniek bijvoorbeeld gebruikt door het Kwaliteitsinstituut CBO (Centraal BegeleidingsOrgaan) om toetsingsonderwerpen voor peer review door medisch specialisten in Nederlandse ziekenhuizen te selecteren en te rangschikken (Klazinga, 1996).

Het *Delphi-onderzoek* onderscheidt zich op een aantal onderdelen van de nominale groepstechniek. Allereerst is de doelstelling gericht op het doen van een voorspelling (vandaar de naamgeving naar het orakel van Delphi). Verder is een belangrijk verschil dat de groepsdiscussie anoniem is en dus feitelijk virtueel plaatsvindt. Het onderzoeksteam raadpleegt iedere deelnemer met behulp van schriftelijke vragenlijsten, analyseert die en koppelt die vervolgens weer terug aan de deelnemers, eveneens met behulp van een vragenlijst. De discussie wordt gevoed door in de terugkoppeling de antwoorden van de groep en het individuele antwoord van de desbetreffende deelnemer te verwerken. Deelnemers worden in een aantal rondes geconsulteerd, net zo lang tot er consensus is bereikt of de experts niet meer reageren. Een Delphi-onderzoek kan zowel kwalitatieve voorspellingen opleveren (bijvoorbeeld bij de vraag welke biotechnologische doorbraken de komende vijftien jaar worden verwacht) als kwantitatieve voorspellingen (bijvoorbeeld bij de vraag hoeveel neurochirurgen er in Nederland nodig zijn in 2020). Voorbeeld van Nederlands GZO betreft de Delphi-studie van Fleuren et al. (2004). Doel van deze studie was om experts consensus te laten bereiken over welke in de literatuur geïdentificeerde factoren zorginnovaties bevorderen of belemmeren.

Conceptmapping (Trochim en Kane, 2005) ten slotte is een gestructureerd conceptualiseringsproces, waarvan het doel is complexe, multidimensionele en controversiële concepten nader te duiden. Hiertoe wordt een kwalitatieve benadering gecombineerd met kwantitatieve analyse-instrumenten. Het kwalitatieve aspect betreft een groepsdiscussie waarin deelnemers brainstormen, thema's rangschikken en interpretaties maken. Vervolgens worden multivariate analysetechnieken toegepast om de verkregen ideeën te clusteren. Op deze manier kunnen conceptmaps worden gemaakt, die er uitzien als een berglandschap. Deze kaarten geven niet alleen aan in welke dimensies de betreffende groep een abstract begrip (bijvoorbeeld kwaliteit) heeft onderscheiden (de bergen), maar geven ook grafisch weer hoe belangrijk de onderscheiden dimensies worden gevonden (de hoogte van de bergen) en de relatieve afstand van de onderscheiden dimensies tot elkaar (de afstand tussen de bergen). Een recent voorbeeld is de studie van Nabitz et al. (2005) waarin een conceptmap voor het expliciteren van kwaliteit van zorg voor instellingen in de verslavingszorg is geconstrueerd.

6.6 Analyse

De analyse van kwalitatief materiaal draait om het systematisch interpreteren van teksten in het licht van de onderzoeksvraag. In de meeste gevallen doet de onderzoeker dit door sleutelwoorden (codes) in de kantlijn te zetten die de desbetreffende passage in de tekst zo goed mogelijk representeren. Door vervolgens al die codes te ordenen, te groeperen, verbanden te leggen en patronen te herkennen probeert de onderzoeker van de tekst te abstraheren en een theorie op te bouwen. Vergelijk het met een enorme brij aan tekst zonder kop en staart waar een boek van gemaakt wordt door er een hoofdstukindeling in aan te brengen en stukken tekst te verplaatsen en te herordenen.

Er bestaat een variëteit aan analytische benaderingen die kwalitatieve onderzoekers kunnen volgen, afhankelijk van de gevolgde onderzoekstraditie (zie tabel 6.1), bijvoorbeeld de constante vergelijking, analytische inductie of framework approach (Boeije, 2005; Ritchie en Lewis, 2004). Hoewel al deze benaderingen hun eigen accenten hebben, volgen ze allemaal een vergelijkbaar analyseproces waarin zes stappen kunnen worden onderscheiden (Creswell, 2004, bladzijde 191-195).

In stap 1 van het analyseproces wordt het onderzoeksmateriaal *geordend en voor analyse klaargemaakt*. Deze stap bestaat vooral uit praktisch werk, zoals het uitwerken van veldnotities in een observatieprotocol, uittypen van interviews en het bij elkaar zoeken en ordenen van verschillende soorten onderzoeksgegevens. Hoewel transcriberen, het woordelijk uittypen van een opgenomen interview of gesprek in een tekstdocument, dom typewerk lijkt, is niets minder waar. In alle rust beluisteren van interviews en gesprekken is een belangrijke eerste stap van het analyseproces, die niet zonder meer aan een typiste kan worden uitbesteed. Zeker in het begin van een studie verdient het de voorkeur dat de onderzoeker zelf zijn materiaal transcribeert, omdat het helpt bij het maken van goede interpretaties c.q. analyses. Hoewel arbeidsintensief is het vaak de investering waard om greep op de data te krijgen.

In stap 2 gaat het erom een *globaaloverzicht* van het onderzoeksmateriaal te krijgen. Hiertoe leest en bekijkt de onderzoeker al het verzamelde onderzoeksmateriaal op een globale manier, om een eerste, algemene indruk te krijgen van de mate waarin de data informatief zijn in het licht van de onderzoeksvraag.

Stap 3 vormt de *start van de gedetailleerde analyse* in de vorm van een eerste ronde van *coderen* van de tekst. Doel van dit coderen is de data te organiseren in fragmenten tekst, alvorens ze in een volgend stadium van betekenis kunnen worden voorzien. In deze eerste coderingsronde worden tekstfragmenten aangeduid met coderingstermen die nauw aansluiten bij de beleving van de respondenten of participanten ('in vivo'termen).

Stap 4 vormt de *uitdieping van de gedetailleerde analyse*. In deze stap neemt de onderzoeker afstand van de belevingswereld van de respondenten en gaat hij juist op zoek naar nieuwe betekenissen en verbanden die uit het onderzoeksmateriaal naar voren kunnen komen. Hiertoe stelt de onderzoeker zichzelf, in het licht van de onderzoeksvraag, analytische vragen als: wat betekent dit? of: waar gaat dit over? Nadat alle of een aantal transcripten zijn gecodeerd, is het raadzaam om in een aparte memo alle codes onder elkaar te zetten, ze te definiëren en te groeperen en categoriseren. Daarna worden de transcripten opnieuw gelezen en herlezen om de codes te verfijnen, onderlinge verbanden te zoeken en een hiërarchie in de (categorieën van) codes aan te brengen. De onderzoeker krijgt hierdoor zicht op het geheel en de belangrijkste thema's van het onderzoek. Deze thema's representeren als het ware de 'hoofdstukken' van de eerder genoemde hoofdstukindeling die de onderzoeker in de tekst aanbrengt. In deze vierde stap van het analyseproces staat het interpretatieve karakter van kwalitatief onderzoek het nadrukkelijkst op de voorgrond. Op een creatieve manier wordt geprobeerd betekenis te geven aan de data, door verschillende data met elkaar te vergelijken, door de data te beschouwen in het licht van de literatuur en door naar nieuwe verbanden te zoeken. Vanwege dit hoge interpreterend gehalte is het belangrijk om systematisch en niet in termen van een intuïtief proces over deze fase na te denken. Om inzichtelijk te maken hoe deze creatieve stap in de analyse tot stand komt, heeft Boeije (2005) het begrip 'onderzoeksslang' geïntroduceerd. Aan de hand van deze term beschrijft zij het proces van het opeenvolgend heen en weer gaan tussen het empirisch materiaal en de diverse interpretaties van de onderzoeker op een systematische en inzichtelijke manier. Tijdens stap 5 zoekt de onderzoeker naar een passende vorm voor een *betekenisvolle weergave van de resultaten*. Resultaten van interviews kunnen bijvoorbeeld per persoon (within-case) of per thema geldend voor verschillende personen (cross-case) worden gerangschikt, en verschillende geobserveerde settings kunnen bijvoorbeeld worden beschreven aan de hand van een centraal thema dat uit de analyse naar voren is gekomen.

In stap 6, de laatste fase van het analyseproces, wordt gestreefd naar een *interpretatie van de analyse als geheel*. Door de resultaten van het onderzoek af te zetten tegen de oorspronkelijke probleemstelling, de onderzoeksvraag en de relevante literatuur, kan antwoord worden gezocht op de vraag: Welke lessen kunnen worden getrokken uit de studie en wat betekenen die?

Tegenwoordig is er geavanceerde softwareprogrammatuur beschikbaar die het kwalitatieve analyseproces kan ondersteunen, zoals MAXqda, NVivo, ATLAS.ti en Kwalitan. Het voordeel van deze software is dat ze het analyseproces systematiseren, ordenen, inzichtelijk en vooral toegankelijk maken. Met één druk op de knop kunnen bijvoorbeeld alle tekstfragmenten met een bepaalde code worden geselecteerd. Uiteraard moet ook bij gebruik van dit soort software de onderzoeker nog altijd zelf de gehele cyclus van codering en analyse uitvoeren. Omdat het relatief bewerkelijk is om alle transcripten consequent via de computer te coderen, leveren deze programma's alleen tijdwinst op bij een grote hoeveelheid onderzoeksmateriaal. Wanneer het aantal transcripten minder is dan ongeveer vijftien, levert het gebruik van software qua tijdinvestering wellicht te weinig winst op. Omdat het gebruik van software een hulpmiddel is en geen doel op zich, is het geen probleem als gewoon op de ouderwetse manier, met gebruikmaking van verschillende soorten stiften en het noteren van trefwoorden in de kantlijn, wordt gecodeerd.

6.7 Rapportage

De laatste fase van het kwalitatieve onderzoeksproces vormt de schriftelijke rapportage van het onderzoek, dat in GZO veelal in de vorm van een wetenschappelijk artikel of (hoofdstuk van) een boek gebeurt. Qua structuur wijkt de rapportage van een kwalitatief onderzoek niet wezenlijk af van die van een kwantitatief onderzoek.

Een artikel met betrekking tot kwalitatief GZO ziet er meestal anders uit dan een rapportage van kwantitatief GZO. Met name de resultatensectie bestaat meestal uit meer tekst en minder tabellen. Mede hierdoor is een publicatie van kwalitatief onderzoek doorgaans een stuk langer; artikelen van dertig pagina's zijn bijvoorbeeld geen uitzondering. Deze lengte heeft onder meer te maken met een belangrijk kenmerk van kwalitatief onderzoek, dat *thick description* wordt genoemd. Door het empirische materiaal op een verhalende en gedetailleerde manier weer te geven wordt de relatie zichtbaar tussen de ruwe gegevens en de interpretatie daarvan, waardoor deze controleerbaar en eventueel bekritiseerbaar wordt (zie ook paragraaf 6.8). In feite hebben letterlijke citaten of gedetailleerde beschrijvingen uit een observatieprotocol in kwalitatief onderzoek een overeenkomstige functie als tabellen in kwantitatief onderzoek: ze maken de lezer duidelijk dat de gegevens er echt zijn. Bij het rapporteren van kwalitatief GZO in tijdschriften die minder kwalitatief georiënteerd zijn en het aantal woorden sterk limiteren, kan de lengte van een artikel problemen opleveren. Door toch tabellen, kaders en appendices te gebruiken, kan de tekst van het artikel zelf worden ingekort. Hoewel tabellen niet zo'n centrale positie innemen als in rapportages van kwantitatief onderzoek, bieden ze zeker de mogelijkheid om relevante informatie met betrekking tot het proces en context van het onderzoek kernachtig en visueel weer te geven. Topiclijsten, kenmerken van de geïnterviewden en een contextbeschrijving van de onderzoekssetting lenen zich bijvoorbeeld goed voor weergave in een tabel. Maar ook resultaten kunnen buiten de lopende tekst worden weergegeven, bijvoorbeeld in een kader waarin verschillende citaten worden opgenomen die illustratief voor een bepaald thema zijn.

Hoewel thick description als een belangrijke kwaliteit van kwalitatief onderzoek kan worden beschouwd, leidt een overvloedig gebruik van citaten niet per definitie tot een goed artikel. Sowieso wordt uitbundig gebruik van citaten afgeraden, omdat dit afbreuk doet aan de leesbaarheid en helderheid van het betoog. Belangrijkste is dat de empirische data in het licht van de vraagstelling worden gepresenteerd. Een goede wetenschappelijke rapportage kenmerkt zich door een helder betoog waarin beantwoording van de vraagstelling de rode draad vormt. Bij kwalitatief onderzoek worden gegevens in de vorm van citaten van respondenten, passages uit documenten en/of uitgeschreven observaties gebruikt om het betoog empirisch te verankeren. De kwaliteit van rapportages van kwalitatief onderzoek wordt dus niet alleen afgemeten aan de rijkheid van het empirische materiaal, maar vooral ook aan de overtuigingskracht van het betoog, ofwel de systematische interpretatie die de onderzoeker gebruikt om betekenis aan dat empirische materiaal te geven.

6.8 Kwaliteitswaarborgen

Net als ieder ander onderzoek kan de kwaliteit van kwalitatief onderzoek worden beoordeeld aan de hand van de begrippen *betrouwbaarheid* en *validiteit* (zie ook paragraaf 2.4). Gegeven de doelstelling en aard van het kwalitatieve onderzoek worden deze begrippen echter op een andere manier gehanteerd. Dit komt doordat kwalitatieve onderzoeksresultaten per definitie door directe tussenkomst van een onderzoeker tot stand zijn gekomen. In feite is de onderzoeker het onderzoeksinstrument, waardoor zijn persoonlijke inbreng, in de vorm van waarneming, communicatie en interpretatie, wezenlijk bijdraagt aan de te produceren kennis. Het is daarom niet zozeer de vraag *of* de onderzoeker invloed op de totstandkoming van de onderzoeksresultaten heeft gehad, maar *hoe* die invloed gedurende het onderzoek heeft plaatsgehad en voor derden inzichtelijk wordt gemaakt. Goed wetenschappelijk onderzoek wordt volgens Maso en Smaling (1998) gekenmerkt door het streven, in relatie tot het kader van de vraagstelling van het onderzoek, recht te doen aan het object van onderzoek, het object van studie te laten spreken en niet te vertekenen.

Het begrip betrouwbaarheid (wat overeenkomt met het in hoofdstuk 2 gebruikte begrip transparantie) kan daarbij worden ingevuld als afwezigheid of het minimaliseren van *toevallige* vertekeningen en zegt iets over een deugdelijke *uitvoering* van het onderzoek. Validiteit kan worden opgevat als afwezigheid of het minimaliseren van *systematische* vertekeningen en zegt iets over een deugdelijke *opzet* van het onderzoek (Van Zwieten en Willems, 2004).

De kwalitatieve onderzoeker probeert *gaandeweg* het onderzoeksproces *of achteraf* mogelijke vormen van vertekening uit te sluiten (Maxwell, 1996). In de loop van de tijd zijn er diverse procedures ontwikkeld die de kwalitatieve onderzoeker kunnen helpen bij het monitoren van en reflecteren op mogelijke bronnen van vertekening. De belangrijkste hiervan zijn in tabel 6.2 beschreven.

De betrouwbaarheid (transparantie) van een onderzoek kan worden onderscheiden in interne en externe betrouwbaarheid. *Interne betrouwbaarheid* zegt iets over eventuele oneigenlijke invloeden die van individuele onderzoekers als onderzoeksinstrument zijn uitgegaan. Vooral wanneer een onderzoek door meer personen wordt uitgevoerd, is het belangrijk de interne betrouwbaarheid in de gaten te houden. Als verschillende personen interviews afnemen dient bijvoorbeeld regelmatig met elkaar te worden afgestemd hoe ieder daaraan zijn individuele invulling geeft. Het gaat er daarbij niet om van het interview een eenheidsworst te maken, maar om duidelijk te krijgen of verschil in resultaten tussen interviewers onderling voortkomen uit de individuele stijl van interviewen, of uit daadwerkelijke verschillen tussen respondenten.

Externe betrouwbaarheid zegt iets over de mogelijke vertekening door de uitvoering van het onderzoek als geheel. Hoewel een exacte herhaling van een kwalitatief onderzoek meestal niet haalbaar zal zijn (zie ook paragraaf 2.4), is het wel belangrijk om inzichtelijk te maken op welke manier het onderzoek precies is uitgevoerd. Het hele proces van het onderzoek dient daarom goed te worden gedocumenteerd (audit trail, zie tabel 6.2) en gerapporteerd (thick description, zie tabel 6.2).

Ook de validiteit van een onderzoek kan worden onderverdeeld in een interne en externe variant. De *interne validiteit* geeft antwoord op de vraag of men inderdaad datgene heeft onderzocht wat men zegt te onderzoeken. Vanwege de centrale rol van de onderzoeker wordt bij kwalitatief onderzoek met het oog op de interne validiteit veel aandacht besteed aan het monitoren van de eigen onderzoeksrol. Een gevaar dat bij kwalitatief onderzoek bijvoorbeeld op de loer ligt, is een te grote identificatie met het object van studie. Binnen de traditie van het antropologische veldwerk, waar vaak onderzoek werd gedaan door maanden, soms zelfs jaren, op een afgelegen plek in een inheemse gemeenschap door te brengen, werd hiervoor het begrip *going native* gebruikt: de onderzoeker identificeert zich uiteindelijk zo met zijn onderzoeksobject, dat interpretatie en empirische werkelijkheid te veel door elkaar gaan lopen. Vanuit de betrokkenen in de onderzoekssetting kan door allerlei redenen *reactiviteit* optreden. Reactiviteit wil zeggen dat de te bestuderen personen zich tijdens het onderzoek niet meer gedragen zoals ze normaal zouden doen. Member's check, zoeken naar tegenvoorbeelden en reflexiviteit in de zin van het monitoren van onderzoeksrol, zijn beproefde methoden om de interne validiteit van kwalitatief onderzoek te vergroten (tabel 6.2).

Externe validiteit heeft betrekking op de generaliseerbaarheid of verplaatsbaarheid van de conclusies van het onderzoek naar andere, vergelijkbare settings. Om bij kwalitatief onderzoek een uitspraak te kunnen doen over de verplaatsbaarheid van de onderzoeksconclusies is het vooral belangrijk om helder te hebben op welke manier, en om welke reden, de selectie van onderzoekseenheden heeft plaatsgehad.

In het algemeen kan worden gesteld dat, waar kwantitatief onderzoek streeft naar een zo hoog mogelijke externe validiteit, kwalitatief onderzoek meestal wordt gekenmerkt door een hoge interne validiteit.

6.9 Combineren van kwalitatief en kwantitatief onderzoek

Het combineren van kwalitatief en kwantitatief onderzoek vindt in GZO steeds meer plaats. Achtergrond van deze ontwikkeling is dat de onderzoeksvragen steeds complexer en omvattender worden, waardoor het vaak niet meer afdoende is een enkelvoudige methode te gebruiken. Hoewel het combineren van

Tabel 6.2 Procedures voor het waarborgen van kwaliteit.

Procedure	Omschrijving
Triangulatie	Gebruik van verschillende methoden, bronnen, onderzoekers en/of gezichtspunten om specifieke bevindingen te verifiëren of te versterken.
Member's check	Het terugkoppelen van transcripten en/of analyses aan de deelnemers of respondenten met de vraag of zij zich in de toegekende betekenissen en gemaakte interpretaties kunnen herkennen.
Peer review	Collega's buiten het onderzoeksproject uitnodigen commentaar te leveren op de verkregen onderzoeksresultaten.
Zoeken naar tegenvoorbeelden	Op zoek gaan naar gevallen die de onderzoeksresultaten zouden kunnen weerspreken of weerleggen (falsificatie).
Thick description	Rapporteren in de vorm van een verhalende en gedetailleerde beschrijving van de empirische gegevens, waardoor de lezer inzicht krijgt in de relatie tussen de ruwe data en de interpretatie daarvan.
Audit trail	Bijhouden van een systematische administratie van de verschillende praktische stappen in het onderzoeksproces en de daarbij betrokken onderzoeksmedewerkers.
Reflexiviteit	Inzicht bieden in de ontwikkeling van de manier waarop de onderzoeker gedurende het gehele onderzoek zijn rol als onderzoeker heeft ingevuld en beleefd, en de wijze waarop dit mogelijk invloed heeft gehad op de uiteindelijke resultaten.

methoden vanuit praktisch oogpunt wenselijk is, is het niet geheel zonder problemen. Er spelen diverse wetenschapsfilosofische kwesties, die reeds elders in dit handboek zijn besproken (zie hoofdstuk 2) en die daarom hier buiten beschouwing worden gelaten.

In de praktijk zijn er oneindig veel manieren om kwalitatieve en kwantitatieve onderzoeksmethoden te combineren. De wijze waarop dit methodologisch het beste kan, is geenszins uitgekristalliseerd en nog in ontwikkeling. Desalniettemin heeft Creswell (2003) een ordening aangebracht die houvast biedt. Hij stelt dat onderzoekers zich vier wezenlijke vragen moeten stellen wanneer ze onderzoeksmethoden combineren:
1 In welke *volgorde* worden beide methoden gehanteerd?
2 Welke *prioriteit* wordt gegeven aan de kwalitatieve en kwantitatieve dataverzameling en analyse?
3 In welke *onderzoeksfase* worden beide methoden geïntegreerd?
4 Wordt er een *overkoepelend theoretisch kader* gehanteerd?

Op basis van deze vragen komt Creswell (2003, bladzijde 208-219) tot zes coherente typen van gecombineerde onderzoeksdesigns (box 6.3).
Een sprekend voorbeeld van Nederlands GZO waarin een gecombineerde onderzoeksmethodiek is gehanteerd, vormt de Edisse-studie (Huijsman et al., 2001). Volgens de typologie van Creswell (2003) is dit onderzoek te duiden als een parallelle genestelde strategie. Kwalitatieve methoden werden gebruikt om CVA-zorgketens in zes regio's organisatorisch te beschrijven. Tijdens de analysefase werden deze beschrijvingen vervolgens in een dominant quasi-experimenteel design gebruikt om die regio's op een aantal uitkomstmaten te vergelijken (Huijsman et al., 2001).

Box 6.3 Zes typen van gecombineerde onderzoeksdesigns

1 Seriële verklarende strategie (sequential explanatory strategy): Prioriteit wordt gegeven aan de kwantitatieve data en de twee methoden worden geïntegreerd gedurende de interpretatiefase. In zijn algemeenheid worden de kwalitatieve gegevens ondersteunend gebruikt om de kwantitatieve gegevens te verklaren of te interpreteren.
2 Seriële explorerende strategie (sequential exploratory strategy): In eerste instantie een kwalitatief onderzoek dat gevolgd wordt door een kwantitatief onderzoek. Beide methoden worden geïntegreerd in de interpretatiefase. Dit kan handig zijn om een nieuw onderzoeksinstrument te ontwikkelen.
3 Seriële transformatiestrategie (sequential transformative strategy): Deze strategie heeft twee onafhankelijke dataverzamelingsfasen, waarbij de volgorde niet vaststaat. Ze worden geïntegreerd in de interpretatiefase van het onderzoek. De basis van dit onderzoek vormt een sterk uitgewerkt theoretisch onderzoeksperspectief dat richtinggevend is voor beide methoden.
4 Parallelle triangulatiestrategie (concurrent triangulation strategy): De onderzoeker probeert binnen één onderzoek met behulp van kwalitatieve en kwantitatieve methoden bevindingen te verifiëren. Doorgaans vindt integratie in de interpretatiefase plaats.
5 Parallelle genestelde strategie (concurrent nested strategy): Kwalitatieve en kwantitatieve data worden gelijktijdig verzameld, maar één methode is dominant. De ondergeschikte methode wordt genesteld in de hoofdmethode. De twee methoden worden gecombineerd in de analysefase, waardoor het noodzakelijk is om de gegevens te bewerken zodat ze geïntegreerd kunnen worden.
6 Parallelle transformatie strategie (concurrent transformative strategy): Dit is een strategie waarbij een overkoepelend theoretisch perspectief richtinggevend is. Het kan de vorm aannemen van de strategieën 4 en 5. Doorgaans vindt integratie in de interpretatiefase plaats.

Bron: Creswell 2003, bladzijde 208-219.

Hoewel het combineren van kwalitatieve en kwantitatieve onderzoeksmethoden steeds populairder lijkt te worden binnen het GZO, dient benadrukt te worden dat de methodologie verdere ontwikkeling behoeft. Met name de praktische kanten van het combineren (wanneer en hoe) en de validiteit van de uiteindelijke resultaten zijn nog voer voor methodologische discussies.

6.10 Tot slot

In deze bijdrage zijn kwalitatieve onderzoeksmethoden nader gepreciseerd. Het doel was om te laten zien wat de kracht en zwakte van dit soort methoden is en hoe ze beter tot hun recht kunnen komen in het GZO. Centrale boodschap is dat kwalitatieve methoden een eigenstandige positie binnen het GZO hebben en dat ze kennis genereren die niet met andere (kwantitatieve) methoden verkregen kan worden. Dit wordt ook zichtbaar gemaakt in de empirische cyclus van A.D. de Groot. Kwalitatief onderzoek kan een bijdrage leveren aan inventariserend onderzoek door het gedetailleerd beschrijven van de te bestuderen fenomenen, aan instrumenteel onderzoek door het helpen expliciteren van te meten eenheden/categorieën, en aan explorerend onderzoek waar het hypotheses helpt genereren die vervolgens weer de input voor toetsend onderzoek kunnen vormen (zie ook hoofdstuk 2). Aldus moeten kwalitatieve onderzoeksmethoden een vast onderdeel vormen van de gereedschapskist die gezondheidszorgonderzoekers hanteren om (toekomstige) onderzoeksvragen te beantwoorden.

Aanbevolen literatuur

Baarda D, Goede M de, Teunissen J. Basisboek Kwalitatief onderzoek. Handleiding voor het opzetten en uitvoeren van kwalitatief onderzoek (tweede geheel herziene druk). Groningen: Wolters-Noordhoff, 2005.

Boeije H. Analyseren in kwalitatief onderzoek. Denken en doen. Amsterdam: Boom, 2005.

Creswell JW. Research design. Qualitative, Quantitative and mixed methods approaches (second edition). Thousand Oaks, London New Delhi: Sage Publications, 2003.

Maxwell JA. Qualitative Research Design. An interactive approach. Applied Social Research Methods Series Volume 41. Thousand Oaks, London New Delhi: Sage Publications, 1996.

Ritchie J, Lewis J. (eds.) Qualitative research practice. A Guide for Social Science Students and Researchers. London: Sage Publications, 2003.

Referenties

Akkermans C. Aanspoelen aan de achtergracht. Maatschappelijke ontwikkelingen, cliëntèlevorming en de psychiatrische patiënten van de Amsterdamse GG & GD (1933-1988). Proefschrift. Amsterdam: Askant Academic Publishers, 2006.

Argyris C, Schön DA. Organisational learning: a theory of action perspective. Reading/Mass: Addison-Wesley, 1978.

Bensing JM, Roter DL, Hulsman RL. Communication patterns of primary care physicians in the United States and the Netherlands. Journal of General Internal Medicine, 2003;18(5):335-342.

Beune E, Haafkens J, Schuster J, Bindels P. 'Under pressure': how Ghanaian, African-Surinamese and Dutch patients explain hypertension. Journal of Human Hypertension, 2006;20:946-955.

Fleuren M, Wiefferink K, Paulussen T. Determinants of innovation within health care organizations. International Journal of Quality in Health Care, 2004;16(3):107-123.

Huijsman R, Klazinga NS, Scholte op Reimer WMJ, Wijngaarden JDH van, Exel NJA van, Putte-Boon C van et al. Beroerte, beroering en borging in de keten. Den Haag: ZonMw, 2001.

Jones J, Hunter D. Qualitative Research: Consensus methods for medical and health services research. BMJ,1995;311:376-380.

Klazinga NS. Quality management of medical specialists care in The Netherlands. An explorative study of its nature and development. Overveen: Belvédère, 1996.

Kruijthof K. Doctors' Orders. Specialists' day to day work and their jurisdictional claims in Dutch hospitals (proefschrift). Nieuwegein: Drukkerij Badoux, 2005.

Maso I, Smaling A. Kwalitatief onderzoek: praktijk en theorie. Amsterdam: Boom, 2004.

Nabitz U, Brink W van de, Jansen P. Using concept mapping to design and indicator framework for addiction treatment centres. International Journal of Quality in Health Care, 2005;17(3):193-201.

Neuman WL. Social Research Methods. Qualitative and Quantitative approaches. Boston London Toronto Sydney Tokyo Singapore: Allyn and Bacon. 2000. 4th edition.

Plochg T, Delnoij DMJ, Hogervorst WVG, Dijk P van, Belleman S, Klazinga NS. Local health systems in 21st century: who cares? - an exploratory study on health system governance in Amsterdam. Eur J Public Health, 2006;16:559-564.

Trochim W, Kane M. Concept mapping: an introduction to structured conceptualization in health care. International Journal of Quality in Health Care, 2005;17(3):187-191.

Wester F. Strategieën voor kwalitatief onderzoek. Bussum: Coutinho, 1995.

Yin RK, Campbell DT. Case Study Research. Design and methods (3rd edition). London: Sage Publications, 2003.

Zandbelt LC, Smets EM, Oort FJ, Haes HC de. Coding patient-centered behaviour in the medical encounter. Soc Sci Med, 2005; 61(3):661-671.

Zwieten M van, Willems D. Methodologie van kwalitatief onderzoek: Waardering van kwalitatief onderzoek. Huisarts & Wetenschap, 2004;47(13):631-635.

Zwieten M van. The target of testing. Dealing with 'unexpected' findings in prenatal diagnosis. Amsterdam: Buijten & Schipperheijn, 2006. Proefschrift UvA.

Designs voor observationeel onderzoek

K.G.M. Moons
H. Burger

7.1 Inleiding

Dit hoofdstuk gaat over designs voor observationeel onderzoek. Hoewel deze designs ter beantwoording van zowel inventariserende, explorerende als toetsende onderzoeksvragen ingezet kunnen worden, staat hier de toepassing van observationeel onderzoek bij toetsende onderzoeksvragen naar de effectiviteit van zorginterventies centraal. Er bestaan verschillende vormen van observationeel onderzoek. In dit hoofdstuk worden besproken: cohort- of follow-up-onderzoek; patiëntcontrole- of case-controlonderzoek; cross-sectioneel of transversaal of dwarsdoorsnedeonderzoek en ecologisch onderzoek. Met deze designs kan men in principe een hypothese over de effectiviteit van een bepaalde interventie toetsen, ieder met zijn eigen voor- en nadelen. Kenmerkend voor deze designs is dat het vergelijkend onderzoek betreft waarbij minimaal twee groepen onderzoekseenheden worden betrokken. Eveneens kenmerkend is dat men bij iedere onderzoekseenheid de determinant en de uitkomst meet. De determinant ofwel onafhankelijke variabele is (in dit hoofdstuk) de onderzochte zorginterventie (versus alternatieve interventie inclusief geen interventie of placebo). Denk hierbij aan een geneesmiddel, type zorg, of een bepaalde chirurgische procedure in de context van een bepaald type ziekenhuis. De uitkomst ofwel afhankelijke variabele is het verschijnsel waarop men het effect van de determinant wil bestuderen, zoals sterfte, ziekte, complicaties, kwaliteit van leven, aantal ligdagen, consumptie of toegankelijkheid van zorg. Een vergelijkend toetsend onderzoek naar het effect van een bepaalde zorginterventie op een bepaalde uitkomst wordt uitgevoerd in een bepaalde steekproef van onderzoekseenheden, om vervolgens te generaliseren naar een groter domein. Het domein is de context en doelpopulatie waar de onderzoeksresultaten voor moeten gelden; de reikwijdte van de onderzoeksresultaten. Het domein is de overkoepelende populatie onderzoekseenheden en setting (bijvoorbeeld eerste, tweede of derde lijn) waaruit de onderzoekspopulatie een steekproef is. We merken graag op dat generaliseerbaarheid, met name binnen de sociale wetenschappen, ook vaak wordt aangeduid met externe validiteit. Wij geven hier echter de voorkeur aan de term generaliseerbaarheid, die duidelijker aangeeft wat wordt bedoeld. Voor de meeste vraagstellingen hoeft de onderzoekspopulatie overigens geen aselecte representatieve steekproef uit het domein te zijn. Sterker nog: een dergelijke steekproef is vaak erg inefficiënt. In een onderzoek naar de effectiviteit van bijvoorbeeld het voorschrijven van antibiotica bij pneumonie kan men op basis van externe kennis over het werkingsmechanisme van antibiotica veronderstellen dat de effectiviteit bij mannen en vrouwen niet anders is. Derhalve kan men als steekproef alleen mannen of alleen vrouwen uit het domein selecteren, al naar gelang het om praktische redenen goed uitkomt. Een representatieve steekproef is wel van wezenlijk belang in onderzoek naar de frequentie of het niveau van een bepaald gezondheidsfenomeen in Nederland, zoals bijvoorbeeld het aantal diabetespatiënten in Nederland.

Mits een toetsend onderzoek op valide wijze is opgezet en uitgevoerd (zie onder), kan men kwantificeren of er een verschil in uitkomst is tussen de groep eenheden met en zonder de interventie, en of dit verschil (klinisch en/of maatschappelijk) relevant en statistisch significant is.

We benadrukken dat binnen het gezondheidszorgonderzoek (GZO) de eenheid van observatie in observationeel (alsmede in gerandomiseerd) onderzoek zowel individuen/ patiënten als praktijken, zoals ziekenhuizen, bureaus jeugdzorg en scholen, kunnen zijn. Dus als we spreken over individuen of patiënten kan dit mutatis mutandis vervangen worden door ziekenhuizen, scholen en dergelijke. Voor algemene literatuur over de opzet en uitvoer van observationeel onderzoek verwijzen wij naar de aanbevolen literatuur.

7.2 Cohort- of follow-up-onderzoek

Een cohort is een groep individuen met eenzelfde eigenschap. Deelname aan of inclusie in een cohort wordt bepaald door het hebben van die eigenschap, die van alles kan zijn. Bijvoorbeeld woonachtig zijn in dezelfde plaats op een bepaald moment, zoals alle inwoners in 1948 in het plaatsje Framingham in de Verenigde Staten (het welbekende Framingham-cohort). Een eigenschap kan ook zijn het in een bepaalde periode een huisarts of ziekenhuis bezocht hebben met een of andere klacht, het ondergaan hebben van een bepaald type zorg, het ondergaan hebben van een reorganisatie van de zorg, het hebben van een bepaalde ziekte of diagnose, het werkzaam zijn in hetzelfde instituut of bedrijf, of de deelname aan een bepaalde opleiding of cursus. De oorsprong van een cohort komt uit de Romeinse tijd, waarin een cohort bestond uit een vast aantal soldaten als onderdeel van een groter legioen.

Voor iedere onderzoekseenheid geldt dat zodra aan de eigenschap wordt voldaan, zij geïncludeerd wordt in het cohort. Dit moment of tijdstip van inclusie noemen we cohort t_0. Dit tijdstip kan voor ieder lid hetzelfde zijn, bijvoorbeeld in een cohort gedefinieerd naar de eigenschap geboren in hetzelfde jaar, maar dat hoeft niet zo te zijn. In (zorg)interventieondezoek wordt een cohort namelijk vaak gedefinieerd naar het hebben van een bepaalde ziekte, die uiteraard niet iedereen op hetzelfde moment in kalendertijd krijgt. Vandaar dat we liever spreken van cohort t_0 in plaats van kalendertijd t_0. Cohort t_0 is het moment van inclusie in het cohort en de start van de observatieperiode voor dat individu.

In een cohortonderzoek dat als doel heeft de effectiviteit van een zorgintervertie op bepaalde uitkomsten te kwantificeren, vormt het toepassen/ondergaan van de interventie het uitgangspunt (cohort t_0). Een cohortonderzoek naar de effectiviteit van een interventie, begint dus met een groep onderzoekseenheden waarvan een deel interventie X heeft ondergaan/toegepast (indexgroep) en een ander deel de interventie niet heeft ondergaan/toegepast (controlegroep). Men kan verschillende typen controlegroepen kiezen: een controlegroep die geen interventie heeft ondergaan, ook wel aangeduid als de 'natuurlijk beloopgroep', of een groep die een andere interventie dan interventie X heeft ondergaan. Vervolgens worden de index- en controlegroep(en) gevolgd in de tijd (follow-up) om te observeren bij wie de uitkomst optreedt. In de analyse van het onderzoek wordt nagegaan of geobserveerde verschillen in optreden van de uitkomst verklaard kunnen worden door verschillen in ondergane of toegepaste interventie.

Deelname aan een cohort is in principe van onbeperkte duur: eens in een cohort, altijd in een cohort. Zodra men de eigenschap in kwestie 'ontwikkelt', wordt men lid van het cohort en zal dit altijd blijven. Dit betekent niet dat de omvang van het cohort niet kan afnemen. Zodra een cohort is gevormd, zal het aantal deelnemers (eenheden) na enige tijd meestal afnemen als gevolg van bijvoorbeeld verhuizing, weigering van verdere deelname of sterfte. Deze daling is uiteraard groter naarmate een cohort langer wordt gevolgd. In een cohortonderzoek moet men eigenlijk van elk lid nagaan en weten wat ermee gebeurt tot het einde van de observatie- of onderzoeksperiode. Men wil zo weinig mogelijk deelnemers verliezen, dat wil zeggen het zogenoemde 'loss-to-follow-up' zo klein mogelijk houden. Wij komen hier later op terug.

Of het nu een cohortonderzoek, case-control- of cross-sectioneel onderzoek betreft, elk interventieonderzoek vereist de definitie van een uitkomst aan de hand waarvan men de effectiviteit van de zorginterventie kan meten. Denk bijvoorbeeld aan uitkomstmaten zoals progressie van de ziekte waarvoor men de interventie startte, sterfte, complicaties, kwaliteit van leven, verblijfsduur in het ziekenhuis, zorgconsumptie en verandering van zorg. Wanneer het doel is de effectiviteit van een interventie te onderzoeken, raden wij aan om te kiezen voor uitkomstmaten die relevant zijn voor de personen in kwestie en het gebruik van zogenoemde intermediaire of zorgprocesmatige uitkomstmaten te vermijden. Voorbeelden van intermediaire uitkomstmaten zijn bloeddruk, cholesterolgehalte, concentratie van tumor- of infectiemarkers in het bloed. Onderzoekers kiezen nogal eens voor intermediaire uitkomstmaten omdat het aantal benodigde onderzoekseenheden dan vaak lager is. Echter, verandering in een of andere bloedparameter als gevolg van de interventie houdt nog niet in dat de patiënt beter af is. Een arts behandelt immers patiënten en geen bloedwaarden. In het geval er reeds een duidelijke relatie tussen een intermediaire en relevante gezondheidsuitkomst is aangetoond, is de keuze van een intermediaire uitkomstmaat wellicht te overwegen om redenen van efficiëntie.

De duur van de observatieperiode (follow-up) van een cohort is afhankelijk van de duur waarin men een effect van de interventie op de gekozen uitkomstmaat mag verwachten. Indien men kiest voor sterfte als uitkomstmaat, is over het algemeen een langere onderzoeksduur nodig dan wanneer men kiest voor progressie van de ziekte of zorgconsumptie. Het is erg belangrijk om de observatieduur van de cohortleden nauwkeurig vast te leggen, daar het optreden van de uitkomst uiteraard toeneemt met de observatieperiode. Het verwachte aantal sterfgevallen na 1 jaar observatie is lager dan na 2 jaar, 3 jaar et cetera. Ook de kans op loss-to-follow-up is groter naarmate de observatieduur langer is. Daarom moet bij de presentatie van het optreden van de uitkomst de follow-upduur worden vermeld.

Prospectief versus retrospectief cohortonderzoek
Een cohortonderzoek kan prospectief of retrospectief zijn (tabel 7.1). Prospectief houdt in dat bij aanvang van het onderzoek de interventie en uitkomst nog niet zijn opgetreden en retrospectief betekent dat bij aanvang de interventie en uitkomst reeds in het verleden plaats hebben gehad maar nog niet werden gemeten. In een prospectief cohortonderzoek volgt men de cohortleden in de tijd vanaf het heden (t_0) – waar de indeling in interventie- en controlegroep plaatsvindt. De onderzoeker wordt als het ware samen met de cohortleden ouder. In een retrospectief cohortonderzoek, ook wel historisch cohortonderzoek genoemd, gaat men terug in de tijd en selecteert men in het verleden een groep individuen die de indexinterventie heeft ondergaan en een controlegroep. Beide groepen worden gevolgd van het verleden naar het heden. Een nadeel is dat men geheel afhankelijk is van de betrouwbaarheid van in het verleden vastgelegde gegevens, met name over de interventie en de andere determinanten van de uitkomst (zogenoemde confounders, zie onder). Dientengevolge is in veel gevallen een retrospectief cohortonderzoek gevoeliger voor bias, met name confounding-bias en selectiebias door loss-to-follow-up (zie onder).

Validiteit en bias
Validiteit betekent de afwezigheid van bias. Bias betekent vertekening van de onderzochte relatie tussen de interventie en de uitkomst.

Tabel 7.1 Prospectief versus retrospectief cohortonderzoek.

	Verleden		Heden (t_0)		Toekomst
Prospectief			Interventie	→	Uitkomst
			Controle	→	Uitkomst
Retrospectief	Interventie	→	Uitkomst		
	Controle	→	Uitkomst		

Een valide onderzoek houdt in dat het gekwantificeerde effect van de interventie op de uitkomst bij die onderzoekseenheden correct is. Een niet-valide onderzoek bevat daarom een of andere vorm van bias. Grofweg worden drie vormen van bias in GZO onderscheiden: *confounding-bias*, *informatiebias*, en *selectiebias*. Deze drie vormen worden hier beschreven in de context van een cohortonderzoek, maar doen zich eveneens en vaak op dezelfde wijze voor bij de andere observationele onderzoeksdesigns (zie ook paragraaf 2.4).

De eerste en belangrijkste vorm van bias in een observationeel onderzoek naar de effectiviteit van een interventie is *confounding-bias*. Het doel van elk type interventieonderzoek is te kwantificeren of een verschil in optreden van de uitkomst tussen de index- en controlegroep werkelijk komt door de interventie en niet doordat de twee groepen onderzoekseenheden bij aanvang reeds verschillend waren op andere determinanten van die uitkomst. Denk hierbij aan verschillen in bijvoorbeeld leeftijd, geslacht, maar vooral aan de verschillen in indicatie waarom de ene persoon wel een bepaalde interventie heeft gekregen en de andere (controle)persoon geen of een andere interventie heeft gekregen. Deze verschillen in therapie- of interventie-indicatie die hebben geleid tot verschillende interventiekeuzen, zijn uiteraard een reflectie van verschillen in ernst van de ziekte, voorgeschiedenis, familiegeschiedenis, en vaak ook weer in leeftijd en geslacht. Dientengevolge zijn op het moment van het krijgen van de interventie, *at baseline*, de index- en controlegroep verschillend op factoren die van invloed kunnen zijn op het optreden van de uitkomst. Daarom zal het achteraf onduidelijk zijn of een verschil in uitkomst tussen de twee onderzoeksgroepen werkelijk door het verschil in de gekregen interventie is ontstaan, of door een verschil in deze andere factoren. Al deze andere factoren die van invloed zijn op het optreden van de uitkomst en verschillend zijn tussen de twee groepen onderzoekseenheden, noemen we *confounders* (verstorende variabelen). In interventieonderzoek verschillen de index- en controlegroep idealiter alleen op de onderzochte interventie. Alle andere determinanten, en dus de hele indicatiestelling, dienen 'uitgeschakeld' te zijn, dat wil zeggen gemiddeld gelijk verdeeld. Echter, in een observationeel interventieonderzoek wordt een groep individuen die de zorginterventie routinematig in praktijk – dus op indicatie – heeft gekregen van de behandelaar, vergeleken met een groep die deze interventie niet heeft gekregen. De behandelde patiënten zullen door de indicatiestelling dus altijd anders zijn dan de niet-behandelde patiënten. Dientengevolge is er in een observationeel onderzoek naar de beoogde effecten van een of andere interventie vrijwel altijd sprake van *confounding by indication*. Zie voor een nadere beschouwing Vandenbroucke (2004).

Het enige dat men kan doen is ervoor zorgen dat bij aanvang van de observatieperiode alle bekende determinanten van de uitkomst – dus de factoren die de verschillen in indicatie bepalen – zijn gemeten bij alle onderzoekseenheden in de index- en controlegroep. Zo kan men achteraf in de statistische analyse – waarin men het optreden van de uitkomst vergelijkt tussen de index- en controlegroep –

corrigeren voor verschillen in die andere factoren. Deze correctie voor confounders is mogelijk met behulp van multivariabele regressietechnieken. Het grote en onoplosbare probleem blijft dat men dit alleen kan doen voor de bekende en dus gemeten risico- en indicatiefactoren, en niet voor de onbekende factoren. In geval van experimenteel onderzoek waarbij gerandomiseerd wordt, zijn zowel alle bekende als onbekende factoren gelijk verdeeld over de index- en controlegroep, mits de groepen voldoende groot zijn. Confounding by indication is de belangrijkste vorm van bias en correctie ervoor is *de* uitdaging in elke vorm van observationeel interventieonderzoek.

Een tweede vorm van bias in (geaggregeerd en niet-geaggregeerd) observationeel onderzoek naar de effectiviteit van interventies is dat kennis over wie de interventie heeft ondergaan en wie niet, van invloed is op het meten of ervaren van de uitkomst. Dit kan zowel op het niveau van de onderzoeker als op het niveau van de patiënt een rol spelen. Als de onderzoeker die verantwoordelijk is voor het meten van de uitkomst, vooraf informatie heeft over wie in de index- en wie in de controlegroep zit, kan deze wetenschap invloed hebben op de uitkomstmeting zelf of op de interpretatie van de meting. Als deze invloed systematisch verschilt tussen de twee groepen, leidt dit tot zogenoemde *informatiebias*. Dit heeft te maken met de verwachting van de onderzoeker over het effect van de interventie. Indien de uitkomstmeting een interview met de patiënt of arts vereist, kan de onderzoeker zelfs de uitslag van de uitkomstmeting beïnvloeden door meer of minder subjectieve vragen te stellen. Deze vorm van informatiebias, zogenaamde *observer-bias*, is eenvoudig op te lossen. De kans op observer-bias wordt kleiner door allereerst gebruik te maken van een eenduidige definitie van de uitkomst en een systematische meting van deze uitkomst. Maar vooral door de onderzoeker die de uitkomst meet, niet op de hoogte te brengen van wie wel of niet de interventie heeft ondergaan, het zogenoemde blinderen. De noodzaak voor blindering is minder naarmate de uitkomstmaten 'harder' of 'objectiever' te meten zijn. Indien de uitkomst bijvoorbeeld sterfte, zorgconsumptie of verblijfsduur betreft, speelt observer-bias weinig tot geen rol. Wanneer de uitkomstmeting echter interpretatie vereist, bijvoorbeeld als gebruikgemaakt wordt van een interview met de patiënt of arts, van beeldvormende methoden of van pathologisch onderzoek, is de noodzaak voor blindering van de observer en een strak geprotocolleerde uitkomstmeting groter.

Een vergelijkbare bias kan ook optreden op het niveau van onderzoekseenheden, bijvoorbeeld de patiënt. Indien de patiënt weet dat hij wel of niet behandeld is, kan deze kennis invloed hebben op de ervaren gezondheid. Bovendien kan deze wetenschap leiden tot het initiëren van allerlei leefstijlaanpassingen. Zo zal bijvoorbeeld een patiënt die weet dat hij behandeld is, minder snel naar andere 'interventies' grijpen om zich beter te voelen dan een patiënt die niet behandeld is. Ook hier geldt uiteraard dat dit minder problemen geeft voor 'harde' eindpunten, maar des te meer voor subjectieve eindpunten als ervaren pijn en kwaliteit van leven.

In een gerandomiseerd interventieonderzoek wordt dit probleem meestal opgelost door de controlegroep een placebobehandeling te geven en alle onderzoeksdeelnemers te blinderen voor de gelote interventie. In een observationeel interventieonderzoek is dit niet mogelijk. Daarom zal in observationeel interventieonderzoek de controlegroep altijd een groep zijn die een alternatieve interventie ondergaat. Dit kan ook geen interventie betekenen. Men dient dus te beseffen dat een waargenomen verschil in uitkomst tussen de index- en controlegroep in een observationeel interventieonderzoek niet volledig door de interventie veroorzaakt hoeft te zijn, maar mede het gevolg kan zijn van de subjectiviteit van de onderzoekseenheden en eventuele andere effecten zoals die van leefstijlaanpassingen. Ook hier geldt dat de rol van deze factoren groter is naarmate de uitkomstmaat minder 'hard' is.

Wij willen overigens allerminst suggereren dat een placebovergelijking de beste vorm van interventieonderzoek is. Een niet-patiëntgeblindeerd interventieonderzoek – gerandomiseerd of niet – dat het effect van een indexinterventie vergelijkt met een controle-interventie inclusief de daarbij behorende invloeden van de patiënten, geeft vaak een reëler beeld van het te verwachten effect in de praktijk. Dit type onderzoek wordt daarom vaak pragmatisch (ten opzichte van placebogecontroleerd) interventieonderzoek genoemd.

Merk echter op dat de waarnemer vrijwel altijd geblindeerd moet en kan zijn en dat confounding (by indication) blijft bestaan wanneer de te vergelijken interventies niet gerandomiseerd worden toegewezen aan de onderzoeksdeelnemers.

Box 7.1 Voorbeeld van een cohortonderzoek in gezondheidszorgonderzoek

Mensen die een ernstig hersenletsel hebben opgelopen – meestal als gevolg van een trauma – hebben een hoog risico op overlijden en blijvende neurologische schade. Zij moeten daarom worden behandeld op de intensive care. Een belangrijk aspect in de zorg van deze patiënten is ervoor te zorgen dat de druk in de hersenen niet te hoog wordt. Er bestaat al lang een dispuut in de literatuur of men bij deze patiënten – indien de eerste 24 uur zijn overleefd – nu juist een intensive carebehandeling moet toepassen waarin men continu en op invasieve wijze de intracraniële druk en doorbloeding meet en op basis van strikte streefwaarden in deze beide parameters de behandeling steeds aanpast: dus een strikt geprotocolleerde behandeling op basis van de intracraniële druk en doorbloeding. Het alternatief is dat men juist algemene intensive care moet bedrijven, gericht op behoud van de vitale lichaamsfuncties en zonder gebruik te maken van die invasieve monitoring en strikte streefwaarden in hersendruk en doorbloeding. Doordat de ene school c.q. het ene ziekenhuis vast gelooft in de effectiviteit van de standaard intensive carebehandeling en de andere vast gelooft in de meer invasieve intensive carebehandeling, is een gerandomiseerd onderzoek nog nooit uitgevoerd, in geen enkel land. Deze situatie bestaat omdat men niet toelaat dat binnen één ziekenhuis het lot bepaalt welke behandeling men moet toepassen bij patiënten met een ernstig hersenletsel. Daarom is een observationeel onderzoek waarin men de uitkomsten (bijvoorbeeld sterfte) vergelijkt tussen ziekenhuizen die de standaardbehandeling toepassen versus ziekenhuizen die de invasieve en strikt geprotocolleerde behandelvorm toepassen, de enige oplossing om een idee te krijgen welke zorgstrategie beter is. Een dergelijk onderzoek is recent uitgevoerd in Nederland (Cremer et al., 2005).

De onderzoekers selecteerden in 2004 twee Nederlandse traumacentra: Centrum A bedreef standaard intensive care gericht op behoud van de vitale functies (controlegroep) en centrum B de invasievere en strikt geprotocolleerde zorg (indexgroep). Met een retrospectief cohortonderzoek selecteerden de onderzoekers in elk ziekenhuis alle traumapatiënten die op de intensive care hadden gelegen tussen 1996 en 2001 en nog in leven waren na 24 uur: 122 in centrum A en 211 in centrum B. In beide groepen werden verschillende uitkomsten gemeten, zoals zorgconsumptie (hoeveelheid medicamenteuze therapie), beademingsduur, ligduur op de IC en in het ziekenhuis, sterfte en neurologische schade na 1 jaar. In de analyse werd voor alle andere verschillen tussen de index- en controlegroep die van invloed konden zijn op de uitkomsten (confounders) gecorrigeerd, zoals verschil in ernst van het trauma, moment van opname sinds het trauma, geleverde zorg in de ambulance, leeftijd, en geslacht. De resultaten waren dat in centrum B de zorgconsumptie, beademingsduur en ligduur op IC en in het ziekenhuis significant hoger waren, terwijl dit niet gepaard ging met minder sterfte en neurologische schade. De onderzoekers concludeerden dat, hoewel er altijd sprake kan zijn van andere verschillen tussen beide centra waarvoor niet gecorrigeerd is, een strikt geprotocolleerde therapie op basis van invasieve monitoring niet leidt tot een betere prognose van de patiënten en zelfs tot een toename van de zorgintensiteit en dus kosten.

Selectiebias als derde vorm van bias treedt op in observationeel onderzoek wanneer in de interventie- of in de controlegroep door de aard van de selectie van de onderzoekseenheden, de uitkomst meer of minder vaak zal voorkomen. Er wordt vaak gezegd dat *selectiebias* niet kan optreden in onderzoek waarin de onderzoekseenheden geselecteerd zijn op aan- of afwezigheid van de determinant, omdat vooraf, bij de indeling in de interventie- en controlegroep, nog niet bekend is wie de uitkomst krijgt. Inderdaad treedt selectiebias vooral op in patiëntcontroleonderzoeken, maar kan wel degelijk ook optreden bij andere vormen van observationeel onderzoek. Een bekend voorbeeld van selectiebias in een cohortonderzoek is het zogenoemde healthy workereffect (box 7.2).

Box 7.2 Voorbeeld van selectiebias in een cohortonderzoek
Het healthy workereffect treedt vooral op wanneer men gezondheidsuitkomsten van een cohort beroepswerknemers vergelijkt met bijvoorbeeld een cohort uit de algemene bevolking. Gezondheidsuitkomsten – morbiditeit en mortaliteit – zijn meestal beter ('gezonder') in de eerste groep dan in de algemene bevolking, omdat mensen die werken hun tewerkstelling juist te danken hebben aan hun relatief goede algemene gezondheidstoestand. Een bekend voorbeeld is een onderzoek dat de gezondheidsuitkomsten van een cohort arbeiders werkzaam in een autobandenfabriek, ofwel de rubberindustrie (indexgroep) vergeleek met een controlecohort uit de algemene bevolking met eenzelfde leeftijds- en geslachtsverdeling (McMichael et al., 1974). De mortaliteit in de algemene bevolking was verassend ongeveer een factor 1,3 hoger. De indexgroep bleek a priori reeds een geselecteerde, gezonde groep werknemers (healthy workers).

Een ander voorbeeld van selectiebias in een observationeel cohortonderzoek is selectieve loss-to-follow-up of selectieve non-respons (dat overigens ook kan optreden in de andere observationele onderzoeksvormen). Dit treedt op wanneer gedurende de observatieperiode het percentage onderzoekseenheden dat 'verdwijnt' uit het onderzoek verschillend is voor de index- en controlegroep, en dit verdwijnen bovendien op enigerwijze gerelateerd is aan (de ontwikkeling van) de uitkomst. Het komt bijvoorbeeld voor dat met name in de controlegroep de ziekere individuen (die dus waarschijnlijk de uitkomst zouden ontwikkelen) besluiten niet meer deel te nemen aan het onderzoek, in tegenstelling tot de individuen in de indexgroep. In dat geval is in de analysefase de controlegroep relatief gezonder dan de indexgroep, hetgeen leidt tot een onderschatting van het effect van de interventie. De beste oplossing voor dit probleem is, zoals gezegd, de loss-to-follow-up te minimaliseren. Ook wordt soms in de analysefase bij degenen van wie de uitkomst uiteindelijk niet is geobserveerd, alsnog een uitkomstwaarde 'geschat en geïmputeerd (ingevuld)' op basis van de wel geobserveerde gegevens of op basis van eerdere uitkomstmetingen, die dan geëxtrapoleerd worden over de tijd (Donders, 2006).

Tot slot merken wij op dat confounding de enige vorm van bias is waar achteraf in de analysefase van een observationeel interventieonderzoek – cohort, cross-sectioneel, case-control of ecologisch – enigszins voor gecorrigeerd kan worden. Dit is niet mogelijk voor informatie- en selectiebias, behalve, tot op zekere hoogte, correctie voor selectieve loss-to-follow-up of non-respons door middel van zogenoemde imputatie. Informatie- en selectiebias kunnen slechts vooraf voorkomen worden, door een goede opzet van het onderzoek te kiezen. Indien deze vormen van bias alsnog optreden, kan men achteraf slechts beredeneren wat de mogelijke gevolgen zijn geweest op de waargenomen uitkomstverschillen tussen de index- en de controlegroep.

7.3 Case-controlonderzoek

Case-controlonderzoek, indien het patiënten betreft spreekt men vaak van patiëntcontroleonderzoek, verschilt niet wezenlijk van cohortonderzoek. Het enige verschil betreft de wijze waarop de onderzoekseenheden worden geselecteerd. Terwijl bij cohortonderzoek twee groepen personen met en zonder de te onderzoeken determinant (bijvoorbeeld zorginterventie) worden geselecteerd, worden bij case-controlonderzoek cases, bijvoorbeeld patiënten met een bepaalde uitkomst, verzameld samen met een steekproef van 'controles' zonder de uitkomst. Bij de cases en de controles wordt vervolgens de frequentie bepaald van de determinant (zorginterventie) waarin men is geïnteresseerd. De mate waarin de frequentie van de aanwezigheid van de interventie verschilt tussen de cases en de controles, is een maat voor de associatie tussen interventie en uitkomst. Als de frequentie van de interventie lager is bij de cases dan bij de controles, dan is dit een aanwijzing voor een risicoverlagend effect, terwijl men bij een risicoverhogend effect verwacht dat de frequentie van de interventie juist verhoogd is bij de cases ten opzichte van de controles.

> **Box 7.3 Voordelen van een cohortonderzoek**
>
> De voordelen of redenen om te kiezen voor een cohortonderzoek zijn grotendeels de nadelen of redenen om niet te kiezen voor een case-controlonderzoek (zie onder) en vice versa.
>
> *Voordelen,/wanneer juist een cohortonderzoek*
> - Meerdere uitkomsten: In een cohortonderzoek worden de onderzoekseenheden geselecteerd op aanwezigheid (hebben ondergaan of toegepast) van de interventie versus de afwezigheid ervan: index- respectievelijk controlegroep. Een groot voordeel hiervan is dat men naar meerdere uitkomsten kan kijken, ofwel het effect van de zorginterventie op verschillende typen uitkomsten kan kwantificeren.
> - Relatief zeldzame interventie: Doordat de onderzoekseenheden worden geselecteerd op aan- versus afwezigheid van de zorginterventie in kwestie, is een cohortonderzoek vooral aan te raden/efficiënt in geval van relatief zeldzame zorginterventies. Men kan heel gericht de onderzoekseenheden selecteren op het hebben ondergaan of toegepast van de interventie in kwestie.
> - Relatief kort tijdsinterval tussen interventie en uitkomst: Een prospectief cohortonderzoek is vooral aan te bevelen, dat wil zeggen efficiënt, wanneer het verwachte effect van de zorginterventie op de uitkomst in een relatief kort tijdsinterval optreedt.

Naarmate het effect op een gekozen uitkomst langer op zich laat wachten, dient men de onderzoekseenheden langer in de tijd te volgen, hetgeen het onderzoek meestal aanzienlijk duurder maakt. Een retrospectief cohortonderzoek is dan veel efficiënter. Echter, hoe langer het tijdsinterval tussen interventie en uitkomst, hoe verder men terug in de tijd moet om de cohortleden te verzamelen en in te delen in aan- versus afwezigheid van de interventie. Over het algemeen geldt, ook voor case-controlonderzoeken: hoe verder men terug moet in de tijd, hoe onbetrouwbaarder de in het verleden vastgelegde gegevens zijn, met alle gevolgen van dien (zie boven en box 7.7).

- Relatief veel voorkomende uitkomsten: Een cohortonderzoek is vooral aan te raden wanneer de gekozen uitkomst veelvuldig optreedt. Hoe zeldzamer het optreden van de uitkomst is, hoe groter het onderzoek moet zijn wat betreft het aantal cohortleden in de index- en controlegroep, teneinde toevalsvariatie te kunnen uitsluiten. Bij zeldzame uitkomsten kiest men liever voor een case-controlonderzoek (zie onder).

De nadelen ofwel redenen om juist niet te kiezen voor een cohortdesign maar liever voor een case-controlonderzoek zijn het complement van de bovengenoemde voordelen (zie box 7.7).

De methodologische valkuilen zijn bij case-controlonderzoek talrijker en dieper dan bij de andere observationele designs zoals cohort- en cross-sectioneelonderzoek. Dit is de belangrijkste reden van de minder goede reputatie van dit efficiënte onderzoeksdesign. De matige reputatie heeft vooral te maken met het doorgaans retrospectieve karakter van de gegevensverzameling ter vaststelling van de determinantstatus. Indien de vaststelling van de determinantstatus op enigerlei wijze verschilt tussen de onderzoekseenheden met de uitkomst, de cases, en de onderzoekseenheden zonder de uitkomst, de controles, kan dit leiden tot vertekening van de resultaten. Dit is zoals gezegd een nadeel van elk retrospectief onderzoek en geldt niet zozeer alleen voor case-controlonderzoek. De reputatie van case-controlonderzoek heeft verder te lijden onder de complexiteit van het selecteren van controles, wat tegelijkertijd de validiteit van de resultaten sterk kan beïnvloeden.

Box 7.4 Voorbeeld van case-controlonderzoek in gezondheidszorgonderzoek

Een voorbeeld van gezondheidszorgonderzoek waarbij men voor de case-controlopzet heeft gekozen, is het onderzoek naar voorspellers van fouten bij het voorschrijven van geneesmiddelen (Fijn et al., 2002). Gedurende twee opeenvolgende weken werden alle voorschriften in twee Nederlandse opleidingsziekenhuizen verzameld met uitsluiting van herhalingsrecepten. Van de in totaal 5302 voorschriften werden alle ruim 400 voorschriften met een of meer fouten geselecteerd (de cases) en een willekeurige steekproef van ruim 1400 voorschriften zonder fouten (de controles). Fouten werden gedefinieerd als administratieve of procedurele fouten en farmacotherapeutische fouten. Van alle case- en controlevoorschriften werd vervolgens de determinantstatus nagegaan: karakteristieken van de voorschrijver zoals specialisme, patiëntkarakteristieken zoals leeftijd, geslacht, aantal gelijktijdige voorschriften en karakteristieken van het geneesmiddel, zoals het aantal jaren op de markt en of het een voortgezet recept van voor de ziekenhuisopname betrof. Bij analyse bleek onder andere dat voorschriften van de orthopedisch chirurg en voortgezette voorschriften een verhoogde kans op fouten hadden. De case-controlonderzoeksopzet is voor de beantwoording van deze vraagstelling efficiënt geweest vergeleken bij een cohortonderzoeksopzet. In het laatste geval had men immers van alle 5302 voorschriften de determinantstatus moeten bepalen.

Selectie van de cases en controles

De selectie van cases moet onafhankelijk van hun expositie aan de determinant (interventie) geschieden om selectiebias te voorkomen. Bij de selectie van de cases kan het gaan om prevalente of incidente cases. Bij prevalente cases is de uitkomst al gebeurd ten tijde van de meting van de determinant. Men spreekt in dat geval van een cross-sectioneel case-controlonderzoek (zie onder). Bij incidente, dat wil zeggen nieuw ontstane, cases is dit niet het geval. Het gebruik van incidente cases heeft de voorkeur om twee redenen. Ten eerste kan het bij prevalente gevallen zijn dat de determinant die men vindt, niet zozeer oorzaak is van het ontstaan van een bepaalde uitkomst (bijvoorbeeld ziekte), maar van het blijven bestaan van een bepaalde uitkomst (bijvoorbeeld ziekteduur). Ten tweede, en misschien nog belangrijker, kan het zijn dat de uitkomst de determinant heeft veroorzaakt in plaats van andersom. In een onderzoek met als uitkomst verandering van medicatiebeleid voor de behandeling van hypertensie en als determinant therapietrouw werd geconcludeerd dat slechte therapietrouw is geassocieerd met een verhoogd risico op verandering van het medicamenteuze beleid bij de hypertensieve patiënt (Van Wijk et al., 2004). Onder andere omdat in dit onderzoek niet prevalente maar incidente cases werden gebruikt, kon men redelijkerwijs uitsluiten dat de lage therapietrouw het *gevolg* was van de verandering van het medicamenteuze beleid in plaats van de oorzaak.

Box 7.5 Selectie van de controles en selectiebias in een case-controlonderzoek

Stel dat men een onderzoek wil doen naar de effectiviteit van voorlichting over seksueel overdraagbare aandoeningen bij de preventie van HIV-infectie. En stel dat men dit onderzoek in Nigeria uit wil voeren, waar AIDS en HIV een groot gezondheidsprobleem vormen. Men zal dan als cases inwoners van Nigeria met HIV-infectie verzamelen en proberen vast te stellen of zij adequaat voorgelicht zijn. De vraag is nu wat een goede controlegroep is. Een steekproef van Nederlanders zonder HIV lijkt onzinnig, omdat in Nederland jongeren op grote schaal worden voorgelicht. Zij kunnen onmogelijk de determinantfrequentie (de frequentie van adequate voorlichting) weerspiegelen in de bronpopulatie van de cases. Selectie van een dergelijke controlegroep zou leiden tot een onderschatting van het effect van de voorlichting (selectiebias). Ook een representatieve steekproef uit de gehele Nigeriaanse populatie kan leiden tot een over- of onderschatting van het effect van de voorlichtingsinterventie als gevolg van selectiebias, indien er sterke regionale verschillen zijn in voorlichtingsgraad tussen bijvoorbeeld de stads- en plattelandsbevolking. De meest veilige optie is meestal om in de zogenaamde 'catchment area' van de ziekenhuizen waar men de cases heeft verzameld, ook de controles te selecteren. Men weet dan vrij zeker dat zij, als zij HIV hadden gekregen, ook als cases in het onderzoek zouden zijn opgenomen. Om redenen van statistische power is het beter om per case meerdere controles te kiezen. Het is echter aangetoond dat de winst aan 'power' sterk afneemt als het aantal controles per case groter wordt dan vier.

Bij de selectie van de controles moet voorop staan dat dit net als bij de cases onafhankelijk van hun determinantstatus gebeurt om selectiebias te voorkomen. De selectie van controles is vaak aanleiding voor discussie en een oorzaak van selectiebias in een case-controlonderzoek. Gelukkig zijn er duidelijke richtlijnen te formuleren. Indien men zich realiseert dat case-control- en cohortonderzoek niet wezenlijk verschillen en eigenlijk alleen maar twee manieren zijn om naar dezelfde determinantuitkomstontwikkeling in de tijd in een bepaalde populatie te kijken, is het duidelijk dat de cases een bepaalde hypothetische bronpopulatie definiëren: de populatie waaruit ze zijn voortgekomen. De controles moeten deze bronpopulatie representeren. In het bijzonder moeten ze de frequentie van de zorginterventie weerspiegelen in de bronpopulatie. Het lastige is dat deze bronpopulatie niet altijd concreet gedefinieerd is. Meestal is er geen probleem wanneer de controles zodanig worden gekozen dat zij, als zij de uitkomst hadden gekregen, ook als patiënten in het onderzoek zouden zijn opgenomen, geheel analoog aan cohortonderzoek. Indien dit niet het geval is, kan er selectiebias optreden (box 7.5).

Retrospectief of prospectief case-controlonderzoek

Vaak wordt gedacht dat case-controlonderzoek uitsluitend retrospectief kan worden uitgevoerd, omdat inherent aan de opzet de uitkomst al opgetreden moet zijn voordat de determinanten vastgesteld kunnen worden. Dit is niet juist. Het is mogelijk om binnen een prospectief cohortonderzoek een prospectief case-controlonderzoek te doen. Gedurende follow-up van een cohort worden alle cases met de uitkomst in kwestie verzameld, samen met een aantal willekeurig gekozen controles uit hetzelfde cohort. Bij de cases en de controles bepaalt men vervolgens de determinant en de confounders zoals die aan het begin van het onderzoek waren, bijvoorbeeld door een meting in opgeslagen bloed. Op deze manier hoeft men dus niet bij alle cohortleden de bepaling van determinant en confounders te doen maar alleen bij de cases en controles. De gegevens aan de hand waarvan men determinant en confounders bepaalt, moeten natuurlijk wel bij aanvang van het cohortonderzoek op een of andere manier vastgelegd zijn. Zo'n prospectief case-controlonderzoek ingebed in een bestaand prospectief cohortonderzoek, nested case-controlonderzoek genoemd, kan erg efficiënt zijn als de bepaling van de determinant erg duur of tijdrovend is. Indien bijvoorbeeld patiëntendossiers opgezocht moeten worden en helemaal bekeken moeten worden om de determinant, bijvoorbeeld een zorginterventie, inclusief alle mogelijke confounders juist te kunnen classificeren, is het een groot voordeel om dit niet voor het hele cohort te hoeven doen. Het prospectieve karakter van dergelijk onderzoek maakt de kans dat de uitkomst de determinant heeft beïnvloed erg klein, dit in tegenstelling tot het reguliere retrospectieve case-controlonderzoek. Bovendien is men bij een nested case-controlonderzoek altijd zeker dat de controles uit dezelfde bronpopulatie komen als de cases (box 7.6).

Selectie-, informatie- en confounding-bias

Zoals gezegd is in een case-controlinterventieonderzoek de mogelijkheid tot vertekening van de onderzoeksresultaten door selectiebias, informatiebias en confounding-bias niet wezenlijk anders dan bij cohortonderzoek zoals hierboven beschreven. Selectiebias is al besproken in de paragraaf over selectie van de onderzoekspopulatie. Informatiebias in case-controlonderzoek treedt op als de gegevensverzameling over de determinantstatus systematisch anders is bij cases dan bij controles. Indien personen, of dit nu patiënten zijn of professionals werkzaam in de gezondheidszorg, zich een bepaalde gebeurtenis of toestand moeten herinneren om de determinantstatus (bijvoorbeeld ondergane of toegepaste interventie) vast te kunnen stellen, is het niet ondenkbaar dat de herinnering systematisch wordt beïnvloed door ervaring of kennis over de aan- of afwezigheid van de uitkomst. Cases hebben doorgaans een beter geheugen aangaande hun voorgeschiedenis en ondergane interventies dan controles. In epidemiologisch jargon wordt deze vorm van informatiebias ook wel recallbias genoemd. In bovenstaand voorbeeld naar de relatie tussen ongunstige jeugdervaringen en consultatiefrequentie kan men zich voorstellen dat personen die de huisarts vaak bezoeken zich doordat ze zich zieker voelen het verleden anders herinneren dan personen die de huisarts weinig bezoeken. Als gezegd is dit een probleem dat bij al het retrospectieve onderzoek kan optreden, niet alleen bij case-controlonderzoek. Confounding-bias vormt ook een belangrijk probleem in elk (geaggregeerd en niet-geaggregeerd) observationeel interventieonderzoek; het case-controlonderzoek neemt wat dit betreft geen bijzondere plaats in. Het goed onder controle krijgen van confounding by indication is dan ook opnieuw de belangrijkste uitdaging bij de uitvoering van case-controlonderzoek gericht op het evalueren van interventie-effecten.

Matching

Aangezien matching een begrip is dat vaak wordt gekoppeld aan case-controlonderzoek, volgt hier een korte toelichting. Matching in case-controlonderzoek is een hachelijke onderneming. Matchen betekent dat men de cases en controles probeert 'gelijk te trekken' (matchen) voor wat determinanten (de potentiële confounders) van de uitkomst betreft. Men probeert zo de controlegroep gelijk te maken aan de casegroep voor variabelen waarvan men verwacht dat zij prognostisch van belang zijn. Dit gebeurt met het doel om confounding-bias tegen te gaan, maar dit doel wordt meestal juist niet bereikt.

Box 7.6 Voorbeeld van een prospectief (nested) case-controlonderzoek

Een goed voorbeeld is een onderzoek naar de relatie tussen ongunstige lichamelijke en/of geestelijke ervaringen in de vroege jeugd en de frequentie van bezoek aan de huisarts later in het leven. Dit onderzoek werd gedaan binnen een cohort van 1328 volwassenen die in 1995 ingeschreven waren bij een enkele huisartsenpraktijk. In de daaropvolgende vijf jaar werd bij iedereen de consultatiefrequentie bijgehouden. Uit dit cohort werd een groep cases, die de huisarts erg vaak bezochten, en een groep controles, die de huisarts weinig bezochten, geselecteerd (Kapur et al., 2004). Bij de cases en controles werd vervolgens via een interview nagegaan in hoeverre zij blootgesteld waren geweest aan ongunstige lichamelijke en of geestelijke ervaringen in de vroege jeugd.

Matchen van de controles aan de cases kan juist bias introduceren, omdat de controles op deze manier niet meer de bronpopulatie hoeven te representeren. Het is daarom essentieel als men toch per se wil matchen, het kan een onderzoek soms wel efficiënter maken, om hier in de analyse van de gegevens rekening mee te houden. Dit kan door stratificatie voor de factor waarop men gematcht heeft, of door voor deze factor te controleren in een multivariabel model. Overigens is nog een belangrijk nadeel van matching op prognostische factoren dat men de invloed van deze factoren op de uitkomst niet meer kan bestuderen. Voor een meer gedetailleerde beschrijving van matching wordt verwezen naar de aanbevolen literatuur, in het bijzonder Rothman (1986 en 2002).

Box 7.7 Voor- en nadelen van case-controlonderzoek

Zoals gezegd zijn de redenen om juist te kiezen voor een cohortonderzoek de redenen om af te zien van een case-controlonderzoek en vice versa (box 7.3).
- Het belangrijkste voordeel van een case-controlonderzoek is gelegen in

zijn efficiëntie. In een cohortonderzoek blijkt het altijd moeilijk om voldoende cases, dus onderzoekseenheden met een bepaalde uitkomst, te krijgen. Dit is voor een statistisch betrouwbaar resultaat van wezenlijk belang, omdat niet zozeer de grootte van de gehele onderzoekspopulatie de statistische betrouwbaarheid bepaalt, maar vooral het aantal cases. Daarom is een case-controlonderzoek waarbij men uitgaat van een vast aantal cases en waarbij men vervolgens een even groot (of tot vier keer groter) aantal controles verzamelt, erg efficiënt. Dit voordeel speelt natuurlijk vooral bij zeldzame uitkomsten waarbij juist een cohortonderzoek niet is geïndiceerd (box 7.3).

- Een ander voordeel van een case-controlonderzoek is dat men meerdere determinanten (interventies) van de uitkomst (cases) kan onderzoeken. Een case-controlonderzoek is juist niet te adviseren indien de interventie zeldzaam wordt toegepast.
- Naarmate het effect van een interventie op een uitkomst langer kan zijn, doet men als gezegd liever geen cohortonderzoek (inefficiënt), maar kiest men liever voor een case-controlonderzoek.
- Een veel gehoord nadeel is dat case-controlonderzoek relatief gevoelig voor bias zou zijn. Dit is juist als het gaat om bias door selectie van de controles (zie boven bij selectiebias). Het probleem van informatiebias (met name recallbias) is echter veel meer gekoppeld aan het vaak, maar niet noodzakelijkerwijze retrospectieve karakter van case-controlonderzoek. Tenslotte is confounding-bias een probleem in elk observationeel interventieonderzoek.
- Verder kan het een nadeel zijn dat met een case-controlonderzoek geen absolute risico's op de uitkomst kunnen worden geschat maar alleen relatieve risico's (meestal in de vorm van oddsratio's), terwijl voor veel medische beleidsvragen het vaak wel van belang is om een absolute kans voor een bepaalde uitkomst gegeven een bepaalde interventie te weten.

7.4 Cross-sectioneel onderzoek

Een cross-sectioneel of transversaal of dwarsdoorsnedeonderzoek is een onderzoek waarin de aan/afwezigheid van de determinant (in dit geval de aan/afwezigheid van de interventie) gemeten wordt op hetzelfde moment als de uitkomst. Dit in tegenstelling tot een cohortonderzoek, waarin eerst de aan/afwezigheid van de interventie wordt gemeten en vervolgens de uitkomst en een case-controlonderzoek waarin dit omgedraaid is. Het verschil is dus dat de onderzoekseenheden in een cross-sectioneel onderzoek niet prospectief dan wel retrospectief in de tijd worden gevolgd. Merk op dat in een cross-sectioneel onderzoek de deelnemers nog steeds geselecteerd kunnen worden ofwel op de aan/afwezigheid van de uitkomst (cross-sectioneel case-controlonderzoek), ofwel op de aan/afwezigheid van de determinant of zorginterventie (een soort cross-sectioneel cohortonderzoek). De in de eerdere paragrafen beschreven typen uitkomsten en risico's op bias voor observationeel onderzoek gelden uiteraard ook voor cross-sectionele designs en worden derhalve hier niet uitgebreid meer toegelicht. Echter, er zijn enkele specifieke vormen van bias die vooral in cross-sectioneel onderzoek worden aangetroffen en die te maken hebben met de volgorde in oorzaak en gevolg. Hoewel het uiteraard efficiënt is om bij elke onderzoeksdeelnemer de determinant (ondergane of toegepaste interventie) en uitkomst op hetzelfde moment te meten, is het vaak moeilijk te achterhalen of de gemeten uitkomsten inderdaad het gevolg zijn van de ondergane/toegepaste interventie. Het kan zijn dat het optreden van bepaalde uitkomsten geleid hebben tot veranderingen in de determinant (dus indicatie tot het geven van een bepaalde interventie) en niet andersom. Met andere woorden, de gemeten determinant op dat moment kan een gevolg zijn van de uitkomsten. Neem bijvoorbeeld een cross-sectioneel onderzoek waarin men wil nagaan of het (veel of weinig) tillen van patiënten leidt tot lumbosacrale pijn bij verpleegkundigen. Als men nu bij iedere verpleegkundige nagaat of ze tillen en hoe vaak en op welke wijze (determinant), en ook op hetzelfde moment vraagt of ze lage rugpijn hebben, is het lastig te achterhalen of een eventueel verschil in rugpijn werkelijk een gevolg is of een oorzaak van een eventueel verschil in tillen.

Kortom, wanneer men oorzaak-en-gevolgrelaties onderzoekt, wat bijna altijd het geval is in interventieonderzoek – leidt een bepaald type interventie tot bepaalde uitkomsten? – is een cross-sectioneel design zelden geschikt. Een uitzondering hierop vormt het geval waarin de determinant in kwestie constant is over de tijd, bijvoorbeeld wanneer men de relatie tussen geslacht en zorgconsumptie wil kwantificeren, of tussen bloedgroep en het optreden van diepe veneuze trombose. Indien de determinant een type zorginterventie is die varieert in de tijd, is voorzichtigheid geboden. Het design is daarentegen uitermate geschikt en efficiënt om inzicht te krijgen in het probleem en om hypotheses te genereren. Binnen het GZO wordt dit design logischerwijs vooral gebruikt om inventariserende en explorerende onderzoeksvragen te onderzoeken.

Ten slotte merken we op dat een longitudinaal design – dan wel een cohort-, case-control- of ecologisch design – ook geen absolute zekerheid biedt over de richting van een verband. Soms is zoals gezegd reverse causality niet uit te sluiten. Stel dat het genoemde onderzoek naar de relatie tussen tillen en ernstige rugklachten longitudinaal was en dat er inderdaad een relatie tussen tilfrequentie bij de eerste meting en ernstige rugklachten bij de follow-upmeting werd gevonden. Dan is het nog steeds goed mogelijk dat deze relatie in werkelijkheid niet causaal van tillen naar rugklachten loopt. Het kan immers zijn dat pre-existente (geringe) rugklachten de tilfrequentie bij de eerste meting hebben beïnvloed en dat deze geringe klachten tegelijkertijd de voorloper waren van ernstige klachten bij follow-up. De ultieme remedie is natuurlijk de mensen met geringe rugklachten bij de uitgangsmeting uit te sluiten. Dit is echter niet altijd met zekerheid mogelijk.

7.5 Ecologisch onderzoek

In cohort-, case-control- en cross-sectioneel onderzoek zoals boven beschreven wordt bij individuele personen zowel determinant (interventie) als uitkomst gemeten, en worden deze gegevens op individueel niveau aan elkaar gerelateerd. In ecologisch onderzoek daarentegen wordt een associatie tussen een determinant en een uitkomst bestudeerd op geaggregeerd niveau. De samenvattende gegevens over morbiditeit, mortaliteit, zorgmaten, risicofactoren et cetera worden vergeleken tussen regio's of tijdsperioden. De opzet van geaggregeerd observationeel onderzoek is niet veel anders dan voor niet-geaggregeerd observationeel onderzoek. Derhalve gelden de principes die zijn besproken voor de drie vormen van observationeel onderzoek op niet-geaggregeerd niveau, inclusief de mogelijke vormen van bias en type uitkomstmaten, mutatis mutandis voor ecologisch onderzoek. De data-analyse van ecologisch onderzoek is wel vaak anders, aangezien men rekening moet houden met de aggregatie van verzamelde data. Daarbij brengt de macroniveaubenadering problemen met zich mee die de vertaling naar individueel niveau problematisch maken.

De belangrijkste en in elk geval zuiverste reden om voor ecologisch onderzoek te kiezen in plaats van voor observationeel onderzoek op individueel niveau, is dat de onderzoeksvraag op geaggregeerd niveau ligt. Voorbeelden daarvan zijn de volgende onderzoeksvragen: Leiden hogere gezondheidszorguitgaven in een land tot een betere gezondheidstoestand van de bevolking? Of: Heeft de introductie van antibiotica geleid tot een verlaging van de sterftecijfers aan infectieziekten? Dergelijke onderzoeksvragen kunnen alleen met ecologisch onderzoek worden bestudeerd. In het eerste geval door een vergelijking van landen, in het tweede geval door een vergelijking van nationale sterftecijfers in verschillende tijdsperioden. Daarnaast wordt ecologisch onderzoek echter ook –ondanks de methodologische beperkingen van het meten op geaggregeerd niveau – regelmatig gebruikt voor onderzoeksvragen op individueel niveau, omdat het – net als de cross-sectionele designs – een bijzonder kosteneffectief design is voor explorerend onderzoek en ter formulering van onderzoekshypotheses.

Er worden grofweg twee ecologische designs onderscheiden: die waarbij de determinant wordt gekarakteriseerd door een bepaalde geografische regio, en die waarbij de determinant door een bepaalde tijdsperiode wordt gedefinieerd. De veronderstelling is dat de geografische regio of de tijdsperiode staat voor de determinant waarin men eigenlijk is geïnteresseerd (box 7.8). De interventie is dan gekoppeld aan een bepaalde tijdsperiode of een bepaalde geografische regio. Indien het eerder in dit hoofdstuk vermelde onderzoek van Cremer et al., waarin mortaliteitscijfers worden vergeleken tussen ziekenhuizen die verschillende intensive carebehandelvormen toepassen, zou zijn uitgevoerd zonder bij individuele patiënten metingen te verrichten, dan zou er sprake zijn geweest van een ecologisch interventieonderzoek met een regio, eigenlijk een ziekenhuis, als determinant.

De vertekening die kan optreden bij de vertaling van de resultaten uit ecologisch onderzoek naar individuen, wordt samengevat onder de noemer *cross-levelbias*, populair ook wel aangeduid als de 'ecological fallacy' (Robinson, 1950). Deze vorm van vertekening is uiteraard alleen aan de orde wanneer de onderzoeksresultaten gebruikt worden voor inferenties over verbanden op individueel niveau, niet wanneer uitsluitend conclusies over verbanden op geaggregeerd niveau worden getrokken. De belangrijkste vormen van vertekening in ecologisch onderzoek worden hier besproken. Indien geografische regio's of tijdperiodes verschillen ten aanzien van andere determinanten van de uitkomst, kan uiteraard confounding-bias optreden. De meest voor de hand liggende confounders in dit verband zijn de leeftijds- en geslachtsverdeling van de populaties die behoren tot een bepaalde regio of tijdspanne. Als deze gegevens bekend zijn, kan hier natuurlijk voor worden gecorrigeerd. Veel bedreigender voor de validiteit zijn de factoren tussen landen die niet bekend zijn of niet te meten.

Ook effectmodificatie is lastig vast te stellen in ecologisch onderzoek en kan de validiteit van de bevindingen teniet doen. Uit de psychiatrische epidemiologie is bekend dat het effect van een bepaalde risicofactor of interventie afhangt van de prevalentie van die risicofactor. De relatie tussen cocaïnegebruik (risicofactor) en depressie is sterker als minder mensen cocaïne gebruiken waardoor dit gedrag meer afwijkend en daardoor meer depressiefmakend is (Weiss, 1998). In een sociale omgeving waar cocaïnegebruik heel gewoon is, wordt dit gedrag min of meer geaccepteerd en is daarom minder sterk gerelateerd aan het ontwikkelen van depressie. Het effect van cocaïne op het risico van depressie wordt dus gemodificeerd door de prevalentie van cocaïnegebruik. Extrapolatie van een ecologische relatie naar één individueel relatief risico is in een dergelijk geval niet gerechtvaardigd: het relatieve risico is afhankelijk van de prevalentie van de risicofactor.

Een derde probleem is dat van de concurrerende uitkomsten. Als in een bepaalde geografische regio (of tijdsperiode) de sterfte aan bijvoorbeeld hart- en vaatziekten relatief hoog is, blijven er minder mensen 'at risk' om aan kanker te overlijden. Zo kan er een bedrieglijk lage sterfte aan kanker worden gevonden in deze regio. Hoe de vergelijking tussen regio's voor wat betreft sterfte aan een bepaalde oorzaak uitvalt, wordt dus deels bepaald door het verschil in sterfte aan andere, concurrerende oorzaken. Ten slotte merken we graag op dat deze drie problemen niet uniek zijn voor ecologisch onderzoek, maar in elk observationeel onderzoek een rol kunnen spelen. Wel krijgen zij relatief veel kans in ecologisch onderzoek.

Box 7.8 Voorbeelden van ecologisch onderzoek

Een bekend voorbeeld van een ecologische onderzoeksopzet met een geografische regio als determinant is het onderzoek van John Snow eind negentiende eeuw. Hij observeerde dat cholera (de uitkomst) vooral voorkwam in een gebied (determinant) dat door één bepaalde pomp van water werd voorzien. Aan de hand van deze ontdekking kon men de hypothese opstellen dat een bepaalde factor in het drinkwater ten grondslag lag aan het ontwikkelen van de cholera-epidemie.

Een ander voorbeeld van een ecologische onderzoeksopzet met een geografische regio als determinant is het onderzoek naar toegankelijkheid van de gezondheidszorg in relatie tot het optreden van suïcide (Tondo et al., 2006). In dit onderzoek werden daartoe de suïcidecijfers uit 51 staten van de Verenigde Staten van Amerika verzameld. In elke staat werden ook verschillende economische maten voor de toegankelijkheid van zorg vastgelegd, zoals de proportie niet-verzekerden en de 'dichtheid' van psychiaters. Overigens, de eenheid van onderzoek is in dit geval een staat, zodat de steekproefgrootte van dit onderzoek dat gegevens van de hele VS betrof, slechts 51 bedroeg.

Een voorbeeld van een resultaat van een ecologische onderzoeksopzet met tijdsperiode als determinant is het onderzoek naar de relatie tussen jaartal en het aantal personen dat behandeld wordt met antiretrovirale middelen voor AIDS of HIV (Rice et al., 2005). Dit onderzoek was deel van de zogenaamde 3 by 5 strategie van de Wereldgezondheidsorganisatie (WHO). Doel van deze strategie was om in het jaar 2005 3 miljoen mensen met het HIV-virus toegang te laten hebben tot behandeling met antiretrovirale medicijnen. Bij dit onderzoek is men natuurlijk niet geïnteresseerd in de tijdseffecten per se, maar in de mate waarin de strategie om de beschikbaarheid van deze middelen te bevorderen is geslaagd.

7.6   Tot slot

In vergelijking met 'evidence' uit observationeel interventieonderzoek wordt 'evidence' die uit gerandomiseerd onderzoek komt een grotere validiteit toegedicht en daardoor als waardevoller beschouwd. Daar staan echter een aantal zaken tegenover. Gemiddeld zijn de inspanningen die gepleegd moeten worden voor een observationeel onderzoek aanmerkelijk geringer dan voor een gerandomiseerd onderzoek. Bovendien, als er géén duidelijke relatie bestaat tussen de indicatie (of contra-indicatie) voor een interventie enerzijds en de uitkomstvariabele anderzijds, hoeft observationeel onderzoek niet per se een minder valide resultaat te geven (Vandenbroucke, 2004). Tenslotte is het eenvoudigweg niet mogelijk bij alle beslissingen over mogelijke interventie in de gezondheidszorg te wachten tot een gerandomiseerd interventieonderzoek effectiviteit van die interventie heeft aangetoond. Enkele voorbeelden van de negatieve gevolgen die een dergelijke politiek kan hebben, vooral in relatief arme landen, werden onlangs samengevat in de BMJ (Potts et al., 2006).

Wij willen dit hoofdstuk daarom afsluiten met het onderstrepen van het belang van goed uitgevoerd observationeel onderzoek. Onderzoekers en consumenten van onderzoeksresultaten zullen zich voor elke afzonderlijke onderzoeksvraag moeten afvragen of de observationele benadering mogelijk is, of dat alleen een gerandomiseerd onderzoek een valide antwoord geeft.

Aanbevolen literatuur

Bouter LM, Dongen MCJM van, Zielhuis GA. Epidemiologisch onderzoek: opzet en interpretatie. Houten: Bohn Stafleu van Loghum, 2005.
Hennekens CE, Buring JE. Epidemiology in Medicine Boston/Toronto: Little, Brown & Co, 1987.
Rothman KJ. Modern epidemiology (first ed.). Boston/Toronto: Little, Brown & Co, 1986.
Rothman KJ. Epidemiology: An introduction (first ed.). Oxford: Oxford university press, 2002.
Vandenbroucke JP, Hofman A. Grondslagen der Epidemiologie. Utrecht: Bunge, 1990.

Referenties

Cremer OL, Dijk GW van, Wensen E van, et al. Effect of intracranial pressure monitoring and targeted intensive care on functional outcome after severe head injury. Crit Care Med, 2005; 33(10):2207-13.
Donders ART, Heijden G van der, Stijnen T, Moons KGM. Review: a gentle introduction to imputation of missing values. J Clin Epidemiol, 2006;59: 1087-91.
Fijn R, Bemt PM van den, Chow M, Blaey CJ de, Jong-Van den Berg LT de, Brouwers JR. Hospital prescribing errors: epidemiological assessment of predictors. Br J Clin Pharmacol, 2002;53:326-31.
Kapur N, Hunt I, Macfarlane G, McBeth J, Creed F. Childhood experience and health care use in adulthood: nested case-control study. Br J Psychiatry, 2004;185:134-9.
McMichael AJ, Spirtas R, Kupper LL. An epidemiologic study on the mortality within a cohort of rubber workers. J Occup Med, 1974;16(458): 1964-72.
Potts M, Prata N, Walsh J, Grossman A. Parachute approach to evidence based medicine. BMJ, 2006;333:701-3.
Rice BD, Payne LJ, Sinka K, Patel B, Evans BG, Delpech V. The changing epidemiology of prevalent diagnosed HIV infections in England, Wales, and Northern Ireland, 1997 to 2003. Sex Transm Infect, 2005;223-9.
Robinson, WS. Ecological Correlations and the Behavior of Individuals. American Sociological Review, 1950;15:351-357.
Tondo L, Albert MJ, Baldessarini RJ. Suicide rates in relation to health care access in the United States: an ecological study. J Clin Psychiatry, 2006;67: 517-23.
Vandenbroucke JP. When are observational studies as credible as randomised trials? Lancet, 2004; 363(9422):1728-31.
Weiss RD, Mirin SM, Griffin ML et al. Psychopathology in cocaine abusers; changing trends. Journal of Nervous and Mental Disease, 1998; 176:719-725.
Wijk BL van, Klungel OH, Heerdink ER, Boer A de. The association between compliance with antihypertensive drugs and modification of antihypertensive drug regimen. J Hypertens, 2004;22: 1831-7.

8 Designs voor quasi-experimenteel toetsend onderzoek

M. Wensing
T. van der Weijden

8.1 Inleiding

Gezondheidszorgonderzoek (GZO) betreft zowel de evaluatie van de effecten van interventies (interventies als onafhankelijke variabele) als onderzoek naar de gevolgen van bepaalde omstandigheden op inhoud en uitvoering van interventies (interventies als afhankelijke variabele). De in deze paragraaf behandelde designs zijn vooral bedoeld voor de eerstgenoemde variant. Centraal staat quasi-experimenteel onderzoek. Bij quasi-experimenteel onderzoek is sprake van een experimentele interventie, waarvan de inhoud en uitvoering in hoge mate door de onderzoekers worden gecontroleerd, maar waarbij tevens sprake is van een gebrek aan invloed op de keuze van de proefpersonen en settings (randomisatie). Er is derhalve niet sprake van een zuiver experiment maar een quasi-experimentele situatie. Daarmee positioneert quasi-experimenteel onderzoek zich tussen experimenteel onderzoek (waarbij men wel volledige controle heeft over de toebedeling van blootstelling aan de interventie, zie hoofdstuk 9) en observationeel onderzoek (waarbij men geen controle heeft over de inhoud en uitvoering van de interventie en evenmin over de toebedeling van de blootstelling aan de interventie, zie hoofdstuk 7).

Een goed uitgevoerd gerandomiseerd experiment levert de beste wetenschappelijke onderbouwing voor de effectiviteit van een interventie. Experimenteel onderzoek is dus belangrijk, vooral als interventies grote belasting, risico's of kosten met zich meebrengen. De middelen voor dergelijk onderzoek zijn echter beperkt en in sommige situaties is het onmogelijk om een gerandomiseerde studie uit te voeren (Black, 1996). Er kunnen ethische, praktische of politieke belemmeringen voor een experimentele studie zijn. Vaak is het zinvol om voorafgaand aan een experimentele studie eerst een eenvoudiger evaluatie uit te voeren, zodat de interventie eerst kan worden geoptimaliseerd alvorens deze aan een definitieve toetsing wordt onderworpen. Als de generaliseerbaarheid van de resultaten (externe validiteit) belangrijk is, kan een quasi-experimentele studie zinvoller zijn dan een zuiver experimentele studie. In een quasi-experimentele studie zijn de omstandigheden immers 'levensechter'; zo zijn de deelnemers doorgaans meer representatief voor een bepaalde groep en zijn de interventies minder gestandaardiseerd.

Experimentele evaluaties impliceren dat de onderzoekers een grote mate van controle over de studieomstandigheden hebben. Verstorende omgevingsinvloeden worden zoveel mogelijk uitgesloten door controle over de inclusie van deelnemers, de toedeling naar studiegroepen, de uitvoering van de interventie, de metingen en externe invloeden. Observationele evaluaties van interventies daarentegen onderzoeken per definitie de natuurlijke variatie in de werkelijkheid met als doel om de invloed van interventies op uitkomsten te bepalen. De onderzoeker heeft weinig of geen controle over de omstandigheden, vooral niet over de wijze waarop de studiegroepen worden samengesteld. Er is geen absolute grens te trekken tussen experimenteel en observationeel onderzoek; er is eerder sprake van een continuüm welke loopt van een strikt toetsende, experimentele studie tot een explorerende observationele evaluatie (Deeks, 2003). Quasi-experimentele designs liggen ergens in het midden van dit continuüm.

Quasi-experimenteel onderzoek wordt tot het toetsende onderzoek gerekend, dat wil zeggen dat vooraf hypotheses worden geformuleerd, die vervolgens met behulp van systematische vergelijking worden getoetst. De toetsing betreft doorgaans de effecten van een bepaalde interventie (er is altijd sprake van een interventie in quasi-experimenteel onderzoek) en vaak is de hypothese dat een bepaalde interventie effectiever is dan een andere interventie of geen interventie (superioriteit). In sommige gevallen echter is de hypothese dat een interventie evenveel effect heeft in vergelijking met een andere interventie (equivalentie). De toetsing kan ook betrekking hebben op andere aspecten, zoals de invloed van verstorende factoren op de werkzaamheid van een interventie. Naarmate het design minder strikt experimenteel is, is grotere voorzichtigheid bij het trekken van conclusies over causale effecten van interventies geboden (Cook en Campbell, 1979; Deeks et al., 2003).

Quasi-experimenteel onderzoek richt zich dus altijd op de effectiviteit van interventies. Doorslaggevend voor quasi-experimenteel onderzoek is de wijze waarop deelnemers worden toegedeeld naar studiegroepen (allocatie naar interventie- of controlegroep). De wijze van allocatie is van grote invloed op de kans op selectiebias; dat wil zeggen de kans dat het verschil tussen de studiegroepen niet berust op een effect van een interventie, maar op de verschillende samenstelling van de groepen. Er is een reeks van methoden voor de verdeling van deelnemers over studiegroepen, variërend van random allocatie (strikt experimenteel) tot verdeling op basis van voorkeur van de deelnemers (strikt observationeel). In quasi-experimenteel onderzoek kan de onderzoeker deelnemers niet random alloceren naar studiegroepen, maar wel kan hij voor de studie doelbewust bepaalde groepen selecteren die al dan niet een bepaalde interventie hebben ontvangen. In observationeel onderzoek kan ook wel naar de gevolgen van interventies worden gekeken, maar worden de studiegroepen niet zo expliciet samengesteld met het oog op het evalueren van een bepaalde interventie. In de epidemiologie omvat quasi-experimenteel onderzoek designs die sterk verwant zijn aan het gerandomiseerde experiment (Deeks, 2003), terwijl in de sociaalwetenschappelijke methodologie een ruimer begrip van quasi-experimenteel onderzoek wordt gehanteerd (Cook en Campbell, 1979). In dit hoofdstuk gaan wij van de laatstgenoemde (ruimere) interpretatie van quasi-experimenteel onderzoek uit.

In het vervolg van dit hoofdstuk worden vier belangrijke designs voor quasi-experimenteel toetsend onderzoek behandeld: gecontroleerde voor-na vergelijkingen, tijdreeksanalyses, experimentele studies met enkele zeer grote clusters en vergelijkende gevalstudies. Per design wordt eerst een korte omschrijving gegeven, gevolgd door een korte behandeling van onderzoekspopulatie, metingen en analyse. Hierbij wordt voornamelijk ingegaan op de kans op selectiebias, confounding en generaliseerbaarheid.

8.2 Gecontroleerde voor-na vergelijkingen (controlled before-after design)

In gecontroleerde voor-na vergelijkingen wordt het effect van een gezondheidszorginterventie geëvalueerd door een kwantitatieve maat te geven voor het effect. Bijvoorbeeld het effect van het initiëren van een nieuw vergoedingensysteem op de lengte van de wachtlijsten, of het effect van het nascholen van artsen over de richtlijn astma op de mate waarop de artsen vervolgens handelen volgens die richtlijn. In gecontroleerde voor-na vergelijkingen probeert de onderzoeker een controlegroep te vinden die dezelfde eigenschappen heeft als de experimentele groep, voorafgaand aan de interventie (prospectief design). Bijvoorbeeld, bij een studie naar het effect van een gezondheidszorginterventie op het handelen van artsen worden twee groepen gezocht die vergelijkbaar zijn op geslacht en werkervaring, maar ook vergelijkbaar wat betreft het medisch handelen, bijvoorbeeld het voorschrijven van antibiotica. Of bij een studie naar het effect van de nieuwe organisatie van de acute zorg in de eerstelijn, vergelijkbaarheid wat betreft de grootte van de huisartsenpost en de mate van verstedelijking van de regio. De vergelijkbaarheid wordt gezocht op factoren die prognostisch zijn voor de onderzochte uitkomsten, dus niet per se alle beschikbare kenmerken.

Vervolgens worden bij beide groepen gegevens verzameld over de uitkomsten voordat en nadat de interventie is uitgezet in de experimentele groep. In de analyse worden beide groepen vergeleken in de periode nadat de interventie was uitgezet. Dan wordt vervolgens aangenomen dat het waargenomen verschil in handelen tussen de groepen toegewezen kan worden aan de interventie. In de analyse wordt zoveel mogelijk rekening gehouden met relevante verschillen tussen de groepen bij aanvang, zeker ten aanzien van de voormetingsscores op de uitkomstvariabelen. Door het ontbreken van random allocatie naar studiegroepen verdient het aanbeveling om altijd rekening te houden met deze voormetingsscores in de analyse. Een manier om dit te doen is om verschilscores te bepalen per groep (verschil tussen voor- en nameting) en deze verschilscores te vergelijken tussen de groepen. Een andere manier is om regressieanalyse te gebruiken en de voormetingsscore op te nemen als predictor in het regressiemodel ter verklaring van de nametingsscores. De laatste benadering heeft meestal een grotere statistische power en maakt het mogelijk om voor meer factoren tegelijk te controleren. Die controlegroep is van groot belang om plotselinge veranderingen in de uitkomstmaat op het spoor te komen die worden veroorzaakt door andere factoren in de gezondheidszorg dan de interventie (verstorende omgevingsvariabelen). De vergelijkbaarheid van interventie- en controlegroep kan soms worden bevorderd door vanaf het begin bepaalde individuen of organisaties met afwijkende kenmerken buiten de studie te houden. Voorafgaand aan de interventie matchen om groepen vergelijkbaar te maken is een andere methode, maar dit is in principe niet mogelijk in een gecontroleerde voor-navergelijking (dan zou random toedelen ook mogelijk zijn). Vergelijkingen tussen interventie- en controlegroepen die achteraf zijn samengesteld, beschouwen wij niet als een gecontroleerde voor-na vergelijking maar als een observationele evaluatie.

Het is vaak moeilijk om een goede vergelijkbare controlegroep te vinden of samen te stellen. In gecontroleerde voor-na vergelijkingen wordt er toch vaak ongelijkheid tussen de groepen geconstateerd tijdens de voormeting, zelfs in studies waarbij de groepen zo goed mogelijk werden gematcht op allerlei karakteristieken van de professionals en hun omgeving. In die omstandigheden wordt soms teruggevallen op analyse van de uitkomstgegevens binnen de groepen. De verandering tussen voor- en nameting in de experimentele groep wordt geanalyseerd en vervolgens de verandering in de controlegroep. Dan wordt aangenomen dat als de verandering in de experimentele groep significant is, en de verandering in de controlegroep niet, dat de interventie effectief was. Een dergelijke analyse is vanwege een aantal redenen onjuist. De ongelijkheid tijdens de voormeting kan betekenen dat de controlegroep niet werkelijk vergelijkbaar is en daarom niet dezelfde blootstelling heeft aan plotselinge veranderingen door andere oorzaken van buitenaf. Dus het vastgestelde effect van de interventie kan een over- of onderschatting van de werkelijkheid zijn. Maar door de analyse van de veranderingen binnen iedere groep apart is er ook geen echte vergelijkende toetsing zoals bij analyse van het verschil tussen de nameting of van de verschilscores.

Box 8.1 Effect van samenwerking tussen huisartsen en bedrijfsartsen op ernst van rugpijn en ziekteverlof

In een vier uur durende training voor huisartsen en bedrijfsartsen werd een samenwerkingsprotocol voor patiënten met lage rugpijn overgedragen. Voor de evaluatie van deze interventie (Faber et al., 2005) werden twee vergelijkbare regio's gezocht. Randomisatie op patiëntniveau was niet mogelijk, omdat de interventie gericht was op artsen. Tevens was randomisatie op artsniveau niet mogelijk omdat de interventie gericht was op de samenwerking tussen huisartsen en bedrijfsartsen en één bedrijfsarts aan meer huisartsen gekoppeld is. In de experimentele groep deden 21 huisartsen en 20 bedrijfsartsen mee, in de controlegroep 28 huisartsen en 27 bedrijfsartsen. De artsen includeerden patiënten met een nieuwe episode van lage rugklachten, in iedere groep 56 patiënten. Iedere patiënt werd informed consent gevraagd voor deelname aan de studie, maar de patiënt was blind voor de interventie. De patiënt kreeg een vragenlijst bij inclusie (voormeting) en een bij drie en bij zes maanden (nametingen). Het contact tussen huisartsen en bedrijfsartsen was iets hoger in de interventiegroep, maar dit was veel minder dan verwacht. Er was geen verschil in pijnscores tussen de groepen, maar het ziekteverlof was onverwacht langer in de interventiegroep. Dit kon niet verklaard worden door verschil in baselinevariabelen zoals ernst van pijn, psychologische variabelen zoals coping en bewegingsangst, of ziektegeschiedenis.

8.3 Tijdreeksstudies (time series analysis)

In een tijdreeksstudie wordt onderzocht of het effect van een interventie significant groter is dan de onderliggende veranderingen door andere oorzaken dan de interventie (verstorende omgevingsvariabelen). Tijdreeksstudies zijn bruikbaar in situaties zonder controlegroep, bijvoorbeeld bij het evalueren van disseminatie van nationale richtlijnen of van massamediale campagnes. Tijdreeksanalyses kunnen worden toegepast in observationeel onderzoek, maar hier richten wij ons op evaluaties van interventies. In een tijdreeksstudie worden gegevens verzameld over de uitkomst op veel tijdmomenten voordat en veel tijdmomenten nadat de interventie is uitgezet. Door te meten op veel momenten voordat de interventie wordt uitgezet, is het mogelijk om inzicht te krijgen in plotselinge veranderingen door andere oorzaken van buitenaf, door onderliggende maatschappelijke trends of seizoensinvloeden, die de uitkomst mede bepalen. De reeks aan meetmomenten nadat de interventie werd uitgezet, maakt het mogelijk om ook dan rekening te houden met invloeden van buitenaf.

Voor tijdreeksanalyses is uiteraard een reeks identieke metingen nodig. Zelfs als deze beschikbaar zijn, moet zorgvuldig worden nagegaan of de metingen daadwerkelijk identiek zijn. Bij kosten moet bijvoorbeeld rekening worden gehouden met prijsverschillen en bij herhaalde metingen van meningen met verschuivingen in de betekenis van begrippen. Het is noodzakelijk om over een voldoende aantal meetmomenten gegevens te verzamelen om met overtuiging te kunnen vaststellen dat een stabiele weergave is verkregen van de onderliggende maatschappelijke trend.
Er is een reeks technieken beschikbaar voor de statistische analyse, zoals multivariate analyse van herhaalde metingen (vormen van variantieanalyse), procesmonitoring op controlekaarten (afkomstig uit de kwaliteitskunde), ARIMA-modellen (ARIMA = autoregressive

integrated moving averages) en allerlei andere geavanceerde methoden. De keus voor een techniek hangt af van de eigenschappen van de data, het aantal beschikbare meetmomenten en de aanwezigheid van autocorrelatie (Eccles, 2004). Autocorrelatie slaat op het fenomeen dat gegevens die vlak na elkaar zijn gemeten, meer op elkaar zullen lijken dan gegevens die met een lange tussenpose zijn gemeten. Bijvoorbeeld, de wachttijden in ziekenhuizen van een bepaalde maand zullen meer lijken op die van aanpalende maanden dan op de wachttijden van een jaar daarvoor. Door goed doordachte tijdreeksanalyses kan de betrouwbaarheid vergroot worden van het toeschrijven van de schatting van het effect aan de interventie, hoewel het design niet kan beschermen tegen de effecten van andere krachten die tegelijkertijd met de interventie de zorg kunnen beïnvloeden. Voor een goede tijdreeksanalyse is de beschikbaarheid van routinematig verkregen zorggegevens vaak onontbeerlijk, want zonder de beschikbaarheid van een dergelijke gegevensbron is het moeilijk om voldoende meetmomenten te verkrijgen. Het bleek dat veel van de gepubliceerde tijdreeksanalyses verkeerd geanalyseerd werden, waardoor het effect vaak werd overschat (Eccles, 2004). De studie van Arah (box 8.2) is strikt genomen geen quasi-experimenteel onderzoek, omdat een interventie ontbreekt, maar wel een uitstekend voorbeeld van een toetsende tijdreeksstudie.

Box 8.2 Het effect van public health-gerelateerde determinanten op populatie-uitkomsten zoals totale sterfte

In een gepoolde cross-sectionele tijdreeksanalyse (Arah et al., 2005) werd de associatie vastgesteld tussen totale mortaliteit van een populatie en door public health verbeterbare factoren. Voor wat betreft public healthinterventies (zoals vaccinatiebeleid) kan de studie worden gezien als quasi-experimenteel, maar deze studie heeft hoofdzakelijk een observationeel karakter. De onderzoekers deden een secundaire analyse op gegevens uit achttien welvarende landen van de Organisation for Economic Cooperation and Development (OESO) over de periode 1970 tot 1999. De totale sterfte (afhankelijke variabele) werd voor ieder land en ieder jaar apart beschreven, en daarmee waren er dus dertig meetmomenten per land. Vervolgens werd de invloed van vier onafhankelijke variabelen op de totale sterfte geanalyseerd in tijdreeksanalyses. De onafhankelijke variabelen waren verslaving (aantal liters alcohol per capita + tabak in gram per capita), voeding (vet, groente/fruit, eiwit per (kilo)gram per capita), omgeving en coverage (luchtvervuiling in stikstofoxide per kilogram per capita, public healthuitgaven, percentage patiënten met directe toegang tot de zorg) en ziektepreventie (vaccinatiegraad). In de analyses werd gecorrigeerd voor demografische, medische en macro-economische variabelen, zoals percentage 65-plussers, bruto nationaal product, aantal artsen per 1000 inwoners. Alcohol-, tabak- en vetconsumptie waren significant gecorreleerd met totale sterfte. Eiwitconsumptie, public healthuitgaven, percentage patiënten met directe toegang tot de zorg en vaccinatiegraad vertoonden een negatieve associatie met totale sterfte.

8.4 Experimentele studies met enkele zeer grote clusters (community intervention trials)

Als interventies gericht zijn op grotere gemeenschappen oftewel clusters, zoals wijken, is het soms mogelijk om deze gemeenschappen te vergelijken ten aanzien van relevante uitkomsten. Als de clusters op basis van toeval kunnen worden toegedeeld naar een interventiegroep en een controlegroep, kan worden gesproken van een grote experimentele studie (community intervention trial). De interventie is meestal complex en het aantal clusters is gewoonlijk klein, terwijl binnen elk cluster meestal veel variatie bestaat. De random toedeling naar groepen zal daarom slechts beperkt corrigeren voor verstorende factoren. Als de random allocatie ontbreekt, is het design beter te beschouwen als quasi-experimenteel of zelfs observationeel.

Het design is tot nu toe vooral gebruikt om public health interventies te evalueren, waarbij een cluster bijvoorbeeld een stad of een wijk is (Murray, 1995), maar een ziekenhuis of regio waarin een kwaliteitsverbetering wordt toegepast, kan ook worden beschouwd als een cluster. Het aantal clusters is gewoonlijk klein in vergelijking met veel cluster gerandomiseerd onderzoek en daarom is de power beperkt; de power kan worden versterkt door grote aantallen per cluster, maar slechts tot op zekere hoogte. Door het kleine aantal clusters bestaat bovendien een aanzienlijke kans op selectiebias, omdat de samenstelling van de clusters al snel op relevante punten kan verschillen. De generaliseerbaarheid wordt echter gunstig beïnvloed door de grote omvang van de clusters.

Gezien de complexiteit van de interventies en de vaak lange tijd tussen toepassing van de interventie en de realisering van gezondheidsuitkomsten (bijvoorbeeld, cardiovasculaire mortaliteit), kan het verstandig zijn om te werken met intermediaire uitkomsten (Nutbeam, 1997). De analyse is vergelijkbaar met die in andere experimentele studies, maar de kans op vertekening door ongemeten verstorende omgevingsinvloeden is aanzienlijk. De enige remedie hiertegen is zoveel mogelijk relevante factoren meten en deze vervolgens meenemen in de analyse. Hieraan zijn echter beperkingen verbonden, zoals het niet betrouwbaar kunnen meten van dergelijke factoren (dit leidt tot onderschatting van hun effect). Het zal duidelijk zijn dat dit design bijna observationeel te noemen is.

Box 8.3 'Hartslag Limburg': preventie van hart- en vaatziekten (Ronda et al. 2005)

Hartslag Limburg is een project van gemeenten, GGD-en, huisartsen, thuiszorg, Universiteit Maastricht en diverse andere organisaties. Het project was vooral gericht op het verminderen van de kans op hart- en vaatziekten via het verbeteren van leefstijl in de algemene bevolking, dat wil zeggen meer bewegen, minder vet en stoppen met roken. Als onderdeel van het project werden in Maastricht negen lokale, intersectorale werkgroepen opgezet, waaraan vertegenwoordigers van relevante partijen deelnamen (ongeveer tien personen per werkgroep). De effecten van het project op de organisatorische voorwaarden voor optimale preventie werden nagegaan middels een vergelijking tussen Maastricht (180 000 inwoners) en een vergelijkbare controleregio (120 000 inwoners). In 1998 werden 700 organisaties geselecteerd in Maastricht en 577 in de controleregio (scholen, supermarkten, sportclubs, praktijken van zorgverleners, bibliotheken en dergelijke). Elke organisatie ontving bij aanvang en na drie jaar een vragenlijst, waarin werd nagegaan in hoeverre de organisatie gezondheidsbevorderende activiteiten had. Het bleek dat na drie jaar de organisaties in Maastricht vaker deden aan bewegingsactiviteiten (61% versus 49%), maar niet aan voeding (37% versus 35%) of stoppen met roken (32% versus 36%). Zowel in de controleregio als in Maastricht was sprake van een toename van gezondheidsbevorderende activiteiten gedurende de onderzochte periode. In 2001 was het gemiddeld aantal activiteiten per organisatie in Maastricht echter hoger dan in de controleregio (3,12 versus 2,55).

8.5 Vergelijkende gevalstudies (comparative case-studies)

Gevalstudies zijn studies van een reeks 'gevallen' (verbeterprojecten, leefstijlcampagnes enzovoort) die worden gekenmerkt door een groot aantal variabelen in verhouding tot het aantal gevallen. Gevalstudies (case-studies) beogen gedetailleerd inzicht te bieden in interventies, activiteiten, ervaringen en omgevingsinvloeden. Gevalstudies kunnen worden gebruikt voor het genereren van hypotheses, maar dan vallen ze niet onder het toetsende onderzoek dat in dit hoofdstuk wordt besproken. Toetsende gevalstudies beogen determinanten van verandering, zoals interventies, te vinden middels systematische vergelijking (Yin, 1989). Zo kan men bijvoorbeeld succesvolle projecten vergelijken met niet-succesvolle projecten om determinanten van het succes op te sporen. Hoewel het aantal cases gewoonlijk veel lager is dan het aantal variabelen, biedt het tevoren definiëren van hypotheses bescherming tegen het vinden van toevallige verbanden. Toch zullen sommige methodologen dit design eerder als explorerend beschouwen.

Het aantal gevallen varieert sterk, maar het minimum is twee en het maximum lijkt 15 à 20 (bij een groter aantal gevallen kunnen andere designs worden overwogen). Idealiter worden de gevallen zo geselecteerd, dat voldoende variatie bestaat ten aanzien van relevante determinanten, maar in werkelijkheid is een dergelijke selectie niet altijd mogelijk. Naarmate de onderzoeker meer controle heeft over de selectie van gevallen, is het beter mogelijk om selectiebias tegen te gaan en de generaliseerbaarheid te vergroten. Gevallen kunnen op verschillende aggregatieniveaus worden gevonden, zoals een verbeteringsproject in een bepaalde praktijk, een regionale samenwerking op het gebied van arbeidsgerelateerde aandoeningen of een nationaal programma om geestelijke gezondheidszorg te bevorderen.
De gevalstudie wordt niet beperkt door een bepaalde methode van gegevensverzameling. Een kenmerk is juist dat gegevens uit diverse bronnen kunnen worden gebruikt, zowel kwalitatief (bijvoorbeeld diepte-interviews met sleutelinformanten, observaties en documentenanalyse) als kwantitatief (bijvoorbeeld secondaire analyse van databestanden en vragenlijstonderzoek). Het combineren van gegevens uit verschillende bronnen wordt triangulatie genoemd en wordt aanbevolen om de validiteit van de conclusies te versterken (zie ook hoofdstuk 5). Het is niet altijd mogelijk of erg duur om triangulatie voor alle variabelen te realiseren. Er wordt gewoonlijk geen statistiek gebruikt in de analyse, behalve bij kwantitatieve gegevens. De analyse bestaat vaak uit een gestructureerde beschrijving van de gevallen, die worden geordend op basis van de onderzochte determinant en vervolgens vergeleken ten aanzien van de relevante uitkomsten (zie box 8.4). Op deze manier kan slechts een beperkt aantal factoren tegelijk worden bekeken, zodat er kans bestaat op vertekening van verbanden door de invloed van andere factoren die in de betreffende analyse niet werden meegenomen.

Box 8.4 Beweegprogramma's voor ouderen

Lichamelijke beweging verbetert de gezondheid van volwassenen, inclusief oudere volwassenen, maar veel volwassenen bewegen nauwelijks. In Nederland is een reeks van bewegingsprogramma's beschikbaar, gericht op wandelen, dansen, aerobic enzovoort om ouderen minstens vijf dagen per week dertig minuten per dag te laten bewegen. De klinische effectiviteit van veel van deze programma's is bewezen, zodat de nadruk ligt op effectieve implementatie in termen van het opzetten van programma's en optimale deelname van ouderen in deze programma's.
Een vergelijkende gevalstudie werd verricht om de implementatie van tien be-

weegprogramma's te evalueren (Laurant et al., 2003). In deze studie werden twee benaderingen gevolgd. Eerst werden gestructureerde beschrijvingen van de programma's gemaakt. Deze lieten bijvoorbeeld zien dat een diversiteit van methoden werd gebruikt om de deelname aan de programma's te bevorderen, zoals persoonlijk contact in geval van afwezigheid, verplichte melding van afwezigheid en het verstrekken van drankjes om sociale interactie te bevorderen. Verder werd programmaleiders gevraagd om de belangrijkste knelpunten voor het succes van het programma aan te geven. Velen noemden bijvoorbeeld moeite om gemeenten en welzijnsinstellingen te overtuigen van het nut van het programma. Deze gegevens werden gebruikt om gestructureerde beschrijvingen te maken van de cases. Ten tweede formuleerde het onderzoeksteam ongeveer 25 hypotheses over factoren die konden samenhangen met het succes van de implementatie. Zo werd verondersteld dat het programma succesvoller zou zijn als er een lokale traditie van samenwerking tussen verschillende organisaties was en als de oefensessies drie keer per week zouden zijn in plaats van vijf. Gestructureerde vragenlijsten werden per programma verspreid onder degenen die waren betrokken bij de organisatie of uitvoering van het programma. Waar mogelijk werden gegevens over het succes van het programma verzameld uit de evaluaties in de projecten.

De resultaten lieten zien dat succesvolle implementatie van beweegprogramma's samenhing met:
- grotere investering in het programma door betrokken organisaties;
- opvatting dat monitoring en evaluatie belangrijk zijn;
- lokale traditie van innovatie in gezondheidszorg.

8.6 Analyse van quasi-experimentele studies

In veel quasi-experimentele studies in het gezondheidszorgonderzoek zijn de gegevens geclusterd binnen samenlevingsverbanden, zorgverleners, praktijken, instellingen of andere groepen. Dit betekent dat niet wordt voldaan aan een van de basale assumpties van de gangbare statistiek, namelijk dat de meetgegevens onafhankelijk van elkaar zijn. Als geen rekening zou worden gehouden met deze clustering, kan de statistische significantie van effecten of veranderingen worden overschat. Er zijn uiteenlopende oplossingen voor dit probleem in de analyse: aggregatie van gegevens per cluster en analyse op niveau van het cluster; het gebruiken van eenvoudige aanpassingen van de standaardstatistiek, zoals het invoegen van een correctiefactor in de formule van de t-toets; en het toepassen van geavanceerde statistische technieken die gebruikmaken van gegevens op het individuele en het clusterniveau (Donner, 1998). *Clusterniveau-analyses* gebruiken het cluster als de eenheid van analyse. Een samenvattende statistische maat (bijvoorbeeld gemiddelde of proportie) wordt berekend voor elk cluster en, omdat ieder cluster maar één puntschatting levert, kunnen deze data als onafhankelijk van elkaar worden beschouwd, waardoor standaardstatistische testen toegepast kunnen worden. Er moet dan wel gewaakt worden voor het maken van een ecologische fout: het interpreteren van verbanden op het niveau van clusters als verbanden op onderliggende niveaus.

Analyses kunnen ook op patiëntniveau uitgevoerd worden, mits de simpele statistische testen worden aangepast om te corrigeren voor het clusteringseffect. In deze benadering kan echter geen rekening gehouden worden met patiënt- of praktijkkarakteristieken. Juist in quasi-experimenteel onderzoek is dit een belangrijk nadeel, want vrijwel altijd is correctie voor de invloed van dergelijke factoren gewenst.

Modelleringtechnieken tenslotte maken gebruik van data op het patiëntniveau en nemen de correlatie binnen de clusters in het statistische model op. In de epidemiologie spreekt men van random effectmodellen, terwijl deze in de sociale wetenschappen meestal multiniveauanalyses worden genoemd. Met behulp van deze methoden kan de hiërarchische structuur van de data in de analyse geïncorporeerd worden. Zo kunnen bijvoorbeeld onderzoekers die een studie uitvoeren in een oncologische setting te maken hebben met gegevens van patiënten (niveau 1) die behandeld worden door oncologen (niveau 2), terwijl die oncologen weer ingebed zijn in multidisciplinaire teams (niveau 3), en er kunnen potentiële beïnvloedende factoren zijn gemeten op patiëntniveau (bijvoorbeeld leeftijd en geslacht), op het niveau van de specialist (bijvoorbeeld geslacht en werkervaring) en op teamniveau (bijvoorbeeld grootte en samenstelling van het team). Het belangrijkste voordeel van de ingewikkelde statistische methoden is de flexibiliteit ervan. Wel vergen deze methoden een grote mate van statistische expertise voor de uitvoering van de procedures en voor de juiste interpretatie van de resultaten.

8.7 Tot slot

Er is een reeks van onderzoeksdesigns beschikbaar voor het evalueren van interventies in situaties waarin een zuiver experimentele studie niet mogelijk is. Er is een aanzienlijke variatie in kwaliteit van quasi-experimenteel onderzoek, maar goed opgezette en uitgevoerde studies kunnen belangrijke inzichten opleveren. Een quasi-experimentele studie stelt wellicht hogere eisen aan de onderzoeker dan een strikt experimentele studie, omdat de methodologie minder is uitgekristalliseerd. Dit hoofdstuk beoogde de onderzoeker een overzicht en handreiking te bieden.

Aanbevolen literatuur

Cook TD, Campbell DT. Quasi-experimentation: design and analysis issues for field settings. Chicago: Rand McNally, 1979.

Deeks JJ, Dinnes J, D'Amico R, Sowden AJ, Sakarovitch C, Song F, Petticrew M, Altman DG. Evaluating non-randomised intervention studies. Health Technology Assessment, 2003;7:27.

Referenties

Arah OA, Westert GP, Delnoij DM, Klazinga NS. Health system outcomes and determinants amenable to public health in industrialized countries: a pooled, cross-sectional time series analysis. BMC Public Health, 2005;5:81.

Black N. Why we need observational studies to evaluate the effectiveness of health care. BMJ, 1996;312:1215-18.

Cook TD, Campbell DT. Quasi-experimentation: design and analysis issues for field settings. Chicago: Rand McNally, 1979.

Deeks JJ, Dinnes J, D'Amico R, Sowden AJ, Sakarovitch C, Song F, Petticrew M, Altman DG. Evaluating non-randomised intervention studies. Health Technology Assessment, 2003;7:27.

Donner A. Some aspects of the design and analysis of cluster randomization trials. Applied Statistics, 1998;47:95-113.

Eccles M, Grimshaw J, Campbell M, Ramsay C. Research designs for studies evaluating the effectiveness of change and improvement strategies. Qual Saf Health Care, 2003;12:47-52.

Faber E, Bierma-Zeinstra SMA, Burdorf A, Nauta AP, Hulshof CTJ, Overzier PM, Miedema HS, Koes BW. In a controlled trial training general practitioners and occupational physicians to collaborate did not influence sickleave of patients with low back pain. J Clin Epidemiol, 2005;58: 75-82.

Laurant M, Harmsen M, Wensing M. Implementatie van beweegprogramma's voor ouderen. Belemmerende en bevorderende factoren voor succesvolle implementatie. Nijmegen: WOK, januari 2003.

Murray DM. Design and analysis of community trials: lessos from the Minnesota Heart Health Program. Am J Epidemiol, 1995;142:569-575.

Ronda G, Assema P van, Ruland E, Steenbakkers M, Ree J van, Brug J. The Dutch heart health community intervention 'Hartslag Limburg': results of an effect study at organizational level. Public Health, 2005;119:353-360.

Yin RK. Case study research (third edition). London: Sage Publications, 2003.

9 De randomised controlled trial in het gezondheidszorgonderzoek

R.A.G. Winkens
H.J.M. Vrijhoef

9.1 Inleiding

Een van de belangrijkste designs voor toetsend onderzoek is het gerandomiseerde experiment, ofwel de randomised controlled trial (RCT). In een RCT wordt een prospectieve vergelijking gemaakt tussen een groep die aan een bepaalde interventie wordt blootgesteld en een groep waarbij dat niet het geval is. De samenstelling van beide groepen wordt daarbij door het lot bepaald. Van oudsher heeft de RCT vooral een plaats in het farmacologisch onderzoek: een interventiegroep krijgt een (nieuw) geneesmiddel en een controlegroep krijgt dat middel niet. Beide groepen worden gevolgd gedurende een bepaalde tijd om te toetsen of met betrekking tot bepaalde kenmerken tussen beide groepen de verschillen optreden die men in een van te voren opgestelde hypothese heeft voorspeld.

Een dergelijke opzet is ook toepasbaar in gezondheidszorgonderzoek (GZO), voor zover dat betrekking heeft op effectevaluaties van interventies. De praktijk leert echter dat onderzoek doen in de zorg beperkingen met zich meebrengt en dat daarbij aan bepaalde voorwaarden moet worden voldaan. Daarnaast heeft het toepassen van een RCT binnen het GZO zijn beperkingen, ondanks het feit dat (of juist doordat) de RCT volgens de regels wordt uitgevoerd. Om die reden neemt de RCT binnen het GZO een minder dominante plaats in. De RCT is niet altijd de beste opzet en in andere gevallen weer onhaalbaar en/of onuitvoerbaar. Deze laatste conclusie moet echter niet te snel worden getrokken. Met de nodige creativiteit en doorzettingsvermogen blijkt een RCT vaker haalbaar dan men vooraf inschatte. Wellicht dat dit hoofdstuk hiertoe inspireert en enkele concrete handvatten biedt.

Dit hoofdstuk beoogt een overzicht te geven van de plaats en (on)mogelijkheden van de RCT binnen het GZO. Daarvoor wordt beknopt een beschrijving gegeven van de opzet van de RCT en de plaats die de RCT kan hebben binnen gezondheidszorgonderzoek. Vervolgens worden de voor- en nadelen van het verrichten van een RCT beschreven en de valkuilen die men daarbij in de voorbereiding of tijdens de uitvoering tegen kan komen. Hieruit zal blijken dat het opzetten en uitvoeren van een RCT voor een GZO niet eenvoudig is en bovendien bijzondere omstandigheden met zich meebrengt. De uitdaging ligt in de wetenschappelijke waarde van de uitkomsten en de moeilijkheidsgraad van het onderzoek zelf. Voor meer gedetailleerde informatie over de opzet en uitvoering van de RCT kan de lezer terecht bij de vele handboeken die hierover zijn verschenen (bijvoorbeeld Pocock, 1991; Bulpitt, 1997; Winkens en Klazinga, 2000).

9.2 Opzet van en randvoorwaarden voor RCT

Voor de wetenschapper die (gezondheidszorg)onderzoek wil verrichten, staat een scala aan designs ter beschikking. Bij elke goed geformuleerde onderzoeksvraag past altijd wel een geschikt onderzoeksdesign (zie ook hoofdstuk 2 en 3). Vooral binnen de medisch-klinische discipline wordt de RCT, het klassieke gerandomiseerde experiment, als een paradigma voor goed toetsend onderzoek naar de effectiviteit van interventies gezien. In een RCT wordt een interventie (of meer interventies) vergeleken met iets anders dan die interventie, met als doel om een causaal verband aan te tonen tussen een bepaalde verandering (interventie) en de toestand waarin die verandering niet heeft plaatsgevonden. Deze laatste, onveranderde situatie kan zijn een aanpak, een behandeling of een beleid, zoals die op dat moment gebruikelijk is, een nepbehandeling of zelfs helemaal niets doen. Het ligt voor de hand dat bij dergelijk interventieonderzoek een prospectieve opzet vereist is. Alleen dan zijn de omstandigheden nog controleerbaar. Bij een toetsend interventieonderzoek wil men het effect van een interventie zo betrouwbaar mogelijk in kaart brengen. Dat vereist tegemoetkomen aan een aantal randvoorwaarden.

Bij het uitvoeren van een experiment en het beoordelen van de effecten is om te beginnen het vergelijken van de situatie met en zonder blootstelling onmisbaar. Het effect van een interventie inschatten kan pas als de situatie of omgeving waarin een interventie of innovatie wordt toegepast (de interventiegroep), wordt vergeleken met een situatie zonder die interventie of innovatie (de controlegroep). Daarbij wordt vooral aandacht geschonken aan de vergelijkbaarheid van de groepen die aan het onderzoek meedoen, op een dusdanige wijze dat indien na afloop van het onderzoek een verschil wordt gezien tussen twee groepen, dit verschil louter en alleen kan worden verklaard door het feit dat een groep werd blootgesteld aan de onderzochte interventie en de andere groep niet, waardoor een causale relatie kan worden gelegd. Het gaat hier dus om het optimaliseren van de interne validiteit van het onderzoek (zie hoofdstuk 2). Dit betekent dat tijdens de voorbereiding van het onderzoek, maar ook tijdens de uitvoering ervan, veel aandacht moet worden geschonken aan de vergelijkbaarheid van de onderzoeksgroepen, zijnde de interventiegroep en de controlegroep.

Er zijn twee elementen die de vergelijkbaarheid van de groepen kunnen verstoren: bias (vertekening) en confounding (verstoring) (zie hoofdstuk 2). Een van de belangrijkste problemen binnen wetenschappelijke trials is het optreden van verstoring als gevolg van selectiebias. Selectiebias kan ontstaan als deelnemers aan een onderzoek niet op basis van puur toeval maar op basis van een bepaald argument over onderzoeksgroepen worden verdeeld.

In een dergelijke situatie kan een additionele factor, anders dan de interventie, deels of zelfs geheel verantwoordelijk zijn voor verschillen tussen de interventiegroep en de controlegroep. Om een zo eerlijk en betrouwbaar mogelijke vergelijking te bewerkstelligen zijn met name twee aspecten vereist:
1 het met betrekking tot basiskenmerken en uitgangssituatie samenstellen van twee (of meer) te vergelijken groepen, en
2 vervolgens, gedurende het onderzoek, het handhaven van een zo stabiel mogelijke situatie in beide groepen.

Voor het eerste aspect worden deelnemers op basis van eerlijke loting (randomisatie) verdeeld over de onderzoeksgroepen. Voor het tweede aspect is het van belang andere interventies/invloeden uit te schakelen of (indien dat niet mogelijk is) deze zo veel mogelijk over beide groepen te verdelen. Een voorwaarde is een prospectieve dataverzameling. Hierdoor zijn eventuele verstorende factoren vroegtijdig te signaleren en dusdanig in de hand te houden dat hun invloed nihil is of in beide groepen optreedt.

Box 9.1 De klassieke RCT in GZO
Laurant beschreef in 2004 een onderzoek naar de effecten van het inschakelen van een nurse practitioner (praktijk-

ondersteuner) in de huisartspraktijk op de werklast van de huisartsen. Als design werd gekozen voor een klassieke RCT zoals hierboven in de tekst beschreven, zij het dat gebruik werd gemaakt van matching. Huisartsen kregen (in groepen gematcht) een ondersteuner toegewezen. De individuele huisarts was eenheid van randomisatie en eenheid van analyse. In totaal waren 48 huisartsen bereid deel te nemen aan dit project. Uiteindelijk bleven 35 huisartsen over, 20 in de interventiegroep en 15 in de controlegroep. Ondanks de geboden ondersteuning bleek de werklast, zowel subjectief als objectief, niet verminderd.

9.3 Praktische problemen

Een RCT is niet zonder meer toepasbaar binnen het GZO, omdat er diverse praktische overwegingen en/of problemen kunnen optreden die dat in de weg staan. Allereerst zien sommige onderzoekers af van randomisatie uit angst voor gebrek aan statistische power. Door randomisatie worden cases verdeeld over een interventiegroep en een controlegroep. Een dergelijke verdeling van het aantal cases leidt tot een reductie van de power. Maximale power wordt verkregen door iedereen in de interventiegroep te plaatsen en elders een controlegroep te zoeken. De vraag is wat zwaarder weegt: de kans op een te lage power of de geringere interne validiteit van de uitkomst doordat experimentele en controlegroepen minder vergelijkbaar zijn? Overigens kunnen ook praktische bezwaren reden zijn om van randomisatie af te zien. Een probleem kan bijvoorbeeld ontstaan als de randomisatie door iemand anders wordt verricht dan degene die een patiënt includeert, wat in GZO vaak het geval zal zijn. Het includeren van respondenten kan de consultvoering nadelig beïnvloeden en tijd kosten van zorgverleners, die daarom verzuimen om het project bij een patiënt onder de aandacht te brengen. Bovenal

kan randomisatie door de zorgverlener tijdens consultvoering problematisch zijn, doordat de respondent kan overgaan tot het veranderen van de toewijzing bij het ongewenste resultaat van de toewijzing.

Andere praktische problemen hebben te maken met het gegeven dat in prospectief toetsend GZO zorginterventies c.q. innovaties onderwerp van studie zijn en dat die in de regel worden afgezet tegen de gebruikelijke aanpak. Echter, dit betekent dat het gebruik van placebo's in GZO nagenoeg onmogelijk is. Niets doen als controlebehandeling is alleen een optie als er geen als standaard geaccepteerde behandeling bestaat. Een 'klassiek' placebo dat niet te onderscheiden is van een interventie(instrument), bestaat in die gevallen niet. Ook het simuleren van bepaalde handelingen is vaak om praktische redenen moeilijk of niet te verwezenlijken. Dat dit met enige creativiteit toch te verwezenlijken valt, wordt overigens duidelijk uit een onderzoek van Moseley et al. (box 9.2). Hoewel het strikt genomen geen GZO betreft, illustreert het dat meer oplossingen mogelijk zijn dan we op voorhand geneigd zijn te denken.

Box 9.2 Is een placebo toepasbaar?
In een veelbesproken onderzoek van Moseley, gepubliceerd in the New England Journal of Medicine in 2002, werden 180 patiënten met slijtage aan een kniegewricht na schriftelijke informed consent onderworpen aan een ingreep. Na randomisatie kreeg de helft van de deelnemers een daadwerkelijke arthroscopische ingreep met lavage aan het gewricht, bij de andere helft werd op de operatietafel een chirurgische ingreep gesimuleerd, tot en met dezelfde incisies en hechtingen in de huid van de knie. Ook al was een aantal patiënten in beide groepen niet geheel onder narcose, de controlegroep was zich niet bewust dat niet werd behandeld. In de

operatiekamer werden dezelfde geluiden gemaakt en werd evenveel tijd voor beide 'behandelingen' uitgetrokken. Uiteindelijk bleken de effecten van beide 'ingrepen' zodanig, dat beide groepen niet verschilden qua functioneel gebruik van de behandelde knie en qua pijnklachten.
In deze studie hebben de onderzoekers kosten noch moeite gespaard om een placebosituatie zo adequaat mogelijk na te bootsen, en kennelijk met succes. Ongetwijfeld hadden velen er begrip voor gehad als de onderzoekers 'omwille van de onuitvoerbaarheid van een placebobehandeling' hadden besloten om de studie niet placebogecontroleerd op te zetten.

Desalniettemin roepen de bovengenoemde beperkingen met betrekking tot het gebruik van placebo's de vraag op hoe projectdeelnemers in GZO te blinderen. Dit is van belang omdat de resultaten beïnvloed kunnen worden doordat deelnemers weten of een interventie wel of niet werd toegepast. In GZO is de interventie veelal duidelijk en merkbaar verschillend van de controlebehandeling voor zowel de zorgverlener als de patiënt. In een enkel geval kan blindering mogelijk zijn door geen informed consent te vragen, hierop komen we in paragraaf 9.4 terug (Winkens et al., 1997).

Tot slot ontstaan problemen doordat onderzoekers op grond van de verklaring van Helsinki de te includeren cases (ongeacht of het patiënten zijn of zorgverleners) dienen te informeren en hun toestemming voor deelname aan een experiment dienen te vragen. Hiervan kan alleen om zwaarwegende argumenten afgeweken worden, welke dienen te worden vermeld in het onderzoeksprotocol. Een argument kan zijn dat het vragen van informed consent de onderzoeksresultaten negatief zou beïnvloeden. Dit kan bijvoorbeeld het geval zijn als gedragsverandering (met name onder professionals) het doel van de interventie is. In dat geval kan informeren over het onderzoek leiden tot het zogenaamde Hawthorne-effect (Gale, 2004). Deelnemers passen dan hun gedrag aan als ze weten dat hun handelen, of de gevolgen ervan, wordt geëvalueerd. Indien dit effect optreedt, valt niet meer uit te sluiten dat het uiteindelijke gevonden effect een combinatie is van zowel het effect van de interventie als van het Hawthorne-effect. Dit fenomeen maakt het dan ook moeilijk om een gevonden verschil toe te schrijven aan een effect van een bepaalde interventie of louter aan het feit dat de deelnemer weet dat hij aan een onderzoek meedoet.

Box 9.3 Het Hawthorne-effect
In het Amerikaanse stadje Hawthorne werd bij een elektriciteitsbedrijf in de twintiger jaren van de vorige eeuw geprobeerd de productiviteit van arbeiders te verhogen door de werkomstandigheden (met name de hoeveelheid licht tijdens het werk) te verbeteren. Inderdaad verbeterde de arbeidsproductiviteit, maar in de controlegroep net zo veel als in de interventiegroep. Naderhand bleek uit een vervolgproject in hetzelfde bedrijf dat ook de controlegroep veranderde doordat medewerkers wisten dat hun productiviteit werd gemeten in het kader van het project.
Het effect dat ontstaat als projectdeelnemers hun handelen (al dan niet bewust) veranderen louter door het feit dat ze weten dat hun gedrag wordt gemeten, heet sindsdien het Hawthorne-effect. Met name in situaties waar het handelen en het gedrag van mensen wordt bestudeerd of een uitkomstmaat is, kan dit effect een rol spelen (Gale, 2004).

In Nederland zijn enkele wetten van kracht die de privacy en persoon van de patiënt en/of proefpersoon wettelijk regelen. Zo regelt de Wet op de Persoonsregistratie (WPR) dat patiënten geïnformeerd moeten worden over (en toestemming moeten verlenen tot) het gebruik van hun persoonlijke of medische gegevens voor wetenschappelijk onderzoek. Persoonlijk toestemming vragen is nodig als 'tot de persoon herleidbare' gegevens worden gebruikt. Hieronder vallen niet alleen gegevens als naam, adres en geboortedatum, maar ook unieke patiëntencodes zoals verzekeringsnummers.

Sinds 1998 is ook de Wet Medisch-wetenschappelijk Onderzoek van kracht. In deze wet zijn de rechten van proefpersonen en de plichten van onderzoekers vastgelegd. Een belangrijk uitgangspunt bij deze wet is dat in principe geen onderzoek kan plaatsvinden zonder de toestemming van de betrokkene(n). Daarnaast dient het onderzoeksprotocol te zijn goedgekeurd door een medisch-ethische commissie.

Om toch te kunnen besluiten om geen informed consent te vragen en af te wijken van de wet, moet aan een aantal voorwaarden worden voldaan. Zo mag de interventie geen schade toebrengen aan de deelnemer en moeten patiënten op zijn minst de gebruikelijke zorg ontvangen. Een andere mogelijkheid om de nadelige invloed van informed consent (de patiënt zal geneigd zijn te kiezen voor de in zijn ogen meest optimale zorg) te voorkomen is via prerandomisatie volgens het Zelendesign (Zelen, 1979). Dit wordt in de volgende paragraaf verder besproken.

9.4 Bijzondere vormen van de RCT

Bij GZO gaat het veelal om onderzoek rond (deelaspecten van) de zorg op macro-, meso- of microniveau. Meer concreet betekent dit onderzoek rond de organisatie van de zorg of zorgstelsels, zorginstellingen, zorgvoorzieningen en/of zorgverleners. Het werkgebied is zeer dynamisch en zelden (langdurig) stabiel. Dit heeft bijvoorbeeld tot gevolg dat (ook al zijn alle voorzorgsmaatregelen getroffen en is

een RCT volgens de regels uitgevoerd) niet altijd kan worden gegarandeerd dat effecten van interventies zichtbaar en meetbaar zijn als zij zich voordoen. In dat geval is het van belang een RCT pragmatisch op te zetten (pragmatic trial), waarbij allerlei invloeden van buiten voor lief worden genomen, zo lang die invloeden maar in alle onderzoeksarmen hun invloed uitoefenen. Echter, een probleem kan ontstaan als een invloed van buiten een dusdanig groot effect heeft, dat de effecten van de interventie zelf teniet worden gedaan. Hoewel dit effect zowel in de experimentele als de controlegroep(en) optreedt, minimaliseert het de bestudeerde effecten waarvoor moeilijk te corrigeren is. Afgezien van dit onoverkomelijke probleem zijn in het GZO bijzondere vormen van RCT's ontwikkeld, die de genoemde problemen in paragraaf 9.3 kunnen ondervangen.

Zoals gezegd kan het vragen van informed consent problemen opleveren. Uitgangspunt bij wetenschappelijk onderzoek met proefpersonen is dat eerst informed consent wordt gevraagd en daarna pas deelnemers in het onderzoek worden ingesloten en gerandomiseerd. Deze volgorde is echter niet altijd gewenst. Er zijn situaties denkbaar waarin informed consent voorafgaand aan de randomisatieprocedure negatief van invloed kan zijn op de onderzoeksresultaten. Dit kan zich voordoen in situaties waarin gedragsverandering onder proefpersonen de uiteindelijke effecten van de interventie kunnen verstoren. In hoeverre de interventie effecten teweegbrengt, blijft daarmee onduidelijk. Zogenaamde prerandomisatie kan een oplossing bieden. Prerandomisatie volgens het Zelendesign betekent dat informed consent wordt gevraagd na afloop van de randomisatie. Het Zelendesign is door Schellings nadrukkelijk gepropageerd als het beste design bij trials, zoals bijvoorbeeld rond de gratis methadonverstrekking bij verslaafden (Schellings, 2005). Vierhout et al. (1995) pasten het Zelendesign met succes toe in hun onderzoek naar de effecten van gezamenlijke consulten tussen huisartsen en specialisten. Deelnemers in de interventiegroep worden in dit design pas na het bekend worden van de randomisatie om deelname gevraagd. Daarnaast wordt de controlegroep niet gevraagd te participeren in het onderzoek. Dit impliceert wel dat voor de dataverzameling ten behoeve van de controlegroep gebruik wordt gemaakt van standaarddata uit de dagelijkse zorgverlening. Dit alles kan voorkomen dat patiënten of artsen na bekend worden van het resultaat van de randomisatie alsnog besluiten af te haken.

Overigens is het Zelendesign niet onomstreden; veel methodologen en ethici zijn principieel tegenstander van dit design. Ook met betrekking tot het Zelendesign moet men echter een afweging maken tussen enerzijds de principiële bezwaren en anderzijds de validiteit van de uitkomsten van onderzoek als een gewenst Zelendesign niet wordt gehanteerd.

Box 9.4 Prerandomisatie volgens Zelen
Schellings (2005) kwam in zijn proefschrift tot de conclusie dat het Zelendesign superieur is aan een klassiek RCT-design indien de interventie veel aantrekkelijker is voor deelnemers dan de controlesituatie of de gebruikelijke zorg. In zijn literatuurstudie vond Schelling dat het Zelendesign slechts incidenteel is toegepast. Veelal zijn ethische bezwaren de reden om van het Zelendesign af te zien. Daarentegen zijn er net zo goed ethische bezwaren tegen de klassieke RCT als, tengevolge van het design, de resultaten van een onderzoek niet betrouwbaar zijn.
Vierhout et al. (1995) onderzocht met behulp van een trial met een Zelendesign de effecten van een gezamenlijk consult tussen huisartsen en orthopedisch chirurgen. Gelet op de nadrukkelijke voorkeur die patiënten zouden hebben voor het gezamenlijke consult, is gekozen voor het Zelendesign. De opzet van het design slaagde, van selectieve uitval van patiënten in de controlegroep was geen sprake en uiteindelijk bleek het gezamenlijk ruimschoots aan de verwachtingen te voldoen. Vermoedelijk zou een grote groep patiënten in het geval van een klassieke RCT een voorkeur hebben gehad voor het gezamenlijke consult, hetgeen onder andere tot veel uitval of weigeraars zou hebben geleid.

In de meest gebruikelijke randomisatieprocedure krijgen cases in de interventiegroep een bepaalde interventie toegewezen, terwijl dat bij de controlegroep niet het geval is. Een andere, met name in GZO, veel toegepaste randomisatieprocedure betekent dat cases in de interventiegroep een innovatie krijgen, terwijl de controlegroep de gebruikelijke zorg krijgt. In beide gevallen verschillen de interventiegroep en de controlegroep sterk van elkaar. Het risico bestaat dat patiënten weinig zullen voelen voor randomisatie en daardoor afhaken op grond van het motto 'nieuw is beter', een innovatie krijgt dan al snel de voorkeur. Experimenten onder zorgverleners, waarbij men uiteindelijk gedragsverandering tot stand wil brengen, lopen in voornoemde situaties het risico op het eerder genoemde Hawthorne-effect. Een blockdesign, ook wel latin-square-design genoemd, kan in dergelijke gevallen uitkomst bieden. Het blockdesign houdt in dat cases weliswaar (at random) worden ingedeeld, maar ze worden niet verdeeld over een interventie- en controlegroep. Zo ontstaan twee groepen waarover de interventie zelf wordt verdeeld. Ieder van beide gerandomiseerd samengestelde groepen krijgt daarmee een deel van de interventie. Elke groep fungeert automatisch als controlegroep over dat deel van de interventie waarvoor men *niet* de interventie krijgt. Meer concreet worden cases at random ingedeeld in minstens twee groepen (bijvoorbeeld groep A en groep B) en de interventie verdeeld in twee blokken, blok 1 en blok 2. Groep A krijgt blok 1 en groep B krijgt blok 2. Voor de analyse is groep A controlegroep voor blok 2, terwijl groep B de controlegroep is voor de interventie in blok 1. Idealiter wordt de interventie zo evenwichtig mogelijk verdeeld; men spreekt dan van een balanced blockdesign.

Een blockdesign is met name toe te passen in situaties waarin sprake is van een interventie die uit meer onderdelen bestaat, of die zich richt op een groter aantal situaties, bijvoorbeeld een interventie die zich richt op gedragsverandering ten aanzien van het aanvragen van tests. Deze tests kunnen over enkele groepen worden verdeeld. Zo pasten Tierney et al. (1986) dit design toe in een onderzoek naar de effecten van feedback over diagnostische tests. In Nederland zijn met deze aanpak positieve ervaringen opgedaan door Verstappen en Winkens (Verstappen, 2004; Winkens et al., 1995).

In GZO is het verder lang niet altijd mogelijk om per patiënt te randomiseren, met name als dit op praktische bezwaren stuit van hulpverleners. Stel bijvoorbeeld een onderzoek voor naar de effecten van een innovatie in de luchtbehandeling en luchtcirculatie in de operatiekamers op het voorkomen van postoperatieve infecties. Het zou een onmogelijke opgave voor een technische dienst zijn om de luchtbehandeling per patiënt te laten variëren. Desondanks zou een dergelijke interventie het doel hebben om op individueel patiëntniveau effecten te bereiken. In dergelijke situaties kan een clustertrial uitkomst bieden. Bij deelname van een aantal regio's, instellingen, afdelingen of praktijken wordt op dit niveau gerandomiseerd en worden individuele patiënten per instelling, praktijk en dergelijke geclusterd. Analyses vinden nadien op het niveau plaats waarop de interventie feitelijk plaatsvindt, het patiëntniveau. De clustertrial heeft de laatste jaren sterk aan populariteit gewonnen. Een literatuurstudie van alle beschikbare clustertrials laat zien dat meer dan de helft van deze trials in de laatste vier jaar is verschenen.

Box 9.5 Het blockdesign

In een onderzoek van Verstappen (2004) kregen 174 huisartsen terugkoppeling over het aanvragen van diagnostisch onderzoek. Dat gebeurde zowel schriftelijk als mondeling in groepsbijeenkomsten. Doordat nadrukkelijk de aandacht van huisartsen werd gevestigd op het aanvraaggedrag, was een zeker Hawthorne-effect te verwachten. Om hiervoor te corrigeren werd in een blockdesign iedere deelnemer op een bepaalde manier aan interventie blootgesteld, maar dan nadat de verschillende diagnostische onderwerpen over de huisartsen werden verdeeld. De opzet van het design slaagde en effecten van de interventie waren zichtbaar, zij het dat de effecten en financiële opbrengsten van die effecten relatief beperkt waren in vergelijking met de inspanning die voor de interventie moest worden geleverd.

Box 9.6 De clustertrial

Een recent voorbeeld van een Nederlandse clustertrial is een onderzoek van Nijs et al. uit 2006. Gekeken is in hoeverre een aangepast maaltijdregime van invloed was op de gezondheidstoestand en het gewicht van verpleeghuispatiënten. Per deelnemend verpleeghuis werd op basis van randomisatie steeds één afdeling ingedeeld in de interventiegroep en één afdeling in de controlegroep. Alle te includeren 178 patiënten kwamen op basis van deze indeling op afdelingsniveau als cluster in een van beide groepen terecht. Overigens werd in het onderzoek aangetoond dat een meer huiselijk maaltijdregime een gunstige invloed had op het welbevinden en het gewicht van patiënten.

9.5 Betekenis van de RCT voor gezondheidszorgonderzoek

Uit paragraaf 9.2 wordt duidelijk dat de opzet van een gerandomiseerd experiment alleen bruikbaar is bij prospectief onderzoek en dan vooral bij toetsend experimenteel onderzoek. Ofschoon interventies centraal staan in het nemen van beslissingen in de zorg, wordt het handelen in de praktijk bepaald door antwoorden op meer vragen dan alleen die met betrekking tot de effectiviteit van een interventie. RCT's kunnen goede schattingen geven van effecten van interventies, maar geven bijvoorbeeld geen goede schattingen van de overall prognose. Voor dergelijke inzichten zijn cohortstudies te prefereren.

Daarnaast geldt dat de kwaliteit van een RCT wordt bepaald door diverse dimensies. Hierbij dient te worden gedacht aan:
1 designelementen, zoals de validiteit van metingen en blindering;
2 de wijze van uitvoering, zoals uitval (loss-to-follow-up);
3 absolute en relatieve waarde van opgetreden effecten;
4 betrouwbaarheidsintervallen rondom de puntschatters van de effecten.

De set van te hanteren dimensies is afhankelijk van het gekozen studiedesign en van het te onderzoeken gezondheidsprobleem en te hanteren effectmaten.

Een misvatting bij de keuze voor een studiedesign in GZO, waarbij het vaak gaat om complexe interventies, is dat een RCT minder of zelfs niet geschikt zou zijn omwille van de standaardisatie van de beoogde interventie (Hawe, 2004). De redenatie luidt dat als gevolg van deze standaardisatie de voor de haalbaarheid en effectiviteit van een interventie benodigde contextuele aanpassing van een interventie niet is toegestaan. Echter, de eis van standaardisatie betreft niet de componenten van een interventie, maar de stappen in het veranderingsproces die de componenten beogen in gang te zetten alsook de functie ervan. Zo dienen bijvoorbeeld workshops voor huisartsen te worden beschouwd als mechanismen om hen te betrekken bij een organisatieverandering. De workshops kunnen worden aangepast aan de lokale context, terwijl de mechanismen dezelfde effecten beogen na te streven.

9.6 De RCT binnen gezondheidszorgonderzoek: sterke en zwakke punten

Het uitvoeren van een toetsend gezondheidszorgonderzoek door middel van een RCT koppelt een hoge praktische relevantie aan een hoge wetenschappelijke kwaliteit: gezondheidszorgonderzoek zelf kan al (in tegenstelling tot klinisch onderzoek of basaal onderzoek) meer dan gemiddeld bogen op een maatschappelijke en/of praktische relevantie. De resultaten zijn vaak direct toepasbaar en er is veel aandacht voor implementatie en verankering van de resultaten in de dagelijkse zorg. Dit geldt vanzelfsprekend ook voor de resultaten van RCT's in gezondheidszorgonderzoek.

Strikt genomen heeft GZO dat met behulp van een RCT is uitgevoerd, een hoge wetenschappelijke relevantie. Dat hangt samen met enerzijds de moeilijkheidsgraad van deze tak van sport en anderzijds met het feit dat het aandeel RCT's in toetsend gezondheidszorgonderzoek tot dusver nog relatief beperkt is. Als zodanig wordt het uitvoeren van een gezondheidszorgonderzoek in de vorm van een RCT nog vaak als uitdagend gezien en mag de uitvoerder zich verheugen over een meer dan gemiddelde waardering. Bij de keuze van een design voor toetsend onderzoek op het gebied van gezondheidszorgonderzoek is een van de voordelen van de RCT dat dit de beste mogelijkheden biedt om zo veel mogelijk greep op de situatie te houden. Een voor GZO belangrijk aspect is de implementatie. Waar fundamenteel onderzoek kan worden verricht louter omwille van wetenschappelijke theorievorming (zie hoofdstuk 2), is bij veel GZO de toepassing van de resultaten van het onderzoek in de dagelijkse praktijk van belang. Betrouwbaar en valide bewijs voor de effectiviteit van een interventie is een belangrijke voorwaarde voor implementatie in de dagelijkse praktijk. Het gebruik van een RCT-design faciliteert dit.

De toepassing van de RCT bij GZO kent ook nadelen. Zo zijn er belangrijke knelpunten die zich voordoen bij het uitvoeren van GZO via een RCT, met name op het vlak van de toepasbaarheid. Er zijn vaak grote verschillen tussen het ideaalbeeld van de RCT en de dynamiek van de dagelijkse praktijk. In een stabiele laboratoriumsetting is een RCT makkelijker op te zetten dan in 'real life'. GZO is bovendien niet zelden langlopend onderzoek. Dat maakt het extra moeilijk om een RCT over de gehele onderzoeksperiode stabiel uit te kunnen voeren.

De ervaring leert bovendien dat cases niet vaak voor het oprapen liggen. Dit geldt weliswaar ongetwijfeld ook voor andere designs, maar voor het opzetten van een RCT is dan een extra bijkomstigheid dat op basis van randomisatie het aantal deelnemers ook nog eens wordt verdeeld over twee groepen. Specifiek voor GZO is de intensieve relatie tussen zorg en onderzoek. Veelal vindt onderzoek vanuit de werkomgeving in de zorg plaats en niet vanuit een laboratoriumsetting; daardoor zijn zorg en wetenschap nauw met elkaar verweven. In die werkomgeving zal wetenschap vaak ondergeschikt zijn aan zorg, hetgeen een extra claim legt op de inzet en frustratietolerantie van de onderzoeker.

Interventies in de gezondheidszorg of in voorzieningen laten zich moeilijk maskeren en zijn moeilijk te verhullen voor patiënt en/of zorgverlener. De vaak gewenste blindering zal daardoor veelal niet haalbaar zijn. Bijvoorbeeld het verplaatsen van zorg vanuit een zorginstelling naar een andere of naar de thuissituatie zal niet onopgemerkt verlopen.

9.7 Is er een toekomst voor de RCT binnen gezondheidszorgonderzoek?

De behoefte aan evidence voor allerlei voorzieningen en de vraag om innovaties in de zorg neemt toe. De kostenstijging in de zorg en de behoefte aan een doelmatiger zorggebruik bieden mogelijkheden om onderzoek in en over zorgvoorzieningen op te zetten. Voor wat het toepassen van een RCT-design bij GZO betreft, geldt dat succes vaak wordt beloond: ongetwijfeld maken geslaagde RCT's (ongeacht richting van de resultaten) meer kans op publicatie in vooraanstaande wetenschappelijke tijdschriften.

Een bedreiging voor het opzetten en uitvoeren van gerandomiseerde experimenten binnen GZO is echter wel dat er momenteel als gevolg van allerlei bezuinigingen slechts beperkte financiële middelen voor onderzoek beschikbaar zijn. Bovendien ligt de voorkeur in toenemende mate bij het financieren van kortlopende projecten met een bescheiden budget per project. Dit is problematisch aangezien GZO-trials zelden kortlopend en vaker grootschalig van omvang moeten zijn. GZO wordt vaak opgezet om een knelpunt in de zorg op te lossen. Dit kan betekenen dat het onderzoek een te regionaal of landelijk karakter krijgt, wat kan conflicteren met de belangen van de onderzoeker. Er dreigt dan een spanningsveld te ontstaan tussen enerzijds de maatschappelijke relevantie en anderzijds de wetenschappelijke waarde. Wat (maatschappelijk) relevant is voor Nederland, hoeft dat niet voor de rest van de wereld te zijn. Dit kan een knelpunt opleveren bij het publiceren van onderzoeksresultaten in de mondiale wetenschappelijke tijdschriften (zie ook hoofdstuk 3).

Desondanks maakt dit hoofdstuk duidelijk dat er geen twijfel bestaat over de toekomst van de RCT binnen GZO. Sterker, in de toekomst dient meer gebruik te worden gemaakt van de RCT dan tot op heden het geval is indien met het wetenschappelijke onderzoek uitsluitsel moet worden verkregen over de effectiviteit van een interventie. Hiervoor is het noodzakelijk dat de hierboven beschreven spelregels in acht worden genomen.

Niet besproken, maar wel relevant is de beschrijving van de interventie. In GZO gaat het vaak om complexe interventies, waarmee wordt bedoeld interventies waarvan de gangbare manier van het ontleden ervan in onderdelen geen of onvoldoende recht doet aan de systematiek die ertussen bestaat. Een alternatieve manier van denken over complexe interventies biedt een uitkomst. De vaste aspecten van de interventie zijn de essentiële functies ervan, terwijl de variabele aspecten haar vorm zijn in verschillende contexten. Volgens deze wijze is de effectiviteit van de meest complexe interventies door middel van een RCT te onderzoeken (Hawe et al., 2004).

Dit laat onverlet dat de kwaliteit van de uitvoering en daarmee van de uitkomsten van een RCT door veel dimensies kan worden beïnvloed. Een adequate inschatting daarvan op voorhand of na afloop dient te allen tijde plaats te vinden om beleidsmakers te helpen in het afwegen van de resultaten van dezelfde en/of verschillende onderzoeksdesigns. Geconcludeerd wordt dan ook dat zowel ten aanzien van de effectiviteit van de gezondheidszorg als van de wetenschappelijke evaluatie van GZO in de vorm van een RCT nog veel valt te winnen en te leren.

9.8 Tot slot

Bij toetsend wetenschappelijk onderzoek naar de effectiviteit van interventies wordt de RCT, ofwel het gerandomiseerde gecontroleerde experiment, gezien als de meest wenselijke onderzoeksopzet. Dit geldt ook voor de toepassing binnen het GZO, hoewel het opzetten en uitvoeren van een RCT geen sinecure is en een aantal voorwaarden stelt qua uitvoerbaarheid. Er zijn enkele aanpassingen en variaties op het klassieke RCT-design mogelijk, zoals het Zelendesign, het balanced blockdesign en de clustertrial. Gezien de hoge maatschappelijke en wetenschappelijke waarde van GZO met behulp van een RCT is het meer dan de moeite waard om bij het opzetten van een onderzoek de mogelijkheid van een RCT niet te snel terzijde te schuiven: een RCT is wellicht vaker haalbaar dan men op voorhand geneigd is te denken.

Aanbevolen literatuur

Medical Research Council. A framework for development and evaluation of RCT's for complex interventions to improve health. April 2000. http://www.mrc.ac.uk/pdf-mrc_cpr.pdf

Pocock SJ. Clinical Trials: a practical approach. New York: Wiley, 1991.

Winkens RAG, Klazinga NS. Wetenschappelijk onderzoek in de transmurale zorg. In: Spreeuwenberg C, Pop P, Beusmans GHMI, Winkens RAG, Zutphen H van (red.). Handboek Transmurale Zorg. Maarssen: Elsevier, 2000.

Referenties

Bulpitt CJ. Randomised controlled clinical trials (2nd ed.). Boston: Kluwer, 1996.

Gale EAM. The Hawthorne studies – a fable for our times? QJM, 2004;97:439-9.

Hawe P, Shiell A, Riley T. Complex interventions: how "out of control" can a randomised controlled trial be? BMJ, 2004;328:1561-3.

Moseley JB, O'Malley K, Petersen NJ et al. A controlled trial of arthroscopic surgery for osteoarthritis of the knee. N Engl J Med, 2002;347:81-8.

Nijs KA, Graaf C de, Kok FJ, Staveren WA van. Effect of family style mealtimes on quality of life, physical performance, and body weight of nursing home residents: cluster randomised controlled trial. BMJ, 2006.

Pocock SJ. Clinical Trials: a practical approach. New York: Wiley, 1991.

Schellings R. Pre-randomization in study designs. Acceptability and applicability. Maastricht: Thesis, 2005.

Tierney WM, Hui SL, Mc Donald CJ. Delayed feedback of physician performance versus immediate reminders to perform preventive care. Med Care, 1986;24:659-66.

Verstappen WHJM. Towards optimal test ordering in primary care. Maastricht: Thesis, 2004.

Vierhout WPM, Knottnerus JA, Crebolder HFJM, Wesselingh-Megens AMK, Beusmans GHMI, Ooij A van, Pop P. Effectiveness of joint consultation sessions of general practitioners and orthopaedic surgeons for locomotor-system disorders. Lancet, 1995;346:990-4.

Winkens RAG, Pop P, Bugter AMA, Grol RPTM, Kester ADM, Beusmans GHMI, Knottnerus JA. Randomised controlled trial of routine individual feedback to improve rationality and reduce numbers of test requests. Lancet, 1995;345:498-502.

Winkens RAG, Klazinga NS. Wetenschappelijk onderzoek in de transmurale zorg. In: Spreeuwenberg C, Pop P, Beusmans GHMI, Winkens RAG, Zutphen H van (red.). Handboek Transmurale Zorg. Maarssen: Elsevier, 2000.

Winkens RAG, Knottnerus JA, Kester ADM, Grol RPTM, Bugter AMA, Pop P. Fitting a routine health care activity into a randomized trial; an experiment possible without informed consent? J Clin Epidemiol, 1997;50:435-9.

Zelen M. A new design for randomized clinical trials. N Engl J Med, 1979;300:1242-5.

Economische evaluaties in de gezondheidszorg

F.F.H. Rutten
W.B.F. Brouwer

10.1 Inleiding

Ondanks het feit dat de uitgaven aan zorg gestaag stijgen, blijven keuzen in de zorg noodzakelijk. De vraag naar zorg neemt toe en de medisch-technologische vooruitgang maakt steeds meer mogelijk, terwijl anderzijds een al te sterke stijging van het zorgbudget als onwenselijk wordt gezien. Er moet dus worden bepaald hoe de schaarse middelen in de zorg optimaal kunnen worden ingezet. Daarbij kunnen economische evaluaties behulpzaam zijn, aangezien zij aangeven hoe doelmatig verschillende zorgprogramma's zijn. Bij de besluitvorming over de inzet van middelen op verschillende niveaus van onze gezondheidszorg spelen economische evaluaties dan ook steeds vaker een rol. Op nationaal niveau gaat het bijvoorbeeld om toevoegingen van belangrijke nieuwe gezondheidszorgprogramma's aan het verzekerde basispakket aan zorg. Op lagere niveaus kan het bijvoorbeeld worden gebruikt bij de vaststelling van het formularium voor geneesmiddelen of de aanschaf van apparatuur voor diagnostiek en behandeling in een ziekenhuis en ook bij de vaststelling van praktijkrichtlijnen voor medisch handelen. Alhoewel het belang van doelmatige zorg breed wordt onderkend en het gebruik van economische evaluaties sterk toeneemt, zou de toepassing ervan nog steeds duidelijk kunnen verbeteren (Rutten en Brouwer, 2002).

Het instrument van de economische evaluatie kent zijn theoretische wortels in de welvaartseconomie (Boadway en Bruce, 1984). De welvaartseconomie houdt zich bezig met de vraag of een bepaalde verandering, zoals de invoering van een nieuw zorgprogramma, de welvaart (niet zozeer de financiële rijkdom maar eerder welzijn in het algemeen) van de maatschappij vergroot. Daartoe is een normatief beoordelingskader ontwikkeld waarmee deze vraag kan worden beantwoord. De neoklassieke welvaartstheorie leunt sterk op vier normatieve principes, die samen het kader vormen waarmee veranderingen kunnen worden beoordeeld. Dat zijn:

1 Nutsmaximalisatie (individueel gedrag is rationeel gericht op het verkrijgen van zoveel mogelijk welvaart ofwel nut).
2 Consumentensoevereiniteit (consumenten zijn zelf de beste beoordelaars van wat het beste bijdraagt aan hun nut en hun nutsniveau).
3 Consequentialisme (met name de uitkomsten van gedrag en gebeurtenissen zijn van belang – in contrast met processen of intenties).
4 Welfarisme (Hurley, 1998). Welfarisme 'is the proposition that the "goodness" of any situation (...) be judged solely on the basis of the utility levels attained by individuals in that situation' (Hurley, 1998, p. 377). Of, zoals Sen het uitdrukt: 'judging the goodness of states of affairs only by utility information'.

Teneinde de relatieve aantrekkelijkheid van twee staten van de wereld te beoordelen hoeft daarmee 'alleen' naar de nutniveaus van de individuen in beide staten te worden gekeken. Hurley (1998, p. 377) geeft aan dat '... *these four tenets require that any policy be judged solely in terms of resulting utilities achieved by individuals, as assessed by the individuals themselves.*' Het draait dus om de bevordering van de welvaart van de mensen in de maatschappij, zoals deze door henzelf wordt vastgesteld.

Een leidend principe binnen de neoklassieke welvaartseconomie is dan ook het Paretoprincipe, dat een criterium is voor allocatieve efficiëntie. Volgens dit principe (in zijn sterkste vorm) dient een staat A maatschappelijk geprefereerd te worden boven een staat B, wanneer minstens één persoon staat A prefereert boven B en alle andere personen A minstens even goed vinden als B. Dit principe is vrij strikt en geeft aan dat in feite alleen wanneer er door een verandering geen verliezers optreden maar wel winnaars, we zeker zijn dat de winsten de verliezen overstijgen en de maatschappelijke welvaart stijgt. Dit heeft ermee te maken dat er binnen de neoklassieke welvaartseconomie normaal gesproken vanuit wordt gegaan dat nut niet tussen personen vergeleken kan worden en dat daarmee dus directe uitruil tussen nutswinsten en nutsverliezen onmogelijk wordt geacht. Het hanteren van een dergelijk strikt criterium leidt echter al snel tot de onmogelijkheid om veranderingen door te voeren, omdat bijna alle veranderingen naast winnaars verliezers kennen. Derhalve wordt in de praktijk meestal gebruikgemaakt van een iets minder strikt criterium: het potentiële Paretocriterium (ook wel het Kaldor-Hickscriterium genoemd). Dat geeft aan dat wanneer de winsten van de winnaars als gevolg van een verandering van staat B naar A afdoende groot zijn om de verliezers te compenseren, deze verandering ook als welvaartsverbetering kan worden aangemerkt. Immers, als de winnaars die compensatie zouden verlenen aan de verliezers (en nog steeds enige winst overhouden), dan zijn laatstgenoemden indifferent tussen A en B, terwijl de winnaars A prefereren (waardoor aan het Paretoprincipe wordt voldaan). Doordat er in dit geval gecompenseerd moet (kunnen) worden, dient er ook een uitwisselbare en vergelijkbare entiteit te zijn, waardoor het nut van de verliezers minimaal kan worden teruggebracht tot het oude niveau en dat kan worden afgewogen tegen de winsten van de winnaars. Veelal wordt binnen de economie voor deze uitwisselbare entiteit geld gebruikt (bijvoorbeeld Von Neumann en Morgenstern, 1943). Wanneer dus de winsten (de baten) van een verandering de verliezen (de kosten) ervan overstijgen, is er sprake van een potentiële welvaartsverbetering.

Dit uitgangspunt, dat zolang een verandering grotere winsten oplevert dan verliezen teweegbrengt de welvaart wordt vergroot door die verandering, ligt in feite ten grondslag aan de meest direct in de welvaartstheorie gefundeerde economische evaluatie: de kosten-batenanalyse (Boadway en Bruce, 1984; Hurley, 2000). Andere vormen van economische evaluaties, zoals hieronder nader toegelicht, zijn alle van deze kosten-batenanalyse afgeleid. De economische evaluatie is daarmee het praktische instrument dat uit het normatieve, welvaartseconomische kader voortvloeit. Wanneer de opbrengsten groter zijn dan de kosten, is een zorgprogramma in principe doelmatig, dat is welvaartsverhogend. In die zin betreft toetsend onderzoek: steeds worden de kosten en effecten van een zorgprogramma berekend, op basis waarvan de wenselijkheid van introductie van zo'n programma kan worden bezien. De te toetsen hypothese luidt steeds: Het invoeren van interventie X in plaats van een alternatieve interventie is doelmatig.

In termen van de empirische cyclus is hiermee ook meteen duidelijk dat economische evaluaties in veel gevallen enkel de toepassing betreffen van dit toetsingskader. Terugkoppeling naar het theoretische kader, dat is de economische theorie, vindt in veel gevallen niet plaats. De terugkoppeling geschiedt in dat opzicht normaliter binnen een *beleidscyclus* van vergoedingsbesluiten in de zorg. Wel wordt er in brede zin onderzoek gedaan naar de rol, theoretische achtergrond en onderbouwing van economische evaluaties binnen de zorg (bijvoorbeeld Bleichrodt en Quiggin, 1998; Brouwer en Koopmanschap, 2000). Dit hoofdstuk geeft een beknopte inleiding aangaande economische evaluaties. Dit geeft een globaal beeld van wat een economische evaluatie is en hoe deze zou moeten worden uitgevoerd. Het helpt de lezer zo op weg in deze materie, maar verwijst voor de nader geïnteresseerde lezer vooral ook door naar meer uitvoerige methodologische beschouwingen.

10.2 Het principe van economische evaluatie

In een economische evaluatie worden enerzijds de investeringen die verband houden met de inzet van een medische technologie (minus de eventuele besparingen die daarvan het gevolg zijn) en anderzijds de gezondheidseffecten die de interventie teweegbrengt, in kaart gebracht. Onder medische technologie kan een veelheid van interventies worden verstaan: van de inzet van een enkel geneesmiddel tot en met de organisatie van een nationaal screeningsprogramma. Economische evaluatie is een vorm van beleidsondersteunend onderzoek dat informatie moet bieden bij keuzes tussen verschillende beleidsopties. Dat betekent dat in een economische evaluatie per definitie twee of meer alternatieve interventies worden beschouwd. Dit wordt geïllustreerd in figuur 10.1, waarin het principe van economische evaluatie eenvoudig wordt weergegeven. In de figuur is sprake van een vergelijking tussen twee interventies, een oude en een nieuwe interventie. Voor beide interventies dient te worden berekend welke investeringen (K_1 en K_2) nodig zijn om de interventie te doen plaatsvinden en welke gezondheidseffecten (B_1 en B_2) beide interventies teweegbrengen. In het geval dat de nieuwe interventie zowel minder kosten met zich meebrengt als effectiever is in termen van gezondheidstoestandverbetering, verdient de nieuwe interventie duidelijk de voorkeur boven de oude interventie. Er wordt dan wel gesproken van dominantie. Andersom geldt dat wanneer de oude interventie zowel goedkoper als effec-

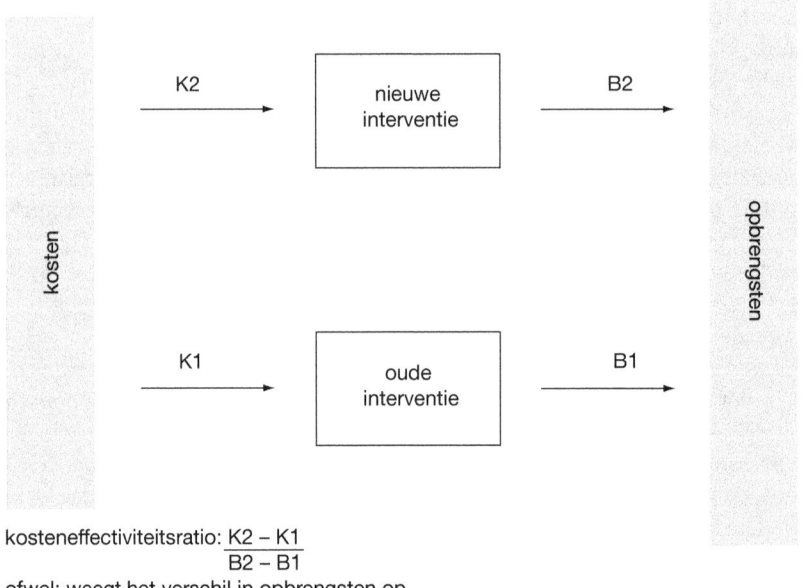

Figuur 10.1 *Het principe van een economische evaluatie.*

tiever is dan de nieuwe, de oude interventie dominant is ten opzichte van de nieuwe. Veelal zal een nieuwe interventie echter zowel duurder als effectiever zijn. Dan wordt de vraag relevant of de additionele effecten opwegen tegen additionele kosten. Normaliter wordt dit bezien door een kosten-effectiviteitsratio te berekenen, zoals in figuur 10.1 aangegeven, waarbij het verschil in kosten wordt gedeeld door de gezondheidstoestandverbetering. Hierdoor ontstaat een uitkomstmaat die de kosten per eenheid gezondheidsverbetering weergeeft.[1] De wijze waarop de kosten van een interventie worden gemeten en gewaardeerd, verschilt in principe niet tussen de verschillende evaluatievormen. Of en hoe de effecten worden weergegeven, verschilt juist wel per economische evaluatievorm. Daartoe kunnen vier benaderingen worden gehanteerd:

1 Kostenminimalisatieanalyse (KMA): Wanneer reeds vaststaat dat de te vergelijken interventies tot eenzelfde gezondheidstoestandverbetering leiden, kan de analyse zich beperken tot een vergelijking van de kosten van elk alternatief. Uiteraard wordt het alternatief met de laagste kosten dan geprefereerd.

2 Kosten-effectiviteitsanalyse (KEA): In een kosten-effectiviteitsanalyse worden verschilkosten vergeleken met de verschillen in gezondheidstoestand gemeten in fysieke eenheden. Dat zijn bij voorkeur finale uitkomstmaten, zoals levensjaren bij levensverlengende interventies of succesvolle zwangerschappen bij fertiliteitsprogramma's. Soms worden ook wel klinische effectmaten zoals diastolische bloeddruk of cholesterolwaarden gebruikt. Zulke klinische maten zijn intermediaire uitkomstmaten, die in een KEA bij voorkeur vertaald worden naar finale uitkomstmaten. Een belangrijk nadeel van deze uitkomstmaten is dat ze vaak niet volledig zijn (een gewonnen levensjaar kan bijvoorbeeld in goede of heel slechte gezondheid worden doorgebracht) en moeilijk vergelijkbaar tussen studies. Hoe moet men de kosten per succesvolle zwangerschap afwegen tegen de kosten per percentage bloeddrukvermindering? Een betere en vergelijkbare uitkomstmaat wordt daarom in de kosten-utiliteitsanalyse gebruikt.

3 Kosten-utiliteitsanalyse (KUA): In een kosten-utiliteitsanalyse wordt een uitkomstmaat gehanteerd, die zowel levensduur als levenskwaliteit weergeeft in een zogenaamde utiliteit. Deze utiliteit is een getal tussen 0 en 1, waarbij 1 de situatie volledig gezond weergeeft en 0 dood (zie verder paragraaf 10.4). De meest gebruikte utiliteitsmaat is de Quality Adjusted Life Year, kortweg QALY. Deze maatstaf kan in principe onafhankelijk van het soort gezondheidsprogramma of het soort ziekteproces worden toegepast, waardoor het een ideaal referentiepunt vormt voor vergelijkingen van allerlei soorten interventies over verschillende ziektecategorieën heen. Een dergelijke vergelijking wordt soms gepresenteerd in een zogenaamde QALY-leaguetabel, waarin verschillende studies zijn opgesomd. Box 10.1 geeft een voorbeeld van zo'n QALY-leaguetabel met daarin een overzicht van uitkomsten van enkele Nederlandse studies.

4 Kosten-batenanalyse (KBA): In een kosten-batenanalyse worden gezondheidseffecten uitgedrukt in geld. Om gezondheidseffecten in geld te waarderen kunnen verschillende technieken worden toegepast zoals willingness to pay, waarbij respondenten wordt gevraagd naar hun bereidheid om te betalen voor levensverlenging of verbetering van de gezondheid. Het grote voordeel van een KBA bestaat hierin, dat in dat geval eenvoudig kan worden gekeken naar baten versus kosten, waarbij de beslisregel simpel is dat het project de moeite waard is wan-

---

1 Vaak is het nuttig om ook de totale kosten en totale gezondheidseffecten voor elk alternatief te rapporteren. Dergelijke informatie kan helpen bij de extrapolering van studieresultaten naar andere populaties of andere geografische gebieden.

neer er een positief verschil bestaat tussen baten en kosten.

Box 10.1 Een QALY-leaguetabel

In een QALY-leaguetabel worden resultaten van evaluatiestudies weergegeven. De gebruikte uitkomstmaat hierbij is de kosten per QALY. Deze worden incrementeel vastgesteld (zoals in tabel 10.1) ten opzichte van het weergegeven alternatief.

Een dergelijke QALY-leaguetabel kan op meerdere wijzen worden gebruikt. Het idee achter een dergelijke tabel was oorspronkelijk dat wanneer een beleidsmaker als doel heeft om met het beschikbare budget zoveel mogelijk gezondheid te winnen (dat is, QALY's winnen) hij het beste zou kunnen starten met de interventies onderin de tabel. Vervolgens kunnen steeds interventies aan het pakket worden toegevoegd die hoger in de tabel staan (en dus hogere kosten per QALY teweegbrengen), tot het budget volledig is uitgeput. Op die wijze wordt de maximale hoeveelheid QALY's gewonnen met de beschikbare middelen. Een belangrijk nadeel van een dergelijke benadering is dat de kosten per QALY voor alle interventies bekend moeten zijn om het optimale pakket te kunnen samenstellen. Een meer gangbare benaderingswijze is dan ook om te bezien of de kosten per QALY onder een bepaalde afkapgrens blijven (in de Nederlandse context veelal € 20.000). Wanneer dat het geval is, wordt het middel als doelmatig (kosteneffectief) aangemerkt.

Tabel 10.1

Behandeling	Alternatief	Incrementele kosten per QALY (in euro's o.b.v. prijspeil 1995)
GM-CSF bij oudere leukemiepatiënten	Daunomycine cytosine	192.731
EPO bij nierdialyse	Conservatieve behandeling	114.045
Longtransplantatie	Conservatieve behandeling	82.462
Nierfunctievervangingsprogramma	Geen behandeling	43.709
Harttransplantatie	Conservatieve behandeling	38.206
Levertransplantatie	Conservatieve behandeling	36.402
Didronelprofylaxe (osteoporose)	Conservatieve behandeling	26.176
PTA met selectieve stentplaatsing	PTA alleen	14.612
Introductie borstkankerscreening	Geen screening	4.204
Viagra	Andoscat	4.163

Bron: Rutten-van Mölken e.a. (2000) op basis van Nederlands evaluatieonderzoek.

Ook wordt steeds meer duidelijk dat niet alleen op basis van gegevens over kosten per QALY besluiten worden genomen en dat daarmee dus de maximalisatie van de hoeveelheid QALY's met het beschikbare budget niet de (volledige) doelstelling van beleidsmakers is (zie paragraaf 10.6). Bijvoorbeeld de noodzakelijkheid van behandeling speelt bij vergoeding een belangrijke rol. Dergelijke overwegingen kunnen verklaren waarom bijvoorbeeld Viagra niet wordt vergoed in de Nederlandse context en longtransplantaties wel (Stolk et al., 2004).

De laatste drie vormen van economische evaluatie, KEA, KUA en KBA, zijn te beschouwen als volledig economische evaluaties en komen het meest voor. Aangezien een verbetering van de kwaliteit van leven een belangrijke doelstelling is van de meeste interventies en het in geld uitdrukken van gezondheidseffecten nog lastig blijkt, wordt de KUA momenteel als standaard gezien. Daarmee staat de gezondheidseconomische evaluatie ook iets verder af van de pure welvaartseconomie, waarin de kosten-batenanalyse centraal staat. Hieronder gaan we bij de verdere bespreking steeds uit van een kosten-utiliteitsanalyse.

10.3 Onderzoeksopzet

Perspectief

Als standaard wordt in een economische evaluatiestudie het zogenaamde maatschappelijke perspectief gekozen. Dit houdt in dat alle kosten en effecten van een interventie worden beschouwd, ongeacht wie er baat bij heeft of vanuit welk budget de kosten worden gefinancierd, of aan wie de besparingen toevallen. Dit perspectief sluit het best aan bij de welvaartseconomische uitgangspunten van de economische evaluatie.

Referentiebehandeling

Wanneer een nieuwe behandeling moet worden geëvalueerd, komt de vraag op welke referentiebehandeling in de vergelijkende evaluatiestudie moet worden gehanteerd. Bestaat er een keuze tussen verschillende alternatieven, dan zijn twee criteria belangrijk. In de eerste plaats dient de bestaande, meest kosteneffectieve behandeling te worden geselecteerd als referentiebehandeling, omdat de studie in dat geval relevante informatie biedt over de vergelijking met het best mogelijke alternatief. In de tweede plaats is de representativiteit van de referentiebehandeling van belang, omdat het belangrijk is het nieuwe alternatief af te zetten tegen een gangbare behandeling (box 10.1).

Indicatie

Het definiëren van de doelgroep waarin de interventie plaatsvindt, is zeer belangrijk. Een programma kan kosteneffectief zijn voor sommige patiëntgroepen, maar juist niet voor andere. Hierbij spelen aspecten als de relevante ziekte, het stadium van die ziekte, mogelijke co-morbiditeit enzovoort. Een dergelijke afbakening geeft ook aansluiting om de uitkomsten van een studie te vertalen naar praktijkrichtlijnen (zoals de praktijkrichtlijnen voor medicinale behandeling van patiënten met een te hoog cholesterolgehalte).

Experiment versus model

De gegevens van een economische evaluatiestudie kunnen op verschillende manieren beschikbaar komen. Vaak verdient het de voorkeur om gegevens over kosten en kwaliteit van leven simultaan met de klinische gegevens te verzamelen in de context van een experimentele studie.[2] Het voordeel daarvan is dat alle gegevens over zowel kosten als effecten in dezelfde context worden verzameld en dus goed vergelijkbaar zijn. Zo strekt de goede interne validiteit van een gerandomiseerde experimentele opzet zich ook uit tot de eco-

---

2 Dit noemt men ook wel een piggy-backanalyse: de economische evaluatiestudie lift als het ware mee op de rug van de klinische studie.

nomische analyse. Het nadeel van deze benadering is echter dat zowel kosten als gezondheidswinst zijn gemeten in een gecontroleerde situatie, waarmee nog niet is gezegd dat dezelfde waarden ook haalbaar zijn in de dagelijkse praktijk. Er is dus nog een vertaalslag nodig om van cost-efficacy naar cost-effectiveness te komen. Dit wordt voorkomen door een naturalistische studieopzet te kiezen, waarin kosten en gezondheidseffecten direct in de praktijk van alle dag worden waargenomen. Winst aan externe validiteit in een dergelijke opzet moet men afwegen tegen het verlies aan interne validiteit, omdat niet kan worden gerandomiseerd en gecontroleerd. In de praktijk zijn er weinig naturalistische studies uitgevoerd, maar wel neemt het belang van *outcomes research*, het meten van effectiviteit in de praktijk, sterk toe.

Tenslotte kan het zo zijn, dat geen prospectieve studie mogelijk is, maar dat gebruik moet worden gemaakt van bestaande gegevens vanuit verschillende gegevensbronnen. Vaak worden dergelijke gegevens dan gebruikt om een model te voeden, waarmee kosten en effecten zo goed mogelijk worden voorspeld. Veel gebruikte technieken zijn besliskundige analysemethoden (beslisbomen) en Markovmodellen (zie bijvoorbeeld Rutten-van Mölken et al., 2000).

Analyseperiode
De analyseperiode van evaluatiestudies moet lang genoeg zijn om de belangrijkste klinische en economische uitkomsten te bestuderen. Soms vallen de consequenties van een behandeling buiten de observatieperiode van een klinische studie. Dan kan met behulp van modellen geprobeerd worden deze consequenties alsnog in kaart te brengen. Vaak geschiedt dit door extrapolatie van de wel waargenomen gegevens. De gehanteerde veronderstellingen bij het modelleren moeten duidelijk worden weergegeven en nagegaan moet worden hoe gevoelig de uitkomsten zijn voor variaties in die veronderstellingen (gevoeligheidsanalyse).

Discontering
Kosten en baten van gezondheidszorgprogramma's zijn soms gespreid over meerdere jaren. Dit geldt zeker voor preventieve programma's. Echter, aan toekomstige kosten en effecten wordt maatschappelijk minder waarde gehecht dan aan huidige kosten en effecten. Om zorgprogramma's met verschillende tijdsprofielen voor kosten en effecten vergelijkbaar te maken worden de uitkomsten daarom met een disconteringsfactor teruggerekend naar het heden. In figuur 10.2 wordt de formule voor discontering gegeven. Er bestaat veel discussie over de juiste hoogte van de disconteringsvoet voor kosten en effecten (zie Brouwer et al., 2005 voor een overzicht). Veelal worden in richtlijnen voor economisch evaluatieonderzoek expliciete aanbevelingen voor disconteren opgenomen (in de huidige Nederlandse richtlijnen dienen de kosten met 4% en de effecten met 1,5% te worden gedisconteerd).

stel: K_t = kosten in jaar t
B_t = effecten in jaar t
en K^* = tegenwoordige waarde van de kosten
B^* = tegenwoordige waarde van de effecten
en r_k = disconteervoet voor kosten
r_b = disconteervoet voor effecten

dan geldt:

$$K^* = \sum_{t=0}^{T} K_t (1 + r_k)^{-t}$$

$$B^* = \sum_{t=0}^{T} B_t (1 + r_b)^{-t}$$

Figuur 10.2 *Disconteren van kosten en effecten.*

10.4 Het meten en waarderen van effecten

In een kosten-utiliteitsanalyse wordt de QALY als effectmaat gehanteerd. Daartoe worden de effecten van een behandeling op de gezondheidstoestand niet alleen gemeten, maar vindt ook een waardering van die effecten plaats. Het meten en het waarderen van effecten dienen dan ook te worden gescheiden.

Het meten van effecten

Voor het meten van de gezondheidstoestand en veranderingen daarin worden verschillende vragenlijsten gebruikt. Het meest wenselijk is dat er een zogenaamde generieke vragenlijst wordt gebruikt, waarmee gezondheid op een globaal niveau wordt gemeten. De alternatieven, de ziektespecifieke lijsten, hebben immers het probleem van vergelijkbaarheid met andere ziektespecifieke vragenlijsten. In een generieke vragenlijst worden verschillende dimensies van gezondheidstoestand onderscheiden. Er bestaan verschillende veelgebruikte en gevalideerde vragenlijsten zoals de Rand Short Form-36 (beter bekend als de SF-36) en de EuroQol-5D. Deze vragenlijsten beschouwen respectievelijk negen en vijf dimensies van kwaliteit van leven. De SF-36 beschouwt fysiek functioneren, sociaal functioneren, rolbeperking (fysiek), rolbeperking (emotioneel), mentale gezondheid, vitaliteit, pijn, algemene gezondheidsbeleving en gezondheidsverandering. De EQ-5D beschouwt mobiliteit, beperkingen in dagelijkse activiteiten, zelfzorg, pijn/andere klachten en nervositeit/depressie. Per dimensie kan worden aangegeven in hoeverre hierbij beperkingen bestaan. Op die wijze kunnen gezondheidsprofielen worden gemeten en veranderingen daarin. Om deze te kwantificeren in een getalsmatige uitkomstmaat is het noodzakelijk om de verschillende dimensies van gezondheid en de niveaus van beperkingen die daarin worden onderscheiden te wegen of, anders gezegd, een waardering voor de beschouwde toestand te geven in één getal of index.

Het waarderen van effecten

Er zijn verschillende manieren om een gezondheidstoestand te waarderen, zoals de Visual Analogue Scale, de Standard Gamble en de Time Trade Off. Deze worden in box 10.2 toegelicht. De laatste geldt momenteel als gouden standaard. Al deze methoden zijn erop gericht utiliteiten te genereren voor verschillende gezondheidstoestanden. Een utiliteit is een getal tussen 0 en 1, waarbij 1 de toestand 'gezond' representeert en het getal 0 meestal de situatie 'dood'. Des te slechter de gezondheidstoestand waarin een persoon zich bevindt, des te lager de score, waarbij er overigens ook scores onder nul kunnen voorkomen, dat wil zeggen gezondheidstoestanden slechter dan dood. Deze waardering van gezondheidstoestanden wordt veelal door representanten van de algemene bevolking gedaan (Rutten-van Mölken et al., 2000). Hierdoor wordt vermeden dat de aanpassing door de patiënt zelf aan een bepaalde gezondheidstoestand (in sociologische termen: coping) een belangrijke rol gaat spelen bij de waardering van de gezondheidstoestandverbetering.

In de praktijk van evaluatieonderzoek zal een directe meting van utiliteiten meestal niet plaatsvinden. Bijvoorbeeld voor de EQ-5D bestaan namelijk zogenaamde 'standaardtarieven' waarmee gezondheidsprofielen meteen kunnen worden omgezet in een utiliteitsmaat. Deze tarieven zijn gebaseerd op grootschalig onderzoek (Dolan, 1997) en het gebruik ervan vergroot de vergelijkbaarheid tussen studies.

Box 10.2 Waarderen van kwaliteit van leven

De Standard Gamblemethode is sterk gerelateerd aan de economische theorie van verwacht nut (*expected utility*). In deze methode wordt normaal gesproken respondenten gevraagd een afweging te maken tussen het leven in een imperfecte gezondheidstoestand x en een alternatief. Het alternatief bestaat vaak uit de kans om weer helemaal gezond te worden en een kans (p) meteen te sterven. Vervolgens wordt aan mensen gevraagd hoe groot de kans op onmiddellijk overlijden mag zijn om toch nog te kiezen voor het alternatief (de operatie).

Het idee is dat deze kans (p) groter mag zijn, naarmate de te waarderen toestand erger is. De waarde van de gezondheidstoestand op de schaal van 0 tot 1 is dan 1 - p.

Eenvoudig voorbeeld SG
Stel u hebt een dwarslaesie en bent hierdoor volledig verlamd vanaf uw middel. U kunt een operatie ondergaan die u volledig zal genezen. Er bestaat echter ook een kans dat u zult overlijden tijdens deze operatie. Welke kans op direct overlijden zou u maximaal accepteren en toch deze operatie ondergaan? Wanneer een respondent aangeeft dat deze kans maximaal 20% mag bedragen, wordt de gezondheidstoestand gewaardeerd als (1 - 0,2 =) 0,8.

Het belangrijkste instrument op dit moment is de time trade-offmethode (TTO). Hierin wordt mensen gevraagd om levensjaren in te ruilen om gezondheid te winnen. Respondenten wordt gevraagd zich voor te stellen nog tien jaar te leven in een imperfecte gezondheidstoestand x. Vervolgens wordt gevraagd hoeveel jaren in perfecte gezondheid (H) men gelijkwaardig vindt aan tien jaar in toestand x. Ook hierbij is het idee dat mensen bereid zijn om meer levensjaren op te geven (dus een lagere hoeveelheid jaar in perfecte gezondheid te accepteren) naarmate de te waarderen gezondheidstoestand erger is. Uit de antwoorden op TTO-vragen kan ook een waardering voor de gezondheidstoestand worden afgeleid. Stel mensen vinden a jaar in perfecte gezondheid gelijk aan tien jaar in toestand x, dan is de waardering van gezondheidstoestand x gelijk aan $a/10$.

Eenvoudig voorbeeld TTO
Stel u hebt een dwarslaesie en bent hierdoor volledig verlamd vanaf uw middel. U zult in deze toestand nog tien jaar leven en daarna overlijden. Er bestaat echter een middel waardoor u volledig kunt genezen. U leeft dan volledig gezond, maar minder dan tien jaar. Hoeveel jaar wilt u minimaal in volledige gezondheid leven om dit gelijkwaardig te vinden aan tien jaar in de geschetste gezondheidstoestand?
Stel een respondent geeft aan zes jaar in perfecte gezondheid gelijk te vinden aan tien jaar in deze toestand, dan is de waardering van deze gezondheidstoestand 6/10 is 0,6.

Tenslotte is er de Visual Analogue Scale (VAS). Dit is eenvoudigweg een schaal van 0 tot 100 (waarbij 0 vaak staat voor dood of de slechtst denkbare gezondheidstoestand en 100 voor de best denkbare gezondheidstoestand), waarop mensen gezondheidstoestanden kunnen inschalen. Op deze schaal kunnen mensen een bepaalde gezondheidstoestand waarderen door een streepje te plaatsen bij de waarde die zij die toestand geven. Naarmate de toestand slechter is, zal men een lagere waardering geven aan de gezondheidstoestand. Wanneer een respondent een waardering geeft van 70 voor een bepaalde toestand, dan is daarmee meteen de waardering duidelijk. Dit correspondeert dan met 0,7 op een schaal van 0 tot 1.

10.5 Het meten en waarderen van kosten

Kosten in een economische evaluatie kunnen langs twee dimensies onderscheiden worden: kosten binnen respectievelijk buiten de gezondheidszorg en directe versus indirecte kosten. Directe kosten binnen de gezondheidszorg zijn de kosten van preventie, diagnostiek, therapie, revalidatie en verzorging.

Kosten buiten de gezondheidszorg, die direct samenhangen met een behandeling, zijn bijvoorbeeld reiskosten van patiënten of kosten in verband met informele zorg. Indirecte kosten ontstaan als secundair gevolg van een ziekte of ingestelde behandeling. Binnen de gezondheidszorg gaat het dan bijvoorbeeld om de kosten van medische consumptie tijdens extra levensjaren die zijn gewonnen door een interventie. Als het gaat om kosten voor andere ziekten dan die waarop deze interventie was gericht (zogenaamde niet-gerelateerde kosten), worden deze over het algemeen niet in een economische evaluatie meegenomen, alhoewel dit vanuit een maatschappelijk perspectief wel logisch zou zijn (Brouwer et al., 2001). Indirecte kosten buiten de gezondheidszorg (ook wel productiviteitskosten genoemd) zijn bijvoorbeeld de kosten of besparingen die samenhangen met een verandering in productiviteit ten gevolge van ziekte of behandeling.

Kostenberekening in een economische evaluatie kan worden ingedeeld in drie stappen: identificatie van de volumina, meting van de volumina en waardering daarvan (bepaling kostprijs). Hieronder beschouwen wij deze achtereenvolgende stappen:

1 Identificatie: Identificatie van kosteneenheden is een belangrijke eerste stap in de bepaling van kosten. Deze moet ervoor zorgen dat uiteindelijk alleen de kosten van relevante eenheden in de economische evaluatie worden meegenomen en dat geen relevante eenheden worden vergeten. Het verdient aanbeveling om ten behoeve van de identificatie een goede beschrijving te maken van het zorgtraject met al zijn diagnostische en therapeutische gebeurtenissen. Als dit in kaart is gebracht, kan vervolgens een voorlopige schatting worden gemaakt van volumina en kostprijzen met betrekking tot de onderscheiden activiteiten, bijvoorbeeld in de vorm van een beslisboom met daarin alle mogelijke diagnostische en therapeutische opties. Door deze volumina en kostprijzen te variëren kan duidelijk worden hoe gevoelig de uiteindelijke kosten zijn voor veranderingen in deze volumina of prijzen. Daardoor ontstaat inzicht in welke kosteneenheden wel of niet belangrijk zijn en aan welke kosten in de analyse dus meer of minder aandacht moet worden gegeven.

2 Het meten van volumina: Kosten zijn het product van volume en prijs. Bij de meting van volumina is het belangrijk onderscheid te maken tussen gedetailleerde (micro costing) en globale (gross costing) kostenbepalingen (vergelijk Gold et al., 1996). Bij gedetailleerde kostenbepaling worden alle verrichtingen en voorzieningen apart onderscheiden en vervolgens op het meest gedetailleerde niveau gemeten en gewaardeerd. Van een globale kostenberekening is sprake wanneer een behandeling niet gesplitst wordt in eenheden van onderliggende medische consumptie, maar wanneer voor een behandeling of cluster van onderliggende activiteiten een totaalprijs wordt gebruikt. Globale kostenbepaling is uiteraard alleen mogelijk wanneer adequate kosteninformatie met betrekking tot zo'n behandeling voorhanden is. Meting van volumina vindt bij voorkeur plaats via primaire dataverzameling in combinatie met de verzameling van de medische gegevens in het zogenaamde case record form[3]. De benodigde voluminagegevens voor de berekening van indirecte kosten worden vaak direct bij de patiënt verzameld. Daartoe bestaan standaardinstrumenten, zoals de recent ontwikkelde ProdisQ vragenlijst (Koopmanschap, 2005). Wat secundaire dataverzameling betreft, kan worden gewezen op een grote hoeveelheid registraties die ten behoeve van

---

3 Zoals hierboven al werd aangegeven kan het daarbij nodig zijn om een vertaalslag te maken naar de kosten die men kan verwachten in de dagelijkse praktijk, die niet noodzakelijkerwijs gelijk zijn aan de geobserveerde kosten in een klinische studie.

volumebepalingen kunnen worden geraadpleegd, alsmede de literatuur.
3 De waardering van kosten: Bij de waardering van kosten kan een economische definitie van kosten, de zogenaamde opportuniteitskosten (opportunity costs) worden gehanteerd. Deze term geeft aan dat de waarde van de inzet van schaarse middelen het beste kan worden benaderd door te kijken naar de opbrengsten van de beste alternatieve besteding van dezelfde middelen. Dit is dus een andere waardering dan de kosten in enge, financiële betekenis. Hantering van het begrip opportuniteitskosten is in de praktijk niet altijd eenvoudig. Bij een goed functionerende markt met vrije toegang voor aanbieders, met volledige informatie en met concurrentie, gelden marktprijzen als opportuniteitskosten. Aan de meeste markten binnen ons gezondheidszorgstelsel kunnen deze eigenschappen echter niet worden toegerekend, zodat prijzen en zeker tarieven meestal geen goede benadering van opportuniteitskosten bieden. Voor de waardering van eenheden in een economische evaluatie wordt daarom veel gebruikgemaakt van kostprijsonderzoek. Voor het waarderen van het gebruik van middelen is het voorts van belang dat gekeken wordt naar de context van de beleidsvraag die met de economische evaluatiestudie moet worden beantwoord. Zo zijn integrale kostprijzen te prefereren wanneer programma's worden vergeleken die van een verschillende infrastructuur gebruikmaken, of wanneer een generalisering naar de kostenconsequenties op landelijk niveau of op langere termijn noodzakelijk is. Marginale kosten zijn de kosten die in een specifieke situatie gepaard gaan met een (beperkte) uitbreiding van een programma. Het gebruik van tarieven in plaats van kostprijzen is alleen verantwoord wanneer deze een redelijke afspiegeling zijn van de werkelijke kostprijs. Het gaat in economische zin om wat er feitelijk verbruikt wordt aan middelen om een interventie uit te voeren. Tarieven voor diensten van paramedici en medici kunnen over het algemeen wel gebruikt worden, omdat deze de feitelijk ingezette middelen voor deze diensten representeren. Voor de waardering van belangrijke kosteneenheden zal in het algemeen een kostprijsonderzoek noodzakelijk zijn. Er is een bruikbare handleiding die informatie geeft over de kostprijzen van verschillende zorgcomponenten en die ook aangeeft hoe zelf kosten te berekenen (Oostenbrink et al., 2004).

De waardering van indirecte niet-medische kosten (productiviteitskosten) is nog enigszins controversieel, aangezien in de literatuur verschillende methoden worden voorgestaan (Sculpher, 2001). In de Nederlandse richtlijnen wordt de frictiekostenmethode aanbevolen, die vanuit een maatschappelijk perspectief een reële inschatting van productiviteitskosten tracht te maken (Rutten-van Mölken et al., 2000).

10.6 Omgaan met onzekerheid en interpretatie van resultaten

Gevoeligheidsanalyse
Er is bijna altijd onzekerheid over de variabelen in een economische analyse. In een gevoeligheidsanalyse wordt derhalve onderzocht hoe gevoelig de schatting van een kosten-effectiviteitsratio is voor afwijkingen in een of meer parameters, die in de analyse is meegenomen. Gekeken wordt hoe groot de verandering in de ratio is wanneer de waarden van de parameters variëren. Wanneer het resultaat niet robuust blijkt voor variatie in belangrijke parameters, moet indien mogelijk worden getracht de onzekerheid met betrekking tot die parameters te reduceren. In een univariate gevoeligheidsanalyse worden de parameters waarover onzekerheid bestaat, een voor een gevarieerd en wordt telkens gekeken hoe het effect is op de uiteindelijke kosten-effectiviteitsratio. Een multivariate gevoeligheidsanalyse varieert deze parameters simultaan en geeft een realistischer beeld van de onzeker-

heid rondom een kosten-effectiviteitsratio. Daarvoor is echter veel informatie nodig over de verdeling van de betreffende parameters en de eventuele afhankelijkheid tussen parameters.

Statistische analyse

In een klinische evaluatiestudie beperkt de statistische analyse zich vaak tot een test om na te gaan of de beide armen van een studie significant verschillen met betrekking tot de primaire uitkomstmaat. Dit is onmogelijk in het geval van een kosten-effectiviteitsratio, omdat het dan gaat om de ratio van twee stochastische variabelen waarvan de variantie niet gedetermineerd is. Er zijn verschillende mogelijkheden om een betrouwbaarheidsgebied rond een kosten-effectiviteitsratio te berekenen (Rutten-van Mölken et al., 2000). Op basis van de keuze voor een bepaalde drempelwaarde voor kosten-effectiviteit kan dan de kans worden berekend dat de kosten-effectiviteitsratio die uit het onderzoek resulteert, acceptabel is. Rapportage van slechts één centrale schatting voor de kosten-effectiviteitsratio is in dat opzicht ontoereikend en kan leiden tot een verkeerde conclusie. (Met name kostengegevens kennen in het algemeen een grote spreiding, hetgeen bijdraagt aan de onzekerheid rond de kosten-effectiviteitsratio.) Enige indicatie van de onzekerheid aangaande de gepresenteerde kosten-effectiviteitsratio is dan ook gewenst.[4]

Interpretatie

Een kosten-effectiviteitsratio geeft informatie over de benodigde extra investeringen teneinde een bepaalde gezondheidswinst te behalen voor een bepaalde patiëntengroep. Het is daarmee een indicatie van de doelmatigheid van een interventie. Het is echter onwaarschijnlijk dat doelmatigheid in de zin van het genereren van zoveel mogelijk gezondheidseffecten bij een gegeven budget de enige doelstelling van gezondheidszorgbeleidsmakers is (zie figuur 10.1). Ook andere aspecten, zoals de 'eerlijke' verdeling van zorg, spelen een belangrijke rol. Zo worden effecten in jongeren maatschappelijk geprefereerd boven die in ouderen en effecten in patiënten met slechte vooruitzichten geprefereerd boven die in patiënten met een betere uitgangspositie. In dat opzicht is het goed te beseffen dat kosteneffectiviteit één van de criteria is op basis waarvan besluiten genomen worden, maar niet de enige. Men kan een economische evaluatie zo zien als de operationalisatie van de middelste twee zeven van de trechter van Dunning, vastgesteld door de commissie Keuzen in de Zorg (1991), op basis waarvan een basispakket zou moeten worden vastgesteld (figuur 10.3).

Ook wordt vanuit beleidsperspectief niet alleen gekeken naar de relatieve efficiëntie van een programma, maar ook naar de financiële implicaties van de invoering ervan. Zo dient een fabrikant van een nieuw, innovatief geneesmiddel bij de vergoedingsaanvraag in Nederland gegevens te overleggen op basis waarvan de budgetimpact kan worden berekend.

Ten behoeve van een goede interpretatie van een economische evaluatiestudie is essentieel dat de rapportage gedetailleerd en transparant is. Het scheiden van de stappen van identificatie, meten en waarderen van kosten en effecten is daarbij belangrijk en ook dienen naast de kosten-effectiviteitsratio zowel kosten als effecten gedesaggregeerd en in detail weergegeven te worden.

10.7 Tot slot

Dit hoofdstuk geeft slechts een zeer beknopt overzicht van gezondheidseconomische evaluaties. Het tracht de lezer snel in te voeren in de methodologie van economische evaluaties en stipt enkele problemen aan die bij de uitvoering en interpretatie van dit soort onder-

---

4 Dit geldt ook voor modelstudies waarbij van verschillende databronnen gebruik wordt gemaakt, ook al is een formele statistische analyse dan in het algemeen niet mogelijk.

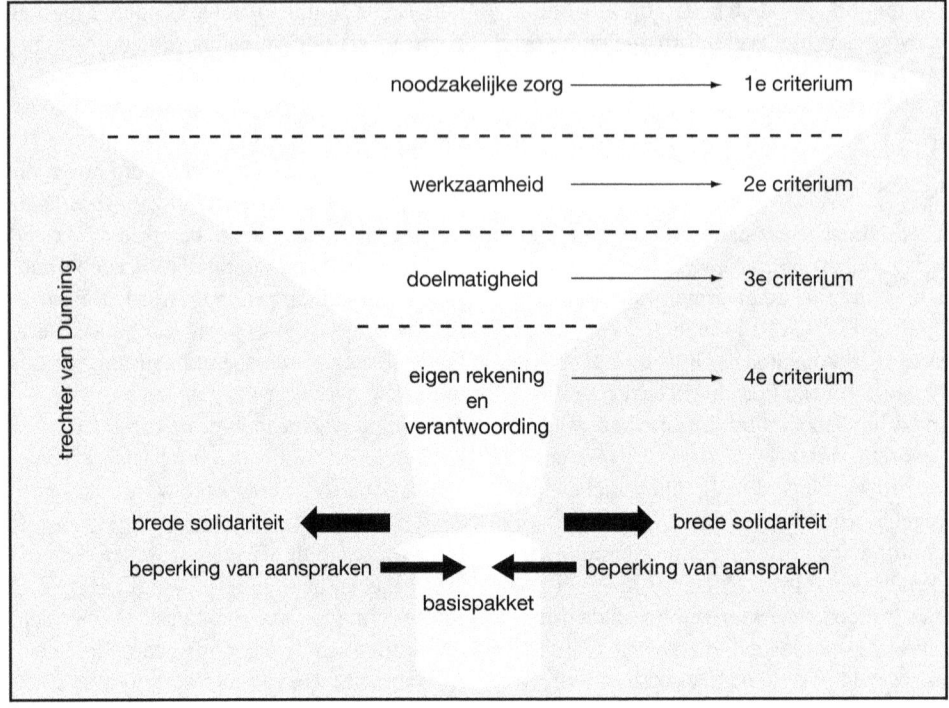

Figuur 10.3 *De trechter van Dunning.*

zoek kunnen optreden. Dit zou de lezer in staat moeten stellen om globaal te kunnen beoordelen of een economische evaluatiestudie correct is uitgevoerd. In dat kader hebben Drummond et al. (1997) een veel gebruikte checklist voor de beoordeling van een economische evaluatiestudie opgesteld (box 10.3). Het systematisch doorlopen van deze checklist biedt aan gebruikers van evaluatiestudies de mogelijkheid om snel inzicht te krijgen of de studie globaal aan de vereisten voldoet. In de checklist komen ook weer de verschillende onderwerpen aan de orde die in dit hoofdstuk de revue zijn gepasseerd. Deze checklist kan beginnende onderzoekers ook helpen om een eigen studie goed op te zetten. Daarbij is het wel van belang om de verschillende aspecten die zijn aangestipt in dit hoofdstuk, nader te bestuderen. Goede startpunten daarvoor zijn Rutten-van Mölken et al. (2000) en Drummond et al. (2005).

> **Box 10.3 Checklist voor de beoordeling van economische evaluaties**
>
> 1 Is de vraagstelling helder en goed gedefinieerd?
> 2 Is een volledige beschrijving gegeven van de twee of meer vergeleken alternatieven?
> 3 Is de effectiviteit van de interventie op een valide manier vastgesteld?
> 4 Zijn alle belangrijke en relevante kosten en effecten voor elk van de beschouwde alternatieven geïdentificeerd?
> 5 Zijn kosten en consequenties accuraat gemeten in de juiste fysieke eenheden (bijvoorbeeld uren verpleeghulp, aantal artsbezoeken, verloren werkdagen, gewonnen levensjaren)?
> 6 Zijn kosten en effecten op een geloofwaardige manier gewaardeerd?

7 Is op de juiste manier rekening gehouden met het verschillend in de tijd optreden van kosten en effecten?
8 Is op de juiste manier een incrementele analyse van kosten en effecten van de alternatieve interventies gemaakt?
9 Is voldoende informatie gegeven over de onzekerheid rond de schattingen van kosten en effecten?
10 Is in de presentatie voldoende aandacht gegeven aan belangrijke informatie die relevant is voor de gebruikers van de studie?

Aanbevolen literatuur

Drummond MF, O'Brien BJ, Stoddart GL, Torrance GW. Methods for the economic evaluation of health care programmes. Oxford: Oxford University Press, 2005.
Drummond MF, McGuire A (eds). Economic evaluation in health care: Merging theory with practice. New York: Oxford University Press, 2001.
Gold MR, Siegel JE, Russell LB, Weinstein MC (eds). Cost-effectiveness in health and medicine. Oxford: Oxford University Press, 1996.
Rutten-Van Mölken MPMH, Busschbach JJ van, Rutten FFH (red.). Van kosten tot effecten. Een handleiding voor evaluatiestudies in de gezondheidszorg. Maarssen: Elsevier Gezondheidszorg, 2000.

Referenties

Bleichrodt H, Quiggin J. Life Cycle Preferences over Consumption and Health: When is Cost Effectiveness Analysis Equivalent to Cost Benefit Analysis? Journal of Health Economics, 1999;18:681-708.
Boadway R, Bruce N. Welfare economics. Oxford: Basil Backwell, 1984.
Brouwer WBF, Niessen LW, Postma MJ, Rutten FFH. Need for differential discounting of costs and health effects in cost effectiveness analyses BMJ, 2005;331:446-448.
Brouwer WBF, Rutten FFH, Koopmanschap MA. Costing in economic evaluations. In: Drummond MF, McGuire A (eds). Economic evaluation in health care: Merging theory with practice. New York: Oxford University Press, 2001.
Brouwer WBF, Koopmanschap MA. On the Economic Foundations of CEA. Gentlemen (m/f), take your positions! Journal of Health Economics, 2000;19:439-459.
Commissie Keuzen in de Zorg. Kiezen en delen. Rapport van de Commissie Keuzen in de zorg. Den Haag: Ministerie van WVC, 1991.
Dolan P. Modeling valuations for EuroQol health states. Med Care, 1997;35(11):1095-108.
Drummond MF, O'Brien B, Stoddard GL, Torrance GW. Methods for the economic evaluation of health care programmes (second edition). Oxford: Oxford University Press, 1997.
Hurley J. Welfarism, Extra-Welfarism and Evaluative Economic Analysis in the Health Care Sector. In: Barer ML, Getzen TE, Stoddard GL (eds). Health, Health Care and Health Economics: Perspectives on Distribution. Chichester: John Wiley & Sons Ltd, 1998.
Hurley J. An overview of the normative economics of the health care sector. In: Culyer AJ, Newhouse J (eds). Handbook of Health Economics. Amsterdam: Elsevier Science, 2000.
Koopmanschap MA. PRODISQ: a modular questionnaire on productivity and disease for economic evaluation studies. Expert Rev Pharmacoeconomics Outcomes Res, 2005;5:23-28.
Neumann J von, Morgenstern O. Theory of games and economic behaviour. Princeton NJ: Princeton University Press, 1944.
Oostenbrink JB, Bouwmans CAM, Koopmanschap MA, Rutten FFH. Handleiding voor kostenonderzoek; methoden en standaard kostprijzen voor economische evaluaties in de gezondheidszorg (geactualiseerde versie). Diemen: College voor zorgverzekeringen, 2004.
Rutten FFH, Brouwer WBF. Meer zorg bij beperkt budget; een pleidooi voor een betere inzet van het doelmatigheidscriterium. Nederlands Tijdschrift voor de Geneeskunde, 2002;146(47):2254-2258.
Stolk EA, Donselaar G van, Brouwer WBF, Busschbach JJ van. Reconciliation of economic concerns and health policy: illustration of an equity adjustment procedure using proportional shortfall. PharmacoEconomics, 2004;22(17):1097-1107.

Systematische literatuurstudie

L.C.M. Kremer
T. Plochg
R.J.P.M. Scholten

11.1 Inleiding

Sinds de introductie van het begrip evidence based medicine (EBM) in de geneeskunde is er een toename in gepubliceerde systematische literatuurstudies (systematic reviews) te onderkennen. Deze ontwikkeling betreft niet alleen de geneeskunde, maar inmiddels ook de gezondheidszorg in bredere zin, zoals aanverwante termen als evidence-based management en evidence-based healthcare illustreren (o.a. Clancy en Cronin, 2005). Binnen het gezondheidszorgonderzoek (GZO) wordt derhalve steeds meer gebruikgemaakt van deze methodiek, die in essentie beoogt bestaande 'evidence' omtrent een bepaald onderwerp samen te vatten en vervolgens in een overzicht ofwel 'review' te presenteren. Hoewel systematische literatuurstudies op het eerste gezicht vooral toetsende onderzoeksvragen betreffen, kan de methodiek ook voor andere typen onderzoeksvragen volgens A.D. de Groot worden gebruikt. Uiteindelijk is het ultieme doel professionals, patiënten en beleidsmakers van de beste en meest recente wetenschappelijke inzichten te voorzien, zodat zij beter in staat zijn om geïnformeerde en dus evidence-based besluiten te nemen. In dit hoofdstuk wordt uiteengezet, hoe een systematische literatuurstudie op te zetten en uit te voeren. Zoals gezegd is de opmars van systematische literatuurstudies begonnen in de klinische geneeskunde. Daarom richten we ons in eerste instantie op het proces van het maken van systematische literatuurstudies van evaluaties van medische interventies. Vervolgens zullen we ingaan op de vraag hoe deze methodiek binnen het GZO toegepast wordt en welke aspecten daarbij specifieke aandacht behoeven. In een afsluitende paragraaf worden enkele conclusies getrokken.

11.2 Systematische literatuurstudie

Een systematische literatuurstudie is een wetenschappelijk artikel dat op een systematische wijze relevante onderzoeken identificeert, beoordeelt en samenvat. In tegenstelling tot traditionele literatuuroverzichten gebeurt dit volgens een vooraf opgesteld protocol en op een transparante manier. Het proces van het maken van een systematische literatuurstudie bestaat uit de volgende zeven stappen:

1 Opstellen van een goed geformuleerde vraagstelling.
2 Ontwikkelen en toepassen van een sensitieve zoekstrategie.
3 Selecteren van onderzoeken op basis van in- en exclusiecriteria.
4 Beoordelen van de methodologische kwaliteit van de geselecteerde onderzoeken.
5 Extraheren van data.
6 Samenvatten en eventueel poolen van de resultaten (een zogenoemde meta-analyse).
7 Gestructureerd rapporteren van de bevindingen.

Hieronder worden de opeenvolgende stappen nader toegelicht.

Opstellen van een goed geformuleerde vraagstelling

Vraagstellingen voor een systematisch literatuuroverzicht kunnen gesteld worden op het gebied van interventie (therapie of preventie), diagnostiek, etiologie en prognose. In een goed geformuleerde vraagstelling moeten de relevante elementen op een heldere manier worden genoemd. Als hulpmiddel hiervoor is in Engeland de zogeheten PICO-methode ontwikkeld. In het therapeutische domein staan de letters PICO voor Patients, Intervention, Comparison, Outcome. Bij een diagnostische vraagstelling staat I voor Indextest en bij een prognostische vraag voor de aanwezigheid van een prognostische factor. Een voorbeeld van een therapeutische vraagstelling is: Wat is het effect van een mogelijk beschermend middel voor hartfalen (dexrazoxane) (I) bij patiënten met kanker die behandeld worden met chemotherapie (anthracyclines) (P) op hartfalen (O) vergeleken met geen dexrazoxane (C)?

Opgemerkt moet worden dat een dergelijke vraagstelling zowel explorerend van aard kan zijn (men weet niet of er een effect is en er komen eventueel meer soorten interventies in aanmerking) als hypothesetoetsend (de hypothese voorspelt een specifiek effect qua inhoud en omvang van een specifieke interventie).

Ontwikkelen en toepassen van een sensitieve zoekstrategie

Als het probleem duidelijk gedefinieerd is, kan gezocht worden naar onderzoeken die de vraag zouden kunnen beantwoorden. Het omzetten van een vraagstelling naar de zoekacties voor verschillende databases is niet eenvoudig en vereist specifieke expertise. Zonodig kan er een clinical librarian worden ingeschakeld. Bij het opzetten van een goede zoekstrategie dient allereerst een keuze voor een of enkele databases gemaakt te worden. Voor het GZO zijn verschillende databases relevant. De meest bekende zijn Cochrane Central Register of Controlled Trials (CENTRAL van de Cochrane Collaboration), MEDLINE (met zoekmachine PubMed), EMBASE en Web of Science. De database CENTRAL is op dit moment de meest complete database voor gerandomiseerde onderzoeken (www.theCochraneLibrary.com. MEDLINE is een database die in de Verenigde Staten is opgezet en die tussen de 60% en 70% van alle gerandomiseerde onderzoeken bevat, naast andere typen van onderzoek (www.pubmed.com). EMBASE is een Europese database die weliswaar overlapt met MEDLINE, maar ook veel andere tijdschriften indexeert (www.embase.com). Afgezien van deze algemene databases zijn er veel vakspecifieke databases, waarin voor een systematische literatuurstudie ook gezocht moet worden. Voorbeelden hiervan zijn de Latin American Caribbean Health Sciences Literature (LILACS) en de Index of Nursing and Allied Health (CINAHL).

Als eenmaal bepaald is in welke databases gezocht gaat worden, kan vervolgens de zoekstrategie verder ontwikkeld worden. Daarvoor is het meest praktisch om te starten met de onderdelen P en I van de bovengenoemde PICO. Deze twee belangrijke onderdelen van de vraagstelling kunnen omgezet worden in een zoekstrategie. Bij het bovenstaande voorbeeld kan bijvoorbeeld gericht worden op patiënten met kanker (P) en dexrazoxane, een mogelijk beschermend middel voor hartfalen (I). De zoekactie zal bestaan uit een combinatie van trefwoorden (in MEDLINE heten dit Medical Subject Headings, MeSH) en vrije tekstwoorden met synoniemen. De zoekacties zullen verschillend zijn voor de verschillende databases. Wanneer te veel abstracts gevonden worden, kan de zoekstrategie specifieker gemaakt worden door bijvoorbeeld elementen van de C (comparison) aan de zoektermen toe te voegen. Omgekeerd, wanneer te weinig abstracts gevonden worden, kan de zoekstrategie sensitiever gemaakt worden, bijvoorbeeld door die alleen op de interventie te richten, of door op bredere termen te zoeken voor de patiëntpopulatie en voor de interventie. Er wordt aanbevolen alleen voor therapie een 'studiedesign filter' te gebruiken (Higgins en Green, 2005), maar dergelijke filters zijn in het kader van een systematisch literatuuroverzicht niet toe te passen bij diagnostiek, prognose en andere domeinen. Het is gebleken dat dan belangrijke artikelen gemist kunnen worden. Het is derhalve raadzaam om dan gevonden abstracts later op hun design te in- dan wel excluderen (zie de volgende stap). Voor een systematische literatuurstudie kan de opbrengst van de zoekactie oplopen tot meer dan 1000 abstracts. Voor een nadere verdieping in het ontwikkelen van zoekstrategieën in Pubmed verwijzen wij naar de handzame Nederlandse handleiding van Loep en Etten-Jamaludin (2004).

Selecteren van onderzoeken op basis van in- en exclusiecriteria

Wanneer een zoekactie is uitgevoerd, dient bepaald te worden of gevonden abstracts al dan niet ingesloten moeten worden in de literatuurstudie. Daartoe worden in- en exclusiecriteria geformuleerd, voordat de abstracts bekeken worden. In- en exclusiecriteria kunnen betrekking hebben op het design (bijvoorbeeld alleen gerandomiseerde trials), of voldoen aan specifieke beschrijvingen (bijvoorbeeld wat de verschillende elementen van de PICO betreft). De selectie van abstracts van (mogelijk) relevante onderzoeken dient door twee auteurs onafhankelijk van elkaar verricht te worden. Eerst vindt een voorlopige selectie plaats op basis van alleen titels en abstracts. Van de evident in aanmerking komende studies en onderzoeken waarbij op basis van het abstract nog niet duidelijk is of zij voor inclusie in aanmerking komen, wordt de volledige tekst van de artikelen opgevraagd. Vervolgens kan gedetailleerder worden bekeken of de onderzoeken geïncludeerd dienen te worden. De resultaten van de verschillende stappen van de zoekactie en de overeenkomsten tussen de twee auteurs worden beschreven in de resultatensectie van een systematische literatuurstudie. Hiermee wordt voor de lezers duidelijk in welke mate de systematische literatuurstudie een compleet overzicht geeft van de relevante onderzoeken.

Beoordelen van de methodologische kwaliteit van de geselecteerde onderzoeken

In een systematische literatuurstudie wordt de methodologische kwaliteit van de geïncludeerde onderzoeken beoordeeld en beschreven. Hierbij wordt met name aandacht besteed aan de interne validiteit. Bij een lage interne validiteit kan er minder waarde worden toegekend aan de resultaten van het onderzoek. Om die reden hebben bijvoorbeeld verschillende organisaties die betrokken zijn bij richtlijnontwikkeling in Nederland, formulieren ontwikkeld voor de beoordeling van de interne validiteit van verschillende soorten onderzoek (zie figuur 11.1). Deze formulieren zijn te downloaden van de website van de Dutch Cochrane Centre (www.cochrane.nl). In deze formulieren worden in grote lijnen drie soorten bedreigingen voor de interne validiteit weergegeven. Dit zijn selectiebias, informatiebias en verstoring of confounding (zie ook hoofdstuk 2, 7, 8 en 9).

Selectiebias is selectieve toewijzing van onderzoeksdeelnemers aan de te vergelijken groepen, waardoor de kans op de bestudeerde uitkomst (afgezien van de invloed van de onderzochte determinant) niet gelijk is voor de te onderzoeken groepen. Immers andere determinanten dan de onderzochte determinant kunnen hierdoor ongelijk over de onderzoeksgroepen zijn verdeeld. Bij de evaluatie van interventies zal randomisatie, de aselecte toewijzing van onderzoeksdeelnemers aan de verschillende behandelgroepen, de kans op selectiebias voorkomen. Een belangrijke eis aan de randomisatieprocedure is dat degene die de deelnemer insluit op geen enkele wijze mag bevroeden aan welke groep de deelnemer zal worden toegewezen (concealment of allocation).

Met informatiebias wordt beïnvloeding van de informatieverzameling bedoeld door kennis over tot welke groep de onderzoeksdeelnemer behoort. Blindering van patiënten, behandelaars en effectbeoordelaars (en met name blindering van laatstgenoemde groep) dient ter voorkoming van informatiebias. Confounding is vermenging van het effect van de determinant op de uitkomst door de invloed van andere determinanten. Confounding kan mede door selectiebias worden veroorzaakt.

De methodologische kwaliteit van de verschillende onderzoeken kan uiteenlopen. Echter, niet ieder type onderzoek is even gevoelig voor verlies aan interne validiteit. Voor vraagstellingen over het effect van bepaalde interventies wordt het gerandomiseerde klinische experiment (randomised controlled trial, RCT) algemeen gezien als het type onderzoek met de minste kans op interne validiteitproblemen. Desalniettemin leent niet iedere onderzoeksvraag zich voor een RCT (bijvoorbeeld bij het evalueren van een zeldzame bijwerking van therapie) en soms is een RCT logistiek onmogelijk (zie hoofdstuk 8). In het GZO speelt hierbij ook dat er in sommige gevallen eenvoudigweg geen RCT's zijn uitgevoerd. In deze situaties zullen observationele dan wel quasi-experimentele studies (zie hoofdstuk 7 en 8) in de literatuurstudie betrokken kunnen worden om de vraagstelling rondom een interventie te onderzoeken. Dit gaat gepaard met een grotere kans op verlies aan interne validiteit (bias). Voor ieder type onderzoek is een beoordelingslijst ontworpen (te downloaden van www.cochrane.nl). Voor interventieonderzoek is de beoordelingslijst voor RCT's geschikt, voor etiologisch onderzoek (en onderzoek naar ernstige schade) de lijst voor cohort- of patiëntcontroleonderzoek en voor diagnostiek de lijst voor dwarsdoorsnedeonderzoek. Daarnaast zijn er beoordelingslijsten voor systematische reviews van de verschillende domeinen.

De belangrijkste kenmerken van de interne validiteit van de verschillende onderzoeken worden bij voorkeur samengevat in een overzichtelijke tabel.

Extraheren van data

Na de beoordeling van de methodologische kwaliteit worden de relevante gegevens uit de geïncludeerde onderzoeken geëxtraheerd en overzichtelijk samengevat in tabellen. Dit betreft gegevens over het onderzoeksdesign, kenmerken van de onderzochte populaties en interventies in de afzonderlijke studies, en de resultaten van die studies.

Samenvatten en eventueel poolen van de resultaten (een zogenoemde meta-analyse)

De resultaten van de afzonderlijke onderzoeken worden uitgedrukt in een puntschatter (point estimate) met een 95% betrouwbaarheidsinterval en kunnen grafisch worden weergegeven in een 'forest plot' (zie figuur 11.1). Als de ingrediënten van de afzonderlijke studies voldoende op elkaar lijken (homogeen zijn), kan ook een pooling (een meta-analyse) worden uitgevoerd. Een meta-analyse is dus niet synoniem voor een 'systematische literatuurstudie', maar kan er wel een onderdeel van vormen. In een pooling wordt een gewogen gemiddelde berekend van de schatting van het effect van de interventie, waarbij grotere onderzoeken zwaarder gewogen worden dan kleinere onderzoeken. Met behulp van deze zogenoemde statistische pooling wordt een schatting van het effect van een interventie verkregen die gebaseerd is op het grootst mogelijk aantal patiënten, waardoor een maximale precisie wordt verkregen (smalle betrouwbaarheidsintervallen) zodat ook kleine effecten gedetecteerd kunnen worden. Pooling is alleen zinvol indien er voldoende overeenkomsten bestaan tussen de verschillende onderzoeken wat de bestudeerde patiëntenpopulaties, interventies, uitkomsten en onderzoeksdesigns betreft. Dit wordt ook wel klinische homogeniteit genoemd. Als hiervan geen sprake is, spreekt men van klinische heterogeniteit. De beoordeling van klinische heterogeniteit is niet eenvoudig en bij uitstek een zaak voor een inhoudsdeskundige. Naast klinische heterogeniteit wordt ook zogenoemde statistische heterogeniteit onderscheiden, waarbij het gaat om de mate waarin de resultaten van de verschillende onderzoeken uiteenlopen. Statistische heterogeniteit kan berusten op onverwachte klinische heterogeniteit of op verschillen in methodologische kwaliteit van de onderzoeken, maar vaak zal de bron van statistische heterogeniteit niet

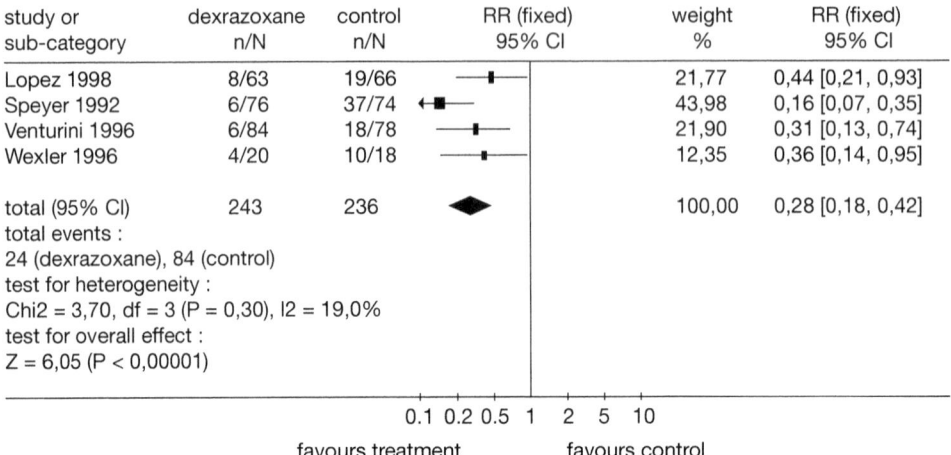

Figuur 11.1 Meta-analyse van het effect van dexrazoxane versus geen dexrazoxane op de ontwikkeling van hartfalen bij patiënten met kanker die behandeld zijn met anthracyclinen.

Vier RCT's beschreven het effect van dexrazoxane op de ontwikkeling van hartfalen bij patiënten die behandeld zijn met anthracyclinen. Het gepoolde resultaat (RR:0,28) laat zien dat het risico op hartfalen bij patiënten die behandeld zijn met dexrazoxane 0,28 hoger is (ofwel ca. vier keer lager) dan het risico op hartfalen bij patiënten die niet behandeld zijn met dexrazoxane (Van Dalen et al., 2005).

duidelijk zijn. Het is vaak moeilijk om statistische heterogeniteit tussen onderzoeken goed in te schatten. Visuele inspectie van de mate van overlap van de betrouwbaarheidsintervallen van de afzonderlijke effectschattingen geeft vaak een goede eerste indruk. Met behulp van de I^2 statistiek kan de heterogeniteit tussen onderzoeken gekwantificeerd worden (Higgins et al., 2003). Bij het bestaan van aanzienlijke heterogeniteit dient pooling achterwege gelaten te worden en kunnen de verschillen tussen de resultaten van de afzonderlijke studies wellicht geëxploreerd worden door middel van subgroepanalyses. Dergelijke analyses dienen bij voorkeur gebaseerd te zijn op een voorafgaand plan om de kans op fout positieve bevindingen te minimaliseren. Subgroepanalyses achteraf kunnen alleen als hypothesegenererend worden beschouwd. Zie voor een uitgebreidere bespreking van het onderdeel meta-analyse hoofdstuk 12.

Gestructureerd rapporteren van de bevindingen

De rapportage van een systematische literatuurstudie bestaat uit een introductie met de vraagstelling en een beschrijving van methoden, resultaten en conclusie. De laatste paragraaf beschrijft de aanbevelingen voor praktijk en verder onderzoek.

11.3 Het vinden van systematische literatuurstudies

Systematische literatuuroverzichten worden in toenemende mate gepubliceerd in medische tijdschriften en zijn te vinden via PubMed (www.ncbi.nlm.nih.gov/entrez/query.fcgi). Een uitgebreide zoekstrategie voor systematische literatuurstudies in PubMed is gepubliceerd in de BMJ (Montori et al., 2005). Systematische reviews van hoge kwaliteit kan men vinden in The Cochrane Library, (www.thecochranelibrary.com), uitgegeven door de Cochrane Collaboration. De Cochrane Collaboration is een internationale organisatie die zich richt op het maken en verspreiden van systematische literatuurstudies op het gebied van interventies in de gezondheidszorg (www.cochrane.org). Met ingang van 2007 zal de Cochrane Collaboration zich ook richten op het maken van systematische reviews van diagnostische studies. In de Database of Abstracts of Reviews of Effect (DARE, gratis in te zien op www.york.ac.uk/inst/crd/darehp.htm), zijn methodologische beoordelingen verzameld van systematische literatuurstudies.

11.4 Het beoordelen van een systematische literatuurstudie

Om te beoordelen of alle stappen van een systematische literatuurstudie op een goede wijze zijn uitgevoerd, zijn er beoordelingslijsten ontwikkeld en gepubliceerd op www.cochrane.nl. Naast de beoordeling of de systematische literatuurstudie wel goed is uitgevoerd, is het belangrijk om te beoordelen of alle relevante studies in de systematische review zijn opgenomen en dus de kans op publicatiebias zo klein mogelijk is. De kans op publicatie van onderzoeken met positieve onderzoeksresultaten is doorgaans groter dan de kans voor onderzoeken met een negatief of niet-significant resultaat. Hierdoor kan publicatiebias ontstaan en kunnen systematische literatuurstudies vertekend zijn, omdat ze een associatie of effect overschatten (Chalmers, 1990; Egger en Smith, 1995). Om dit te beoordelen zijn er technieken ontwikkeld, zoals een funnel plot, maar de interpretatie hiervan is vaak moeilijk (zie hoofdstuk 13). In een systematische literatuurstudie zal dus alle inspanning geleverd moeten worden om ook niet-gepubliceerde onderzoeken te achterhalen. Dit geldt ook voor onderzoeken in een andere taal dan Engels om 'taalbias' te voorkomen. Wereldwijd is er nu een initiatief om alle trials prospectief te gaan registreren. In Nederland wordt dit gedaan in het Nederlands Trial Register. (www.trialregister.nl) Een openbaar prospectief trialregister zal ertoe bijdragen dat het literatuurstudieproces makkelijker en ook vollediger wordt.

11.5 Interpreteren van een systematische literatuurstudie

Wanneer een systematische literatuurstudie methodologisch goed is uitgevoerd, zal de literatuurstudie vertaald kunnen worden naar de praktijk van beleid en zorgverlening, wat onder andere kan geschieden in de vorm van aanbevelingen in (klinische) richtlijnen. Hierbij speelt allereerst de kwaliteit van de geïncludeerde onderzoeken een rol. Als de kwaliteit van de individuele onderzoeken goed is en er dus zo min mogelijk systematische vertekening van de uitkomsten is opgetreden, zal er aan een systematische literatuurstudie meer waarde worden toegekend. Echter, het is lastig om te beoordelen welke designs of welke kwaliteitscriteria voor de verschillende onderzoeksdomeinen (therapie, diagnostiek en prognose) het belangrijkste zijn. Voor interventies geldt dat gerandomiseerde klinische trials de minste kans op vertekening zullen geven. Daarentegen zijn voor bijvoorbeeld zeldzame bijwerkingen cohort- en case-controlonderzoeken van groot belang.

Om een indruk te krijgen van de kwaliteit van het beschikbare wetenschappelijke bewijs kan gebruik worden gemaakt van zogenoemde 'levels of evidence', die voor het maken van (klinische) richtlijnen ontwikkeld zijn (Van Everdingen, 2006), hoewel dergelijke levels ook ten onrechte de indruk kunnen wekken dat observationele onderzoeken per definitie van lagere kwaliteit zijn (Vandenbroucke, 2006).

Er zijn veel verschillende indelingen beschikbaar waarover tot op heden geen internationale consensus bestaat. De GRADE working group heeft een nieuwe methode ontwikkeld om evidence te wegen en te graderen en dit te koppelen aan de kracht van de aanbeveling (Atkins et al., 2004). Een andere methode om het wetenschappelijke bewijs te ordenen in een richtlijn is het samenvatten van de onderzoeken in een evidence tabel of in een balance sheet (inclusief belangrijke kwaliteitscriteria) en de aanbeveling apart te melden (Glasziou et al., 2004). Hiermee lijkt er minder kans op het verlies van belangrijke informatie over de kwaliteit van de afzonderlijke studies.

Naast de kwaliteit van geïncludeerde onderzoeken spelen de grootte, de precisie van het effect en de (klinische) relevantie een rol. Er wordt meer waarde aan de resultaten van een systematische literatuurstudie toegekend als er een groot effect met een smal betrouwbaarheidsinterval en een klinisch relevant effect is gevonden. Het vereist klinische kennis en ervaring om dit goed te beoordelen. Daarbij dient onderscheid gemaakt te worden tussen statistische significantie en klinische relevantie van de uiteindelijke resultaten. Om bij bijvoorbeeld dichotome uitkomsten een betere inschatting te maken van de klinische relevantie kan het effect worden uitgedrukt in een zogenoemd number needed to treat.

Vervolgens dient gekeken te worden naar de consistentie van de resultaten van de verschillende onderzoeken. Indien die elkaar tegenspreken, moet gezocht worden naar de redenen van deze zogenoemde heterogeniteit. Als er geen duidelijke redenen zijn voor deze heterogeniteit, zullen de resultaten moeilijker geïnterpreteerd en dus vertaald kunnen worden naar de praktijk.

Andere aspecten die ertoe doen zijn de generalisatie en extrapolatie. Komen de patiënten uit de klinische praktijk overeen met de patiënten die beschreven zijn in de verschillende onderzoeken en is de gangbare klinische setting vergelijkbaar met de klinische setting binnen de beoordeelde studies? Zo niet, dan is het belangrijk om na te gaan of de resultaten van een systematische literatuurstudie geëxtrapoleerd kunnen worden naar de klinische praktijk. Met andere woorden: zijn er belangrijke pathofysiologische kenmerken waardoor patiënten (bijvoorbeeld kinderen) anders zouden reageren op bijvoorbeeld een interventie dan de patiënten die beschreven zijn in de onderzoeken (bijvoorbeeld volwassenen)? Of zijn er bepaalde kenmerken van bijvoorbeeld de behandelaars in de setting van de studies (opleidingsniveau, secundaire voorzieningen) die ernstig afwijken van de situatie in de gangbare klinische praktijk? Het is onmiskenbaar dat in de dagelijkse praktijk zowel de patiënten als de uitvoering van de zorg en de behandelaars vaak nog niet bij benadering voldoen aan de strenge inclusiecriteria die waren gesteld bij de studies waarop de betreffende interventie is gebaseerd.

Tot slot zullen naast bovengenoemde factoren ook andere overwegingen een rol spelen bij de vertaalslag van systematische literatuurstudies naar de praktijk. Voorbeelden hiervan zijn voor- en nadelen van een interventie, haalbaarheid en de voorkeuren van patiënten.

11.6 Systematische literatuurstudie en GZO

De hierboven beschreven methodiek voor systematische literatuurstudies wordt in toenemende mate ook in het GZO toegepast. In principe wordt daarbij de hierboven beschreven systematiek gevolgd, zij het minder expliciet. Dit komt doordat het samenvatten van onderzoeksresultaten van GZO, bijvoorbeeld de resultaten van studies naar de effectiviteit van business process redesign (BPR) in ziekenhuizen (box 11.1), een drietal beperkingen kent.

Ten eerste levert het formuleren en afbakenen van de onderzoeksvraag, en daarmee het definiëren van de sleutelconcepten en het bepalen van de in- en exclusiecriteria, problemen op (Bravata et al., 2005; Mays et al., 2001). In het algemeen zijn gezondheidszorginterventies complex en meervoudig van aard. Bovendien zijn ze vaak niet eenduidig gedefinieerd en contextgebonden. Zelfs binnen één land is het de vraag of men hetzelfde verstaat onder bijvoorbeeld een diabetesverpleegkundige of een transferafdeling (zie ook hoofdstuk 20). Om deze redenen is het verstandiger om de onderzoeksvraag breder te formuleren om zodoende contextspecifieke vragen mee te kunnen nemen. Dus stel additionele vragen, zoals: welke vorm van de BPR is effectief voor welke patiëntengroep, in welke setting, onder welk financieringssysteem en tegen welke kosten? Verder bepleiten Bravata et al. (2005) het gebruik van conceptuele raamwerken ten behoeve van de probleemformulering en -afbakening. Deze raamwerken zijn behulpzaam om concepten te definiëren en onderzoeksvragen te specificeren om uiteindelijk gerichter te kunnen zoeken.

Box 11.1 Een systematische literatuurstudie naar business process redesign

In de systematische literatuurstudie van Elkhuizen et al. (2006) werd beoogd een overzicht te krijgen van de 'evidence' omtrent business process redesign (BPR) en de mate waarin dit soort interventies effectief is om zorgorganisaties meer klantgericht en doelmatig in te richten. Om dit te onderzoeken werd een zoekstrategie in de Ebsco Business Source Premier, Embase and Medline databases uitgevoerd. Studies over innovaties gerelateerd aan het herinrichten van zorgprocessen die gebruikmaakten van minimaal een quasi-experimenteel design van een voor-navergelijking werden geselecteerd. Er werd verder gekeken naar algemene kenmerken, logistieke parameters en andere uitkomstmaten die in de beschrijving van de doelen, resultaten en interventies voorkwamen. In totaal werden op grond van de vooraf geformuleerde inclusiecriteria 86 studies gevonden. Een minderheid van deze studies noemden meetbare parameters in hun onderzoeksdoelen. De meerderheid van de studies betrof multipele interventies geëvalueerd binnen één setting, waardoor het onmogelijk was om effecten van enkelvoudige interventies te vergelijken. Slechts drie RCT's werden gevonden. Tevens werden inconsistenties gevonden tussen de geformuleerde onderzoeksdoelen en gerapporteerde onderzoeksresultaten. Veel meer onderwerpen werden gerapporteerd dan in de onderzoeksdoelen waren geformuleerd. Het lijkt erop dat studies moeilijk waren te vinden door het gebrek aan specifieke MESH-terms. Bijna 7500 abstracts werden gescand en op grond daarvan werd geconcludeerd dat heldere en eenduidige onderzoeksmethoden, termen en richtlijnen voor rapportage ontwikkeld moeten worden om te leren en profiteren van BPR-innovaties binnen zorginstellingen.

Ten tweede is relevante literatuur minder goed ontsloten en toegankelijk via de gangbare elektronische databases. Daarom is het op voorhand lastig te overzien hoeveel literatuur beschikbaar is en dus om een sensitieve zoekstrategie te ontwikkelen en plannen. Dit heeft deels te maken met het multidisciplinaire karakter van GZO, waardoor de literatuur over meerdere bronnen en databases is verspreid, en deels met het gegeven dat databases zoals MEDLINE primair zijn opgezet om de medische literatuur toegankelijk te maken en dus minder goed andersoortige literatuur indexeert en categoriseert. Het is dus onverstandig om alleen op basis van sleutelwoorden in deze databases te gaan zoeken. De reviewer doet er goed aan om een flexibele en iteratieve zoekstrategie te hanteren en via verschillende wegen relevante literatuur te identificeren. Diverse auteurs raden aan om naast het raadplegen van de bekende databases ook een internetsearch te doen, experts te raadplegen, literatuurlijsten van artikelen te scannen en simpelweg inhoudsopgaven van wetenschappelijke tijdschriften met de hand na te lopen (Bravata et al., 2005; Mays et al., 2001).

Ten derde kunnen de te includeren studies nogal heterogeen zijn met betrekking tot de gehanteerde onderzoeksopzet en kwaliteit. Dit compliceert de kritische beoordeling en interpretaties van de evidence aanzienlijk. Het roept vragen op over hoe onderzoeksresultaten te synthetiseren die wezenlijk van aard verschillen, via uiteenlopende onderzoeksdesigns tot stand zijn gekomen en vanuit wisselende theoretische perspectieven zijn geproduceerd. Er worden op dit punt diverse debatten gevoerd in de literatuur (zie bijvoorbeeld het themanummer van de Journal of Health Services Research & Policy uit 2005) en initiatieven ontwikkeld om de kwaliteit van evidence beter te kunnen beoordelen. Zo richt de Cochrane Qualitative Research Methods Group (www.joannabriggs.edu.au/cqrmg/about.html) zich op de vraag hoe kwalitatieve onderzoeksresultaten samen te vatten en in systematische literatuurstudies naar de effectiviteit van gezondheids(zorg)interventies in te passen. Deze werkgroep is van mening dat kwalitatieve onderzoeksresultaten een specifieke meerwaarde kunnen hebben doordat ze diepere inzichten geven in de achterliggende processen en contextfactoren waarin gezondheidszorginterventies worden ontwikkeld en uitgevoerd. Deze inzichten kunnen bijvoorbeeld behulpzaam zijn bij het formuleren van de criteria op basis waarvan de proces- en uitkomstdata uit trials worden geëxtraheerd, bij het interpreteren en verklaren van onderzoeksresultaten van RCT's, bij het doorgronden van heterogeniteit in uitkomsten en bij het betrekken van subjectieve ervaringen van gebruikers in de review (Dixon-Woods, Fitzpatrick en Roberts, 2001).

Ondanks bovengenoemde beperkingen is gaandeweg ervaring opgedaan met het verrichten van systematische literatuurstudies op het terrein van het GZO. Zo houdt een groep binnen de Cochrane Collaboration, de Cochrane Effective Practice and Organisation of Care Group (EPOC), zich bezig met het ondersteunen van systematische literatuurstudies op het gebied van de praktijkvoering en organisatie van de gezondheidszorg. In de loop van de tijd zijn er onder auspiciën van deze groep tientallen systematische literatuurstudies gepubliceerd waarvan er één ter illustratie in box 11.2 is opgenomen.

Box 11.2 Een Cochrane systematische literatuurstudie over het effect van nursing-led inpatient units

In deze systematische literatuurstudie (Griffiths, 2004) wordt het effect onderzocht van nursing-led inpatient units (NLU) bij het voorbereiden op het ontslag vanuit het ziekenhuis in vergelijking met de bestaande zorg. Acuut zieke patiënten worden opgenomen op een afdeling in een ziekenhuis waar uitgebreide zorg geboden kan worden. Maar deze patiënten hebben een groot deel van deze zorg niet meer nodig als zij herstellen en voorbereid worden op ontslag naar huis. De NLU, geleid door verpleegkundigen in plaats van dokters, is een van de strategieën die kan bijdragen aan een geslaagde transitie van ziekenhuis naar de thuissituatie.

Om geschikte studies te vinden is er in verschillende databases gezocht: The Cochrane Library, het Specialized Register of the Cochrane Effective Practice and Organisation of Care (EPOC) group, MEDLINE, CINAHL, EMBASE, BNI en HMIC.

Er werd gezocht naar gecontroleerde onderzoeken die NLU vergeleken met de bestaande zorg. Tien gecontroleerde onderzoeken met in totaal 1896 patiënten werden geselecteerd. Er was geen significant verschil in mortaliteit tijdens opname (OR 1,10, 95% CI 0,56 to 2,16) of bij langere follow-up (OR 0,92, 95% CI 0,65 to 1,29), maar studies van een betere kwaliteit lieten een grotere maar niet significante toename zien in mortaliteit (OR 1,52, 95% CI 0,86 to 2,68). In de NLU-groep werden minder patiënten verwezen naar andere zorginstellingen (OR 0,44 95% CI 0,22 to 0,89) en werden er minder patiënten weer opgenomen in een ziekenhuis na ontslag (OR 0,52 95% CI 0,34 to 0,80). Maar er was mogelijk een lichte toename in het aantal opnamedagen (WMD 5,13 dagen 95% CI -0,5 dagen to 10,76 dagen). De financiële consequenties van NLU zijn niet helder: in Amerika leidt NLU tot goedkopere zorg in Engeland leidt deze interventie tot hogere kosten. Conclusie van de auteurs is dat er bewijs is dat patiënten die ontslagen worden vanaf een NLU, beter voorbereid zijn op ontslag, maar het is onduidelijk of dit alleen een gevolg is van de langere opnameduur. Een mogelijk verhoogde mortaliteit in een vroeg stadium tijdens de opname in de NLU-groep kan niet worden uitgesloten. Het advies is om verder onderzoek te verrichten.

11.7 Tot slot

Systematische literatuurstudies vormen de basis voor goed geïnformeerde beslissingen in de gezondheidszorg. Zij geven een overzicht van het bestaande bewijs op basis van een bepaalde vraagstelling, die zowel toetsend, explorerend, inventariserend als instrumenteel van aard kan zijn. De analyse van de resultaten kan leiden tot nieuwe wetenschappelijke inzichten, maar kan ook de lacunes in het wetenschappelijk onderzoek zichtbaar maken. Het maken van een systematische literatuurstudie vereist inhoudelijke maar ook methodologische kennis. De methode van de systematische literatuurstudie, zoals nu toegepast binnen de geneeskunde, is ook toepasbaar binnen GZO en vindt steeds meer plaats.

Aanbevolen literatuur

Egger M, Smith GD, Altman DG. Systematic reviews in health care. Meta-analysis in context. Blackwell BMJ Books, 2001.

Everdingen J van, Burgers JS, Assendelft WJJ. Handleiding evidence-based richtlijnontwikkeling: Een leidraad voor de praktijk. Houten: Bohn Stafleu Van Loghum, 2004.

Higgins JPT, Green S (eds). Cochrane Handbook for Systematic Reviews of Interventions 4.2.5 (updated May 2005). In: The Cochrane Library, Issue 3, 2005. Chichester: John Wiley & Sons Ltd, 2005.

Loep M, Etten-Jamaludin F. Praktische handleiding Pubmed. Houten: Bohn Stafleu Van Loghum, 2004.

Khan K, Kunz R, Kleijnen J, Antes G. Systematic reviews to support Evidence-based Medicine. London: Royal Society of Medicine Press Ltd, 2003.

Mays N, Roberts E, Popay J. Synthesising research evidence. In: Fulop N, Allen P, Clarke A, Black N (eds). Studying the organisation and delivery of health services, Research Methods, Chapter 12, pp. 188-220. London & New York: Routledge, 2001.

Offringa M, Assendelft WJJ, Scholten RJPM. Inleiding in evidence-based medicine. Houten: Bohn Stafleu Van Loghum, 2003.

Referenties

Atkins D, Best D, Briss PA, Eccles M, Falck-Ytter Y, et al. GRADE Working Group. Grading quality of evidence and strength of recommendations. BMJ, 2004;328(7454):1490.

Bravata DM, McDonald KM, Shojania KG, Sundaram V, Owens DK. Challenges in systematic reviews: synthesis of topics related to the delivery, organisation, and financing of health care. Annals of Internal Medicine, 2005;142(12 part 2): 1056-1065.

Chalmers I. Underreporting research is scientific misconduct. JAMA, 1990;263(10):1405-1408.

Clancy M, Cronin K. Evidence-based decision making: global evidence, local decisions. Health Affairs, 2005;24(1):151-162.

Dalen EC van, Caron HN, Dickinson HO, Kremer LCM. Cardioprotective interventions for cancer patients receiving anthracyclines. Cochrane Database of Systematic Reviews 2005, Issue 1. Art. No.: CD003917. DOI: 10.1002/14651858.CD003917.pub2.

Dixon-Woods M, Agarwal S, Young B, Jones D, Sutton A. Integrative approaches to qualitative and quantitative evidence. London: NHS Health Development Agency. 2004. www.hda.nhs.uk

Egger M, Smith GD. Misleading meta-analysis. BMJ, 1995;310:752-4.

Elkhuizen SG, Limburg M, Bakker PJM, Klazinga

NS. Evidence-based re-engineering: re-engineering the evidence: A systematic review of the literature on business process redesign (BPR) in hospital care. International Journal of Health Care Quality Assurance, 2006;19(6):477-499.

Everdingen JJE van. Niveaus van bewijskracht nuttig bij de beoordeling van onderzoeken en resultaten. Ned Tijdschr Geneeskd, 2006;150;2484.

Glasziou P, Vandenbroucke JP, Chalmers I. Assessing the quality of research. BMJ, 2004; 328(7430):39-41.

Griffiths PD, Edwards MH, Forbes A, Harris RL, Ritchie G. Effectiveness of intermediate care in nursing-led in-patient units. Cochrane Database of Systematic Reviews 2004, Issue 4. Art. No.: CD002214. DOI: 10.1002/14651858.CD002214.pub2.

Higgins JP, Thompson SG, Deeks JJ, Altman DG. Measuring inconsistency in meta-analyses. BMJ, 2003;327:557-60.

Montori VM, Wilczynski NL, Morgan D, Haynes RB; Hedges Team. Optimal search strategies for retrieving systematic reviews from Medline: analytical survey. BMJ, 2005;330(7482):68.

Scholten RJPM, Kremer LCM. Systematische reviews als basis voor richtlijnen. Ned Tijdschr Geneeskd, 2004;148(6).

Vandenbroucke JP. Niveaus van bewijskracht schieten tekort. Ned Tijdschr Geneeskd, 2006; 150:2485.

12 Meta-analyse

T. Stijnen

12.1 Inleiding

In hoofdstuk 11 wordt de systematische literatuurstudie beschreven. Een systematische literatuurstudie is een wetenschappelijk artikel dat op een systematische manier relevant onderzoek identificeert, beoordeelt en samenvat. Zoals in hoofdstuk 11 beschreven staat, gebeurt dit volgens een vooraf opgesteld protocol en op een systematische manier. De opeenvolgende stappen in zo'n protocol zijn meestal: het opstellen van de vraagstelling, het formuleren van in- en exclusiecriteria voor de studies en het bepalen van een daarop gebaseerde zoekstrategie, het beoordelen van de methodologische kwaliteit van de afzonderlijke studies, de dataextractie, de analyse en de rapportage van de bevindingen.

De meta-analyse is een speciaal soort systematische literatuurstudie. Het identificeert, beoordeelt en vat studies samen waarbinnen dezelfde hypothese is getoetst. Meer specifiek wordt met de term meta-analyse gedoeld op de wijze van analyseren van de gegevens, te weten het samenvatten en beschrijven van de data en eventueel het poolen van de resultaten. In dit hoofdstuk staat deze wijze van analyseren en presenteren van de resultaten centraal. Aldus is het een vervolg op hoofdstuk 11.

Hoewel de meta-analyse gebruikt kan worden om allerlei soorten van hypothesetoetsend onderzoek samen te vatten, wordt deze methode in het gezondheidszorgonderzoek (GZO) vooral gebruikt bij evaluaties van interventies binnen het primaire proces.

12.2 Keuze van de effectparameter

De eerste stap in de meta-analyse is het kiezen van de effectparameter waarin men geïnteresseerd is. Er zijn meerdere mogelijkheden om tot die keuze te komen. Als de uitkomstvariabele continu is, (bijvoorbeeld de daling van de diastolische bloeddruk tijdens de behandelingsperiode), ligt het voor de hand als effectparameter het verschil tussen de gemiddelde uitkomst in de behandelingsgroep en de controlegroep te kiezen (dus bijvoorbeeld het verschil tussen de gemiddelde bloeddrukdaling in de experimentele groep en de controlegroep). Als een absoluut verschil echter moeilijk te interpreteren valt, of als de uitkomsten in verschillende studies met verschillende meetinstrumenten gemeten zijn, kiest men vaak voor het zogenaamde gestandaardiseerde verschil. Dit betekent dat het verschil tussen de gemiddelden gedeeld wordt door de standaardafwijking van de uitkomst in (meestal) de controlegroep. Het effect wordt dan uitgedrukt in het aantal standaarddeviaties verschil tussen de twee behandelingsgroepen. Wanneer per groep het aantal patiënten, de gemiddelde uitkomst en de bijbehorende standaardafwijking bekend is, kan een 95% betrouwbaarheidsinterval berekend worden voor elke studie. Gebruikelijk is deze betrouwbaarheidsintervallen weer te geven in een figuur. Deze zogenaamde forest plot geeft een eerste indruk van de evidence ten gunste van het bestaan van een behandelingseffect en de grootte daarvan.

Als de uitkomstvariabele daarentegen dichotoom is, (bijvoorbeeld een bepaalde complicatie van een behandeling treedt wel of niet op), kunnen de gegevens per studie worden weergegeven in een 2×2 tabel. In dat geval kan het behandelingseffect gekarakteriseerd worden met het risicoverschil, het relatieve risico of de oddsratio. Dit wordt hieronder geïllustreerd door de meta-analyse van Hine et al. (1989). Zij deden verslag van een systematische literatuurstudie naar het effect van het gebruik van lidocaïne vergeleken met een controlebehandeling bij patiënten met een bewezen of vermoed myocard-infarct. De uitkomstvariabele was mortaliteit gedurende de behandelingsperiode. Zes publicaties van gerandomiseerde klinische trials voldeden aan de in-/exclusiecriteria. In tabel 12.1 zijn uit de publicaties geëxtraheerde gegevens weergegeven. In figuur 12.1a zijn vervolgens de waargenomen risicoverschillen met hun bijbehorende 95% betrouwbaarheidsintervallen voor de zes studies uit tabel 12.1 weergegeven. In figuur 12.1b en 12.1c is hetzelfde gedaan voor de (natuurlijke) logaritme van de oddsratio en van het relatieve risico. Het voordeel van de logaritmische schaal is dat de betrouwbaarheidsintervallen symmetrisch worden en dat het daarom visueel niet uitmaakt wat je als teller of noemer neemt in het relatieve risico of de oddsratio. Bovendien volgt de logaritme van het relatieve risico of de oddsratio bij benadering een normale verdeling, hetgeen handig is voor de statistische analyse. In de praktijk kiest men vaak voor de log oddsratio

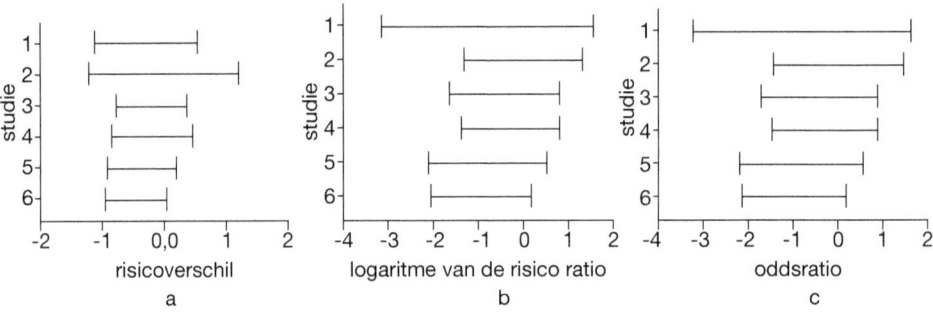

Figuur 12.1 Forest plots voor de meta-analyse van data van tabel 12.1, respectievelijk voor het risicoverschil (a), de logaritme van de risicoratio (b) en de oddsratio (c).

Tabel 12.1 Overzichtgegevens meta-analyse effect lidocaïne bij patiënten met een myocard-infarct (Hine et al., 1989).					
Bron		Aantal gerandomiseerd		Aantal overleden	
		Lidocaïne	Control	Lidocaïne	Control
1	Chopra et al.	39	43	2	1
2	Mogensen	44	44	4	4
3	Pitt et al.	107	110	6	4
4	Darby et al.	103	100	7	5
5	Bennett et al.	110	106	7	3
6	O'Brian et al.	154	146	11	4
Totaal		557	549	37	21

als behandelingseffectparameter, maar hier is geen dwingende reden voor. Soms vertoont de ene parameter veel meer heterogeniteit tussen de schattingen van de verschillende onderzoeken dan een andere. Dan kan het de voorkeur hebben om die parameter te kiezen waarvoor de schattingen het meest homogeen zijn, omdat de gegevens dan het makkelijkst zijn samen te vatten. Hoewel het niet veel uitmaakt, lijken de schattingen in figuur 12.1 misschien het meest homogeen voor het risicoverschil. In de volgende paragraaf wordt besproken hoe de resultaten gepoold kunnen worden en hoe één overall schatting van het behandelingseffect kan worden berekend.

12.3 Analyse onder homogeniteit

Uitgangspunt is dat voor een aantal studies een effectschatting met bijbehorende standaardfout beschikbaar is. De schatting uit studie nummer i noemen we $\hat{\theta}_i$ en de bijbehorende standaardfout s_i. Door steekproefvariabiliteit wijkt de schatting $\hat{\theta}_i$ af van het echte effect van studie i, dat we θ_i noemen. Deze waarde is onbekend en wordt niet waargenomen. Het is het effect dat zou worden waargenomen als de studie een oneindig grote steekproefgrootte zou hebben. De studies worden homogeen genoemd als mag worden aangenomen dat alle θ_i's gelijk zijn, zeg gelijk aan θ.

De vraag is nu hoe een schatting $\hat{\theta}$ te maken voor θ. Het ligt voor de hand om een gewogen gemiddelde van de $\hat{\theta}_i$'s te nemen. Natuurlijk geven grotere studies een nauwkeuriger schatting van θ dan kleine studies. Grote studies moeten dus een groter gewicht hebben. De statistische theorie leert dat de optimale gewichten w_i gelijk zijn aan de reciproque van de standaardfout in het kwadraat: $w_i = \frac{1}{s_i^2}$.

De schatting voor θ wordt dus:

$$\hat{\theta} = \frac{\sum w_i \hat{\theta}_i}{\sum w_i} \tag{1}$$

De berekeningen voor het voorbeeld van de meta-analyse van Hine et al., voor het geval dat het risicoverschil als parameter is gekozen, worden geïllustreerd in tabel 12.2.
De som van de gewichten is 5855,46. Als de gewichten hierdoor gedeeld worden, krijg je de fracties die in de laatste kolom gegeven worden. Het geeft inzicht in hoe zwaar elke studie meeweegt in de overall schatting. De kleinste studie weegt voor 4,5% mee, en de grootste voor 27,9%. Aldus wordt de schatting van het risicoverschil:
$\hat{\theta} = -0,096 \cdot 0,028 + 0,045 \cdot 0 - 0,210 \cdot 0,02 - 0,157 \cdot 0,018 - 0,213 \cdot 0,035 - 0,279 \cdot 0,044 = -0,029$
De statistische theorie zegt dat de standaardfout van $\hat{\theta}$, genoteerd als $se(\hat{\theta})$, gelijk is aan één gedeeld door de wortel van de som van de gewichten:

Tabel 12.2 Berekeningen risicoverschil, standaardfout, gewicht en relatief gewicht in de meta-analyse effect lidocaïne bij patiënten met een myocard-infarct (Hine et al., 1989).

Risicoverschil $\hat{\theta}_i$	Standaardfout s_i	Gewicht w_i	Relatief gewicht
-,028	,042	563,14	,096
-,000	,061	266,20	,045
-,020	,029	1229,66	,210
-,018	,033	917,45	,157
-,035	,028	1248,22	,213
-,044	,025	1630,78	,279

$$se(\hat{\theta}) = \frac{1}{\sqrt{\sum w_i}} \qquad (2)$$

In ons voorbeeld is de standaardfout $1/\sqrt{5855{,}46} = 0{,}0013$. Het 95% betrouwbaarheidsinterval voor θ wordt $\hat{\theta} \pm 1{,}96\, se(\hat{\theta}) = -0{,}029 \pm 0{,}013 = (-0{,}042, -0{,}016)$. Als de nulhypothese wordt getoetst dat er geen effect is, $H_0: \theta = 0$, wordt berekend $Z = -0{,}029/0{,}013 = -2{,}23$. De P-waarde volgt uit de standaardnormale verdeling en is gelijk aan 0,026. De conclusie luidt dus dat de mortaliteit onder de lidocaïnebehandeling statistisch significant lager is dan onder de controlebehandeling, naar schatting 2,9% lager met een 95% betrouwbaarheidsinterval lopend van 1,6% tot 4,2%.

Deze conclusie is alleen zinvol als redelijkerwijs aangenomen mag worden dat er geen heterogeniteit is in de echte risicoverschillen tussen de trials. Figuur 12.1 geeft geen indicatie dat dit het geval is. Ten overvloede zou een formele toets uitgevoerd kunnen worden voor de nulhypothese dat de echte trialeffecten homogeen zijn. De toetsingsgrootheid kijkt naar de discrepantie tussen de schatting van een trialeffect en de schatting van het overall effect, door het verschil te kwadrateren en vervolgens gewogen op te tellen:

$$Q = \sum w_i (\hat{\theta}_i - \hat{\theta})^2$$

Onder de nulhypothese volgt Q een chikwadraatverdeling met als aantal vrijheidsgraden het aantal studies min 1. In het voorbeeld krijgen we $Q = 0{,}86$ met 5 vrijheidsgraden. Met behulp van een tabel of bijvoorbeeld Excel wordt als P-waarde 0,97 verkregen. Deze waarde is verre van significant, hetgeen weer een aanwijzing is dat er geen heterogeniteit is. Overigens moet men in het algemeen heel voorzichtig zijn met uit het niet-significant zijn van een statistische toets te concluderen dat de nulhypothese juist is. Zeker met deze toets, omdat bekend is dat het toetsen op homogeniteit weinig onderscheidend vermogen heeft.

De bovenstaande vorm van statistische analyse staat bekend als de fixed effectsanalyse, omdat verondersteld wordt dat er één vast effect is in alle studies. Als niet redelijkerwijs aannemelijk is dat dit inderdaad zo is, moet een andere analyse gedaan worden die rekening houdt met echte verschillen tussen de studies. Dit staat bekend als een random effectsanalyse. Deze wordt in de volgende paragraaf beschreven.

12.4 Analyse onder heterogeniteit

In tabel 12.3 staan de gegevens van 13 trials naar het effect van het BCG-vaccin op de preventie van tuberculose. De gegevens zijn ontleend aan een beroemde meta-analyse uitgevoerd door Colditz et al. (1994). Per studie is per behandelingsgroep het aantal individuen met en zonder tuberculose bekend. Dit geldt eveneens voor de geografische breedtegraad van de plaatsen waar de studies plaatsvonden. Deze variabele is van belang om later de variabiliteit tussen de trials te verklaren.

Colditz et al. (1994) kozen als effectparameter de log oddsratio. Voor elke trial kunnen de log oddsratio uitgerekend worden, samen met zijn standaardfout en betrouwbaarheidsinterval. Bijvoorbeeld, voor trial 1 is de log oddsratio gelijk aan $\ln((4/119)/(11/128)) = -0{,}94$, met standaardfout

$\sqrt{1/4 + 1/119 + 1/11 + 1/128} = 0{,}60$. Het 95% betrouwbaarheidsinterval wordt dus $-0{,}94 \pm 1{,}96 \cdot 0{,}60 = (-2{,}12, 0{,}24)$. De betrouwbaarheidsintervallen voor alle 13 trials zijn grafisch weergegeven in figuur 12.2. Negeer voor dit moment het onderste gedeelte van de figuur. Uit de forest plot blijkt overduidelijk dat de behandelingseffecten zeer heterogeen zijn, want de betrouwbaarheidsintervallen vertonen geen grote overlap.

De analyse zoals uitgevoerd in de vorige paragraaf is dus niet realistisch en in de statistische analyse moet de heterogeniteit expliciet verdisconteerd worden. Daarom worden de 13 trials opgevat als een steekproef uit een grote denkbeeldige populatie van trials. De heterogeniteit tussen de echte behandelingseffecten in deze populatie wordt gekarakteriseerd met

Tabel 12.3 Gegevens van klinische trials naar het effect van het BCG-vaccin op de preventie van tuberculose (Colditz et al., 1994).

	Niet gevaccineerd		Gevaccineerd		
Trial	Tuberculose	Geen tuberculose	Tuberculose	Geen tuberculose	Breedtegraad
1	11	128	4	119	44
2	29	274	6	300	55
3	11	209	3	228	42
4	248	12 619	62	13 536	52
5	47	5 761	33	5 036	13
6	372	1 079	180	1 361	44
7	10	619	8	2 537	19
8	499	87 892	505	87 886	13
9	45	7 232	29	7 470	27
10	65	1 600	17	1 699	42
11	141	27 197	186	5 0448	18
12	3	2 338	5	2 493	33
13	29	17 825	27	16 886	33

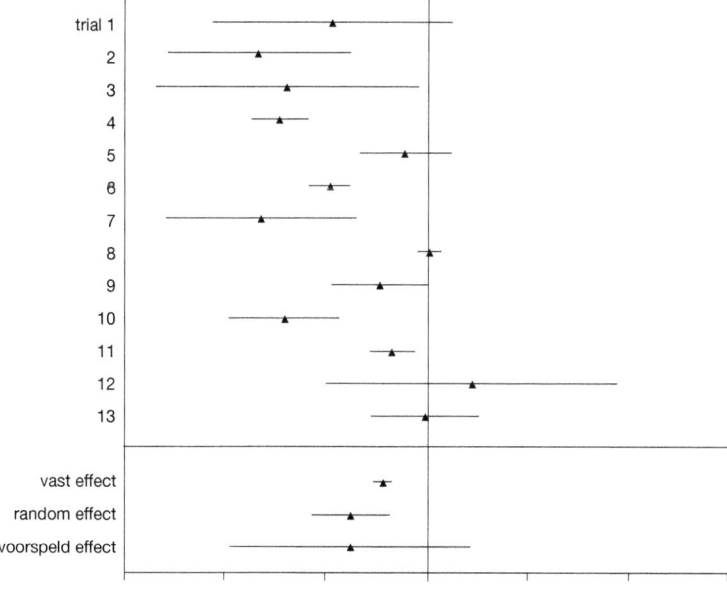

Figuur 12.2 Betrouwbaarheidsintervallen van klinische trials naar het effect van het BCG-vaccin op de preventie van tuberculose (Colditz et al., 1994).

de variantie σ^2. Het gemiddelde van deze populatie wordt θ genoemd. Dit is de parameter van interesse waarvan een schatting en betrouwbaarheidsinterval berekend moet worden. Uit de statistische theorie volgt dat indien de variantie σ^2 tussen trials bekend zou zijn, de beste schatting van θ weer een gewogen gemiddelde is van de trialspecifieke waargenomen effecten zoals in formule (1), maar nu met gewichten gelijk aan

$$w_i = \frac{1}{s_i^2 + \sigma^2}$$

De standaardfout wordt weer gegeven door formule (2). Een verschil met de schatting onder homogeniteit is dus dat de trials anders worden gewogen. Naarmate σ^2 groter is, krijgen de trials een meer gelijk gewicht, onafhankelijk van de grootte van de trial. In de praktijk blijkt er zelden een substantieel verschil te zijn tussen de schatting van θ onder homogeniteit en onder heterogeniteit. Dat komt omdat er meestal geen correlatie zal zijn tussen $\hat{\theta}_i$ en s_i. Wel is er meestal een substantieel verschil in de standaardfout van $\hat{\theta}$. Dat is makkelijk in te zien. De w_i's worden kleiner, en dus wordt het resultaat van formule (2) groter. Het gevolg is dat het betrouwbaarheidsinterval (veel) wijder wordt en de P-waarde groter.

Om de analyse te kunnen uitvoeren is nog een schatting van σ^2 nodig. Een gemakkelijk zelf met behulp van een spreadsheet uit te rekenen formule geïntroduceerd door Dersimonian en Laird (1986):

$$\hat{\sigma}^2 = \frac{Q - (N-1)}{\sum w_i - \frac{\sum w_i^2}{\sum w_i}}$$

In deze formule zijn de w_i's gelijk aan $1/s_i^2$. Als de schatting negatief uitvalt, wordt hij gelijk aan 0 gemaakt. In het voorbeeld is de tussentrialsvariantie $\hat{\sigma}^2 = 0{,}366$ en de standaarddeviatie $\hat{\sigma} = \sqrt{0{,}366} = 0{,}605$. De schatting van het gemiddelde behandelingseffect is $\hat{\theta} = -0{,}748$ met standaardfout $0{,}192$. Het 95% betrouwbaarheidsinterval is dus $-0{,}748 \pm 1{,}96 \cdot 0{,}192 = (-1{,}12, -0{,}37)$. Als deze resultaten terugvertaald worden naar oddsratioschaal door de e-macht te nemen, wordt een oddsratio van 0,47 met een 95% betrouwbaarheidsinterval van 0,32 tot 0,70 verkregen. De schatting en het betrouwbaarheidsinterval zijn weergegeven in het onderste gedeelte van figuur 12.2. Bovenstaande analyse staat bekend als de random effectsanalyse.

Ter vergelijking is ook de schatting en het 95% betrouwbaarheidsinterval gegeven van de fixed effectsanalyse. Merk op dat het betrouwbaarheidsinterval onrealistisch klein is. In dit voorbeeld is er een substantieel verschil tussen de random en de fixed effectschatting. In de praktijk is het verschil meestal heel klein. In dit geval wordt het verschil veroorzaakt doordat in de random effectsanalyse kleinere studies meer gewicht krijgen en in dit voorbeeld de kleinere studies gemiddeld grotere effecten vertonen.

Het onderste interval in figuur 12.2 beschrijft de variabiliteit in echte behandelingseffecten. Het is berekend als $\hat{\theta} \pm 1{,}96\,\hat{\sigma} = -0{,}748 \pm 1{,}96 \cdot 0{,}605 = (-1{,}93, 0{,}43)$. Onder de veronderstelling dat de echte effecten in de hypothetische populatie van klinische trials bij benadering normaal verdeeld zijn, zal naar schatting 95% van de echte log oddsratio's in dit interval vallen. Het wordt ook wel een predictieinterval genoemd omdat voor een nieuwe trial de kans naar schatting 95% is dat de echte log oddsratio van die trial in dit interval zal liggen. Merk op dat dit interval ook negatieve effecten van de vaccinatie toelaat!

12.5 Fixed versus random

Onder biostatistici bestaat consensus dat de random effectsanalyse in het algemeen de voorkeur verdient boven de fixed effectsanalyse. A priori is het immers aannemelijk dat er heterogeniteit zal zijn, zij het misschien in sommige gevallen klein. De studies zijn uitgevoerd in verschillend samengestelde populaties, andere centra, andere landen, de behandelingen kunnen verschillen enzovoort. Het is dus realistischer een statistisch model te gebruiken dat toelaat dat de effecten niet homogeen zijn. Bovendien, als de tussenstudiesvariabiliteit klein blijkt te zijn, wordt de schatting van σ^2 nul en reduceert de random effectsanalyse vanzelf tot de fixed effectsanalyse. In de medische literatuur ziet men nog steeds veel meta-analyses waarin een fixed effectsanalyse wordt gerapporteerd. Dit is begrijpelijk, omdat deze vorm van analyse een nauwer betrouwbaarheidsinterval een kleinere P-waarde geeft. Vaak wordt gezegd dat de fixed effectsanalyse gerechtvaardigd was omdat de toets op homogeniteit niet significant was. Echter dat is statistisch onjuist, want uit het niet-significant zijn van de toets mag men niet concluderen dat de nulhypothese juist is, zeker niet in dit geval, omdat de toets op homogeniteit weinig onderscheidingsvermogen heeft. De conclusie is dat de fixed effectsanalyse misleidend kan zijn en dat men voorzichtig moet zijn met de conclusies die daaruit voortkomen.

12.6 Publicatiebias

Nog meer dan bij individuele studies ligt bij meta-analyses het probleem van verstoring (confounding) en vertekening (bias) op de loer. Een meta-analyse kan alleen tot valide resultaten leiden als de individuele studies valide zijn. Als alle studies gerandomiseerd zijn, is dat meestal wel een redelijke veronderstelling. Maar bij meta-analyse van observationele of quasi-experimentele studies is dit lang niet vanzelfsprekend (zie hoofdstuk 7 en 8). Hier geldt dat een meta-analyse niet beter kan zijn dan de individuele studies in de meta-analyse. Maar afgezien van het feit dat de interne validiteit van individuele studies twijfelachtig kan zijn, is er nog het probleem van eventueel missende studies, wat een probleem oplevert voor de externe validiteit. Het zou kunnen zijn dat de meta-analyse niet alle studies bevat die relevant zijn voor de vraagstelling. Er kunnen nog meer studies verricht zijn, die echter om een of andere reden niet gepubliceerd zijn. Als deze studies random missend zouden zijn, vormen de studies in de meta-analyse een aselecte steekproef van alle studies, en is er geen probleem met de externe validiteit van de meta-analyse. Echter, de kans is groot dat deze studies selectief missend zijn. Bijvoorbeeld, studies met een niet-significant resultaat, of studies met een onverwachte uitkomst (bijvoorbeeld een ongunstig effect van de behandeling), zijn moeilijker te publiceren, zeker als ze relatief klein zijn. Een manier om een indruk te krijgen of er sprake van publicatiebias zou kunnen zijn, is het maken van een funnel plot. Dit is een figuur waarin op de horizontale as het geschatte effect $\hat{\theta}_i$ van een studie wordt uitgezet tegen een maat voor precisie van de schatting op de verticale as. Meestal neemt men als maat voor precisie de reciproque van de standaardfout, $1/s_i$. Als er geen publicatiebias is, dan zou de figuur bij benadering symmetrisch moeten zijn om het overall effect. Immers de schatting van een studie heeft gelijke kans om hoger of lager dan het gemiddelde effect uit te vallen. Figuur 12.4 geeft een funnel plot voor de beroemde Environmental Tobacco Smoke (ETS) meta-analyse (Lee, 1992).

Deze studie betrof een meta-analyse naar het relatieve risico in niet-rokende vrouwen van het hebben van een rokende echtgenoot vergeleken met een niet-rokende echtgenoot. Hier is het aantal longkankercases als maat voor precisie van het effect genomen. De punten hoog in de plot zijn de grote studies met een nauwkeurig geschat effect. De punten laag in de plot corresponderen met kleine studies met een onnauwkeurig geschat effect. Vanwege de steekproefvariabiliteit neemt de variabiliteit tussen de geobserveerde effecten toe naarmate de studies kleiner zijn. Dus de puntenwolk waaiert uit naar beneden en spitst zich toe naar boven: een omgekeerde trechtervorm. Vandaar de naam funnel plot. In figuur 12.3 wordt duidelijk dat de puntenwolk niet symmetrisch is: aan de linkerkant onderin moeten een aantal kleine studies missend zijn. Dit is natuurlijk heel goed te verklaren. Dit zijn de kleine studies met een fors effect ten gunste van het meeroken. Het is goed voor te stellen dat onderzoekers terughoudend waren met het publiceren van deze resultaten, of dat tijdschriftredacties terughoudend waren met het accepteren van deze studies. Het geschatte overall relatieve risico gebaseerd op de random effectsmethode was 1,20 met een 95% betrouwbaarheidsinterval van 1,08 tot 1,34. Echter, deze schatting is hoogstwaarschijnlijk te hoog tengevolge van publicatiebias.

Er zijn enige statistische toetsen voor symmetrie in een funnel plot beschreven in de literatuur (Begg et al., 1994; Egger et al., 1997). Daarnaast is er veel geschreven in de biostatistische literatuur over methoden om te corrigeren voor publicatiebias. Over het algemeen zijn dit ingewikkelde methoden waar geen programma's voor zijn in de statistische standaardpakketten. Er is één methode, de trim and fillmethode van Duval en Tweedie (2000), die wel eenvoudig is om toe te passen. Het idee achter deze methode is om in de funnel plot op een verstandige manier studies te imputeren zodanig, dat de figuur symmetrisch wordt. Dit is gedaan in figuur 12.4. Wanneer de analyse gedaan wordt op de geïmputeerde dataset, is een resultaat een overall relatief risico van 1,12 met een 95% betrouwbaarheidsinterval van 1,01 tot 1,25.

12.7 Verdergaande analyse

Op bovenstaande analysemethoden zijn allerlei aanvullingen mogelijk en nuttig. In het voorbeeld van het BCG-vaccin werd een grote variabiliteit tussen de studies gevonden en zouden aanvullende analyses uitgevoerd kunnen worden met behulp van de studiekarakteristieken om deze variabiliteit te verklaren (Colditz et al., 1994). In dit voorbeeld is de breedtegraad als potentiële verklarende variabele beschikbaar. Het is daardoor mogelijk het random effectsmodel uit te breiden naar een metaregressiemodel, waarmee bestudeerd kan worden hoe het behandelingseffect afhangt van verklarende variabelen. Het voert te ver om uitgebreid in te gaan op deze methode. Hier wordt volstaan met aan te geven dat het geen gewoon regressiemodel is dat aangepast kan worden in de gebruikelijke regressieprogramma's van de statistische standaardpakketten. Meer specialistische programma's zijn hiervoor nodig. Voor verdere details over de theorie en de uitvoering in de praktijk verwijzen we naar Van Houwelingen et al. (2002). In

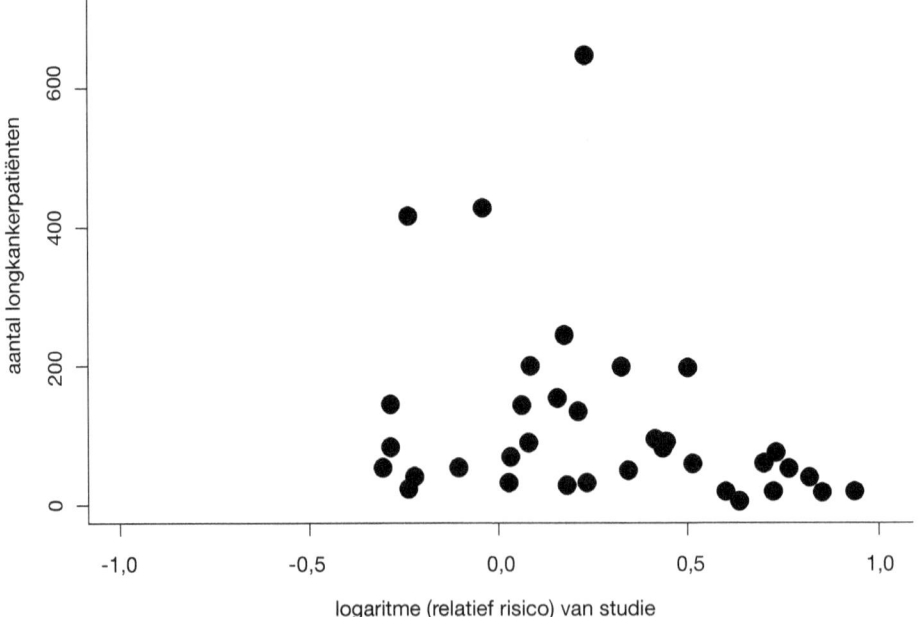

Figuur 12.3 Funnel plot voor de ETS meta-analyse (Lee, 1992).

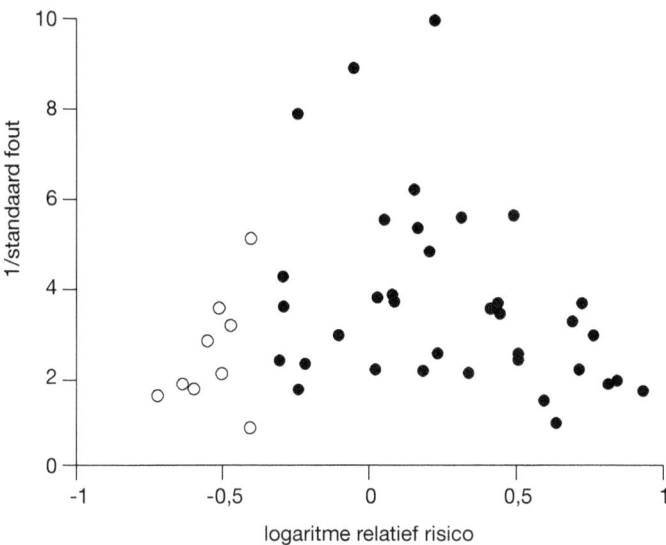

Figuur 12.4 *Geïmputeerde funnel plot voor de ETS meta-analyse.*

figuur 12.5 is de regressielijn weergegeven van de log oddsratio op de breedtegraad.
Het is duidelijk dat behandeling een gunstiger effect heeft op hogere breedte. De regressiecoëfficiënt was −0,0327 met een standaardfout van 0,00337, dus sterk statistisch significant. De residuele tussenstudiesvariantie was slechts 0,0040. De oorspronkelijke tussenstudiesvariantie was 0,366, dus de geografische breedte verklaart naar schatting 99% van de tussentrialsvariabiliteit.

Een bijzondere vorm van metaregressie is

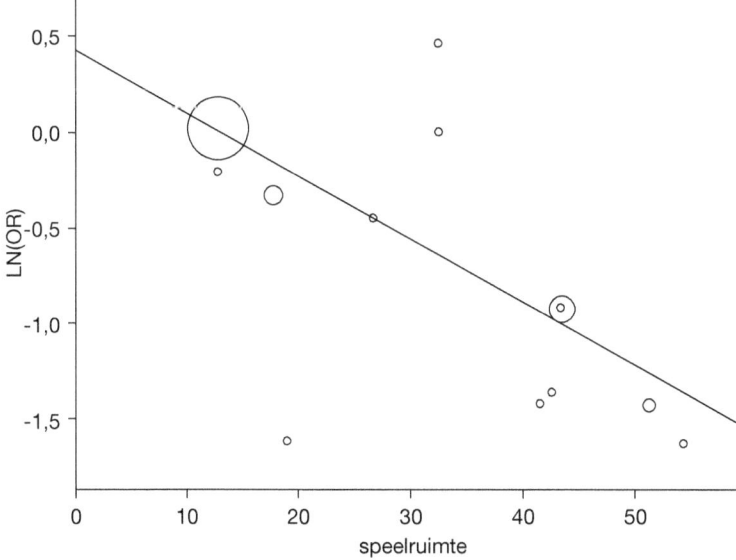

Figuur 12.5 *Metaregressieanalyse van de log oddsratio op de geografische breedtegraad. De cirkels geven de geobserveerde log oddsratio's en de grootte van de cirkels correspondeert met de grootte van de trials.*

waar het baselinerisico geschat met de incidentie in de controlegroep als verklarende variabele wordt gebruikt. Vaak wordt dit in de literatuur gedaan met inadequate methoden, zie Sharp et al. (1996) en Van Houwelingen et al. (2002). In dit hoofdstuk is de methodiek van meta-analyses beschreven voor studies waarin één effect wordt onderzocht. Wanneer meerdere uitkomsten per studie worden bestudeerd, kunnen de data geanalyseerd worden met multivariate metaregressie. In Van Houwelingen et al. (2002) wordt beschreven hoe dit soort analyses kunnen worden uitgevoerd.

12.8 Tot slot

In dit hoofdstuk is de meta-analyse beschreven als een bijzondere vorm van systematische literatuurstudie (zie hoofdstuk 11). Conform de indeling van A.D. de Groot kan deze methodiek worden ingezet om toetsende onderzoeksvragen te beantwoorden. Ondanks dat de gehanteerde voorbeelden niet uit de Nederlandse praktijk van het GZO afkomstig zijn, is de meta-analyse ook voor het GZO bruikbaar. Dit blijkt onder meer uit het toenemend aantal GZO-gerelateerde internationale publicaties waarin een meta-analyse is uitgevoerd.

Aanbevolen literatuur

Houwelingen HC van, Arends LR, Stijnen T. Advanced methods in meta-analysis: multivariate approach and meta-regression. Stat Med, 2002 Feb 28;21(4):589-624.

Referenties

Colditz GA, Brewer TF, Berkey CS, Wilson ME, Burdick E, Fineberg HV, Mosteller F. Efficacy of BCG vaccine in the prevention of tuberculosis. Meta-analysis of the published literature. JAMA, 1994;271(9):698-702.

Begg CB, Mazumdar M. Operating characteristics of a rank correlation test for publication bias. Biometrics, 1994;50:1088-1101.

DerSimonian R, Laird NM. Meta-analysis in clinical trials. Controlled Clinical Trials, 1986;7:177-188.

Duval S, Tweedy R. Trim and fill: A simple funnel-plot-based method of testing and adjusting for publication bias in meta-analysis. Biometrics, 2000 Jun;56(2):455-63.

Egger M, Smith GD, Schneider M, Minder C. Bias in meta-analysis detected by a simple graphical test. British Medical Journal, 1997;315:629-634.

Hine LK, Laird N, Hewitt P, Chalmers TC. Meta-analytic evidence against prophylactic use of lidocaine in Myocardial Infarction. Archives of Internal Medicine, 1989;149(12):2694-8.

Houwelingen HC van, Arends LR, Stijnen T. Advanced methods in meta-analysis: multivariate approach and meta-regression. Stat Med, 2002 Feb 28;21(4):589-624.

Lee PN. Environmental Tobacco Smoke and Mortality. Basel: Karger, 1992.

Sharp SJ, Thompson SG, Altman DG. The relation between treatment benefit and underlying risk in meta analysis. British Medical Journal, 1996; 313(7059):735-738.

Analyse met behulp van modellen

J.J. Barendregt

13.1 Wat is een model?

Het woord 'model' wordt in veel verschillende betekenissen gebruikt, zowel binnen als buiten de medische en gezondheids(zorg)wetenschappen. Kinderen spelen met hun modeltrein en luchtvaartingenieurs testen vliegtuigmodellen in windtunnels. Binnen de medische wetenschap betekent 'model' vaak 'diermodel': een (vaak genetisch) gemanipuleerd dier waarin een specifieke menselijke ziekte kan worden nagebootst.

De definitie die ik hier hanteer, is: een model is een expliciete en kwantitatieve beschrijving van een deel van de werkelijkheid. De beschrijving kan zijn in de vorm van wiskundige vergelijkingen of een computermodel (dat in principe ook in wiskundige vergelijkingen kan worden beschreven). Bij eenvoudige modellen kan soms het stelsel vergelijkingen analytisch worden opgelost, maar al bij iets ingewikkelder modellen vereist het oplossen een computer (numeriek oplossen).

De overeenkomst met de hierboven genoemde andere modellen is dat het model een nabootsing is van een in de werkelijke wereld voorkomend fenomeen dat wij nader willen bestuderen, maar dat zich niet (of heel moeilijk) in het echt laat bestuderen. Het model vervult de rol van 'stand-in', die bestudering toelaat.

De wetenschapstheoretische status van een model is die van een theorie (of hypothese), maar dan van een zeer expliciet en gekwantificeerd soort. Het past precies in de empirische cyclus van De Groot, we moeten alleen het woord 'theorie' of 'hypothese' vervangen door 'model' (De Groot, 1961). Met een model worden voorspellingen gedaan, die worden getoetst aan de empirie, waarna het model wordt herzien, precies zoals de empirische cyclus beschreven in hoofdstuk 2 laat zien.

13.2 Voorbeelden van modellen in het dagelijks leven

Computermodellen spelen een aanzienlijke rol, ook in het dagelijkse leven. De weersvoorspellingen van het KNMI bijvoorbeeld zijn gebaseerd op een computermodel (in feite op meerdere modellen) en het Centraal Planbureau en de Nederlandse Bank hebben computermodellen van de Nederlandse economie waarmee de gevolgen van alternatieve beleidsvoorstellen worden doorgerekend op hun uitkomsten in termen van economische groei, werkloosheid en dergelijke.

Deze alledaagse voorbeelden zijn illustratief, omdat ze laten zien dat modellen er flink naast kunnen zitten. De weersvoorspellingen van het KNMI zijn vaak verassend goed, maar soms ook goed fout. En bovendien waagt het KNMI zich niet aan langeretermijnvoorspellingen, wetend dat die zeker niet zullen uitkomen. Ook met de economische modellen is niet alles goed nieuws. Een belangrijke, en steeds weerkerende, kritiek is dat nog geen enkel economische model een conjunctuuromslag juist heeft voorspeld. Met andere woorden, de modellen extrapoleren het recente verleden naar de toekomst, maar voorzien niet bijvoorbeeld het inzakken van de economie na het doorprikken van de internetzeepbel.

Voor het falen van deze modellen zijn twee redenen: onvoldoende data, en onvoldoende inzicht in het fenomeen dat de modellen trachten na te bootsen. Ondanks dat er op massale wijze data worden verzameld over het weer (weerstations, satellieten, ballons enzovoort) blijft het een feit dat er maar op enkele punten wordt gemeten en er vooral boven zee veel niet wordt gemeten. Voor de economie geldt ook dat er veel data worden verzameld, maar die komen vrijwel zonder uitzondering pas (soms langdurig) achteraf ter beschikking. Het wordt meestal pas maanden nadat een conjunctuuromslag heeft plaatsgevonden duidelijk dat dit is gebeurd.

Ook onvoldoende inzicht speelt de modellenmakers parten. Voor de weermodellen geldt dat die een fenomeen proberen te beschrijven dat voor een belangrijk deel door turbulentie wordt bepaald. Turbulentie is een zeer interessant natuurkundig fenomeen, interessant vooral omdat het zo moeilijk te beschrijven en begrijpen is. En over de precieze werking van de economie verschillen de meningen: er bestaan scholen in het economisch denken met vaak zeer tegenstrijdige gedachten, en het is onwaarschijnlijk dat een van deze scholen het volledig bij het rechte eind heeft..

Deze ervaringen met alledaagse modellen gelden ook voor de hieronder te bespreken modellen in het gezondheidszorgonderzoek (GZO). Kennelijk zijn ze nuttig (anders zou er niet zoveel tijd en energie in worden gestoken), maar ze zijn zeker niet onfeilbaar. Er zijn vrijwel altijd dataproblemen en het model is vaak een (te) grove benadering van de werkelijkheid.

13.3 Voorbeelden van modellen in de medische sector en in het gezondheidszorgonderzoek

In de medische wetenschappen werden modellen voor het eerst gebruikt in de epidemiologie van infectieziekten. Ook nadat was ontdekt wat de oorzaak van infectieziekten is en hoe die zich verspreiden, bleven er toch nog veel vragen over. Wat met name onbegrepen bleef, was waarom ziekten als mazelen in een regelmatig patroon epidemieën veroorzaakten.

Pionierswerk van verschillende auteurs in het begin van de twintigste eeuw liet zien dat met behulp van een eenvoudig stelsel van differentiaalvergelijkingen deze en andere vragen konden worden beantwoord. Het onderzoeksveld van de mathematische epidemiologie van infectieziekten is nog altijd zeer levendig, een uitstekend overzicht wordt gegeven in het boek van Anderson en May (1991). Maar inmiddels zijn er ook buiten dit gebied van de infectieziekten (dat primair gericht is op de ontrafeling van etiologische problemen) modellen ontwikkeld op het gebied van het gezondheidszorgonderzoek. Een veel toegepast model is MISCAN, dat speciaal is ontwikkeld voor de evaluatie van bevolkingsonderzoek, voornamelijk naar kanker, maar ook op andere terreinen (Habbema, Van Oortmarssen et al., 1985). Het model beschrijft individuele ziektegeschiedenissen, inclusief de preklinische fase, en berekent of, en zo ja in welke mate, een ziektegeschiedenis een gunstigere wending neemt indien de ziekte vroeger kan worden opgespoord met een bevolkingsonderzoek. Uit de veranderingen in de individuele ziektegeschiedenissen wordt vervolgens het effect van de vroege opsporing op bevolkingsniveau berekend.

Een mooi voorbeeld van het samengaan van gezondheidszorgonderzoek, etiologisch gericht veldonderzoek, en modelontwikkeling en -gebruik wordt gevormd door het Onchocerciasis Control Programme (OCP). Onchocerciasis of rivierblindheid is een endemische ziekte in West-Afrika. Een lijder aan de ziekte heeft parasitaire wormen, de wormen produceren microfilaria, die via de steek van een vlieg en een aantal tussenstadia worden overbracht op andere mensen en daar tot volwassen wormen uitgroeien. Min of meer als bijproduct veroorzaken de microfilaria op den duur blindheid door beschadiging van het oog (Plaisier, 1996).

Deze ziekte had grote humanitaire, economische, en sociale gevolgen. Vruchtbare rivierdalen waren in feite onbewoonbaar vanwege het risico op blindheid, maar gedreven door armoede probeerden velen het toch, met het onvermijdelijke gevolg. Een initiatief van een aantal dochterorganisaties van de Verenigde Naties (waaronder de WHO) zette daarom in 1975 het OCP op, met als doelstelling het elimineren van rivierblindheid in West-Afrika. Ziektebestrijding gebeurde door het onderbreken van de transmissie, aanvankelijk door het spuiten van larvedodende middelen op de broedplaatsen van de steekvlieg, later ook door chemotherapie met ivermectine, een middel dat de volwassen wormen niet doodt, maar de microfilaria wel. Een uitgebreid netwerk voor veldonderzoek werd opgezet om de effecten van deze maatregelen te meten.

Een cruciale vraag vanaf het begin was hoe lang dit kostbare programma moest worden voortgezet om te voorkomen dat, na stopzetting, de ziekte weer zou terugkeren. Om die vraag te beantwoorden werd in het Erasmus MC het Onchosimmodel ontwikkeld. Het model beschrijft de individuele levensgeschiedenissen van mensen en hun parasitaire wormen. Het model werd gevoed met de resultaten van het epidemiologische veldwerk, deed voorspellingen over waarneembare tussenvariabelen, en werd aangepast naar gelang de bevindingen (Plaisier, 1996). Kortom: de empirische cyclus in vol bedrijf.

Box 13.1 Rekenmodellen in de VTV (RIVM, 2006)

Een bekend voorbeeld van GZO waarin modellen gehanteerd worden, vormt de periodieke publicatie van de rapporten Zorg voor gezondheid; Volksgezondheid Toekomst Verkenning (VTV), die onder auspiciën van het RIVM door een keur van Nederlandse gezondheidszorgonderzoekers worden samengesteld. Deze rapporten, waarvan er sinds 1995 vier zijn verschenen, geven brede kwalitatieve en kwantitatieve informatie over de gezondheidstoestand van de Nederlandse bevolking, beschrijven trends in mortaliteit en morbiditeit, gaan in op (de veranderingen in) de invloed van determinanten op de volksgezondheid, signaleren trends bij zorgverleners en -ontvangers en beschrijven ontwikkelingen en gevolgen van het beleid en de financieringsstructuur van de Nederlandse gezondheidszorg. Op basis van deze analyses worden prognoses over de ontwikkeling van volksgezondheid opgesteld en aanbevelingen gedaan ten aanzien van het beleid op macro-, en mesoniveau. Beleidsmakers maken veelvuldig gebruik van de in deze rapporten gepresenteerde informatie. Zonder hier in te gaan op de geavanceerde en complexe rekenmodellen die bij het samenstellen van deze rapporten worden gebruikt, is het verhelderend om hier het conceptuele basismodel te presenteren waarop al deze modellen zijn terug te voeren (figuur 13.1).

Uiteindelijk voorspelde het model dat na veertien jaar onderbreken van de transmissie de kans op terugkeer van de ziekte minder dan 1% zou zijn (Goodman, 1994). Die voorspelling lijkt goed uit te komen, het OCP is inmiddels gestaakt, maar de doelstelling (elimineren van onchocerciasis) is niet helemaal gehaald, vooral door de (burger)oorlogen in het gebied die de uitvoering van het programma verhinderden.

13.4 Het nut van modellen: voorspellingen

Uit het bovenstaande zal een toepassing van modellen al duidelijk zijn geworden: het doen van voorspellingen. Hierbij dient 'voorspelling' niet in de nauwe betekenis van 'het cor-

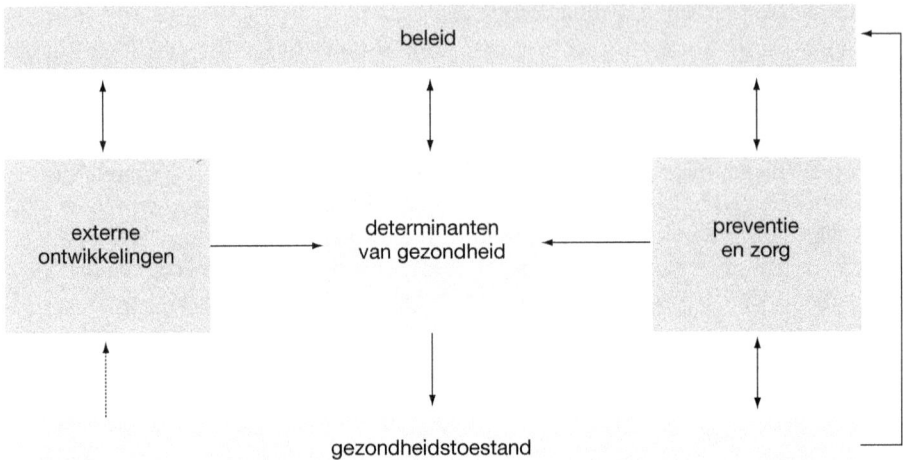

Figuur 13.1 *De gebruikte rekenmodellen zijn terug te brengen op mathematische verwerkingen van (combinaties van) de in dit model aangegeven pijlen, uiteraard gedefinieerd op een gedetailleerder niveau, en berustend op aannames die gebaseerd zijn op epidemiologische en andere kwantitatieve gegevens.*

rect voorzien van toekomstige gebeurtenissen' te worden opgevat. Het nut van modellen is juist dat er alternatieve toekomsten kunnen worden voorspeld, afhankelijk van te nemen maatregelen. Het model wordt dan een manier om what if-vragen te kunnen beantwoorden en vormt zo een leidraad bij het voeren van beleid.

Het voorbeeld van Onchosim hierboven laat dit aspect duidelijk zien. Het beleid was om rivierblindheid te elimineren. Het model gaf voor een gegeven duur van het bestrijdingsprogramma een kans op terugkeer van de ziekte. Het beleid vond een kans van minder dan 1% klein genoeg en besloot dan ook het bestrijdingsprogramma te beëindigen toen die kans volgens het model was bereikt.

Een ander voorbeeld is de eradicatie van pokken. Een van de resultaten van de mathematische epidemiologie van infectieziekten is de berekening van een kritische immuniteitsproportie voor eradicatie: het niveau van immuniteit in de populatie dat bij overschrijding leidt tot het verdwijnen van de infectieziekte (Anderson en May, 1991). Dit niveau wisselt per infectieziekte, en hoe lager het is, hoe gemakkelijker de ziekte valt uit te roeien.

Voor pokken werd het minimale niveau van immuniteit geschat op 70-80%, het laagste van een rijtje bekende infectieziekten, en veel lager dan bijvoorbeeld mazelen (90-95%), vooral als men bedenkt dat het vaccineren van de laatste paar procent in een populatie veel moeilijker is dan de eerste tientallen procenten. Het lag dan ook voor de hand om pokken als eerste uit te roeien. Het gevolg is wel dat de volgende kandidaat, poliomyelitis, met een kritische proportie van 82-87% al weer een flink stuk moeilijker is.

Het MISCAN-model is onder meer gebruikt voor het voorspellen van de kosten en effecten van bevolkingsonderzoek naar baarmoederhals- en borstkanker. Die informatie werd vervolgens gebruikt om optimale programma's te adviseren: ook hier dus een sterk op beleidsvoering gerichte toepassing (Van der Maas et al., 1989; Van Ballegooijen et al., 2000).

Maar de what if-vragen hoeven niet op beleidsadvisering gericht te zijn: een andere doelstelling kan zijn om inzicht te verschaffen. Een voorbeeld hier betreft de kwestie van de medische kosten van roken. Het werd als een vaststaand feit beschouwd dat blootstel-

ling aan risicofactoren door het veroorzaken van ziekten de kosten van de gezondheidszorg verhogen en dat dus de weg naar verlaging van die kosten loopt via verminderde blootstelling aan die risicofactoren (Fries et al., 1993).
Om deze veronderstelling te testen werd een, toegegeven, zeer onwaarschijnlijke what if-vraag gesteld: Wat gebeurt er met de gezondheidszorgkosten als alle rokers met onmiddellijke ingang zouden stoppen? Ter beantwoording werd het Preventmodel gebruikt. Er werd aangetoond dat, inderdaad, de gezondheidszorgkosten aanvankelijk zouden dalen, maar uiteindelijk flink hoger zouden worden doordat een niet-rokende bevolking gemiddeld ouder wordt (Barendregt et al., 1997).

13.5 Het nut van modellen: indirect meten

Een tweede, en wat minder voor de hand liggende, toepassing van modellen is het indirect meten van niet (of niet goed) gemeten epidemiologische variabelen. Lang niet alles wordt gemeten, en sommige dingen zijn veel lastiger te meten dan andere. Maar via een model is het vaak mogelijk om gemeten en niet-gemeten variabelen in een gemeenschappelijke causale structuur onder te brengen en zo indirect af te leiden wat de waarde voor de niet-gemeten variabele moet zijn geweest. Die causale structuur is bijvoorbeeld het feit dat ieder prevalent geval op een eerder moment incident geweest moet zijn en dat een ziektespecifieke sterfte alleen kan optreden onder de prevalente gevallen (waarbij de duur van het prevalent-zijn zeer kort kan zijn, denk aan een fatale hartaanval).
De incidentie van HIV is een goed voorbeeld van iets dat vrijwel uitsluitend indirect wordt gemeten. Door de lange incubatietijd is de incidentie van AIDS geen goede schatter. In principe zou je ieder jaar een steekproef uit bevolking serologisch kunnen testen, maar dat stuit op allerlei bezwaren. Het alternatief is om met behulp van een model en een aantal aannames (over met name de verdeling van incubatieduur) een HIV-incidentie te schatten. Evaluatie achteraf laat zien dat deze methoden

alleszins aanvaardbare resultaten geven (Artzrouni, 2004).
Ook bij sommige chronische ziekten zijn er meetproblemen. Een voorbeeld is de incidentie van diabetes type II: een gradueel proces dat in veel gevallen onopgemerkt blijft totdat de ziekte wordt gediagnosticeerd vanwege het ontstaan van secundaire verschijnselen. Beschikbare data voor de incidentie van diabetes in Nederland waren dan ook zeer verschillend en werden niet erg betrouwbaar geacht. Daarom gebruikten wij een eenvoudig model dat incidentie, prevalentie en oversterfte van diabetes aan elkaar koppelt en maakten daarmee een indirecte schatting van de incidentie (Barendregt et al., 2000).
Deze laatste methode werd vervolgens gegeneraliseerd tot een breed inzetbaar instrument, genaamd DisMod II, ontwikkeld in het kader van de Global Burden of Disease 2000 studie (Barendregt et al., 2003). DisMod II accepteert verschillende epidemiologische variabelen als input (bijvoorbeeld prevalentie en sterfte) en berekent dan de bijbehorende ontbrekende variabelen (bijvoorbeeld incidentie). Ook is het mogelijk om na te gaan of gemeten variabelen intern consistent zijn (Barendregt and Ott, in press). Het DisMod II-instrument is beschikbaar via de website van WHO (http://www.who.int/evidence/dismod).

13.6 Soorten modellen

Het valt buiten het kader van dit hoofdstuk om een volledige taxonomie van modellen te geven, maar het is informatief een paar karakteristieken te beschrijven.

Micro- versus macrosimulatie
Bij microsimulatie is de eenheid van analyse een individu, bij macrosimulatie een (sub)populatie. Macrosimulatie heeft als voordeel dat het meestal eenvoudig te implementeren is (met een spreadsheet kom je al een heel eind). Het nadeel is dat het maar beperkt mogelijk is om heterogeniteit in de populatie toe te laten. Microsimulatie heeft, omdat het individuen beschrijft, geen problemen met heterogeni-

teit, maar het is lastiger te implementeren en vergt, ook vanwege grote rekenintensiviteit, vaak speciaal ontwikkelde software.

Cohort versus dynamische populatie

Een cohortmodel kijkt naar een groep mensen van dezelfde leeftijd (vaak 0) en volgt de groep over de (leef)tijd, vaak totdat ze geheel uitgestorven is. Een dynamisch populatiemodel volgt een volledige populatie (dat wil zeggen mensen van alle leeftijden) over de tijd. Een cohortmodel heeft als voordeel dat het eenvoudiger te implementeren is (opnieuw het spreadsheet), maar als nadeel dat de interpretatie nogal eens problemen geeft. Een dynamisch populatiemodel heeft als voordelen dat het zeer dicht tegen de werkelijkheid aanzit (vergrijzing, migratie enzovoort), maar het vergt extra data en is ingewikkelder.

Continue versus discrete tijd

Veel modellen discretiseren de tijdsas en gebruiken een vaste tijdstap om van het begin tot eind van de simulatie te gaan. Dat heeft als voordeel dat het eenvoudig te implementeren is, maar als nadeel dat het probleem van concurrerende risico's hiermee wordt geïntroduceerd. Bijvoorbeeld, iemand die overlijdt aan het begin van de tijdstap, is voor de rest van die tijdstap niet meer at risk voor andere gebeurtenissen. Het is niet goed mogelijk hiermee rekening te houden.
Een model met continue tijd introduceert dit probleem niet, maar is lastiger te implementeren.

In de praktijk lijken veel modellenmakers steeds te kiezen voor de optie die het eenvoudigst te implementeren is, en veel modellen zijn dan ook macrosimulatie, cohort en discrete tijd. Het valt zeer te betwijfelen of deze keus ook altijd optimaal is gegeven de probleemstelling en het te beschrijven fenomeen.

13.7 Tot slot

Modellen zijn een zeer krachtig instrument en om die reden kan er dan ook veel fout gaan.

Een groot probleem is de transparantie: is voor buitenstaanders te doorgronden hoe het model werkt? Als dat niet het geval is, kunnen die buitenstaanders de resultaten niet kritisch beoordelen en zullen ze dus ook niet geneigd zijn de resultaten te aanvaarden. Daarmee verliest het model een groot deel van zijn nut. Helaas moet worden vastgesteld dat gebrek aan transparantie een veel voorkomend feilen is. Zelfs het toch tamelijk voorbeeldige Onchosim is, enigszins ten onrechte, ervan beschuldigd een black box te zijn (Goodman, 1994).

Aan de gebrekkige transparantie ligt een dilemma ten grondslag: eenvoudige modellen zijn meer transparant, maar vaak te simpel om een gegeven probleemstelling te beantwoorden; ingewikkelde modellen kunnen de werkelijkheid in principe beter beschrijven en daarmee specifieke probleemstellingen beantwoorden, maar zijn minder transparant. Dit dilemma laat zich slechts in beperkte mate bedwingen. Een belangrijk beginsel moet zijn dat de probleemstelling het eerst komt en dat vervolgens een model wordt ontworpen dat precies die mate van complexiteit en detail omvat die nodig is om de probleemstelling te beantwoorden, maar niet meer (dit beginsel is overigens al eeuwen oud en staat bekend als Occam's razor). In de praktijk lijkt de procedure nogal eens omgekeerd te worden: eerst is er het model en vervolgens wordt gezocht naar mogelijke probleemstellingen. Dat werkt dus niet.

De kunst van het modelleren is het vinden van een evenwicht tussen de noodzaak tot eenvoud en de behoefte aan complexiteit. Wanneer dit lukt, resulteert een model dat bestaande kennis en data synthetiseert tot een geheel dat groter is dan de som der delen. Zo'n model levert vaak nieuwe of betere inzichten op, en daar is het tenslotte allemaal om begonnen in de wetenschap.

Referenties

Anderson RM, May RM. Infectious diseases of

humans. Dynamics and control. Oxford: Oxford University Press, 1991.

Artzrouni M. Back-calculation and projection of the HIV/AIDS epidemic among homosexual/ bisexual men in three European countries: evaluation of past projections and updates allowing for treatment effects. Eur J Epidemiol, 2004;19(2):171-9.

Ballegooijen M van, Akker-van Marle E van den et al. Overview of important cervical cancer screening process values in European Union (EU) countries, and tentative predictions of the corresponding effectiveness and cost-effectiveness. Eur J Cancer, 2000;36(17):2177-88.

Barendregt JJ, Baan CA et al. An indirect estimate of non insuline dependent diabetes mellitus incidence. Epidemiology, 2000;11:274-279.

Barendregt JJ, Bonneux L et al. The health care costs of smoking. N Eng J Med, 1997;337:1052-1057.

Barendregt JJ, Oortmarssen GJ van et al. A generic model for the assessment of disease epidemiology: the computational basis of DisMod II. Population Health Metrics, 2003;1(1):4.

Barendregt JJ, Ott A. Consistency in epidemiologic estimates: Dementia in the Rotterdam Study. European Journal of Epidemiology (in press).

Fries JF, Koop CE et al. Reducing health care costs by reducing the need and demand for medical services. The Health Project Consortium (see comments). N Engl J Med, 1993;329(5):321-5.

Goodman B. Models aid understanding, help control parasites. Science, 1994;264:1862-1863.

Groot AD de. Methodologie. Grondslagen van onderzoek en denken in de gedragswetenschappen. Den Haag: Mouton, 1961.

Habbema JD, Oortmarssen GJ van et al. The MISCAN simulation program for the evaluation of screening for disease. Comput Methods Programs Biomed, 1985;20(1):79-93.

Maas PJ van der, Koning HJ de et al. The cost-effectiveness of breast cancer screening. Int J Cancer, 1989;43(6):1055-60.

Plaisier AP. Modelling onchocerciasis transmission and control. Public Health. Rotterdam: Erasmus University, 1996.

Het maken en beoordelen van vragenlijsten 14

F.L.P. van Sonderen
R. Sanderman

14.1 Inleiding

Bij veel gezondheids- en gezondheidszorgonderzoek (GZO) wordt gebruikgemaakt van vragenlijsten, waarmee antwoorden van respondenten worden vastgelegd. De respondent kan een patiënt zijn, of iemand die van zorgvoorzieningen gebruikmaakt, maar ook een gezond persoon uit een controlegroep. Het vastleggen van de antwoorden kan op diverse manieren plaatsvinden. Allereerst kan de vragenlijst door de respondent schriftelijk worden ingevuld. Echter, het is ook mogelijk dat de onderzoeker zelf de vragenlijst invult op basis van antwoorden van de respondent, gegeven in een telefonisch of face-to-face interview. Een vrij recente ontwikkeling is de vragenlijst die respondenten op de computer invullen, thuis via internet of tijdens een bezoek aan een kliniek.

Een heel scala aan verschillende typen gegevens kan met behulp van een vragenlijst worden verzameld. Dat kunnen feitelijke kenmerken zijn, zoals geslacht en geboortedatum. Overigens dient opgemerkt te worden dat kenmerken ogenschijnlijk feiten kunnen lijken, maar nader beschouwd een interpretatie door de respondent vragen. Denk in dit kader aan kenmerken als gezondheidstoestand, het consulteren van hulpverleners of medicatiegebruik. Vaak echter gaat het ook om zaken met een grotere subjectieve component, die slechts met moeite op andere wijze vastgesteld kunnen worden, zoals beperkingen in huishoudelijke activiteiten of de hoeveelheid ondersteuning die men van het sociaal netwerk ontvangt. Tot slot kan in vragenlijsten naar echt subjectieve gegevens gevraagd worden, zoals persoonlijkheidskenmerken, pijn, of allerlei zaken waarbij het oordeel en/of de (on)tevredenheid van de respondent van belang is. Voor elk type vraag geldt dat de onderzoeker zich ervan dient te verzekeren dat de vraag de bedoelde informatie oplevert, dat wil zeggen valide is. De constructie van een vragenlijst kan meesttijds worden gezien als een essentiële schakel in de empirische cyclus zoals beschreven door De Groot (1972). Immers, observaties – bijvoorbeeld met behulp van vragenlijsten – over fenomenen leiden tot nieuwe vraagstellingen en vaak ook tot de behoefte aan een nieuwe of aangepaste meetlat om de werkelijkheid in kaart te brengen. Vervolgens leveren data die met zo'n nieuwe meetlat (vragenlijst) worden verzameld, weer antwoorden op die vragen om een hernieuwde interpretatie van de werkelijkheid en daarnaast zullen er weer nieuwe vragen worden gesteld. Waar De Groot (1972) in zijn werk ook spreekt over de constructie van vragenlijsten of instrumenten, is het in de context van dit hoofdstuk aardig om op te merken dat hij drie constructie-eisen heeft: de constructie moet adequaat (valide), nauwkeurig en efficiënt zijn. Hij brengt daarbij naar voren dat: 'Wat het instrument als geheel, of de ermee corresponderende variabele waard is, hangt dan af (a) van de keuze van goede (relevante) items en (b) van de wijze waarop de antwoorden hierop worden opgeteld, gemiddeld, gerangschikt of anderszins gecombineerd (p. 262).'

In dit hoofdstuk wordt de lezer aan de hand van praktische problemen duidelijk gemaakt welke keuzes bij het selecteren of construeren van een vragenlijst dienen te worden gemaakt. In de regel brengt een selectie en/of constructie van een vragenlijst impliciete keuzes met zich mee die de validiteit in gevaar brengen. Het hoofdstuk biedt geen overzicht van de doorgaans onderscheiden typen van validiteit, of van de technieken om deze vast te stellen. Daarvoor wordt de lezer verwezen naar de volgende goede overzichten. Twee boeken waarin uitgebreid ingegaan wordt op het operationaliseren van begrippen, alsmede op de wijze waarop de validiteit en betrouwbaarheid van meetinstrumenten kan worden vastgesteld, zijn Ghiselli et al. (1981) en Nunnally en Bernstein (1994). Goede naslagwerken voor GZO zijn de boeken van Bowling (2002), Streiner en Norman (2003) en Waltz et al. (2005). Diverse onderwerpen die in dit hoofdstuk beschreven worden, komen ook in deze drie boeken aan de orde. Specifiek voor het meten van patiëntsatisfactie wordt nog het werk van Van Campen et al. (1992) aanbevolen.

Aldus gaat dit hoofdstuk over het opzetten en uitvoeren van instrumenteel onderzoek naar vragenlijsten. Instrumenteel onderzoek naar andere onderzoeksinstrumenten binnen het GZO laten wij hier buiten beschouwing, omdat die binnen het GZO nauwelijks gebruikt worden. Achtereenvolgens wordt stil gestaan bij:
– De vragen en antwoorden, dat wil zeggen de talloze mogelijkheden die er zijn om middels vaak kleine veranderingen in de vraagstelling of in de antwoordmogelijkheden een meetinstrument te verkrijgen dat wel of juist niet datgene meet wat de onderzoeker beoogt te meten.
– Het belang van goede antwoordcategorieën en de voor- en nadelen van het spiegelen van items.
– Het correct gebruiken van schalen, alsmede de risico's van onbedachtzaamheid daarbij.
– Waarop te letten bij het vertalen van buitenlandse vragenlijsten.
– De keuze tussen het werken met een bestaande vragenlijst en het construeren van een nieuwe lijst.

We richten ons in dit hoofdstuk op vragenlijstonderzoek in de GZO praktijk. Er bestaat in Nederland geen centrale databank van vragen en vragenlijsten die in dergelijk onderzoek gebruikt worden. Voor zover in het GZO gekeken wordt naar psychologische aspecten, kan het vragenlijstbestand dat aangelegd en beoordeeld is door de Commissie Testaangelegenheden Nederland (COTAN) van het Nederlands Instituut voor Psychologen (NIP) goede diensten verrichten (www.psynip.nl). Het Northern Center for Healthcare research (NCH) heeft op zijn website handleidingen beschikbaar gesteld van een aantal instrumenten die veel in GZO gebruikt worden (www.rug.nl/nch).

14.2 Wat meet een vraag precies?

Uitgangspunt bij het maken of beoordelen van vragenlijsten is dat een vraag het bedoelde antwoord oplevert. Dit lijkt zo voor de hand te liggen, dat er in veel onderzoek niet of althans te weinig aandacht aan dit uitgangspunt wordt besteed. Het beoogde doel is dan niet duidelijk genoeg omschreven, ofwel er is onvoldoende nagegaan of de gekozen vragen(lijst) wel die gegevens oplevert die voor het beoogde onderzoeksdoel noodzakelijk zijn. Globale omschrijvingen als: 'het beloop van kwaliteit van leven bij patiënten die chemotherapie krijgen', 'het effect van behandeling x of medicatie y op depressiviteit', dan wel 'patiënttevredenheid bij een nieuwe vorm van geriatrische dagopvang', kunnen als werktitel van het onderzoek volstaan. Ze zijn echter ontoereikend om de keuze voor een bepaalde vragenlijst te onderbouwen dan wel te beoordelen. Dat geldt zowel voor het gebruik van bestaande vragenlijsten als bij het ontwikkelen van nieuwe lijsten. Op talloze ogenschijnlijk vergelijkbare manieren kunnen toch sterk uiteenlopende vragen gesteld worden. De onderzoeker dient zich bewust te zijn van de noodzaak de onderzoeksvraag zo nauwkeurig mogelijk te formuleren. Pas dan kan vastgesteld worden of een vragenlijst antwoord kan geven op de onderzoeksvraag en daarmee al dan niet valide genoemd kan worden. Hoe subtiele verschillen in vraagstelling en formulering van antwoordcategorieën leiden tot geheel verschillende vragenlijsten, zal worden geïllustreerd met het meten van depressieve symptomen.

Wanneer een onderzoeker wil weten of de respondent depressieve symptomen heeft, zou hij kunnen vragen: 'Voelt u zich somber?' met daarbij twee antwoordmogelijkheden: 'Ja' en 'Nee'. Hoewel dit een eenvoudige vraag is waarbij de antwoorden goed interpreteerbaar zijn, maakt de onderzoeker toch diverse impliciete keuzes, terwijl ook de respondent enkele interpretaties bij het geven van een antwoord moet maken. Duidelijk is dat de onderzoeker meent dat aan- of afwezigheid van sombere gevoelens iets zegt over de aan- of afwezigheid van depressieve symptomen. Niet zonder meer duidelijk is of de onderzoeker geïnteresseerd is in de intensiteit of frequentie van sombere gevoelens, of in het moment waarop dan wel de periode waarin er sprake is van sombere gevoelens. Strikt genomen vraagt de onderzoeker naar de aan- of afwezigheid van sombere gevoelens op het moment dat de respondent de vragenlijst invult. Een frequentie is dan niet aan de orde, maar wel kan er sprake zijn van verschillende intensiteiten van 'somberheid'. Dit kan de respondent niet tot uitdrukking brengen in de twee antwoordmogelijkheden die gegeven zijn. Het is aan de respondent om te bepalen of er sprake is van sombere gevoelens.

Wanneer de onderzoeker meer wil weten over de intensiteit van deze gevoelens, staan hem twee mogelijkheden ter beschikking. Hij kan meer antwoordcategorieën aanbieden, die verschillen in intensiteit tot uitdrukking kunnen brengen. Bijvoorbeeld: 'Ja, heel erg', 'Ja, nogal', 'Ja, een beetje' en 'Nee'. Hij kan er ook voor kiezen om meer vragen te stellen en de gradatie van 'depressieve symptomen' tot uitdrukking te laten komen in de vragen. Zo kan hij kiezen voor de volgende drie vragen: 'Hebt u last van een dipje?' 'Voelt u zich somber?' en 'Denkt u erover een eind aan uw leven te maken?' Wanneer het antwoord op één van de typen vragen bekend is, staat toch niet zonder meer vast welk antwoord een respondent op de overige twee typen vragen zou hebben gegeven. Iemand die aangeeft heel erg somber te zijn, zal op de vraag naar sombere gevoelens met slechts de antwoordcategorieën ja en nee wel 'Ja' antwoorden, maar van iemand die slechts 'een beetje somber' is, is dat nog maar de vraag.

De twee manieren die in dit voorbeeld gebruikt zijn om meer te weten te komen over de intensiteit van somberheid of depressieve gevoelens, meer antwoordcategorieën of meer vragen, lijken wellicht onderling uitwisselbaar. Toch verschillen ze op twee belangrijke punten van elkaar. Een daarvan wordt hier besproken, de ander zal later aan de orde komen, wanneer het bepalen van schaalscores vanuit losse vragen of items behandeld wordt. Bij de eerste manier wordt het te meten begrip éénmaal genoemd en komen variaties in intensiteit tot uitdrukking in de antwoordcategorieën. Bij de tweede manier worden variaties in intensiteit weerspiegeld in de keuze van de begrippen. De vraag is echter of 'dipje', 'somberheid' en een uitgesproken 'doodswens' alle drie precies hetzelfde begrip meten en slechts in intensiteit van elkaar verschillen. Later zal worden ingegaan op de unidimensionaliteit van verschillende begrippen.

Tot zover is in dit voorbeeld alleen ingegaan op de gevolgen van het meten van intensiteit van depressieve gevoelens op één bepaald moment, te weten het moment van invullen van de vragenlijst. De onderzoeker kan ook benieuwd zijn naar de intensiteit van depressieve gevoelens gedurende een bepaalde periode. Ook hier is sprake van uiteenlopende mogelijkheden en keuzes die gemaakt moeten worden. Er kan gekozen worden voor een vage of concrete omschrijving van een bepaalde periode. Vaag is 'de laatste tijd' of 'in het algemeen'. Concreter is 'de afgelopen week' of 'sinds de vorige meting'. Ook kan er gekozen worden uit een periode die voor iedereen gelijk is of een periode die per persoon kan verschillen. Voorbeelden van verschillende periodes zijn: 'sinds het ontstaan van de aandoening' of 'na de behandeling'.

Daarnaast is het mogelijk om niet te vragen naar de mate of intensiteit van sombere gevoelens in absolute zin, maar om die te relateren aan hoe men zich gewoonlijk voelt. Men kan bijvoorbeeld de volgende drie stellingen voorleggen: 'Ik voel mij somberder dan gewoonlijk.' 'Ik voel me even somber als gewoonlijk.' 'Ik voel me minder somber dan gewoonlijk.' Men dient zich te realiseren dat hiermee uitsluitend een relatieve mate van somberheid wordt vastgesteld, die moeilijk te interpreteren is zolang men niet weet hoe somber de respondent zich gewoonlijk voelt. Ook kan men de respondent vragen de mate van somberheid te relateren aan de mate waarin anderen zich somber voelen. Men kan bijvoorbeeld de volgende drie vragen voorleggen: 'Ik voel mij somberder dan andere mensen (die ik ken).' 'Ik voel me even somber als andere mensen (die ik ken).' 'Ik voel me minder somber dan andere mensen (die ik ken).' Ook hier geldt weer dat uitsluitend een relatieve mate van somberheid wordt vastgesteld, die moeilijk te interpreteren is zolang men niet weet hoe somber die andere mensen zijn, in de ogen van de respondent.

Het vragen naar somberheid gedurende een bepaalde periode brengt nog een ander probleem met zich mee. Bij de meeste mensen zal een bepaald begrip zich gedurende de gevraagde periode niet constant in dezelfde mate voordoen. Het is dan de vraag op welke wijze de respondent tot een antwoord komt. Dat kan zijn doordat hij zelf een gemiddelde neemt. In de praktijk blijkt dat lang niet altijd mogelijk en geeft de respondent aan: 'Dat hangt ervan af.' Of er worden twee uitersten aangekruist, waarbij dan het woordje 'soms' wordt geschreven. Ook wanneer er niets bijgeschreven staat, kan een gegeven antwoord het gemiddelde zijn van twee erg extreme antwoorden.

Tot nu toe is in dit voorbeeld steeds gekeken naar mogelijkheden om de intensiteit van een begrip tot uitdrukking te laten brengen. Vaak wordt ook gekeken naar de frequentie waarmee een bepaald verschijnsel zich voordoet. Zo kan gevraagd worden naar de frequentie waarin men zich de afgelopen week somber heeft gevoeld door in de antwoordcategorieën het aantal dagen te geven. De antwoorden kunnen dan variëren van 'nooit' tot 'dagelijks'.

Hoewel frequentie en intensiteit verschillende zaken zijn, verzuimen onderzoekers vaak om dit onderscheid bewust te maken. Ook lijkt men nogal eens vragen naar frequentie en intensiteit te willen combineren in de vorm van een of andere 'ernstscore'. Het is evident dat het niet eenvoudig is vast te stellen of enige mate van somberheid gedurende het grootste deel van de week ernstiger dan wel minder ernstig is dan een grote mate van somberheid gedurende twee dagen van een verder weinig sombere week.

In bovengenoemd voorbeeld zijn tal van meer of minder subtiele aspecten aan de orde gesteld die maken dat vragen naar, in dit geval, depressieve symptomen toch sterk uiteenlopende aspecten kunnen meten en derhalve onderling ook niet vergelijkbaar hoeven te zijn. Het volstaat dan ook niet om aan te geven dat men 'depressieve symptomen' wil meten. De onderzoeker dient veel nauwkeuriger aan te geven welke informatie hij nodig heeft om zijn onderzoeksvraag te beantwoorden. In box 14.1 is een tweede voorbeeld opgenomen, dat laat zien welke soortgelijke problemen zich voordoen bij het meten van patiënttevredenheid, een veelgebruikte uitkomstmaat binnen het GZO.

Box 14.1 Het meten van patiënttevredenheid

Bij het maken van een vragenlijst die tevredenheid van patiënten beoogt te meten zijn diverse algemene en specifieke aspecten van belang.

Tevredenheid of feiten
Wanneer de antwoordcategorieën lopen van '(heel erg) tevreden' naar '(heel erg) ontevreden', mag men ervan uitgaan dat de vragen tevredenheid meten. Dat is niet zonder meer het geval wanneer de antwoordcategorieën lopen van '(heel sterk) mee eens' naar '(heel sterk) mee oneens', zoals vaak in tevredenheidsschalen gebruikt wordt. Bij de stelling: 'Ik verwacht dat het me geen moeite kost het advies van de dokter op te volgen', hoeft het antwoord 'mee oneens' niet zonder meer op ontevredenheid te duiden.

Sociaal wenselijke antwoorden
Wanneer het van belang is elke mate van ontevredenheid, hoe gering ook, op te sporen, dient daarmee bij de keuze van antwoordcategorieën rekening te worden gehouden. Het volstaat dan niet respondenten de keuze 'tevreden', 'niet tevreden' voor te leggen, maar daar meer nuances aan toe te voegen. Vervolgens zou elk antwoord dat afwijkt van het meest positieve opgevat kunnen worden als een verwoording van een zekere ontevredenheid.

Items of schalen
In veel onderzoek wordt de tevredenheid met betrekking tot uiteenlopende aspecten gemeten, bijvoorbeeld de wachttijd, de informatieverstrekking, de bejegening, de behandeling. Zelfs wanneer uit wetenschappelijk onderzoek blijkt dat bepaalde items voldoende onderling correleren om samen een schaal te vormen, dient men zich toch af te vragen of het wenselijk is itemscores bij elkaar op te tellen. Het risico bestaat dat specifieke problemen dan wegvallen tegen gunstiger scores op gerelateerde vragen.

Feiten of meningen
Bij tevredenheidsonderzoek naar uiteenlopende aspecten speelt ook een rol dat respondenten hun oordeel doorgaans baseren op een uiteenlopend aantal ervaringen. Ook zullen veel respondenten niet met alle onderwerpen die in de vragen aan de orde komen, te maken hebben gehad. In verreweg de meeste gevallen blijkt dat niet uit een groot aantal ontbrekende scores, hetgeen wil zeggen dat respondenten vaak een antwoord geven dat gebaseerd is op een mening of verwachting, in plaats van op een concrete ervaring.

14.3 Formuleren van vraag- en antwoordcategorieën

In deze paragraaf wordt ingegaan op twee aspecten van een vragenlijst die niet zozeer met de inhoud maar met de vorm te maken hebben. Eerst wordt aan de orde gesteld of het wenselijk is om een deel van de items gespiegeld voor te leggen. Vervolgens wordt gewezen op het belang van zorgvuldig gekozen antwoordcategorieën.

Spiegelen

Enkele decennia geleden is in sociaalwetenschappelijk onderzoek het gebruik in zwang geraakt om positief en negatief geformuleerde items afwisselend te gebruiken. Respondenten die geneigd zijn niet zorgvuldig te lezen of bij voorkeur vragen bevestigend te beantwoorden, zouden zo gedwongen worden om bij elke vraag alert te blijven. Deze strategie is om een aantal redenen onwenselijk gebleken. In de eerste plaats wordt niet altijd voorkomen dat respondenten voortdurend bevestigend antwoorden, hetgeen bij een serie van afwisselend positief en negatief geformuleerde vragen tot niet interpreteerbare antwoordpatronen leidt. Hagedoorn et al. (2003) onderzochten dit probleem. Een behoorlijk percentage van de respondenten lijkt fouten te maken. Dit kan worden nagegaan op basis van antwoorden op gespiegelde vragen die niet overeenkomen met antwoorden op andere, niet-gespiegelde vragen. In de betreffende studie werd overigens een algoritme toegepast om personen met te veel fouten uit de analyses te verwijderen. Echter, een dergelijke oplossing moet vooral als een noodgreep worden gezien en valt niet aan te raden als standaardprocedure.

Een tweede probleem is dat het formuleren van negatieve vragen in combinatie met een negatieve of ontkennende antwoordmogelijkheid al snel leidt tot dubbele ontkenningen, die garant staan voor foutieve antwoorden. Een derde reden is dat negatief geformuleerde items na spiegelen van de scores niet zonder meer hetzelfde begrip hoeven te meten als positief geformuleerde items (Schroevers et al., 2000).

Bij nagenoeg alle vragenlijsten waarin gebruikgemaakt wordt van positief en negatief geformuleerde items, is door middel van een eenvoudige factoranalyse aan te tonen dat de richting waarin de vragen geformuleerd zijn vaak dominanter is dan eventueel aanwezige subdimensies. Geadviseerd wordt dan ook om alle vragen in een bepaalde lijst 'in dezelfde richting' te formuleren. Zie ook Streiner en Norman, (2003), hoewel anderen juist adviseren om toch een deel van de vragen in omgekeerde richting aan de respondent voor te leggen en later te spiegelen (Bowling, 2002).

Antwoordcategorieën

Niet alleen de vragen dienen kritisch beoordeeld te worden, ook de antwoordcategorieën dienen met zorg gekozen te worden. Het gaat daarbij niet alleen om de vraag of men intensiteit of frequenties wil meten, maar ook om de omschrijving van de antwoordcategorieën. Vaak wordt in GZO gewerkt met vragen die drie, vier of vijf antwoordcategorieën kennen. Deze categorieën worden later omgezet in scores die lopen van 1 tot 3, 4 of 5. De schaalscore wordt vervolgens berekend door de itemscores bij elkaar op te tellen. Tijdens dat optellen en de verdere analyses worden de schaalscores doorgaans opgevat als zijnde op intervalniveau gemeten. Kenmerk voor dergelijke schalen is dat de afstand tussen opeenvolgende scores geacht wordt gelijk te zijn. Het verschil tussen een score 1 en 2 is dus even groot als het verschil tussen een 2 en een 3. Stel dat de antwoordcategorieën de volgende omschrijvingen kennen: 'nooit', 'zelden', 'af en toe', 'regelmatig' en 'vaak'. Een afname van sombere gevoelens van vaak naar regelmatig zou dan hetzelfde gewaardeerd worden als een afname van zelden naar nooit. Uit onderzoek is echter gebleken dat respondenten de afstanden tussen dergelijk geformuleerde antwoordcategorieën doorgaans niet als onderling gelijk ervaren. Dit probleem is niet alleen relevant bij het beoordelen van bestaande vragenlijsten, maar dient ook een grote rol te spelen bij het vaststellen van antwoordcategorieën van nieuw te ontwikkelen lijsten (Michels en Voeten, 1993).

14.4 Meten met schalen

Veel gegevens kunnen door middel van één enkele vraag worden verkregen. Niet alleen geslacht of leeftijd, maar ook de mate waarin men zich somber voelt, zoals eerder beschreven, is door middel van één vraag vast te stellen. Er zijn echter drie omstandigheden aan te wijzen waarin de informatie die de onderzoeker uiteindelijk wil hebben, slechts te distilleren valt uit de gecombineerde antwoorden op een aantal vragen.

Allereerst kan één specifieke vraag verkeerd begrepen worden. Dat kan liggen aan de vraag, aan de respondent, of aan een combinatie van beide. Door meer vragen te stellen die alle hetzelfde beogen te meten maar telkens net iets anders geformuleerd zijn, is het de bedoeling dat eventuele meetfouten per vraag wat tegen elkaar wegvallen, waardoor een gemiddeld antwoord op alle vragen samen een betrouwbaarder antwoord geeft dan het antwoord op een enkele vraag.

Daarnaast kan door meer vragen te stellen en in deze vragen de ernst of intensiteit van het te meten begrip te variëren, nauwkeuriger worden vastgesteld welke score het best bij een bepaalde respondent past. In het eerder gegeven voorbeeld rond het meten van depressieve symptomen is hierover al het een en ander gezegd.

Ten slotte is het mogelijk om begrippen met meer onderscheidende aspecten te meten door over elk van die aspecten wat te vragen en vervolgens de antwoorden bij elkaar op te tellen of te middelen. Of er sprake is van een begrip dat meer aspecten omvat, hangt af van het aggregatieniveau waarop men wil meten. Zo worden aan het begrip 'kwaliteit van leven' vaak de aspecten fysiek, psychisch en sociaal functioneren onderscheiden (Bowling, 2005). In een onderzoek dat zich richt op kwaliteit van leven kunnen items die fysieke aspecten meten als: 'zware voorwerpen tillen', 'lopen', 'traplopen' of 'wassen en aankleden' allemaal opgevat worden als onderling inwisselbare items die alle het aspect fysiek functioneren meten. In een onderzoek dat erop gericht is het fysieke functioneren te meten bij CVA-patiënten voorafgaand en na afloop van een therapie, zullen de genoemde items echter eerder opgevat worden als te onderscheiden aspecten van fysiek functioneren, die elk met een specifiekere set items gemeten dienen te worden.

In ieder van de bovengenoemde situaties staat de onderzoeker voor bepaalde keuzen met specifieke voor- en nadelen.

Vaker hetzelfde vragen

Zoals gezegd kan de betrouwbaarheid van een antwoord vergroot worden door een aantal keer min of meer dezelfde vraag te stellen. Zodoende kunnen toevallige meetfouten tegen elkaar wegvallen. Vereiste is wel dat de vragen ook daadwerkelijk allemaal min of meer hetzelfde begrip meten en niet uiteenlopende aspecten van een meeromvattend begrip. Belangrijk nadeel van het vaker vragen is dat de vragenlijst al snel een veelvoud van het oorspronkelijke aantal items omvat en dat men een evenredig toenemend beslag op de tijd van de respondent legt. De vraag is dan ook of het vaker stellen van min of meer dezelfde vraag per saldo voordeliger is.

Een alternatief kan zijn om per aspect slechts één vraag te stellen, maar bij deze vraag wat voorbeelden te geven waarin zinsneden uit alternatieve vragen gebruikt kunnen worden. Strikt genomen kan men met een schaalscore die gebaseerd is op onderling vergelijkbare items net zoveel groepen onderscheiden als met behulp van één enkel item. Tussenliggende scores zouden verklaard kunnen worden door de genoemde meetfouten. In de praktijk echter zijn de items niet zo strikt onderling vergelijkbaar en tracht men aan tussenliggende somscores toch een zekere betekenis toe te kennen.

Vragen van uiteenlopende moeilijkheid stellen

Door hetzelfde begrip te meten met vragen die in 'moeilijkheid' uiteenlopen, zoals de eerder genoemde vragen over dipje, somberheid en doodswens, kunnen respondenten in meer graden van het te meten begrip, in dit geval sombere gevoelens, worden ingedeeld. Het aantal te onderscheiden categorieën hangt af van het aantal vragen en antwoordcategorieën per vraag. Bij één vraag met twee antwoordcategorieën, zijn de respondenten in twee groepen onder te verdelen. Bij drie in moeilijkheid uiteenlopende vragen met ieder twee antwoordmogelijkheden zijn de respondenten in vier categorieën te verdelen. Wanneer het aantal antwoordcategorieën groter dan twee is, overlappen categorieën van verschillende vragen elkaar vaak. Zo is niet zonder meer te zeggen of 'in sterke mate' last hebben van een dipje nou duidt op meer of mindere depressieve gevoelens dan 'in geringe mate' somber zijn. Er is en wordt psychometrisch onderzoek verricht naar het hiërarchische karakter van vragenlijsten, hetgeen tot uitdrukking kan komen in Mokken- en Raschschalen. Vaak echter wordt daarbij een bestaand instrument als uitgangspunt genomen, waarbij het bij de ontwikkeling nooit de bedoeling is geweest er een hiërarchisch instrument van te maken.

Een begrip meten dat meer aspecten omvat

Veel begrippen in GZO zijn zo globaal, dat daar niet of nauwelijks direct naar gevraagd kan worden. Te denken valt aan patiënttevredenheid, kwaliteit van leven, of fysiek functioneren. Doorgaans worden dan deelaspecten die onder het paraplubegrip vallen, onderscheiden en door middel van een of meer vragen gemeten. Vervolgens worden de scores op de uiteenlopende aspecten bij elkaar opgeteld om zodoende tot een score op het globale begrip te komen. Hoewel deze strategie in de onderzoekspraktijk veel gebruikt wordt, zijn er toch enkele bezwaren te noemen.

In de eerste plaats is uit een op dergelijke wijze tot stand gekomen somscore niet meer te achterhalen welke aspecten het meest aan de score hebben bijgedragen. Wanneer er bijvoorbeeld sprake is van een hogere score op patiënttevredenheid nadat een andere behandelwijze is geïmplementeerd, is op basis van de globale score niet meer na te gaan op welk aspect de tevredenheid het meest is verbeterd. Met het streven naar zo compact mogelijke informatie dreigt men in dergelijke gevallen andere relevante doelen van meten te veronachtzamen.

Een tweede probleem is dat er keuzes gemaakt moeten worden omtrent de relatieve bijdrage van elk deelaspect aan de totstandkoming van de globale score. Stel dat er sprake is van twee deelaspecten, waarbij het ene aspect door middel van vier vragen gemeten wordt en het andere aspect met slechts twee vragen. In dat geval zal het eerste aspect twee maal zo zwaar wegen in de globale score dan het tweede deelaspect. De vraag is of dat wenselijk en de bedoeling is. Dit kan worden ondervangen door deelaspecten of zelfs items onderling uiteenlopende gewichten te geven. Echter, de onderzoeker blijft, door de deelaspecten even zwaar te laten wegen, keuzes maken waarvan het de vraag is welke rechtvaardiging daarvoor aan te voeren valt.

Overigens dient ten aanzien van deelaspecten nog rekening te worden gehouden met het onderscheid naar aspecten versus dimensies. Eerder werd het begrip depressie besproken aan de hand van het gevoel van somberheid. Tot depressie behoren verschillende aspecten die een essentieel onderdeel vormen, die indien men het begrip valide wil bevragen allemaal aan de orde dienen te komen. Uiteindelijk leidt het tot een totaalscore, te weten de mate van depressieve symptomen. Daar tegenover staat dat aspecten van een onderliggend construct verder uit elkaar liggen en aanleiding geven te onderscheiden schalen te maken (domeinen), waarbij op zich de schalen zowel separaat kunnen worden toegepast als ook als totaalscore kunnen worden geïnterpreteerd. Voorwaarde is wel dat de schalen onderling redelijk samenhangen en in een factoranalyse de items allemaal hoog laden op de eerste factor voor rotatie. Dit in tegenstelling tot het uiteen leggen van domeinen die wel tot een bepaald begrippenkader behoren – bijvoorbeeld persoonlijkheid – maar waarvan de verschillende domeinen juist heel laag gecorreleerd of ongecorreleerd zijn. In dat geval kunnen subschalen niet worden opgeteld (zoals de dimensies van een persoonlijkheidsvragenlijst).

Overigens maakt het hierbij uit wie de gegevens verzamelt. Waar bijvoorbeeld een onderzoeker in een dermatologische setting vragen over roodheid van de huid, jeuk, schilfering en kloofjes alle sommeert teneinde tot een score te komen die de burden of disease uitdrukt, zal de dermatoloog bij het vaststellen van een diagnose, het bepalen van de behandeling en het evalueren van de voorgeschreven medicatie, doorgaans geïnteresseerd zijn in (veranderingen in) scores op afzonderlijke vragen. Het is verstandig dit probleem bij gebruik van vragenlijsten in een klinische setting te onderkennen. Steeds vaker ziet men dat bij de veel gebruikte vragenlijsten SF-36/RAND-36 (Aaronson et al., 1998; Van der Zee en Sanderman, 2000) niet alleen de somscores op de acht dimensies worden berekend, maar dat er ook een physical en mental componentscore berekend wordt, ieder bestaand uit de som van vier dimensiescores. Het is de vraag of dit wenselijk is, zeker wanneer de gegevens gebruikt worden om het beloop, al dan niet na interventie, bij patiënten met specifieke problemen te beoordelen. Veelal zijn dan zelfs de acht onderscheiden dimensies te globaal, omdat ze bestaan uit enkele items die in de specifieke situatie van belang zijn en andere items die niet relevant zijn en derhalve bij sommering vaak leiden tot een onderschatting van de te meten effecten.

14.5 Vertalen van vragenlijsten

Als men besluit een buitenlandse vragenlijst te gebruiken en naar het Nederlands te vertalen, zijn er richtlijnen die van belang zijn en in acht dienen te worden genomen. Voordat er überhaupt wordt besloten een vragenlijst te vertalen, is het van belang om er zeker van te zijn dat de lijst niet al eerder is vertaald. Het komt voor dat lijsten vrijwel op hetzelfde moment vertaald worden en er zo verschillende versies in omloop worden gebracht, Dit is bijvoorbeeld bij de SF-36/RAND-36 gebeurd (Aaronson et al., 1998; Van der Zee en Sanderman, 2000). Het is daarom raadzaam om vooraf bij collega-onderzoekers die actief zijn op het hetzelfde onderzoeksterrein navraag te doen. Tevens ligt het voor de hand dit bij de ontwerpers van de lijst te doen. Zij weten wellicht of er al een Nederlandse versie is en kunnen vertellen of er voorwaarden aan vertaling en gebruik van de vragenlijst verbonden zijn. Meestal bevinden vragenlijsten zich in het publieke domein en staat het onderzoekers vrij om vragenlijsten te vertalen en daarna voor eigen onderzoeksdoeleinden te gebruiken. Niettemin kan het zijn dat de ontwerpers van het origineel voorwaarden stellen. Denk bijvoorbeeld aan protocollen die bij gebruik gevolgd moeten worden.

Als vervolgens besloten wordt om een buitenlandse vragenlijst te vertalen, is het gebruikelijk te werken met een vertaling en terugvertaling. Eerst wordt het instrument door een aantal mensen van – bijvoorbeeld – het Engels in het Nederlands vertaald. Het is raadzaam om de vertalingen door enkele inhoudsdeskundigen als ook door iemand die goed thuis is in beide talen te laten uitvoeren. Aan de hand van de dan beschikbare vertalingen probeert het team tot één enkele vertaling te komen. De ervaring leert dat voor de meeste vertalingen snel consensus kan worden bereikt. De vertalingen zijn meestal precies of nagenoeg hetzelfde, dan wel één springt eruit als het meest elegant. Overigens moet men zich bewust zijn dat sommige items een sterkte culturele lading hebben en dus naar de geest moeten worden vertaald en juist niet letterlijk. Een bekend voorbeeld is dat bij items over sensation seeking in Europa parachutespringen wel als voorbeeld wordt genomen, terwijl in sommige Afrikaanse landen het op jacht gaan op wilde dieren meer bleek aan te sluiten. Daarna dient de vragenlijst weer teruggevertaald te worden door een professionele vertaler, die natuurlijk niet eerder betrokken is geweest bij de vertaling naar het Nederlands. Dit is van belang om na te gaan of de Nederlandse versie in betekenis niet is gaan afwijken van het origineel. De discrepanties tussen origineel en terugvertalingen moeten door het team besproken worden, wat mogelijk tot enige aanpassingen zal leiden. Een recent voorbeeld waarin men deze aanpak heeft gevolgd, betreft de vertaling en validering van de CAPHS-vragenlijst (box 14.2).

Box 14.2 Het vertalen van een vragenlijst

Bij het vertalen van een vragenlijst is de validiteit in het geding. In deze box worden enkele stappen in dat proces toegelicht, waarbij de vertaling van de CAPHS-vragenlijst (Delnoij et al., 2006) als voorbeeld wordt genomen. Met dit instrument, dat bestaat uit 19 vragen, kunnen leveranciers of financiers van gezondheidszorg tevredenheid van gebruikers meten.

Vertalen
Eerder is aangegeven dat het vertalen van een vragenlijst zorgvuldig dient te gebeuren. De CAPHS is door twee personen naar het Nederlands vertaald, waarna de vertalers met het onderzoeksteam de beste vertaling kozen. Deze is vervolgens door twee vertalers teruggevertaald naar het Engels, waarna het team gekozen heeft voor de Nederlandse versie die het dichtst de originele Engelstalige versie benaderde.

Zijn vragen van toepassing?
Niet altijd zijn vragen die in een buitenlandse lijst zijn opgenomen allemaal relevant voor de Nederlandse situatie. Berucht zijn in dit kader vragenlijsten die patiëntsatisfactie meten. In van oorsprong Amerikaanse vragenlijsten vormt het oordeel over de financiële kant van een medische behandeling onderdeel van het meten van patiëntsatisfactie. Omdat de rol van dit aspect sterk afhankelijk is van de wijze waarop de gezondheidszorg in een bepaald land gefinancierd is, kan het zijn dat dergelijke items, hoe goed ook te vertalen, toch beter niet of anders in een vertaalde vragenlijst kunnen worden opgenomen. De vertalers van de CAPHS hebben in dit verband nog een ander probleem gesignaleerd: De vragen over nurse practitioners zijn door hen aangepast, omdat deze beroepscategorie in Nederland (nog) niet zo vaak voorkomt.

Culturele verschillen
De vertalers van de CAPHS noemen twee illustratieve culturele verschillen. Waar Amerikanen bij een hulpvraag buiten kantooruren doorgaans naar een *emergency room* gaan, zijn in Nederland twee opties beschikbaar, de doktersdienst en de spoedopvang van een ziekenhuis. Om die reden is de vraag naar gebruik van de *emergency room* in de Nederlandse versie gesplitst.

Het is belangrijk de scores op een vragenlijst te vergelijken voor verschillende landen. Een eventueel gevonden verschil hoeft niet altijd te wijzen op een feitelijk verschil in tevredenheid. De vertalers van de CAPHS vonden verschillen in scores bij vragen waar de respondent de tevredenheid op een schaal van 0 tot 10 moest uitdrukken. Ze schreven die verschillen mede toe aan de neiging van Nederlanders om bij dergelijke scores aan rapportcijfers te denken en stelden dat mensen die (zeer) tevreden zijn vanuit die achtergrond toch niet snel een hoger cijfer dan een 8 geven.

Veel vragenlijsten hebben naast antwoordcategorieën als 'mee eens' en 'mee oneens' tevens meer extreme antwoordmogelijkheden als 'helemaal mee eens' en 'helemaal mee oneens'. Evenals bij de rapportcijfers kan er sprake zijn van culturele verschillen die maken dat in een bepaald land extremer wordt gescoord dan in een ander land. Hoewel dit strikt genomen geen afbreuk hoeft te doen aan de validiteit, is het toch zaak hier bij vergelijkingen van resultaten tussen landen rekening mee te houden. Een derde punt van aandacht dat onder culturele verschillen valt, is de mate waarin men geneigd is een vraag te beantwoorden. Soms snijden vragen onderwerpen aan die in het ene land geen problemen opleveren, maar in een ander land gevoelig liggen en tot substantieel meer ontbrekende scores leiden.

De validiteit van de vertaalde lijst
Bij het vertalen van een vragenlijst zal, vanwege bovengenoemde aspecten, altijd de vraag naar de validiteit van de vertaalde en soms aangepaste lijst een rol spelen.
Het is daarom verstandig, naast eventu-

ele aanpassingen op grond van bovenstaande overwegingen, een vertaalde vragenlijst altijd te onderwerpen aan enkele validiteitsanalyses. Door een principale componentenanalyse uit te voeren kan men onderzoeken of de structuur van de vertaalde vragenlijst, in termen van (sub)dimensies, in voldoende mate overeenkomt met die van de originele vragenlijst.

Niet zelden zal dan overigens bij discrepanties blijken dat de validiteit van de originele, buitenlandse vragenlijst toch niet zo onomstreden is als eerder werd verondersteld.

14.6 Een bestaande lijst of zelf construeren?

Het construeren van een vragenlijst wordt vaak gezien als een ingewikkelde en tijdrovende bezigheid. Om die reden neigen veel onderzoekers ertoe gebruik te maken van bestaande lijsten, waarvan de validiteit bewezen is of die verondersteld worden valide te zijn. Er zijn goede redenen om bestaande vragenlijsten te gebruiken. De bovengenoemde tijdsinvestering is er een van. Daarnaast biedt het gebruik van bestaande vragenlijsten de mogelijkheid om resultaten te vergelijken met andere studies. Een andere niet onbelangrijke reden tot slot is dat redacties van tijdschriften doorgaans liever artikelen plaatsen waarin gerenommeerde lijsten zijn gebruikt dan wanneer er zelf vragenlijsten zijn ontwikkeld. Toch zijn er voldoende redenen om niet zonder meer voor een bestaande lijst te kiezen. Verreweg de belangrijkste is dat doorgaans niet duidelijk is of de gekozen lijst wel voldoende valide is. Een vragenlijst is niet valide doordat er veel gebruik van wordt gemaakt, maar wanneer hij precies meet wat de onderzoeker wil meten. In dit hoofdstuk is betoogd dat deze vraag meestal niet voldoende precies wordt geformuleerd. Wanneer men wel een nauwkeurige vraagstelling formuleert, zal blijken dat veel bestaande vragenlijsten niet in aanmerking komen en dus niet bruikbaar zijn. Overigens kunnen ook delen van vragenlijsten overgenomen worden. Het is geen probleem slechts die vragen te gebruiken waarmee dimensies gemeten worden die in het licht van de onderzoeksvraag relevant zijn.

Een lastig punt bij het beoordelen van bestaande vragenlijsten is dat deze veelal voor meerdere doelen worden gebruikt. Zo is het goed denkbaar dat een onderzoeker die het fysieke functioneren van een respondent wil meten, een lijst gebruikt met vragen over beperkingen in (trap)lopen, bukken of knielen en wassen of aankleden, en daarbij slechts geïnteresseerd is in de somscore op deze vragen. Voor een behandelaar die in een revalidatiecentrum de problemen en voortgang van patiënten tracht vast te stellen, is de score op de onderliggende vragen doorgaans relevanter dan een somscore en zullen vaak zelfs enkele onderliggende vragen niet eens relevant zijn.

14.7 Tot slot

Verreweg de belangrijkste vraag die men zich bij de keuze voor een vragenlijst moet stellen, is of de lijst valide is, hetgeen wil zeggen: precies antwoord geeft op de onderzoeksvraag. Hoe nauwkeuriger de onderzoeksvraag gesteld is, des te beter kan men de kwaliteit van een vragenlijst beoordelen. Vaak zal dan blijken dat op bestaande lijsten nogal wat aan te merken valt. Het is aan de onderzoeker om voor- en nadelen van een bestaande lijst tegen een nieuw te ontwikkelen lijst af te wegen. Onzes inziens lijkt deze afweging momenteel vaak in het voordeel van bestaande lijsten uit te vallen. Natuurlijk is het streven naar standaardisatie hierbij een belangrijk argument. De bestaande, veel gebruikte instrumenten zijn ook tot stand gekomen als gevolg van de nadelen die kleven aan het ontwikkelen en gebruiken van ad hoc vragenlijsten. Het ontwikkelen van een vragenlijst is immers een tijdrovende bezigheid. Daarnaast wordt waarde gehecht aan de mogelijkheid om resultaten uit verschillende studies met elkaar te kunnen vergelijken, hetgeen alleen maar kan wanneer er gestandaardiseerde vragenlijsten gebruikt worden. De meeste van de tegenwoordig veel gebruikte vragenlijsten schieten echter op een of meer van de in dit hoofdstuk beschreven punten tekort. Er is behoefte aan vragenlijsten waarvan nauwkeurig is vast te stellen of ze aan duidelijk omschreven doelen van de onderzoeker voldoen. Wanneer onderzoekers zich de moeite getroosten om hun doelen nauwkeurig te omschrijven en zich genoodzaakt zien om daartoe zelf een vragenlijst te ontwikkelen, lijkt het ad hoc karakter een nadeel waartegen het voordeel van een instrument dat precies meet wat de onderzoeker wil meten, ruimschoots opweegt.

Aanbevolen literatuur

Bowling A. Research Methods in Health: Investigating Health and Health Services (2nd ed). Philadelphia: Open University Press, 2002.

Campen C van, Friele R, Kerssens J. Methods for assessing patient satisfaction with primary care: review and annotated bibliography. Utrecht: NIVEL, 1992 (specifiek voor het meten van patiënttevredenheid).

Streiner DL, Norman GR. Health measurement scales: a practical guide to their development and use (3rd ed). Oxford: Oxford University Press, 2003.

Waltz CF, Strickland OL, Lenz ER. Measurement in nursing and health research (3rd ed). New York: Springer Pub., 2005.

Referenties

Aaronson NK, Muller M, Cohen PDA, Essink-Bot ML, Fekkes M, Sanderman R, Sprangers MAG, Velde A te, Verrips E. Translation, validation, and norming of the Dutch language version of the SF-36 health survey in community and chronic disease populations. Journal of Clinical Epidemiology, 1998;51:1055-68.

Bowling A. Measuring health: a review of quality of life measurement scales (3rd ed). Berkshire: Open University Press, 2005.

Bowling A. Research Methods in Health: Investigating Health and Health Services (2nd ed). Philadelphia: Open University Press, 2002.

Delnoij DM, Asbroek GT, Arah OA, Koning JS de, Stam P, Poll A, Vriens B, Schmidt P, Klazinga NS. Made in the USA: the import of American Consumer Assessment of Health Plan Surveys (CAHPS(R)) into the Dutch social insurance system. European Journal of Public Health, 2006,dec;16(6):652-9.

Ghiselli EE, Campbell JP, Zedeck S. Measurement theory for the behavioral sciences. San Francisco: WH Freeman, 1981.

Groot AD de. Methodologie: Grondslagen van onderzoek en denken in de gedragswetenschappen. 's-Gravenhage: Mouton, 1972.

Hagedoorn M, Uijl SG, Sonderen E van, Ranchor AV, Grol BM, Otter R, Krol B, Den HW van, Sanderman R. Structure and reliability of Ware's Patient Satisfaction Questionnaire III: patients' satisfaction with oncological care in the Netherlands. Medical Care, 2003;41:254-263.

Michels CGJ, Voeten MJM. Hoe soms is vaak? Tijdschrift voor Onderwijsresearch, 1993;18:58-62.

Nunnally JC, Bernstein IH. Psychometric theory. New York: McGraw Hill, 1994.

Schroevers MJ, Sanderman R, Sonderen E van, Ranchor AV. The evaluation of the Center for Epidemiologic Studies Depression (CES-D) scale: depressed and positive affect in cancer patients and healthy reference subjects. Quality of Life Research, 2000;9:1015-1029.

Streiner DL, Norman GR. Health measurement scales: a practical guide to their development and use (3rd ed). Oxford: Oxford University Press, 2003.

Zee KI van der, Sanderman R. Het meten van de gezondheidstoestand met de RAND-36: een handleiding. Groningen: Noordelijk Centrum voor Gezondheidsvraagstukken, 1993.

Deel 3 Toepassingsgebieden

Gezondheidszorgonderzoek: de bestuurswetenschappelijke invalshoek

K. Putters
J-K. Helderman
T.E.D. van der Grinten

15.1 Inleiding

Dit hoofdstuk gaat over onderzoek naar het beleid en bestuur in de gezondheidszorg. Beleid is een begrip dat een veelvoud aan maatregelen en handelingen omvat waarmee beoogd wordt maatschappelijke problemen en processen te beheersen of te sturen. Onder bestuur wordt verstaan de afstemming tussen de bij het beleid betrokken partijen. Het beleid en bestuur van de Nederlandse gezondheidszorg staat van oudsher in het middelpunt van de belangstelling. Dit komt door het grote individuele en maatschappelijke belang van een universeel toegankelijke, betaalbare en kwalitatief goede gezondheidszorg, wat haar tot een belangrijk domein van overheidszorg en daarmee ook van het gezondheidszorgonderzoek (GZO) heeft gemaakt. Het bestuurs- en beleidswetenschappelijk onderzoek kent in zijn algemeenheid twee oriëntaties: onderzoek *van* beleid en bestuur en onderzoek *voor* beleid en bestuur. In de eerste oriëntatie is het beleid zelf object van studie; het betreft hier vooral bestuurs- en beleidssociologisch onderzoek. In de tweede oriëntatie dient het onderzoek beleidsmakers te informeren. Het doel is in beide gevallen om de wereld van beleid en bestuur te begrijpen en te verklaren en om voorstellen voor verbetering van de bestuurlijke praktijk te doen, oftewel het probleemoplossend vermogen in de bestuurlijke praktijk te vergroten. De bruikbaarheid van onderzoek voor beleid en bestuur en de doorwerking van onderzoek in beleid, zijn daarmee belangrijke aandachtspunten voor onderzoek (zie ook hoofdstuk 3).

Gegeven de specifieke kenmerken van de gezondheidszorg, namelijk de grote mate van afhankelijkheid tussen publieke, private en professionele partijen voor het realiseren en uitvoeren van gezondheidszorgbeleid en de veelheid van ethische, politieke, economische en juridische waarden en belangen die meespelen, past het veelal niet om beleid op een al te rationele wijze te bestuderen. De beleidscyclus omvat een reeks van stappen van de probleemformulering, tot de beleidsontwikkeling, de beleidsbepaling, besluitvorming, uitvoering en evaluatie (zie de beleidscyclus zoals weergegeven in figuur 2.2). Door de sterke afhankelijkheden in de zorg en de pluriformiteit van waarden en belangen, verloopt de beleidsvorming vaker grillig en dynamisch dan rationeel en opeenvolgend. In het GZO met een bestuurswetenschappelijke invalshoek is dan ook maar in beperkte mate sprake van toetsend onderzoek conform de indeling van A.D. de Groot. In de praktijk ligt de nadruk veelal op explorerend en theoretisch interpretatief onderzoek, waarop zich dit hoofdstuk dan ook richt.

Om dit nader toe te lichten maken we allereerst een onderscheid tussen probleemgestuurd en interactiegeoriënteerd beleidsonderzoek (paragraaf 15.2). Het gaat in beleidsonderzoek veelal om zogenaamde argumentatieve beleidsanalyses, waarin aandacht bestaat voor de vraag of een bepaalde handelwijze past, kan, mag en/of wenselijk is. Ter illustratie worden enkele voorbeelden beschreven van beleidswetenschappelijk gezondheidszorgonderzoek (paragraaf 15.3). Vervolgens laten we zien op welke wijze de resultaten van beleidswetenschappelijk onderzoek (science of policy) ook doorwerken in de beleidspraktijk (science for policy) (paragraaf 15.4). Daarbij wordt tevens ingegaan op de bijdrage van de gehanteerde onderzoeksmethodiek aan het *probleemoplossend vermogen* van de in de gezondheidszorg betrokken partijen. Tot slot worden enkele conclusies getrokken over de rol van beleidswetenschappelijk onderzoek in de gezondheidszorg (paragraaf 15.5).

15.2 Explorerend en theoretisch interpretatief onderzoek

Volgens een van de grondleggers van de moderne beleidsanalyse, Harold Lasswell, is het de taak van de beleidswetenschapper om de best beschikbare kennis *van en in* beleid te mobiliseren (Lasswell, 1971). Hij moet niet alleen in staat zijn om kennis vanuit verschillende monodisciplines, zoals politicologie, economie, recht en sociologie te verzamelen. Omwille van de optimale samenhang tussen kennis in en van beleid moet hij ook kunnen laveren tussen beleidstheorie en beleidspraktijk. Daar zou in normatieve zin aan toegevoegd kunnen worden dat een beleidsonderzoeker de taak heeft om recht te doen aan de bestuurlijke en inhoudelijke complexiteit van de vraagstukken die hij onderzoekt. Een wezenlijk inzicht hierbij is dat beleidsproblemen veelal niet in algemene zin oplosbaar of onoplosbaar zijn, maar alleen hanteerbaar gemaakt kunnen worden in relatie tot de technische, economische, sociale en juridische condities waarbinnen het vraagstuk aan de orde is. Een klassieke, positivistische opvatting van beleid als 'het streven naar een rationele of intelligente beheersing en besturing van sociale activiteiten of het streven naar het bereiken van doeleinden met bepaalde hulpmiddelen in een gegeven tijdsvolgorde', doet daardoor veelal geen recht aan de complexiteit van beleid en bestuur (Simonis en Lehning, 1987). In de beleidswetenschap is er veel meer sprake van explorerend onderzoek, waarbij complexe vraagstukken in hun context worden verkend en waarbij theoretisch interpretatief te werk gegaan wordt.

Beleids- en sturingstheorie

Om de complexiteit inzichtelijk en hanteerbaar te maken hanteren beleidswetenschappers het begrip beleidstheorie. Een beleidstheorie behelst een samenhangend geheel van veronderstellingen over relaties tussen doeleinden en middelen (finale relaties); tussen oorzaken en gevolgen (causale relaties) en tussen beginselen en normen (Hoogerwerf, 1987, p. 24). Omdat een beleidstheorie gericht is op actie, op ingrijpen, is zij tegelijkertijd een sturingstheorie. Om die reden worden de beleidswetenschappen ook wel als 'interventiewetenschap' geduid (Van Doorn, 1984). Interventiewetenschappen kenmerken zich door doelrationaliteit en projectmatigheid. Van Doorn (1984) wijst tevens op het belang van de organisaties en structuren waarbinnen beleid en bestuur zich ontwikkelen. Een beleidsbestel (bijvoorbeeld het onderwijsbestel of het gezondheidszorgbestel) vormt een noodzakelijke randvoorwaarde om überhaupt tot bovengenoemde interventies te komen. Voor een goed begrip van gezondheidszorgproblemen is dus ook inzicht in het beleidsbestel nodig. Vanwege de gerichtheid op sturing en interventies stelde Van Doorn (1984) daarom voor om binnen de beleids- en organisatiewetenschappen twee beleidstheoretische oriëntaties te hanteren:

1 In de eerste plaats zouden de beleidswetenschappen moeten bijdragen aan het probleemoplossende vermogen van de samenleving. Zij zouden dienstbaar en instrumenteel moeten zijn voor diegene die beleid maken (beleid als interventiewetenschap).
2 In de tweede plaats zouden zij de rol van 'waarnemer' op zich moeten nemen. De

veronderstelling hierachter is dat een goed begrip van het institutionele landschap en van het verloop van de relaties en interacties tussen de betrokken partijen, tot beter 'passende' aanbevelingen en interventiestrategieën zal leiden.

Met andere woorden, de bestuurs- en beleidswetenschappen bestuderen de condities waaronder publieke en private partijen in staat zijn om *effectieve* en *legitieme* oplossingen te produceren voor maatschappelijke vraagstukken (Scharpf, 1997; Hemerijck, 2003). Hierin is de door Van Doorn (1984) voorgestelde dubbele oriëntatie te herkennen. Enerzijds zijn zij gericht op het diagnosticeren en problematiseren van de beleidspraktijk. Anderzijds trachten zij ook een bijdrage te leveren aan het versterken van het probleemoplossende vermogen van de beleidspraktijk (Hemerijck, 2003). Deze tweeledige oriëntatie komt ook terug in het onderscheid tussen de twee vormen van kennisontwikkeling in de beleidswetenschappen; de policy-issue knowledge, ten behoeve van theorieën *voor* beleid, en de policy-making knowledge, ten behoeve van theorieën *van* beleid (Dror, 1968, p. 7-8).

Probleemgestuurd en interactiegeoriënteerd onderzoek

Om een goed inzicht in de beleids- en sturingstheorie te verkrijgen, alsmede inzicht in de wijze waarop deze in de praktijk van relaties en interacties tussen betrokken partijen uitwerkt, is het van belang om het beleidswetenschappelijk onderzoek daarnaar zowel probleem- als interactiegeoriënteerd in te richten. Bij een *probleemgeoriënteerde* benadering moeten we in het kader van de gezondheidszorg denken aan een economische, juridische, medisch-sociologische, of epidemiologische analyse van gezondheids(zorg)problemen. Het is belangrijk om gezondheidszorgvraagstukken vanuit elk van deze disciplines te belichten, omdat vraagstukken van beleid en bestuur zich veelal kenmerken door de betrokkenheid van een veelheid aan waarden en belangen (bijvoorbeeld kwaliteit, toegankelijkheid, rechtvaardigheid, solidariteit en doelmatigheid). Voor een goed begrip van de samenhang tussen al deze soms tegenstrijdige waarden en belangen is een probleemgeoriënteerd en multidisciplinair perspectief van belang. De bestuurs- en beleidswetenschappen maken hierbij dankbaar gebruik van de inzichten en resultaten die voortkomen uit andere bij de gezondheidszorg betrokken disciplines. Denk bijvoorbeeld aan het werk van gezondheidseconomen, gezondheidsjuristen, medisch-sociologen of epidemiologen.

Daarnaast is het voor beleidswetenschappelijk onderzoek van belang om de institutionele en organisatorische condities van het beleid te bestuderen. Scharpf (1997) spreekt daarbij over de *interactiegeoriënteerde* benadering van beleid, omdat de vele betrokken partijen in netwerken van elkaar afhankelijk zijn om tot oplossingen te komen. De afhankelijkheden zijn groot, zeker in de gezondheidszorg. De volksgezondheid en gezondheidszorg zijn sectoren waar veel verschillende rationaliteiten een rol spelen; waar veel verschillende disciplines bij betrokken zijn; waar beleidsproblemen bij uitstek waardegeladen en complex zijn; en waarvoor dan ook geen eenduidige en simpele oplossingen voor handen zijn (Van der Grinten, Helderman en Putters, 2004; Helderman, Putters en Meurs, 2006). In het bijzonder gaat het om vier dominante rationaliteitenstelsels: de economische, juridische, technische en sociaalwetenschappelijke en politieke rationaliteit (Snellen, 1987). Er is in gezondheidszorgbeleid nauwelijks sprake van een algemeen geldige ordening tussen deze vier rationaliteiten, noch enige waarborg voor consistentie. Aldus vereist een analyse van gezondheidszorgbeleid niet alleen inzicht in de empirische consequenties van beleid in termen van effectieve en legitieme prestaties, maar ook in de normen en waarden die ten grondslag liggen aan maatschappelijke probleempercepties en daarmee verbonden oplossingsrichtingen. Daarbij kunnen de verschillende juridische, politieke, economische en medisch-inhoudelijke waarden, eisen en belangen tegenstrijdig zijn aan elkaar. (Doelmatige zorg kan strijdig zijn met gelijk toegankelijke zorg. Profijt maken kan strijdig zijn met professionele waarden.) Het beleids- en bestuurswetenschappelijk onderzoek laat zien op welke wijze deze conflicterende waarden en belangen zich tot elkaar verhouden en op welke wijze deze spanningen in en door bestuur en beleid hanteerbaar gemaakt kunnen worden. We illustreren dit door drie beleidsthema's en het onderzoek daarna te beschrijven.

15.3 Bestuurs- en beleidswetenschappelijk gezondheidszorgonderzoek in de praktijk

De combinatie van probleemgestuurd en interactiegeoriënteerd onderzoek richt zich op onderzoeksvragen waarbij verschillende beleidsstelsels worden vergeleken en/of een enkel beleidsstelsel vanuit diverse perspectieven in de diepte (veelal over een langere tijdspanne) wordt verkend. Voorbeeld van dergelijke onderzoeksvragen zijn: Waarom ontstaan sommige beleidsproblemen wel in het ene land en niet in het andere land? Waarom werken bepaalde oplossingen in verschillende landen zo geheel verschillend uit? Denk hierbij bijvoorbeeld aan Alan Enthovens gezondheidseconomische model van managed competition, dat een centrale rol heeft gespeeld in gezondheidszorghervormingen in veel landen, maar dat in ieder van deze gezondheidszorgstelsels op verschillende wijze en in verschillende mate is uitgewerkt. Waarom duurde de stelselherziening in de Nederlandse gezondheidszorg vanaf het rapport van de Commissie Dekker zo'n 19 jaar? Als het zo is, dat een bepaalde interventie de meeste gezondheidswinst oplevert, waarom doen we het dan niet? Welke bestuurlijke of andere condities en belangen verhinderen een dergelijke interventie? Een bestuurs- en beleidswetenschapper vertrekt vanuit de assumptie dat beleid niet het resultaat is van één partij, de almachtige overheid, maar van de strategische interacties tussen vele partijen, ieder met hun eigen belangen, opvattingen, en handelingsbronnen (ieder met hun eigen macht). Deze partijen (individuen, groepen en organisaties) opereren bovendien niet in een vacuüm, maar binnen een stelsel van bestuurlijke en beleidsarrangementen die reeds een lange historie kennen. Denk aan het Nederlandse 'poldermodel'. Kennelijk bestaat er zoiets als een typisch Nederlandse manier van besturen en beleidsvorming. Maar wat zijn de consequenties daarvan voor het verloop en de uitkomsten van beleidsprocessen?

Drie voorbeelden van Nederlands beleidswetenschappelijk onderzoek op het terrein van de gezondheidszorg worden hieronder beschreven. Het betreft steeds een combinatie van beschrijvend en explorerend onderzoek, waarbij zowel gebruik wordt gemaakt van vergelijkingsstudies als dieptestudies. Het eerste voorbeeld betreft het onderzoek van Helderman naar 'marktgeoriënteerde' hervormingen in de Nederlandse gezondheidszorg (Helderman et al., 2005; Helderman, 2007). In dit onderzoek worden hervormingen in de Nederlandse gezondheidszorg vergeleken met hervormingen in de Nederlandse volkshuisvesting (zie box 15.1). Dit beleidswetenschappelijk onderzoek maakt inzichtelijk hoe bestuur en beleid over een lange periode evolueren. Het laat zien dat gezondheidszorg vooral gekenmerkt wordt door een (historische) opeenstapeling van beleidsproblemen die een opmerkelijke hardnekkigheid vertonen en die ieder bovendien om hun eigen besturingsarrangementen vragen (zie ook: Putters, Helderman en Van der Grinten, 2004; Meurs en Van der Grinten, 2005; Helderman, Meurs en Putters, 2006). Meer dan bijvoorbeeld de volkshuisvesting, wordt de gezondheidszorg gekenmerkt door meervoudige waarden en belangen die niet door één omvattend ordenings- of sturingskader kunnen worden bediend.

Box 15.1 Marktgeoriënteerde hervormingen in de gezondheidszorg

Doel van het promotieonderzoek van Helderman (2007) is het verkrijgen van inzicht in de institutionele en niet-institutionele factoren die de inhoud, volgordelijkheid en passendheid van hervormingen in de Nederlandse gezondheidszorg verklaren. Diverse onderzoeksvragen werden gesteld: Hoe kan de relatie tussen sectorstructuur, besturingsconcepten en hervormingsdynamiek in de gezondheidszorg worden beschreven, geanalyseerd en verklaard? Hoe heeft de gezondheidszorg zich na de Tweede Wereldoorlog ontwikkeld en welke padafhankelijke beleidsdynamiek volgt hieruit? Tot slot wordt de vraag gesteld: hoe kunnen we processen en uitkomsten van beleidshervormingen in de gezondheidszorg verklaren?

In het onderzoek wordt onderscheid gemaakt tussen een institutionele besturingslogica en een naar sector te typeren provisielogica. In de provisielogica gaat het om dilemma's van collectieve actie die zich in gezondheidszorg voordoen. Vanuit de welvaartseconomie wordt specifiek ingegaan op marktimperfecties in gezondheidszorg en ziektekostenverzekeringen. De institutionele logica behelst het stelsel van institutionele regels dat zich in een historisch proces heeft ontwikkeld en dat verhoudingen en strategische interacties tussen bij gezondheidszorg betrokken partijen regelt. Om beide logica's te achterhalen worden de recente hervormingen van de Nederlandse gezondheidszorg vergeleken met soortgelijke hervormingen in de volkshuisvesting en met hervormingen in andere institutionele gezondheidszorgstelsels. Door zowel sectoraal als internationaal vergelijkend onderzoek te combineren is het in principe mogelijk om te komen tot een onderzoeksdesign waarin aldus de institutionele logica en de provisielogica kunnen variëren. In dit onderzoek zijn de recente stelselherzieningen in de gezondheidszorg (vanaf Dekker, 1987) en de volkshuisvesting (vanaf Heerma, 1989) de afhankelijke variabele. Door terug te gaan in de tijd worden de institutionele en niet-institutionele factoren opgespoord die verantwoordelijk zijn voor de specifieke hervormingsopgave in beide sectoren alsmede voor de wijze waarop deze hervormingen zich vervolgens voltrekken. Meer specifiek wordt het type analyse dat in deze studie wordt ondernomen, aangeduid als een *institutionele beleidsanalyse*. De voornaamste bronnen van dataverzameling zijn: archiefonderzoek; interviews met sleutelpersonen; bestudering van relevante beleidsdocumenten en secundaire literatuur over de stelselherzieningen in beide sectoren.

Een vergelijking tussen gezondheidszorg en volkshuisvesting levert inzicht in determinanten en processen van sectorvorming, beleidsvorming en beleidshervorming op. Daarnaast levert het inzicht in de passendheid van verschillende besturingsarrangementen in beide sectoren. Gezondheidszorg en volkshuisvesting delen dezelfde geschiedenis in de zin dat de volkshuisvesting in het verleden een belangrijke bijdrage heeft geleverd aan het oplossen van volksgezondheidsproblemen. De institutionele inrichting, modernisering en hervorming van de Nederlandse gezondheidszorg (van vrijwillige verenigingen, naar meer verplichtende arrangementen, centrale aanbodregulering, naar een stelsel van overheidssturing, maatschappelijk ondernemerschap en vraagsturing) vertoont grote overeenkomsten met ontwikkelingen in de Nederlandse volkshuisvesting. Een tweede overeenkomst is het incrementele karakter van beleidshervormingen. De stevig verankerde publieke/private afhankelijkheden in beide sectoren laten radicale koerswijzigingen in bestuur en beleid niet toe. Tegelijkertijd laat het onderzoek zien dat de complexiteit van collectieve actiedilemma's in de gezondheidszorg vele malen groter is dan in de volkshuisvesting. Het socialeverzekeringskarakter van de gezondheidszorg leidt ertoe dat dilemma's van collectieve actie een duurzaam karakter hebben. Dit verklaart ook de aanwezigheid van meerdere sturingsconcepten naast elkaar in de gezondheidszorg. 'Gereguleerde concurrentie' biedt op zijn best een aanvulling op het reeds bestaande sturingsarsenaal in de gezondheidszorg. In de conclusies wordt een pleidooi gehouden voor de complementariteit van verschillende besturingsarrangementen.

Een tweede voorbeeld van een beleidsthema waar recent beleidswetenschappelijk GZO naar is gedaan, betreft de ontwikkeling van instrumenten voor volksgezondheidsbeleid. Dit beleid is gericht op het realiseren van gezondheidswinst dan wel het beperken van gezondheidsschade. Het onderzoek daarnaar analyseert vooral de inhoud van het beleid en de wijze waarop dat uitwerkt in de praktijk. Tevens wordt bekeken welke instrumenten het beleid kunnen ondersteunen. Probleem in de praktijk is dat instrumenten voor volksgezondheidsbeleid moeizaam van de grond komen, doordat technische en sociaalwetenschappelijke en politieke rationaliteiten met elkaar wedijveren. Dit bleek bijvoorbeeld uit het onderzoek van Bekker (2006) (zie box 15.2).

Box 15.2 Onderzoek naar de voorwaarden voor intersectorale samenwerking voor de preventie van psychische klachten via de werkplek

Psychische klachten vormen een belangrijk volksgezondheidsprobleem. Omdat deze veroorzaakt worden door zowel individuele als omgevingskenmerken, is het ministerie van VWS afhankelijk van samenwerking met maatschappelijke actoren om die kenmerken op collectief niveau effectief te beïnvloeden. Een van de settings die hiervoor aanknopingspunten bieden, is de werksituatie. In dit onderzoek (Bekker, 2006) werd onderzocht onder welke bestuurlijke voorwaarden de samenwerking tussen actoren in de gezondheidssector en de arbeidssector leidt tot een effectieve preventie van psychische klachten. Explorerende onderzoeksvragen betroffen de verwachtingen ten aanzien van het beleidskader in de nabije toekomst, de ruimte die hierin geboden wordt om de psychische problemen onder werkenden te keren en de beleidssuggesties die hieruit zijn af te leiden voor het ministerie van VWS. Het onderzoek is verricht op basis van documentanalyse, interviews en een focusgroepinterview. Daarmee is inzicht geboden in de variëteit van sturingsmogelijkheden en in de dynamiek en complexiteit van sturing van professionals en van volksgezondheid. De resultaten lieten zien dat er veel, bewezen effectieve interventies beschikbaar zijn om de vaardigheden van werkenden te versterken. Bovendien zijn ze ook nog eens zeer kosteneffectief. Probleem is alleen dat de implementatie stagneert. Voor een deel is dit het gevolg van de gescheiden aansturing van de preventie van psychische problemen op de werkplek door de ministeries van VWS en SZW, waarbij het ministerie van SZW verantwoordelijk is voor de arbeidsgerelateerde psychische problematiek, terwijl het ministerie van vws zorgdraagt voor niet-arbeidsgerelateerde psychische problematiek. Dit maakt de landelijke aansturing vaak inefficiënt door de verschillen in focus, financiering, instrumenten, procedures, en draagvlak. Preventie wordt op geen enkele manier afgedwongen, en dat is ook niet wenselijk. Toch dreigt de aandacht voor preventie in deze context onvoldoende te kunnen groeien. Preventie is primair een zaak van werknemer en werkgever. Als zij er samen niet uitkomen, kunnen derde partijen uit het reguliere en arbocircuit bijspringen. Een van de grootste bedreigingen van de samenwerking is de negatieve beeldvorming rondom werkenden met psychische klachten, zowel onder werkgevers als onder zorgprofessionals.

Een andere belemmering is dat er uit schadelast- en premieoverwegingen weinig prikkels tot synergie zijn op het vlak van de arbeidsgerelateerde zorg tussen zorg- en inkomensverzekeringen. Ook aanbieders van zorg ondervinden weinig prikkels tot het uitvoeren van structurele preventieve interventies. Het onderzoek heeft een aantal aanknopingspunten voor beleid opgeleverd.

Een derde en laatste onderzoeksthema betreft de introductie van marktprikkels in de gezondheidszorg. Deze prikkels moeten leiden tot meer ondernemend gedrag en veranderen de verhoudingen tussen overheid, markt en middenveld. De beleidswetenschappelijke onderzoeksvraag heeft betrekking op de wijze waarop het ondernemende gedrag zich in de praktijk uit, welke gevolgen het heeft en op welke wijze het zich ontwikkeld of verder kan ontwikkelen.

Box 15.3 Onderzoek naar de introductie van marktprikkels in de gezondheidszorg

In het proefschrift van Kim Putters (2001) komt naar voren dat zorginstellingen op heel veel verschillende manieren anticiperen op marktwerking. Het doel van het onderzoek was inzicht te vergroten in de wijze waarop marktprikkels in de zorgsector in de praktijk uitwerken, hoe zorginstellingen erop anticiperen en tot welke resultaten het leidt. Een tweede doelstelling was van prescriptieve aard, namelijk handreikingen bieden voor het omgaan met de complexiteit van het besturen van organisaties tussen markt en overheid.
De belangrijkste onderzoeksvraag betrof de vraag naar het hoe en waarom van het ondernemersgedrag dat wordt vertoond op de markten in de gezondheidszorg. Zorginstellingen hebben allemaal te maken met een vergelijkbare publiek-private en professionele omgeving, maar toch verschillen het type gedrag en de uitkomsten ervan. Wat zijn de verklaringen daarvoor en wat kunnen we daaruit voor lessen trekken?
Dit explorerende onderzoek werd verricht op basis van documentonderzoek en interviews. Daarmee wordt inzicht geboden in de variëteit van ondernemen in de zorg. Marktprikkels worden niet in een vacuüm geïntroduceerd. Er is al een markt, weliswaar een sterk gereguleerde. Belangrijk is inzicht te verwerven in de wijze waarop marktprikkels in die context doorwerken.
Het onderzoek maakte onder meer duidelijk dat in de praktijk drie typen ondernemende strategieën kunnen worden onderscheiden, waarbij steeds wisselende doelen worden nagestreefd. De keuze voor een bepaald type ondernemersgedrag is afhankelijk van de bestuurlijke context, de marktstructuur, de

aard van de dienstverlening (onder meer de mate waarin cliënten al dan niet afhankelijk zijn van hulpverleners) en de visie en vaardigheden van managers en professionals zelf. Op die vlakken kan dus ook gezocht worden naar verbeteringen en veranderingen. Het gaat om de volgende typen ondernemersgedrag:
- *Marktgericht* ondernemen, hetgeen betekent dat instellingen (deels) uit het reguliere zorgsysteem breken door zorgverlening of ondersteunende diensten te privatiseren en op de markt te zetten. Voorbeelden: het privatiseren van laboratoria, keukens, arbozorg.
- *Gemeenschapsgericht* ondernemen, hetgeen betekent dat instellingen vooral binnen de reguliere zorg trachten te komen tot logistieke en zorginhoudelijke innovaties, een meer doelmatige organisatie en meer klantgerichtheid. Hiertoe ontwikkelt men onder meer zorgconcerns, zorgnetwerken en allianties.
- *Intern* ondernemen, hetgeen betekent dat instellingen zich in hun ondernemende activiteiten vooral richten op de eigen interne organisatie. Dit gebeurt dan via de modernisering van interne productieprocessen, de verbetering van planning en controlecycli, de invoering van nieuwe ICT-mogelijkheden en de ontwikkeling van competenties en nieuwe managementtechnieken.

Het proefschriftonderzoek naar ondernemersgedrag in de zorg onderstreept dat er heel verschillende motieven kunnen bestaan om bepaalde zorgdiensten en producten al dan niet op de markt te zetten. Zorg wordt niet enkel uitgevoerd op basis van altruïsme. We zouden ons zelf behoorlijk in de vingers snijden wanneer we altruïsme als moreel superieur allocatiemechanisme ten opzichte van het economische calculusargument zouden verheffen (Barr, 1998). In tegenstelling tot bijvoorbeeld de donatie van bloed, een activiteit die nog wel eens wordt verward met gezondheidszorg, zijn de marginale kosten van gezondheidszorg niet alleen positief, maar ook groot. De tijd die wordt doorgebracht met de ene patiënt gaat ten koste van de andere patiënt en het geld dat besteed wordt aan gezondheidszorg is niet beschikbaar voor andere doeleinden (Barr, 1998). Met andere woorden, of we het nu willen of niet, gezondheidszorg is een economisch goed, net als ieder ander goed of dienst, en gegeven de endemische condities van schaarste aan middelen zou een ongebreideld toepassen van altruïsme in de gezondheidszorg tot serieuze allocatieproblemen leiden.

We zijn meer en meer in staat en bereid om via economische prikkels het gedrag van partijen (aanbieders, verzekeraars, consumenten) te 'sturen', maar dat betekent niet dat keuzen in de zorg graag aan de markt worden overgelaten. Solidariteit tussen ziek en gezond, jong en oud, rijk en arm (zowel risicosolidariteit als inkomenssolidariteit) staan nog altijd hoog in het vaandel ten aanzien van gezondheidszorg. Gezondheidszorg mag dan geen puur publiek goed zijn, gegeven het grote belang dat we eraan hechten is het op zijn minst een belangwekkend en waardevol semicollectief goed. Dat er toch keuzen in de zorg moeten worden gemaakt, is een gegeven. Dat die keuzen vaak moeilijk zijn (en daarom uit de weg worden gegaan) ook. In de politieke rationaliteit gaat het om het proces van collectieve wilsvorming en waardetoedeling. Van deze vier verschillende waardestelsels is de politieke rationaliteit het meest pluralistisch. Via een stelsel van politieke instituties van besluitvorming en overleg trachten wij Arrows fameuze Impossibility Theorem te overwinnen: het probleem dat de optelsom van individuele preferenties dikwijls leidt tot suboptimale maatschappelijke welvaart.

Het gaat bij de politieke rationaliteit niet alleen om collectieve wilsvorming, maar ook om vraagstukken van implementatie en doorwerking van beleid, alsmede de politiek-bestuurlijke slagvaardigheid van een beleidssysteem. Het rapport *Kiezen en delen* van de Commissie Dunning in 1991 is een van de weinige voorbeelden van een meer rationeel onderbouwde poging tot keuzen in de zorg (Commissie Dunning, 1991). Vanuit het idee dat schaarste aan middelen een gegeven is en het aantal aanspraken op gezondheidszorg welhaast onbegrensd, onderkende de commissie de noodzaak van beredeneerde keuzen in noodzakelijke zorg. De zogenaamde *Trechter van Dunning* trachtte een hiërarchie of rangorde aan te brengen tussen criteria voor noodzakelijke zorg. Noodzakelijke voorzieningen van gezondheidszorg dienen achtereenvolgens te worden beoordeeld op hun werkzaamheid, doelmatigheid en op de vraag of ze voor eigen rekening en verantwoording kwamen van de burger. Alleen die voorzieningen die door deze trechter van afwegingen en oordeelvorming heen kwamen, zouden in een basisverzekeringspakket moeten komen. De commissie trachtte zo een beleidskader te scheppen voor 'gepast gebruik' van gezondheidszorg. Zowel nationaal als internationaal oogstte het werk van de commissie veel waardering (Ham en Honingsbaum, 1998). Maar in de praktijk bleek de Trechter van Dunning niet het houvast te bieden waarop was gehoopt (Van der Grinten en Kasdorp, 1999). Keuzen kwamen vooral incrementeel tot stand.

15.4 Doorwerking van gezondheidszorgonderzoek in beleid en bestuur

Kenmerkend voor de wereld van het beleid en bestuur van de gezondheidszorg is zoals betoogd dat de beleidsnetwerken complex en dynamisch tegelijk zijn. Het onderzoek naar beleid en bestuur in de zorg moet die complexiteit en dynamiek inzichtelijk en begrijpelijk maken, opdat naar verbeteringen gestreefd kan worden. De complexiteit heeft veel te maken met de publiek-private vervlechting in de beleidsnetwerken, waar veel actoren met uiteenlopende belangen, wensen en doelstellingen samenkomen. Dat kwam ook in de drie voorbeelden aan de orde. De gezondheidszorg lijkt op een 'vat vol tegenstrijdige publieke, private en professionele eisen, belangen en doelen'. Deze lopen van gelijke behandeling, toegankelijkheid, rechtvaardigheid, betaalbaarheid en kwaliteit tot doelmatigheid. Het samenstel van en samenspel tussen de vele betrokken actoren en hun omgang met al die belangen en waarden bepalen tot op grote hoogte de uitkomsten van beleid.

Het bestuurswetenschappelijke GZO kent aldus in hoofdzaak drie doelstellingen. Allereerst de complexiteit van beleid en bestuur in de zorg inzichtelijk maken door goede casus- en proces*beschrijvingen*. Hierbij staat de vraag centraal, wat precies het beleids- of besturingsprobleem is. We hebben duidelijk gemaakt dat verschillende rationaliteiten en perspectieven in de beleidspraktijk wisselend domineren en dat deze ook bepalen wat als probleem wordt gezien door bestuurlijke actoren (Abma en In 't Veld, 2001). Soms staat de technische of inhoudelijke rationaliteit bij gezondheids- of sturingsproblemen meer centraal, waardoor het inzicht ontstaat dat er ofwel voldoende, dan wel te weinig informatie voorhanden is om de problemen of de oorzaken ervan precies te duiden. In vraagstukken van volksgezondheid en preventie is dat vaak aan de orde. Soms staat echter de politieke rationaliteit meer centraal, bijvoorbeeld omdat er een grote sense of urgency bestaat dat een probleem – hoe gekend of ongekend ook – aangepakt moet worden. Een voorbeeld zijn de stelselherzieningen in de zorg, waarvoor recentelijk een breed draagvlak is ontstaan, zonder precies te weten wat de beleidsinhoudelijke uitkomsten ervan zullen zijn. Kortom, bestuurswetenschappelijk gezondheidszorgonderzoek is erop gericht om zowel de inhoud van beleid als de context van bestuur inzichtelijk te maken, en duidelijk te maken welke rationaliteiten daarbij domineren. In de termen van A.D. de Groot derhalve beschrijvend onderzoek waarbij het benoemen van categorieën sterk theorie- en waardebepaald is en veelal een complexe sociale werkelijkheid als uitgangspunt neemt.

Dat inzicht is noodzakelijk om in de tweede plaats de *verklaring* te vinden van de dynamische processen in de beleidspraktijk. Het in dit hoofdstuk gehanteerde onderscheid tussen probleemgeoriënteerd en interactiegeoriënteerd onderzoek is hierbij bruikbaar. Het verduidelijkt dat er verschillende typen verklaringen in bestuurswetenschappelijk onderzoek centraal kunnen staan. In het probleemgeoriënteerde onderzoek staan vooral de aard en context van beleidsproblemen centraal. De kenmerken van een vraagstuk, zoals de hoeveelheid beschikbare informatie, het aantal betrokken doelgroepen, en de oorzaken en gevolgen van het probleem, vormen een belangrijke input voor beleid en bestuur. In het interactiegeoriënteerde onderzoek staan de relaties en interacties tussen de belangrijke stakeholders meer centraal dan de aard van de problematiek. Het gaat dan vooral om onderlinge verhoudingen, de mate waarin deze bijvoorbeeld meer hiërarchisch dan wel nevengeschikt georganiseerd zijn, en om de wijze waarop partijen van daaruit de bestuurlijke vraagstukken in de zorg percipiëren en benaderen. Dat laatste brengt ons bij de bestuurswetenschappelijke netwerkbenaderingen, waarin de onderlinge afhankelijkheden, pluriformiteit van belangen en wensen, en de duurzaamheid van de relaties belangrijke verklaringen zijn voor het verloop en de uitkomst van beleidsprocessen.

Deze inzichten en verklaringen voor de complexe beleidspraktijk brengen ons in de derde plaats bij de *prescriptie* van betere praktijken, c.q. het op basis van beschrijvend en explorerend onderzoek vanuit verschillende theoretische perspectieven opperen van hypotheses gericht op een meer effectieve beleidspraktijk. Bestuurswetenschappelijk onderzoek is daarmee ook praktijkgericht en draagt bij aan het probleemoplossende vermogen van de sector. De inzichten in de bestuurlijke vraagstukken, in de onderlinge verhoudingen in netwerken en in de wijze waarop de stakeholders opereren, maken het mogelijk om naar bijpassende sturingsinstrumenten te zoeken. Vanuit een technisch-rationeel perspectief, gecombineerd met een probleemgeoriënteerde benadering, zijn de oplossingsrichtingen vaak te zoeken in de sfeer van de regulerende instrumenten, zoals een scherpere verdeling van taken en verantwoordelijkheden via wetten en regels, of bijvoorbeeld de verbetering van informatievoorziening en stroomlijning van procedures. Vanuit een meer politiek-bestuurlijk perspectief, gecombineerd met een interactiegeoriënteerde benadering, staan veel eerder de proces- en netwerkregels centraal. Deze betreffen vaak de wijze van communiceren, het streven naar win-winsituaties via lobby en consensusvorming of het werken aan cultuurverandering. Kortom, het gekozen bestuurswetenschappelijke perspectief is mede bepalend voor het type oplossingen dat het gezondheidszorgonderzoek zal aandragen voor de verbetering van de beleids- en bestuurspraktijk.

Op basis van het voorgaande concluderen we dat de aanbevelingen van beleidswetenschappelijk onderzoek op verschillende manieren doorwerken (Bekkers et al., 2004). Er is de meer instrumentele doorwerking, hetgeen zich richt op concrete aanbevelingen bijvoorbeeld over wet- en regelgeving, of over de inzet van bepaalde bestuurlijke instrumenten die worden overgenomen. Er is de meer conceptuele doorwerking, hetgeen zich richt op visieontwikkeling en sturingsfilosofie. Daar is minder sprake van het overnemen van heel concrete aanbevelingen, en meer van het opdoen van inspiratie voor de formulering van een nieuw perspectief of concept. Daarnaast is er de meer strategische doorwerking, waarbij het bestuurswetenschappelijke onderzoek vooral wordt gebruikt om de bestuurlijke positie te versterken, macht en invloed te ontwikkelen, of ruil te kunnen plegen met andere belanghebbenden. Het gezondheidszorgonderzoek kan dan als een argument in zichzelf gebruikt worden.

Er wordt vaak wisselend gebruikgemaakt van bestuurswetenschappelijk GZO. Dat past ook bij de incrementele wijze waarop beleid en bestuur veelal verloopt. GZO kan in die processen die zich stapsgewijs ontwikkelen, soms meer instrumenteel gebruikt worden. Instrumentele doorwerking betreft in die processen veelal de toepassing van aanbevelingen in de sfeer van informatievoorziening en deskundigheidsbevordering. Beleidswetenschappelijk onderzoek kan ook meer conceptueel of strategisch gebruikt worden. Dat is het geval als het om het management en de sturing van relaties en interacties gaat, die veelal wanordelijk kunnen verlopen en om tussentijdse bijsturing vragen. Dat kan ertoe leiden dat ook de uitgangspunten van beleid nog in een laat stadium ter discussie komen te staan en dat de stappen in de empirische cyclus soms door elkaar heen gevolgd worden.

15.5 Tot slot

In het bestuurs- en beleidswetenschappelijke onderzoek worden aldus verschillende theoretische perspectieven gehanteerd die het opzetten en uitvoeren van het onderzoek beïnvloeden. In een *rationalistisch* perspectief staan de centrale coördinatie en de optimale verdeling van verantwoordelijkheden en bevoegdheden ten aanzien van een bepaald beleid centraal. De onderliggende veronderstelling is dat vanuit een centraal coördinatiepunt de inhoud van het beleid kan worden vastgesteld. De beleidscyclus kan van de probleemanalyse en beleidsformulering tot de beleidsuitvoering en evaluatie fasegewijs worden afgelopen. De bestuurder neemt binnen die fasen, ondersteund door wetenschappelijke onderzoeksresultaten, de beslissingen. Vervolgens wordt via controle en toezicht erop toegezien dat de uitvoering volgens plan verloopt, en indien noodzakelijk wordt bijgestuurd.

Echter, beleidsprocessen zijn meestal complexer en dynamischer dan deze beleidscyclus doet vermoeden. Dit komt doordat ze vorm (moeten) krijgen binnen de context van verscheidene, soms zelfs onderling concurrerende *beleidsarena's*, waarin partijen niet zonder meer dezelfde probleemdefinitie hebben of aanvaarden en er geen partij is die afstemming af kan dwingen. Hoewel de formele verantwoordelijkheid van de Nederlandse overheid voor de volksgezondheid (grond)wettelijk is verankerd, is ze materieel niet in staat om deze op eigen kracht waar te maken. In een cultuur van zelfregulering, professionele autonomie en een structuur waarin private partijen de zorginstellingen en verzekeringskassen beheren, is zij afhankelijk van de inzet van anderen. De Nederlandse beleidscontext op het terrein van de gezondheidszorg wordt gekenmerkt door intense wederzijdse afhankelijkheden tussen publieke, private en professionele partijen (Van der Grinten en Kasdorp, 1999). Kortom, partijen in de zorg zijn tot elkaar veroordeeld en gedwongen tot het steeds opnieuw zoeken van consensus en compromissen.

De kritiek op het *rationele* beleidsperspectief betekent niet dat de oogmerken en methoden waarmee bestuurs- en beleidsprocessen worden onderzocht, wezenlijk anders zijn dan wat in dit handboek als kenmerkend voor gezondheidszorgonderzoek wordt aangewezen (zie hoofdstuk 2). Ook in het beleidswetenschappelijke en bestuurskundige onderzoek draait het om theorie en theorievorming. Dat wil zeggen: een stelsel van hypotheses dat onderbouwd wordt door een samenhangend stelsel van verklaringen. Evenzo relevant zijn de empirische cyclus gebleken en het onderscheid van de verschillende vormen van wetenschappelijk onderzoek volgens A.D. de Groot. Al deze vormen van onderzoek zijn terug te vinden in het beleidswetenschappelijke en bestuurskundige onderzoek. Hierbij is op basis van dit hoofdstuk wel een kanttekening te plaatsen. Naarmate men verder wil doordringen in de bovengenoemde complexiteit van bestuur en beleid, zijn de mogelijkheden en relevantie van het toetsend en instrumenteel onderzoek beperkter. In dit verband is het niet verwonderlijk dat binnen beleidswetenschappen en bestuurskunde veelvuldig explorerend en theoretisch-interpretatief onderzoek wordt verricht en bovendien onderzoeksmethoden worden gecombineerd. Om deze reden is dit onderzoek vaak multidisciplinair van karakter. Disciplines als economie, recht, psychologie, sociologie, politicologie en bestuurskunde spelen een rol en hebben derhalve hun plaats in het beleidsgeoriënteerde gezondheidszorgonderzoek.

De bijdrage van het beleidswetenschappelijke gezondheidszorgonderzoek aan theorievorming is aldus dat:
a inzicht in complexe beleidsprocessen en besturingssituaties verkregen wordt;
b op inductieve wijze verklaringen voor deze complexiteit aangegeven worden, en
c op basis daarvan ook prescriptieve uitspraken voor de verbetering van de beleidspraktijk gedaan kunnen worden.

Aanbevolen literatuur

Abma T, Veld R in 't. Handboek Beleidswetenschappen. Meppel: Boom, 2001.
Grinten TED van der, Helderman JK, Putters K. Gezondheidszorg: een stelsel van stelsels. Beleid en Maatschappij, 2004;31(4):201-210.
Herweijer M, Hoogerwerf A. Beleidswetenschap. Meppel: Boom, 2005.
Lehning PB, Simonis JBD. Handboek Beleidswetenschap. Meppel: Boom, 1987.
Weiss CH, Bucuvalas MJ. Social science research and decision-making. New York: Colombia University Press,1980.

Referenties

Abma T, Veld R in 't. Handboek Beleidswetenschappen. Boom: Meppel. 2001
Barr N. The Economics of the Welfare state. Oxford: Oxford University Press, 1998.
Bekker MPM. Werken als medicijn. RVZ, Publieke gezondheid. Achtergrondstudies (125-232). Den Haag: Raad voor de Volksgezondheid en Zorg, 2006.
Bekkers VJJM, Fenger HJM, Homburg VMF, Putters K. Doorwerking van strategische beleidsadvisering. Erasmus Universiteit Rotterdam en Universiteit van Tilburg, 2004.
Commissie Keuzen in de Zorg (Commissie Dunning). Kiezen en delen. Den Haag, 1991.
Doorn JAA van. Interventiewetenschap: de wording van een ambitieus programma. Beleid en Maatschappij, 1984;1-2:4-13.
Dror Y. Public Policy-Making re-examined. Scranton, Pennsylvania: Chandler, 1968.
Grinten TED van der, Kasdorp J. Choices in Dutch Health Care: Mixing strategies & responsibilities. Health Policy, 1999;50:105-122.
Grinten TED van der. Sturingslogica's en maatschappelijk ondernemerschap in de gezondheidszorg. Tijdschrift voor Sociale Gezondheidszorg, 2004;82(2):123-127.
Grinten TED van der, Helderman JK, Putters K. Gezondheidszorg: een stelsel van stelsels. Beleid en Maatschappij, 2004;31(4):201-210.
Grinten TED van der, Helderman JK. De gezondheidszorg: de (on)draaglijke traagheid van een stelselwijziging. In: Arentsen M, Trommel W (red). Moderniteit en overheidsbeleid: hardnekkige beleidsproblemen en hun oorzaken. Bussum: Coutinho, 2005.
Ham C, Honingsbaum F. Priority setting and rationing health services. In: Saltman RB et al. (red). Critical challenges for health care reform in Europe (113-134). Buckingham: Open University Press, 1998.
Helderman JK, Schut FT, Grinten TED van der, Ven WPMM van de. Market-oriented health care reforms and policy learning in the Netherlands. Journal of Health Politics, Policy and Law, 2005; 30(1/2):189-209.
Helderman JK, Meurs P, Putters K. Orkestratie van gezondheidszorgbeleid. Besturen met rationaliteit en redelijkheid. Assen: Van Gorcum, 2006.
Helderman JK. Bringing the Market Back in? The politics and policies of market-oriented reforms in Dutch housing and health care. Rotterdam (te verschijnen).
Helderman JK, Grinten TED van der. Bevorderen, voorkomen, genezen en ondersteunen. Volksgezondheid & gezondheidszorg in de verzorgingsstaat. Beleid en Maatschappij, jaarboek 2007. Meppel: Boom (te verschijnen).
Hemerijck AC. Vier kernvragen van beleid. Beleid en Maatschappij, 2003;30:1-19.
Hoppe R. De broosheid van debat en argumenta-

tieve beleidsanalyse. Oratie Faculteit Bestuurskunde, Universiteit Twente, 1998.

Hoogerwerf A. Beleid berust op veronderstellingen: de beleidstheorie. In: Percy B, Lehning PB, Simonis JBD. Handboek Beleidswetenschap (23-40). Meppel: Boom, 1987.

Klazinga N, Mackenbach J. Concurrerende uitkomsten. Reflecties over de relatie tussen stelselwijziging van de gezondheidszorg en volkgezondheid. B&M, 2004;31:232-241.

Laswell HD. A Pre-view of policy Sciences. New-York: Elsevier, 1971.

Lepsius MR. Interessen, Ideen und Institutionen. Opladen: Westdeutscher Verlag, 1990.

Majone G. Evidence, Argument, & Persuasion in the Policy Process. New Haven: Yale University Press, 1989.

Meurs P, Grinten TED van der (red). Gemengd besturen. Besturingsvragen en trends in de gezondheidszorg. Schoonhoven: Academic Service, 2005.

Pressman JL, Wildavsky A. Implementation. Berkeley: University of California Press, 1973.

Putters K. Geboeid ondernemen. Assen: Van Gorcum, 2001.

Putters K, Helderman JK, Grinten TED van der. Stelsel-matig hervormen. Beleid en Maatschappij, 2004;(31)4:242-247.

Scharpf FW. Games Real Actors Play, Actor-Centered Institutionalism in Policy Research. Boulder: Westview Press, 1997.

Simonis JBD, Percy B, Lehning PB. Een pluriforme beleidswetenschap. In: Percy B, Lehning PB, Simonis JBD. Handboek Beleidswetenschap (9-20). Meppel: Boom, 1987.

Snellen ITHM. Boeiend en Geboeid. Ambivalenties en ambities in de bestuurskunde. Oratie bestuurskunde, Katholieke Universiteit Brabant, 1987.

Toulmin S. Terug naar de Rede. Kampen: Agora/Pelckmans, 2001.

Weevers K., Het recht op zorg in de AWBZ; recht of zorg? Een onderzoek naar aanspraken en aansprakelijkheid. Nieuwegein: Vereniging van instellingen voor Verpleging en Verzorging in Utrecht, 2006.

Wildavsky A. Speaking Truth to Power, the Art and Craft of Policy Analysis. Boston: Little Brown & Co, 1979.

Onderzoek op het terrein van het gezondheidsrecht

J.K.M. Gevers

16.1 Inleiding

Het gezondheidsrecht is te definiëren als het geheel van rechtsregels dat betrekking heeft op zorg voor de gezondheid. Het is een deelgebied van het (veel) bredere terrein van het recht. Het bestaat niet alleen uit specifiek voor de gezondheidszorg ontwikkeld recht (bijvoorbeeld de Infectieziektewet), maar ook uit veel algemene (ook in andere sectoren van de samenleving geldende) regels. Zo zijn de regels van het civiele aansprakelijkheidsrecht in principe evenzeer toe te passen op medische fouten, als op tekortkomingen in andere situaties.

Rechtsvorming en rechtstoepassing zijn op het gebied van het gezondheidsrecht in wezen niet anders dan op andere juridische terreinen. Dat geldt ook voor de wetenschappelijke beoefening van het gezondheidsrecht. Die spiegelt zich aan de rechtswetenschap, zowel in doel als methoden.

Rechtsregels zijn er in veel soorten. In ruime zin behoren tot het recht niet alleen zogenaamde gepositiveerde rechtsregels (zoals in wetten neergelegde bepalingen), maar ook ongeschreven recht (zoals regels van maatschappelijke zorgvuldigheid en rechtsbeginselen zoals het zelfbeschikkingsrecht). Er is hoger recht (denk aan het recht op lichamelijke onaantastbaarheid) en lager recht (bijvoorbeeld dat voor ziekenhuisbouw toestemming nodig is). Voorts is er het belangrijke verschil tussen nationaal recht, en internationaal recht dat daar soms boven gaat (zoals de mensenrechtverdragen en EU-recht). Tenslotte bestaat het van overheidswege uitgevaardigd recht, dat algemeen verbindend is, naast allerlei vormen van zelfregulering die recht scheppen 'van onderaf', bijvoorbeeld tussen de partijen bij een contract of tussen de leden die tot een beroepsgroep behoren waarvoor gemeenschappelijke gedragsregels zijn vastgesteld.

In verband met het onderwerp van dit boek is er nog een ander onderscheid van belang, namelijk tussen rechtsregels met een louter instrumentele functie (bijvoorbeeld wie als arts wil werken moet als zodanig geregistreerd zijn) en rechtsregels die ook een expressieve, symbolische functie hebben en een onderliggende waarde of beginsel tot uitdrukking brengen (zoals de strafbaarstelling van abortus). Voorzover recht instrumenteel is, is het een verlengstuk van overheidsbeleid en kan het als elk ander beleidsinstrument getoetst worden. Instrumentele, op de gezondheidszorg gerichte wetgeving is in wezen een gezondheidszorginterventie die beoordeeld kan worden op effectiviteit en doelmatigheid. Toepassing van het methodologische paradigma van A.D. de Groot kan daarbij moeilijk zijn (bijvoorbeeld vanwege de veelheid aan variabelen, of reeds omdat de te bereiken doelen niet eenduidig omschreven zijn), in principe biedt het voor zulk onderzoek naar effecten van beleid een geschikt model.

Hierbij zijn echter twee kanttekeningen te plaatsen. De eerste is dat veel rechtsregels (ook) in meer of mindere mate een normatieve lading hebben. Neem bijvoorbeeld de regels dat een tuchtzaak in het openbaar behandeld moet worden. Dat bevordert waarschijnlijk het vertrouwen van het publiek (instrumentele kant), maar geeft ook uitdrukking aan de eisen die (internationaal) aan een fair proces gesteld worden. De andere kanttekening is dat zelfs een regel die als louter instrumenteel op te vatten is, onderdeel vormt van een groter geheel van rechtsregels, waardoor er ook allerlei andere (wetenschappelijke) vragen rond die regel te stellen zijn dan alleen die betreffende haar functionaliteit. Voorbeelden: Kan een dergelijke regel wel als geldend recht worden beschouwd (onder meer in verband met de wijze van totstandkoming of eventuele strijd met hoger recht)? Hoe moet zij worden uitgelegd en toegepast gelet op de reikwijdte en strekking van de regeling waarvan zij deel uitmaakt? In hoeverre is zij inhoudelijk gezien consistent met regels op andere gebieden die een soortgelijke materie regelen? Zo zijn er nog talrijke andere, typisch juridische vragen te stellen.

Vragen als deze kunnen in de rechtspraktijk gesteld worden (bijvoorbeeld in een juridische procedure), maar ook in de rechtswetenschap, zij het in dat laatste geval meer systematisch en op een hoger abstractieniveau. De vraag is nu, of het paradigma van De Groot ook daarbij als methodologische leidraad kan dienen. Dat is het onderwerp van de rest van dit hoofdstuk. Om die vraag te beantwoorden, wordt nader ingegaan op aard en kenmerken van rechtswetenschap. Vervolgens wordt bediscussieerd in hoeverre het paradigma van A.D. de Groot daarbij kan worden gevolgd. Tenslotte wordt een en ander aan de hand van twee voorbeelden op het gebied van gezondheidsrechtelijk onderzoek geïllustreerd.

16.2 Aard en kenmerken van rechtswetenschap

Het object van de rechtswetenschap wordt doorgaans omschreven als een geheel van rechtsregels (in het algemeen of op een bepaald gebied zoals de gezondheidszorg). Deze omschrijving lijkt overzichtelijk, maar hierboven is al aangegeven hoe verschillend van aard die rechtsregels zijn. Daar komt bij dat het recht nauw verweven is met de samenleving. Ook op deelgebieden laat het recht zich niet nauwkeurig omlijnen en isoleren van de omgeving waarin het functioneert. Het is een open systeem in een dubbele betekenis van het woord. Enerzijds worden de regels zelf voortdurend beïnvloed door maatschappelijke veranderingen (zie bijvoorbeeld de nieuwe Zorgverzekeringswet, waarin net zoals op andere gebieden meer voor rekening en verantwoording van de burger wordt gelaten). Anderzijds vindt de toepassing van bestaande regels plaats binnen de actuele maatschappelijke context. In het recht wordt altijd gezocht naar een interpretatie die in die context het meest passend is. De rechtswetenschap heeft hierdoor veel raakpunten met de sociale wetenschappen. Zij richt zicht weliswaar niet primair op feitelijke standen van zaken en wetmatigheden in de samenleving, maar inzicht in die feitelijkheden is voor rechtsontwikkeling en rechtstoepassing wel van groot belang. Het doel van de rechtswetenschap is in ruime zin het genereren van systematische kennis over het recht. Dat houdt niet alleen in de bestudering (beschrijving, systematisering, analyse, interpretatie, verklaring) van bestaande rechtsregels, maar ook de waardering daarvan en het doen van voorstellen voor aanvulling en verbetering. Met andere woorden: het gaat niet alleen om geldend recht, maar ook om wenselijk recht. Dat laatste veronderstelt uiteraard toetsing van geldend recht aan bepaalde criteria. Dat kunnen interne, formele criteria zijn (zoals kenbaarheid, rechtszekerheid, rechtsgelijkheid, conformiteit met hogere rechtsregels), maar ook externe (zoals maatschappelijke aanvaarding, naleving, effectiviteit, doelbereiking). Ook is toetsing mogelijk aan materiële rechtsbeginselen (zoals rechtvaardigheid, bescherming tegen schade, zelfbeschikking).

Het rechtswetenschappelijk onderzoek kent verschillende vormen. Zo is er rechtshistorisch onderzoek, waarbij het gaat om het ontstaan en de oorspronkelijke betekenis van een rechtsnorm, alsmede om de vraag hoe het denken over een bepaald juridisch vraagstuk – bijvoorbeeld gedwongen opneming in de psychiatrie – zich in de tijd ontwikkeld heeft. Verwant daarmee is het rechtsvergelijkend onderzoek, waarbij men niet 'verticaal' in de tijd, maar 'horizontaal' naar eigentijdse, andere rechtssystemen kijkt om te bezien welke oplossingen men in andere landen voor een bepaald juridisch probleem ontwikkeld heeft en wat daarvan te leren is. Rechtssociologisch onderzoek houdt zich bezig met de maatschappelijke voorwaarden en effecten van het functioneren van rechtsregels. Het meest uitgesproken juridische onderzoek is ongetwijfeld dat naar de systematiek van het recht. Daarbij gaat het bijvoorbeeld om het zoeken naar gemeenschappelijke principes waaruit meer specifieke regels 'verklaard' kunnen worden, om het blootleggen van de onderliggende logica (of het gebrek daaraan) in de jurisprudentie op een bepaald gebied, of het ontwikkelen van begrippen waardoor een bepaald complex van rechtsregels zich beter laat systematiseren. Een belangrijk en kenmerkend product van dit soort onderzoeksactiviteiten is de ontwikkeling van een doctrine of juridisch leerstuk – bijvoorbeeld dat van het beroepsgeheim – dat beoogt het geldend recht op een bepaald punt te systematiseren.

Ook de rechtswetenschapper verzamelt gegevens. Voor hem komt dat voor een belangrijk deel neer op bestudering van juridische documenten. Tekstanalyse is daarvan een belangrijk element. Verzameling van kennis over feitelijkheden is ook van belang, maar zal meestal plaatsvinden door gebruik van secundaire bronnen (beleidsdocumenten, literatuur). De beoefenaar van de rechtswetenschap zal, anders dan andere wetenschappers, zijn object niet primair proberen te verklaren vanuit oorzaken, maar het proberen te begrijpen vanuit de beginselen en ideeën die in het rechtssysteem werkzaam zijn. In het recht neemt, evenals in andere geesteswetenschappen, dit interpreterend begrijpen – ook wel aangeduid als hermeneutiek – een belangrijke plaats in. Dat betekent dat in de rechtswetenschap de gevoerde argumentatie cruciaal is voor de onderbouwing van wetenschappelijke uitspraken (zijn de relevante feiten evenwichtig weergegeven en alle in de beschouwing betrokken, is het betoog vrij van vooringenomenheid en staat men open voor tegenargumenten, is de argumentatie navolgbaar en controleerbaar enzovoort). Dit geldt te meer als die uitspraken niet geldend, maar wenselijk recht betreffen.

Rechtswetenschap is (waarschijnlijk meer dan andere wetenschappen) verbonden met de praktijk. Dat blijkt niet alleen uit het feit dat wetenschapsbeoefenaren op dit gebied regelmatig ook in de rechtspraktijk werkzaam zijn (als advocaat, plaatsvervangend rechter of wetgevingsadviseur). Bij de rechtswetenschap staat in sterke mate een praktisch kennisbelang voorop. De resultaten van het onderzoek zijn dan ook vaak direct toepasbaar in de praktijk. De grenslijn tussen rechtswetenschap en rechtsgeleerdheid is door dit alles soms slechts subtiel. Dat roept vragen op rond distantie en betrokkenheid. Is men waarnemer (zoals een wetenschapper behoort te zijn) of deelnemer (doordat men eerst en vooral een standpunt inneemt in een maatschappelijke discussie)? Uiteraard dient men zoveel mogelijk te waken voor rolvermenging en duidelijk te maken vanuit welke positie men spreekt.

16.3 Toepasbaarheid van het methodologische paradigma van A.D. de Groot

De rechtswetenschap is geen empirische wetenschap, zoals de natuurwetenschappen en (uiteindelijk ook) de sociale wetenschappen dat zijn. Dat volgt al uit de korte beschrijving hierboven. Zo is het object verschillend omdat de belangrijkste feiten voor de rechtswetenschap normatieve 'feiten' zijn, namelijk regels en beginselen. Het doel van de rechtswetenschap is ook niet om die 'feiten' oorzakelijk te verklaren, maar om ze te interpreteren en daardoor (beter) toe te passen of ze zelfs te veranderen. Het juridische onderzoek doorloopt dan ook doorgaans geen empirische cyclus waarin falsifieerbare hypotheses en theorieën over de werkelijkheid kritisch worden getoetst aan waargenomen feiten.

Gaat het dan überhaupt wel om een wetenschap, zo zou men kunnen vragen. Ja, want evenals andere wetenschappen streeft men ernaar feiten zo systematisch en objectief mogelijk waar te nemen; de verzamelde gegevens worden geanalyseerd en geclassificeerd door de vorming van begrippen; het wetenschappelijke discours is onderworpen aan de regels van logica en van consistentie tussen uitspraken; men streeft naar reductie van de veelheid van bijzondere oordelen tot een geringer aantal algemene oordelen (de ontwikkeling van leerstukken). In meer algemene zin gesteld: ook de rechtswetenschap wil zijn uitkomsten intersubjectief toetsbaar maken door ze neer te leggen in een logisch sluitend betoog dat verwijst naar ervaring die voor iedereen toegankelijk is.

Als het recht geen empirische wetenschap is, maar wel een activiteit die het nodige daarmee gemeen heeft, dan ligt het voor de hand dat althans sommige elementen of aspecten van De Groots methodologie op de rechtswetenschap van toepassing zijn. Dat is inderdaad het geval, al is het dan maar indirect of in analoge zin. Allereerst geldt dat natuurlijk voor de onderzoeksvormen die in zijn paradigma als inventariserend en explorerend te boek staan. Ook in de rechtswetenschap is, zoals aangegeven, sprake van inventarisatie, analyse en rangschikking van waargenomen 'feiten' en van het systematiseren daarvan om tot 'theorieën' te komen.

Maar ook toetsend onderzoek komt in de rechtswetenschap voor, althans in overdrachtelijke zin. Zo zijn de leerstukken die in de juridische wetenschap ontwikkeld worden in sommige opzichten vergelijkbaar met de theorieën van de empirische wetenschap, niet alleen omdat zij feiten systematiseren en samenhangen aangeven, maar ook omdat zij in zekere zin voorspellingen doen. Want men kan een juridisch leerstuk niet alleen opvatten als een uitspraak over hoe een regelcomplex in de praktijk toegepast dient te worden, maar ook als predictie hoe de desbetreffende regels zullen worden toegepast, bijvoorbeeld door de rechter. In die zin staat zo'n leerstuk ook open voor toetsing, tenminste aan geldende rechtsregels (de juridische 'feiten'), maar vaak ook aan die van rechterlijke uitspraken.

Ondanks de genoemde analogieën moge duidelijk zijn dat het paradigma van het kritisch rationalisme, zoals dat door De Groot is uitgewerkt tot algemene methodologie voor de empirische wetenschappen, strikt genomen geen leidraad is voor de rechtswetenschap (behalve in de gevallen waarin de rechtsregel louter als beleidsinstrument wordt onderzocht). Die methodologie kan bij veel juridische onderzoeksactiviteiten niet als uitgangspunt dienen vanwege de eerder aangegeven verschillen in object, doel en werkwijze. In de kern zit het verschil vooral in het gegeven dat de rechtswetenschap normen bestudeert, daarbij primair gericht is op interpreterend begrijpen (in plaats van oorzakelijk verklaren), en behalve tot feitelijke ('in Nederland is euthanasie in bepaalde gevallen niet strafbaar') ook tot normatieve uitspraken komt ('hulp bij zelfdoding zou in het geheel niet meer strafbaar moeten zijn'). Vooral dat laatste is tegen het zere been van het kritisch rationalisme, want dergelijke uitspraken zijn niet door feitelijke waarnemingen te weerleggen.

16.4 Gezondheidsrechtelijk onderzoek in de praktijk

Om te illustreren wat de methodologie is van onderzoek op het gebied van het gezondheidsrecht (en wat in de praktijk de overeenkomsten en verschillen zijn met het paradigma van De Groot) ga ik kort in op twee voorbeelden van onderzoek: evaluatie van bestaande wetgeving en onderzoek naar de vraag welke regels gelden of zouden moeten gelden voor nieuwe verschijnselen (waarbij ik als voorbeeld de opkomst van biobanken neem). Bij evaluatie van wetgeving (zie box 16.1) komt men het dichtst bij de methodologie van De Groot, omdat het daarbij deels (dat wil zeggen bezien naar de instrumentele functie van de wet) om het meten van de effecten van een beleidsinterventie gaat: Is de praktijk onder invloed van de wet veranderd? Wordt daarbij gehandeld zoals de wet voorschrijft? Worden de doelen van de wet bereikt (zonder disproportionele neveneffecten)? Tegelijk zullen bij een wetsevaluatie ook allerlei meer typisch juridische vragen worden gesteld die de wet als regelcomplex betreffen. Daarbij gaat het bijvoorbeeld om kenbaarheid, consistentie, overeenstemming met hoger recht, handhaafbaarheid en dergelijke. Hier is veeleer de wet als document object van studie (in plaats van de sociale werkelijkheid) en gaat het eerder om interpreteren en begrijpen van normen, dan om het kwantitatief onderzoeken van sociale feiten. De conclusies en aanbevelingen zullen soms min of meer rechtstreeks uit de geconstateerde feiten voortvloeien. Als bijvoorbeeld blijkt dat de wet niet wordt nageleefd omdat men haar niet kent, is (waarschijnlijk) meer scholing en voorlichting geboden. Maar het kan ook zijn dat de wettelijke regels bijvoorbeeld onvoldoende aansluiten bij de werkelijkheid (de belevingswereld) van degenen tot wie zij zich richten en/of (in ruimere zin) bij de maatschappelijke context waarin zij moeten functioneren. Dan zal meer redenering en afweging nodig zijn om antwoord te geven op de vraag of, en zo ja hoe, het in de wet neergelegde instrumentarium moet worden bijgesteld. Dan sluipt er in de conclusies onvermijdelijk ook een normatief element.

Box 16.1 Onderzoek naar de Wet afbreking zwangerschap

Een voorbeeld is het onderzoek van Visser et al. (2005) naar het functioneren van de Wet afbreking zwangerschap (WAZ). Met de WAZ is getracht een evenwicht te vinden tussen twee doelen: bescherming van het ongeboren leven en hulp bij ongewenste zwangerschap. Abortus is alleen mogelijk in een ziekenhuis of kliniek met vergunning krachtens de wet; verder stelt de wet voorschriften die bij zwangerschapsafbreking in acht te nemen zijn, onder meer ten aanzien van een zorgvuldige besluitvorming. De centrale vraag van het onderzoek was: op welke wijze worden de wettelijke bepalingen in de praktijk toegepast? Welke knelpunten en problemen doen zich daarbij voor, mede gelet op nieuwe ontwikkelingen? Geven deze bevindingen in het licht van de doelstellingen van de wet aanleiding tot aanpassing van beleid of regelgeving? Om deze vraagstelling te beantwoorden zijn niet alleen de literatuur en officiële documenten bestudeerd (stukken rond totstandkoming van de wet; parlementaire stukken uit latere jaren; jaarrapportages en onderzoeksrapporten van de inspectie en dergelijke), maar is ook omvangrijk empirisch onderzoek uitgevoerd (vragenlijstonderzoek bij hulpvragende vrouwen en interviews met hulpverleners, hoofden van instellingen en inspectie). Voorts is een aantal bij abortus betrokken organisaties gevraagd naar hun opvattingen over de wetgeving en de praktijk.
Op grond van de bevindingen kon worden geconcludeerd dat de WAZ in algemene zin weliswaar bevredigend functioneert, maar dat zowel ten aanzien van de wet als het gevoerde beleid verbeteringen mogelijk zijn. Zo bleek dat de wet aanzienlijk kon worden gestroomlijnd voorzover zij onderwerpen regelt dit inmiddels ook in andere (patiënten- en kwaliteits)wetgeving afdoende waren geregeld. Verder bleek het zinvol de voorschriften inzake zorgvuldige besluitvorming aan te passen en daarbij

meer op de beoogde doelstelling te letten en minder gedetailleerde voorschriften te geven. Tenslotte werden verschillende beleidsaanbevelingen gedaan, onder meer betreffende vergroting van de kennis van de wet bij huisartsen en specialisten en (verdere) bevordering van de kwaliteit van gespreksvoering in abortusklinieken.

Bij de vraag welke regels gelden of zouden moeten gelden voor een verschijnsel als biobanking komt meer dan in het vorige voorbeeld de eigen aard van rechtswetenschappelijk onderzoek naar voren. Het paradigma van de empirische cyclus is hier in wezen niet meer van toepassing, al blijven wel alle andere eisen gelden die aan wetenschap in het algemeen gesteld kunnen worden. Dat betekent allereerst verzameling van de relevante feiten: Welke processen vinden plaats in biobanken die voor het recht relevant zijn (zoals opslag en gebruik van gegevens en lichaamsmateriaal) en welke belangen zijn daarbij in geding die gelet op het geldend recht bescherming verdienen (zoals privacy; maar ook vrijheid van wetenschappelijk onderzoek en beschikbaarheid van goede zorg)?

Een volgend punt betreft de verzameling van relevante juridische 'feiten' (welke regels zijn er al van toepassing op verzameling van gegevens of lichaamsmateriaal?) en de vraag of die voldoende zijn om te zorgen voor adequate regeling, dan wel of nadere regulering nodig is. Dat vergt niet alleen interpretatie van bestaand recht, maar ook een antwoord op de vraag wat in dit geval als adequate regeling moet worden beschouwd. Bij dat laatste zal men erkende juridische toetsstenen moeten gebruiken (zoals algemeen aanvaarde juridische beginselen en uitgangspunten) en gemaakte keuzen expliciet moeten maken en in een logisch betoog moeten verantwoorden, waarbij ook aandacht wordt besteed aan concurrerende opvattingen en tegenargumenten. Ook bij dit (in vergelijking met het vorige voorbeeld) sterker normatief geladen juridisch onderzoek zal men overigens sociale feiten die voor de inhoud en het succes van de voorgestelde regels relevant zijn in de beschouwing moeten betrekken, zoals de opvattingen van de meest betrokken actoren en de uitvoerbaarheid van voorgestelde procedures.

16.5 Tot slot

Aldus volgt het gezondheidsrechtelijke onderzoek primair de eigen aanpak en methodiek van het rechtswetenschappelijke onderzoek, maar dat wil niet zeggen dat het methodologische paradigma van De Groot geen betekenis heeft. Waar mogelijk (vooral bij empirisch onderzoek naar de sociale effecten van een juridische interventie) moet volgens dit model gewerkt worden. In andere gevallen dient ten minste aan de algemene eisen van wetenschappelijkheid te worden voldaan. Uiteindelijk zijn dat trouwens geen andere eisen dan die welke De Groot in zijn paradigma op de empirische wetenschappen heeft toegesneden.

Aanbevolen literatuur

Barendrecht M et al. Methoden van rechtswetenschap: komen we verder? Ned. Juristenblad, 2004;28:1419-1428.
Franken H. Rechtsgeleerdheid in de rij der wetenschappen, Ned. Juristenblad, 2004;28:1400-1408.
Hirsch Ballin EMH. Object en methode van de wetenschap van het staatsrecht en van het bestuursrecht. In: Kamstra OWM et al. (red). Nederlandse rechtswetenschap (81-99). Zwolle: Tjeenk Willink, 1988.
Maris CW. Distantie en betrokkenheid in de rechtswetenschap. In: Kamstra OWM et al. (red). Nederlandse rechtswetenschap (3-38). Zwolle: Tjeenk Willink, 1988.
Winter HB. Evaluatie in het wetgevingsforum (diss). RUGroningen, 1996.

Referenties

Visser MRM et al. Evaluatie Wet Afbreking Zwangerschap. Den Haag: ZonMw, 2005.

Zorgverzekeringen: een centraal gezondheidszorgonderzoeksgebied

W.B.F. Brouwer
F.F.H. Rutten

17.1 Inleiding[1]

Een centraal onderdeel van elk gezondheidszorgsysteem is de zorgverzekering. De zorgverzekering, die in veel landen een verplicht en publiek karakter kent, borgt een aantal fundamentele doelen binnen de gezondheidszorg. Het belangrijkste doel daarbij is ongetwijfeld de financiële toegankelijkheid van de gezondheidszorg voor (alle) burgers door het verplicht stellen van een verzekering voor de essentiële gezondheidszorginterventies. Maar ook kan middels zorgverzekeringen de solidariteit tussen verschillende bevolkingsgroepen worden geregeld. Dit betreft zowel *risicosolidariteit* (mensen met een laag risico zijn solidair met mensen met een hoog risico) als ook *inkomenssolidariteit* (mensen met een hoog inkomen zijn solidair met mensen met een laag inkomen, bijvoorbeeld door inkomensafhankelijke premies te heffen). Doordat bij een ziektekostenverzekering het financiële risico van ziekte en zorg (grotendeels) wordt verlegd naar de zorgverzekeraar, geeft dit de individuele burger vrije of in ieder geval vrijere toegang tot adequate zorg en minder inkomensschokken bij onvoorziene ziekte. Het is genoegzaam bekend dat het hebben van verzekering in veel gevallen welvaartsverhogend is voor het individu, dat normaal gesproken risicomijdend is (zie bijvoorbeeld Hurley, 2000; Lapre et al., 1999).

Maar verzekeringen kennen ook negatieve gevolgen, bijvoorbeeld doordat verzekerden als gevolg van het verzekerd zijn meer zorg consumeren dan sociaal wenselijk is aangezien zij geen prijs ervaren en dus niet de werkelijke kosten afwegen tegen de vermeende opbrengsten. Dit effect van een verzekering wordt normaal gesproken *moral hazard* genoemd en geeft in grote lijnen aan dat verzekerden meer zorgkosten maken als gevolg van het verzekerd zijn. Dit kan optreden doordat verzekerden zich minder preventief en meer risicovol kunnen gaan gedragen omdat de gevolgen daarvan, in financiële zin, niet volledig bij hen rusten (*ex ante moral hazard*), of doordat bij (het idee van) optreden van ziekte mensen meer en duurdere zorg consumeren dan wanneer ze de prijs daarvan zelf hadden moeten betalen (*ex post moral hazard*). Zie Cutler en Zeckhauser (2000) en Zweifel en Manning (2000) voor een goed overzicht van de verschillende aspecten van moral hazard. Via bijvoorbeeld eigen bijdragen of eigen risico's kan men proberen het kostenbewustzijn van de zorggebruikers te vergroten en onnodig zorggebruik terug te dringen. Belangrijk is op te merken dat daarmee ook de vrije toegankelijkheid wordt beperkt, hetgeen normaal gesproken als nadeel wordt ervaren van dergelijke prikkels. Een ander, zeker politiek belangrijk, gegeven is dat het verbeteren van de financiële toegankelijkheid van zorg, mede als

---

1 De auteurs danken Wynand van de Ven voor zijn nuttige commentaar op een eerdere versie van dit hoofdstuk.

gevolg van moral hazard, ook kan leiden tot hogere uitgaven aan zorg. Het groeiende beslag van zorguitgaven op de totale welvaart en de determinanten van deze groei zijn een afzonderlijk onderzoeksterrein, dat hier verder niet wordt uitgediept (zie Gerdtham en Jönsson (2000) voor een overzicht). Wel wordt hier benadrukt dat ook de verzekeringsvorm (bijvoorbeeld restitutie of natura) een invloed kan hebben op uitgaven alsmede de verzekeringsdekking, bijvoorbeeld meer of minder eigen betalingen of een uitgebreider of beperkter basispakket aan verzekerde zorgvoorzieningen (Pauly, 2000).

Het belang van ziektekostenverzekering wordt nog eens onderstreept door het feit dat zorgsystemen vaak worden getypeerd aan de hand van het type verzekering (bijvoorbeeld Hurst, 1992). Het Nederlandse zorgstelsel, waar in deze paragraaf de nadruk op ligt, laat zich in brede zin bijvoorbeeld het best omschrijven als een Bismarckstelsel, hetgeen de European Observatory omschrijft als:

A system of national social security and health insurance introduced into the 19th century German empire under the then Chancellor Bismarck. This system is a legally mandatory system for the majority or the whole population to obtain health insurance with a designated (statutory) third-party payer through non-risk related contributions, which are kept separate from taxes or other legally mandated payments (www.europeanobservatory.org).

Het betekent dus dat de Nederlandse zorg in grote lijnen wordt gefinancierd op basis van verplichte verzekering, betaald uit premies die niet op het risico van het individu zijn gebaseerd en krachtens welke de verzekerden aanspraak kunnen maken op zorg of restitutie van zorgkosten bij een 'third party payer'; een zorgverzekeraar of zorgkantoor. De ziektekostenverzekering kan zo worden gezien als het financiële hart van de gezondheidszorg. Door middel van ziektekostenpremies wordt immers het leeuwendeel van de 50 miljard euro aan zorguitgaven bijeengebracht. De wijze waarop de zorg wordt gefinancierd en hoe de lasten van zorg worden verdeeld over de verschillende bevolkingsgroepen, is op zichzelf al een belangrijk onderzoeksgebied. Hierop zullen we hieronder nader ingaan. Maar ook geldt dat veranderingen in de vormgeving en inhoud van de ziektekostenverzekering vaak meerdere, zo niet alle actoren binnen de gezondheidszorg raken, direct of indirect. Dit wordt duidelijk wanneer wordt bedacht dat de gezondheidszorg kan worden ingedeeld in drie afzonderlijke markten (figuur 17.1). De vormgeving en inhoud van de zorgverzekering geeft prikkels aan zorgverzekeraars en verzekerden, die tevens hun in-

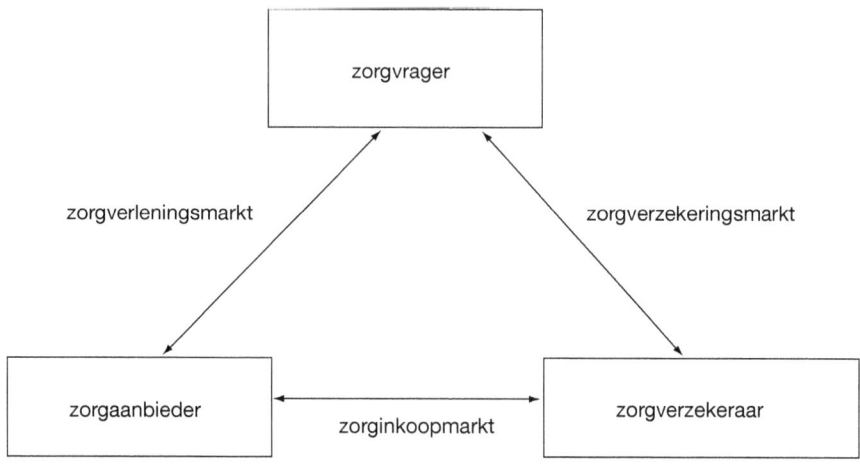

Figuur 17.1 De zorgverzekeringsmarkt als onderdeel van de gezondheidszorg.

vloed kunnen hebben op de andere markten (vrij direct op de *zorginkoopmarkt* maar ook op de *zorgverleningsmarkt*). Vanwege de belangrijke functie van ziektekostenverzekeringen, zowel op individueel als op systeemniveau, is de zorgverzekeringsmarkt dan ook een belangrijk onderzoeksterrein geworden.

In dit hoofdstuk wordt nader ingegaan op een aantal belangrijke onderzoeksterreinen met betrekking tot Nederlandse ziektekostenverzekering en de gevolgen ervan. Hoewel onderzoek naar ziektekostenverzekering vanuit veel perspectieven en disciplinaire achtergronden kan worden uitgevoerd, beperken we ons tot de gezondheidseconomische invalshoek. Bovendien zal voornamelijk worden ingegaan op het zogenaamde 'tweede compartiment' van de ziektekostenverzekering, de curatieve zorg (box 17.1), omdat daar relatief veel onderzoek op is gericht en omdat daar de gezondheidseconomische invloed zo duidelijk merkbaar is. Er is welbewust voor gekozen slechts een kleine selectie van onderzoeksterreinen en -vragen te bespreken, teneinde een indruk te geven van de aard en de vraagstelling van het onderzoek op dit terrein. Dit wordt geïllustreerd aan de hand van actueel Nederlands onderzoek rond de vormgeving en de gevolgen van de nieuwe Zorgverzekeringswet.

De opbouw van het hoofdstuk is als volgt. In paragraaf 17.2 wordt kort de huidige situatie van het (tweede compartiment van het) Nederlandse zorgverzekeringsstelsel geschetst. In paragraaf 17.3 wordt een aantal belangrijke onderzoeksthema's op het terrein van de ziektekostenverzekering behandeld, waarna paragraaf 17.4 dit hoofdstuk afsluit.

17.2 Ziektekostenverzekering in Nederland

In deze paragraaf wordt als achtergrond heel kort het (tweede compartiment van het) Nederlandse zorgverzekeringsstelsel beschreven. Voor een uitgebreider overzicht en achtergronden verwijzen we hier naar Boot en Knapen (2005), Schut (2003) en VWS (2005). Om het tweede compartiment te kunnen plaatsen in het geheel van het Nederlandse verzekeringsstelsel, geeft box 17.1 allereerst een korte beschrijving van de drie verzekeringscompartimenten.

De stelselherziening in de Nederlandse zorg, die veelal wordt vereenzelvigd met de veranderingen in het tweede compartiment, is sterk geënt op economische principes en veel onderzoek is dan ook gericht geweest op het uitdenken van een goede vormgeving en het aangeven van goede randvoorwaarden voor het nieuwe zorgstelsel. Men zou dit onderzoek als zodanig kunnen scharen onder het theoretisch-interpretatief onderzoek, waarbij het sterk wordt gevoed met empirisch-inventariserend, explorerend en toetsend onderzoek.

Marktwerking is een sleutelwoord in de nieuwe ordening van de verzekeringsmarkt. Weinig economen zullen echter pleiten voor volkomen vrije marktwerking in de zorg, juist vanwege het specifieke karakter van deze markt (Arrow, 1963; Hurley, 2000; Lapre et al., 2005). Onder andere onzekerheid (over het optreden van ziekte en de gevolgen van ziekte en zorg), informatieasymmetrie (de aanbieder, dus de arts, weet meer dan de vrager, de patiënt, en kan derhalve diens vraag sturen) en een sterke hang naar solidariteit binnen de zorg maken dat vrije marktwerking niet leidt tot optimale uitkomsten in termen van doelmatigheid en rechtvaardigheid (Hurley, 2000). Wel is langzamerhand het idee ontstaan dat het introduceren van enige marktprikkels in de zorg te prefereren is boven een volledige afwezigheid ervan (Schut, 2003). Door marktwerking kunnen marktpartijen worden geprikkeld tot doelmatiger gedrag. Het doel van marktwerking is dan kort gezegd om goed gedrag van marktpartijen (goede prijs en kwaliteit) te belonen en slecht gedrag af te straffen en zodoende de positie van de zorg- en verzekeringsconsument te verbeteren. Dit besef heeft uiteindelijk geresulteerd in een herziening van de zorgverzekeringsmarkt,

Box 17.1 De drie compartimenten van het Nederlandse verzekeringsstelsel

EERSTE COMPARTIMENT – CAREZORG

(o.a. verpleeghuiszorg, verzorgingshuiszorg, thuiszorg, langdurige ziekenhuisopname)

Overheidsregulering, verplichte inkomensafhankelijke premies

Omvat zogenaamde 'onverzekerbare zorg', dat is langdurige verpleging en verzorging, ook wel de caresector genoemd. Hierin worden de catastrofale risico's verzekerd, zoals zorg in verzorgingshuizen, langdurige ziekenhuisopnames en thuiszorg. De overheid bepaalt het verzekerde pakket. De AWBZ is een verplichte verzekering voor alle burgers, gefinancierd uit inkomensafhankelijke bijdragen (tot een plafond). De uitvoering van de AWBZ ligt in handen van regionale zorgkantoren, die zorg inkopen bij de aanbieders in de regio. In totaal omvat de AWBZ in 2006 circa 44% van de totale zorguitgaven. De AWBZ wordt ingekrompen door enerzijds zorg over te hevelen naar de gemeenten via de Wet op de Maatschappelijke Ondersteuning (WMO) en anderzijds zorg gericht op genezing (bijvoorbeeld geestelijke gezondheidszorg) over te hevelen naar het tweede compartiment.

TWEEDE COMPARTIMENT – CURATIEVE ZORG

(o.a. huisartsenzorg, medicijnen, medisch-specialistische zorg, verloskundige zorg en kraamzorg)

Gereguleerde marktwerking, verplichte nominale premies, acceptatieplicht

Omvat verzekerbare zorg, de zorg gericht op herstel ofwel curatieve zorg. Het gaat hierbij om zorg zoals huisartsenzorg, geneesmiddelen, kortdurende ziekenhuisopname. De overheid bepaalt het verzekerde pakket. Tot 2006 was dit compartiment opgedeeld in een verplicht ziekenfondsdeel (grofweg voor tweederde van de bevolking met een inkomen onder de Ziekenfondsgrens) en een vrijwillige particuliere ziektekostenverzekering voor de overige mensen. Sinds 2006 valt dit compartiment onder de nieuwe Zorgverzekeringswet. Alle Nederlanders zijn nu verplicht om een basisziektekostenverzekering af te sluiten bij de (particuliere) ziektekostenverzekeraar. Daarmee hebben zij, afhankelijk van de gekozen polis, recht op restitutie of zorg in natura. De zorgverzekeraar moet elke verzekerde accepteren voor het basispakket en mag de premie per polis niet laten variëren tussen verzekerden (met bijvoorbeeld hoog en laag risico). De premie voor deze verzekering is voor de individuele verzekerde een vaste nominale premie. Voor lagere inkomens is er een zorgtoeslag om de betaalbaarheid van de verzekering te borgen.

DERDE COMPARTIMENT – AANVULLENDE VERZEKERING

(o.a. tandarts voor volwassenen, additionele fysiotherapie, alternatieve geneeswijzen)

Vrije marktwerking, vrijwillige verzekering, risicoafhankelijke premies

Omvat de aanvullende verzekering. Via de eerste twee compartimenten zouden de belangrijkste zorgvormen voor de Nederlandse bevolking toegankelijk moeten zijn. Indien mensen zich nog uitgebreider willen verzekeren, bestaat de mogelijkheid om, vrijwillig, een aanvullende verzekering af te sluiten voor bijvoorbeeld bepaalde tandheelkundige zorg of fysiotherapie. Dit compartiment is minder gereguleerd, de premies kunnen risicoafhankelijk worden vastgesteld en er geldt geen acceptatieplicht (alleen in 2006 bij de overgang naar het nieuwe stelsel).

---

vooral het tweede compartiment, op basis van een systeem van *gereguleerde concurrentie*, waarbinnen marktprikkels worden gebruikt binnen strikte, door de overheid gestelde randvoorwaarden.

Een belangrijke vraag bij het construeren van een dergelijk zorgsysteem op basis van gereguleerde concurrentie is hoe het *equivalentiebeginsel* (dat een verzekeraar een premie ontvangt die in overeenstemming is met het risico dat met de verzekering wordt gedekt) kan worden gecombineerd met afdoende solidariteit (inkomens- en risicosolidariteit). Immers, wanneer een verzekeraar veel ouderen en chronisch zieken aantrekt en moet accepteren, zal een gemiddelde premie op basis van een gemiddelde verzekerde populatie niet afdoende zijn om de schadelast te dekken. Premieverhoging leidt echter tot verlies van verzekerden in een concurrerende omgeving en strookt ook niet met de gedachte achter het nieuwe stelsel om de nominale premie een signaal van doelmatigheid van de verzekeraar te laten zijn. De oplossing voor dit probleem is gevonden in een systeem van normuitkeringen ofwel (ex ante) risicoverevening (en tevens in de kostenverevening achteraf). De risicoverevening is een aanvulling op de rechtstreeks door de verzekerde aan de verzekeraar betaalde nominale premie en dient de inkomsten van de verzekeraar per verzekerde aan te passen aan het risicoprofiel van deze verzekerde. Hierdoor kan, bij perfecte risicoverevening, een verzekeraar worden verplicht iedere verzekerde te accepteren tegen een vaste prijs per polis, zoals thans het geval, zonder dat de verzekeraar bij het aantrekken van veel 'slechte risico's' (dat is mensen met een hoge voorspelde schadelast) zich zorgen hoeft te maken dat de inkomsten onvoldoende zijn om deze schade mee te dekken. De nominale premie blijft dan een signaal van doelmatigheid en niet van een bepaalde risicoselectie. Omgekeerd vervalt dan ook voor verzekeraars de prikkel om juist 'goede risico's', dus voorspelbaar winstgevende groepen verzekerden, te werven, ook wel *cream skimming* genoemd.

Hieronder gaan we nader in op het risicovereveningsmodel.

Sinds 1 januari 2006 is het nieuwe zorgverzekeringsstelsel operationeel. Zorgverzekeraars concurreren thans in het tweede compartiment om de gunst van de verzekerde en daartoe moeten zij een rol als kritische zorginkoper vervullen. Vooral deze zorginkoopfunctie is een centraal element in het nieuwe Nederlandse zorgstelsel en geeft meteen de raakvlakken weer tussen de deelmarkten van figuur 17.1. Sterk vereenvoudigd valt het nieuwe verzekeringssysteem voor te stellen als in figuur 17.2. De verzekeraars concurreren om polissen af te sluiten met verzekerden. Om dat te bewerkstelligen dienen zij kwalitatief goede zorg in te kopen (op de zorginkoopmarkt) tegen een scherpe prijs om zodoende een aantrekkelijke premie te kunnen voeren op de zorgverzekeringsmarkt. Sinds 1 februari 2005 dienen zorgverzekeraars voor ongeveer 10% van de ziekenhuiszorg met zorgaanbieders te onderhandelen over prijs, volume en kwaliteit en het is de bedoeling dat dit percentage zal groeien in de komende jaren. Ook op het gebied van geneesmiddelenvoorziening zouden zorgverzekeraars steeds meer een sturende rol moeten gaan vervullen (Schut en Brouwer, 2004). Aanbieders concurreren op hun beurt dan ook met elkaar om de gunst van de verzekeraar in de hoop contracten af te sluiten (tegen gunstige voorwaarden) en dienen derhalve scherp op prijzen en kwaliteit toe te zien.[2] Teneinde het systeem te doen functioneren worden verzekerden geacht scherpe inkopers van zorgverzekeringen te zijn en de

---

2 Overigens is het goed op te merken dat door de wijze waarop aanbieders worden betaald door verzekeraars voor hun diensten, deze hun prestaties en inzet in belangrijke mate kunnen bepalen. Een belangrijk gezondheidseconomisch concept in dat kader is *aanbodgeïnduceerde vraag*. Wanneer aanbieders bijvoorbeeld per verrichting betaald worden, kunnen zij geneigd zijn om meer zorg te leveren dan noodzakelijk, teneinde hun inkomen te vergroten (McGuire, 2000). Andere beloningsvormen (zoals een vast salaris) hebben het risico om te weinig productiviteit te bewerkstelligen. Slimme prikkels vanuit zorgverzekeraars middels betalingsprikkels voor aanbieders van zorg kunnen in dat opzicht gewenst gedrag bevorderen. Gezondheidszorgonderzoek naar beloningswijzen van aanbieders blijft dan ook zeer belangrijk. Zie bijvoorbeeld Mot (2002) voor een belangrijke Nederlandse studie naar beloning van artsen.

verschillende verzekeraars op prijs en kwaliteit met elkaar te vergelijken en op basis daarvan een keuze te maken voor een zorgverzekeraar. Zij mogen dan ook jaarlijks opnieuw een keuze maken en betalen een nominale premie aan de verzekeraar. Consumer choice (bijvoorbeeld Enthoven, 1980) is zo een centraal begrip in het nieuwe zorgstelsel. De verzekeraar mag per polis de premie niet differentiëren, maar moet iedereen voor eenzelfde polis tegen dezelfde voorwaarden accepteren. Alleen wanneer er sprake is van een collectief contract kan een korting worden gegeven (tot 10%). Deze korting moet overigens wel weer voor alle leden van de collectiviteit identiek zijn. Verzekerden kunnen kiezen tussen restitutie- en naturapolissen. Ook kunnen zij kiezen voor een eigen risico (van 0 tot 500 euro per jaar), waarbij de maandpremie uiteraard lager wordt naarmate het eigen risico toeneemt. Teneinde het kostenbewustzijn van de zorggebruikers te verhogen is ook de zogenaamde no-claimregeling ingevoerd. Verzekerden die per jaar minder dan 255 euro aan zorgkosten maken (huisartsenzorg uitgezonderd), krijgen het verschil tot 255 euro teruggestort na dat jaar. In 2007 is deze maatregel weer teruggedraaid.

Uit figuur 17.2 komen meteen enkele belangrijke onderzoeksterreinen en -vragen naar voren, die in de volgende paragraaf nader worden belicht. Het onderzoek speelt zich af op verschillende plaatsen in de empirische cyclus, variërend van inventariserend onderzoek (hoeveel verzekerden kiezen jaarlijks een andere verzekeraar?), explorerend onderzoek (welke verzekerden zijn meer geneigd om een eigen risico of aanvullende verzekering te nemen?), theoretisch interpretatief onderzoek (valt op basis van eerder onderzoek en de economische theorie iets te zeggen over een betere marktordening binnen de zorg?), instrumenteel onderzoek (middels welke instrumenten kan de voorkeur van verzekerden ten aanzien van kwaliteit van zorg het beste worden gemeten?), tot toetsend onderzoek (leidt een eigen risico voor zorg inderdaad tot verminderde zorgconsumptie?). Op veel van de hieronder besproken onderzoeksterreinen zal een combinatie van onderzoeksvormen plaatsvinden. Het valt uiteraard buiten het bereik van dit overzicht deze alle te bespreken, maar een aantal onderzoeken op deze terreinen komt hieronder aan de orde.

17.3 Gezondheidszorgonderzoek op het terrein van zorgverzekeringen

In het licht van het nieuwe zorgverzekeringsstelsel vindt er op meerdere terreinen ge-

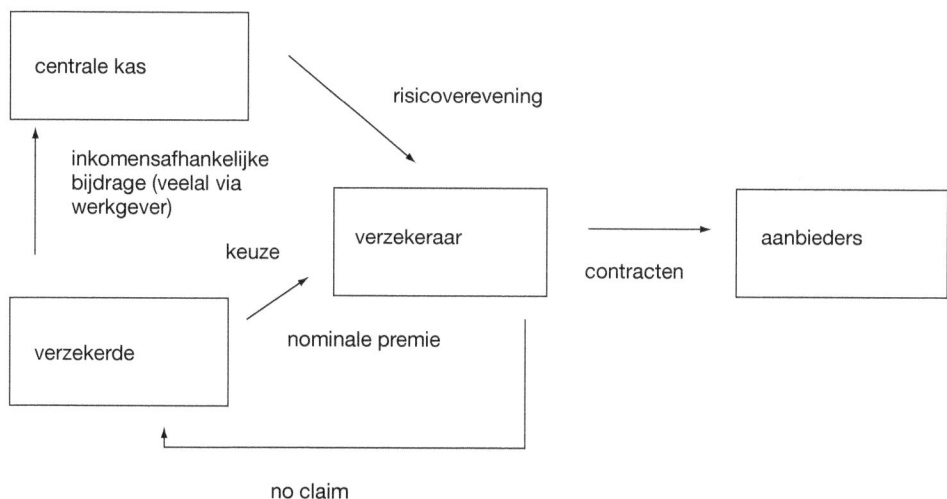

Figuur 17.2 Een aantal uitgelichte relaties in de nieuwe zorgverzekering vereenvoudigd weergegeven.

zondheidseconomisch onderzoek plaats. Hieronder belichten we een selectie van dit onderzoek op vijf belangrijke terreinen.

Marktordening

Allereerst is de marktordening zelf een terrein van onderzoek. Als gezegd kan dit worden gezien als theoretisch-interpretatief onderzoek, waarbij op basis van bestaande, empirische en theoretische kennis en de doelen die er bestaan ten aanzien van de zorg (kwaliteit, doelmatigheid, toegankelijkheid enzovoort) wordt getracht te komen tot een optimaal model voor de marktordening in de zorg (en daarmee nieuwe, toetsbare hypotheses). Voor zorgverzekeringen betekent dit ook dat er een balans dient te worden gevonden tussen solidariteit en problemen zoals moral hazard en aanbodgeïnduceerde vraag (Cutler en Zeckhauser, 2000).

Het stelsel van gereguleerde concurrentie zoals thans ingevoerd, is hier een uitvloeisel van, maar hiermee is deze onderzoekslijn niet ten einde. Allereerst dient in algemene zin te worden vastgesteld of de huidige kaders daadwerkelijk leiden tot meer doelmatigheid en keuzevrijheid, aan welke voorwaarden dient te worden voldaan om het systeem goed te laten werken, en of bijstelling nodig is. Het valt dan ook te verwachten dat in de komende jaren theoretisch en empirisch evaluatief (veelal toetsend) onderzoek zal plaatsvinden ten einde te bezien wat de gevolgen zijn van de (onderdelen van de) stelselherziening. Dit veelal kwantitatieve onderzoek zal op verschillende punten in de empirische cyclus plaatshebben en kan de nadere invulling van en wijzigingen in het zorgstelsel onderbouwen. Wel moet worden opgemerkt dat empirisch onderzoek naar het presteren van stelsels en algemene prikkels in stelsels lastig is, vooral omdat het geen goed gecontroleerde studies betreft, de gewenste uitkomsten van een stelsel en hun onderlinge weging vaak niet helder is en het derhalve noodzakelijkerwijs moeilijk is om duidelijke uitspraken te doen (zie bijvoorbeeld de discussies rond de vergelijking van de WHO van zorgsystemen; WHO, 2000; Williams, 2001).

Wat betreft de voorwaarden voor een adequaat werkend systeem van gereguleerde concurrentie is reeds veel bekend (bijvoorbeeld Van de Ven, 2001; Rutten en Brouwer, 2003). Zo dient er voldoende aanbod van zorg te zijn om verzekeraars de mogelijkheid te geven daadwerkelijk selectief te contracteren. Er dienen voldoende zorgverzekeraars te zijn om de verzekerden afdoende keus te bieden en daadwerkelijke concurrentie te bewerkstelligen. Er dient afdoende informatie beschikbaar te zijn voor de zorgconsument met betrekking tot prijzen en kwaliteit van zorg en verzekeringen op basis waarvan zij dan ook geacht worden te kiezen. Het oude systeem van prijs- en hoeveelheidsregulering dient plaats te maken voor vrije onderhandeling tussen aanbieders en verzekeraars en tegelijkertijd dient er effectief toezicht te bestaan op het handelen van verschillende actoren en dienen er duidelijke spelregels te zijn over hoe het spel van vraag en aanbod binnen de zorg gespeeld mag worden. Op dit moment is niet aan al deze (en sommige andere) voorwaarden voldaan. Zo bestaan er tekorten aan bepaalde medische specialisten waardoor meer marktwerking en vrije prijsvorming vooral een prijsopdrijvend effect zullen hebben. Tevens wordt, ook door de toezichthouders Nederlandse Mededingingsautoriteit (NMa) en de nieuwe Zorgautoriteit (ZA), nauwlettend gekeken naar fusies en samenwerkingsverbanden tussen zorgverzekeraars en zorgaanbieders. De mogelijkheden tot effectieve sancties van de waakhonden NMa en ZA schieten op dit moment overigens te kort (Schut en Varkevisser, 2006).

Het is onduidelijk of de consument afdoende (betrouwbare) informatie heeft aangaande de prijzen en kwaliteiten van verschillende aanbieders en verzekeraars en ook daadwerkelijk op basis daarvan kiest. De mate van deregulering is nog beperkt en lang nog niet in alle (zich daarvoor lenende) zorgsectoren doorgevoerd. Zo moeten de vrije contractering en prijsonderhandeling, die nu voor beperkte delen van de zorg gelden (bijvoorbeeld 10% van de ziekenhuiszorg), worden uitgebreid naar andere delen van de zorg. Daarbij is wel de vraag voor welke delen van de zorg dit model tot betere resultaten zal leiden. Er is bijvoorbeeld in kaart gebracht hoe kan worden getoetst of en onder welke voorwaarden verdere deregulering wat betreft zorginkoop op verschillende deelmarkten (reguliere, klinische zorg, spoedeisende hulp enzovoort) wenselijk en mogelijk is, gegeven de publieke doelen met de zorg (Aalbers et al., 2003; Varkevisser et al., 2003). Ook is het nieuwe systeem voor de financiering van ziekenhuizen, het systeem op basis van Diagnose-Behandelcombinaties (DBC's), op dit moment nog erg complex en bevat ook niet altijd de juiste prikkels. Onderzoek naar een adequate beloningstructuur van artsen en zorginstellingen blijft dan ook geboden. Inmiddels wordt door betrokken partijen gewerkt aan een gezamenlijk plan ter verbetering van de DBC-systematiek, dat moet voldoen aan door de NZA opgestelde criteria. Deze laatste betreffen ondermeer de bevordering van doelmatigheid (efficiënte markten), toegankelijkheid van zorg, kwaliteit, beperking administratieve lasten en facilitering van ontwikkelingen in zorgvraag en zorgaanbod. Kortom, alhoewel de ruwbouw van het nieuwe stelsel met de invoering van de nieuwe Zorgverzekeringswet staat, is er nog voldoende (onderzoeks)werk over om de verzekeringsmarkt verder te optimaliseren.

Risicoverevening

Zoals gezegd is het risicovereveningsysteem een centraal onderdeel van het nieuwe zorgstelsel en de adequate werking ervan een kernvoorwaarde voor het goed functioneren van de zorgverzekeringsmarkt. Men kan dit beschouwen als een vorm van subsidie voor het verzekeren van hoge risico's: ondanks het feit dat alle verzekeraars verplicht zijn iedereen voor een vaste premie per polis te accepteren, wordt het financiële risico dat de verschillende verzekeraars met verschillende verzekerde populaties vooraf *verevend* dankzij dit systeem. Dit wordt wel *ex ante risicoverevening* genoemd. Deze risicoverevening dient er dus voor te zorgen dat verzekeraars een *subsidie* krijgen per verzekerde, geënt op het voorspelde financiële risico dat deze verzekerde loopt. Zolang dit onvoldoende verfijnd is, blijft de prikkel voor risicoselectie bestaan en ook de noodzaak voor *ex post risicoverevening*, zoals ook thans in Nederland nog gebruikelijk en waarbij verzekeraars achteraf worden gecompenseerd.[3]

Het risicovereveningsysteem in Nederland is naar internationale maatstaven zeer verfijnd. Het taakstellende bedrag per verzekerde dat in aanvulling op de voor iedereen gelijke nominale premie moet worden uitgekeerd aan de verzekeraar, wordt thans vastgesteld aan de hand van de bepaling van aanvaardbare kosten. De bedoeling is dat voor elke verzekerde hierdoor het tekort op basis van de aanvullende premie even groot is, hetgeen met de nominale premie kan worden aangezuiverd. Juist vanwege het belang van een goed functionerend risicovereveningsysteem wordt er voortdurend gewerkt aan verbetering van het

---

3   In Nederland gebeurt dit nu op basis van nacalculatie (bijstelling van het normatieve bedrag om de hoogte van het financiële risico te koppelen aan de mogelijkheden die zorgverzekeraars hebben om de hoogte van de feitelijke kosten te beïnvloeden), compensatie voor hoge kosten (kosten voor een verzekerde boven een drempelbedrag, thans € 12.500, voor een bepaald percentage, thans 90%, onderling worden verevend dan wel verrekend met het Zorgverzekeringsfonds) en generieke verevening (bijstelling normatieve bedrag op basis van verschil per verzekeraar tussen (ex ante) risicoverevening en werkelijke kosten). Het is de bedoeling dat de ex post verevening wordt afgebouwd.

systeem. In de loop van de jaren is dit risicovereveningsysteem dan ook steeds verder uitgebouwd, waarbij uiteenlopende (deel)onderzoeken zijn verricht – van exploratief tot toetsend en theoretisch-interpretatief.

Momenteel functioneert het risicovereveningsysteem op basis van de kenmerken leeftijd, geslacht, rechtsgrond (arbeidsongeschikt, AOW, bijstand, werkend, zelfstandig, meeverzekerden), regio (tien groepen, clustering van postcodegebieden op diverse sociaaleconomische kenmerken), Farmaciekostengroepen (FKG) en Diagnosekostengroepen (DKG). De beide laatste elementen zijn in feite proxies voor gezondheidskenmerken van de verzekerden, op basis van medicijngebruik van de verzekerde (FKG, zie bijvoorbeeld Lamers et al., 1999 en 2000) en het ziekenhuisgebruik in het verleden (DKG, zie bijvoorbeeld Van Vliet et al., 1994; Lamers, 1997). Er zijn ondertussen zeventien FKG's en dertien DKG's gedefinieerd. Het belang van deze verfijningen wordt duidelijk gemaakt in tabel 17.1, waaruit blijkt dat de gemiddelde voorspelbare verliezen fors dalen als gevolg van verbeteringen in het risicovereveningsysteem (Van de Ven et al., 2004).

Het huidige risicovereveningsysteem is weliswaar zeer verfijnd, maar verbetering blijft desondanks gewenst. Recent hebben Prinsze et al. (2005) aangegeven dat op basis van huidige en vroegere zorgconsumptie en op basis van eenvoudige vragen, veel verschillende groepen kunnen worden onderscheiden met duidelijk voorspelbare verliezen. Bijvoorbeeld mensen die het vorige jaar herleidbaar te kampen hadden met maagaandoeningen, depressie of ten minste vier maal de huisarts bezochten in twee maanden, zullen naar verwachting verliesgevende groepen verzekerden zijn. Het voorspelde verlies per persoon kan aanzienlijk zijn: respectievelijk € 3.290, € 1.080 en € 930 voor de hiervoor genoemde groepen (zonder ex post verevening).

Deze groepen zijn vrij eenvoudig te achterhalen, hetgeen zou kunnen leiden tot risicoselectie door verzekeraars, waarvoor in het nieuwe zorgverzekeringsstelsel meer prikkels en meer mogelijkheden bestaan zoals Prinsze et al. (2005) betogen. Van Kleef et al. (2006) geven verder aan dat er sterke aanwijzingen zijn dat de risicoverevening tussen zorgverzekeraars op dit moment niet volledig corrigeert voor gezondheidsverschillen tussen verzekerden met en verzekerden zonder eigen risico.

Meer onderzoek naar een nog verfijnder risicovereveningsysteem blijft dan ook belangrijk.

Tabel 17.1 Voorspelbare verliezen bij de verschillende ex ante risicovereveningmodellen, zonder ex-post hogekostencompensatie en nacalculatie (kosten 1999, exclusief vaste kosten ziekenhuizen).

	10% personen met hoogste kosten in het voorgaande jaar		
Model	Gemiddelde voorspelde kosten	Gemiddelde voorspelbare verliezen	Gemiddelde voorspelbare verliezen als % van gemiddelde werkelijke kosten (€ 3.433)
Geen	875	2558	75%
Demo I	1350	2083	61%
Demo II	1443	1990	58%
FKG	1967	1466	43%
DKG	2046	1387	40%
FKG + DKG	2418	1015	30%

Bron: Van de Ven et al., 2004.

Veelal betreft het hier toetsend onderzoek. Op basis van zeer grote gegevensbestanden van verzekeraars kan de relatie tussen kenmerken van de verzekerde en de voorspelbare kosten nader in kaart worden gebracht en kunnen elementen (bijvoorbeeld nieuwe FKG's of DKG's) aan het model worden toegevoegd. Wel moet hierbij worden bedacht dat de risicoverevening is bedoeld als een soort van (kruis)subsidie, en dat dus keuzen dienen te worden gemaakt voor welke aspecten een dergelijke subsidie moet plaatsvinden (zie Van de Ven en Ellis (2000) voor een uitvoerige bespreking van deze problematiek).

Keuzegedrag en mobiliteit

Voor de werking van het systeem is het van groot belang te weten of en op welke wijze verzekerden en zorggebruikers keuzen maken rondom zorg en zorgverzekering. Immers, het stelsel van gereguleerde concurrentie is geënt op het gedachtegoed van Alain Enthoven (1980) waarin *consumer choice* een centrale plaats heeft in de zorg en zorgverzekering. Dit betekent echter wel dat consumenten daadwerkelijk moeten kunnen kiezen en willen veranderen van zorgverzekeraar (en eventueel gekoppelde gecontracteerde aanbieders). Hierover bestond voor de invoering van de ZVW nog de nodige onduidelijkheid. De consumentenmobiliteit op de Nederlandse zorgverzekeringsmarkt was vrij beperkt, ook vanwege de beperkte prikkels, onder andere prijsprikkels, die in het systeem aanwezig waren om overstappen te bevorderen. (Laske-Aldershof et al. (2005) geven een goed overzicht over de prikkels voor consumentenmobiliteit in verschillende landen.) Hierdoor bleef de mobiliteit van vooral de ziekenfondsverzekerden zeer beperkt op de zorgverzekeringsmarkt, hetgeen twijfels deed rijzen over de prikkels die zorgverzekeraars zouden ondervinden om kritische zorginkopers te zijn namens hun verzekerden. Ook werd gevreesd dat slechts een selectie van verzekerden (bijvoorbeeld jongeren, hoger opgeleiden) zou veranderen van zorgverzekeraar, hetgeen een ongewenste prikkel voor verzekeraars zou kunnen geven om juist die groepen (mogelijk ten koste van andere groepen) tevreden te houden. Verder bestond de angst dat veel mensen zich niet zouden verzekeren, hetgeen het aantal onverzekerden in Nederland sterk zou kunnen verhogen en was onduidelijk voor welke polis mensen zouden kiezen in het nieuwe stelsel (natura of restitutie, collectief of individueel, met eigen risico of zonder). De invoering van de nieuwe Zorgverzekeringswet werd dan ook omkleed met in eerste instantie vooral inventariserend en explorerend onderzoek om te bezien hoeveel en welke verzekerden zouden veranderen van zorgverzekeraar of onverzekerd zouden raken en welke polissen men zou kiezen (box 17.2).

Box 17.2 Mobiliteit in het nieuwe stelsel

De mobiliteit van verzekerden in het nieuwe zorgstelsel is een belangrijk onderzoeksthema. Smit en Mokveld (2006) geven aan dat per 1 maart 2006, op basis van een grootschalig onderzoek op basis van data verkregen van verzekeraars, zo'n 18% van de verzekerden was overgestapt naar een andere zorgverzekeraar. Het NIVEL (De Jong et al., 2006a) rapporteerde in juni 2006, op basis van een representatief panelonderzoek, dat 21% van de verzekerden was overgestapt. (Dit verschil in percentages heeft mede te maken met het feit dat overstappen tot 1 mei 2006 mogelijk was.) Beide percentages lagen beduidend hoger dan de *a priori* verwachtingen rond consumentenmobiliteit, temeer daar in voorgaande jaren slechts 4% van de ziekenfondsverzekerden en 10% van de particulier verzekerden jaarlijks overstapte (Smit en Mokveld, 2006). Gedeeltelijk zijn deze verschillen ook in de nieuwe situatie nog merkbaar; van de voormalig ziekenfondsverzekerden stapte 16% over, van de voormalig particulier verzekerden ongeveer een kwart

(Smit en Mokveld, 2006). Veel van de mensen die overstappen, doen dit in het kader van een collectief contract, veelal via de werkgever (De Jong et al., 2006a). Het aandeel collectieve contracten is gestegen van 31% tot 44% (Smit en Mokveld, 2006). De Jong et al. (2006a) rapporteren zelfs een percentage van 55%. Overstappen lijkt niet gerelateerd aan geslacht, maar wel aan leeftijd (Smit en Mokveld, 2006; De Jong et al., 2006a). Jongeren stappen duidelijk vaker over dan ouderen. Het CBS becijferde verder dat het aantal onverzekerden lager uitvalt dan verwacht (ca. 182 000).

Desgevraagd geven overstappers aan dat een belangrijke reden om over te stappen een aantrekkelijk collectief aanbod is (57%), hetgeen past in een reeds langer lopende trend van toenemend belang van collectiviteiten (bijvoorbeeld Schut, 2000a). Ook ontevredenheid over de premiestelling van de 'oude' verzekeraar (39%) speelt een rol (De Jong et al., 2006a). Tweederde van de mensen koos voor een naturapolis, waarbij opvallend veel Nederlanders hebben gekozen voor een polis zonder eigen risico (ongeveer 95% volgens Smit en Mokveld, 2006; De Jong et al., 2006a). Eenzelfde percentage heeft gekozen voor een aanvullende verzekering (Smit en Mokveld, 2006; De Jong et al., 2006a). Het belang van gezondheidszorgonderzoek naar aanvullende verzekeringen en de relatie ermee met de basisverzekering zal hier niet nader worden uitgewerkt, maar is zeer belangrijk (zie bijvoorbeeld Laske-Aldershof en Schut, 2005; Schut et al., 2004; Paolucci et al., 2006). De inventariserende en explorerende onderzoeken geven uiteraard aanleiding tot nieuwe hypothesevorming en toekomstige (toetsende) onderzoeken.

Op basis van data uit voorgaande jaren is al belangrijk onderzoekswerk verricht op het gebied van verzekerdenmobiliteit. Van Vliet (2006) geeft bijvoorbeeld aan dat uit de (internationale) literatuur duidelijk naar voren komt dat mensen die overstappen van zorgverzekeraar voornamelijk jong en gezond zijn (bijvoorbeeld Laske-Aldershof en Schut, 2005; Dowd et al., 1991; Royalty en Solomon, 1999; Cunningham en Kohn, 2000; Nusscheler en Knaus, 2005). Van Vliet toetst in zijn artikel of de overstappers van zorgverzekering betere risico's zijn dan de blijvers. Met betere risico's wordt hier bedoeld of hun zorguitgaven (schadelast) beneden het inkomen ligt dat de zorgverzekeraar op basis van het risicovereveningmodel voor hen ontvangt. Het is duidelijk dat dit een relevante vraag is in de context van het functioneren van de gereguleerde markt. Op basis van een groot paneldatabestand voor ziekenfondsverzekerden (met variabelen als geslacht, leeftijd, postcode, gezondheidszorguitgaven en dergelijke) konden 130 000 overstappers (periode 2000-2001) worden geïdentificeerd. Uit de analyse bleek dat overstappers significant jonger zijn, vaker in een stedelijk gebied wonen, minder vaak arbeidsongeschikt zijn en beter scoren qua gezondheid gebaseerd op classificaties op basis van medicijngebruik en ziekenhuiszorggebruik (FKG en DKG, zie hieronder voor een toelichting). Er bleek (ook hier) geen verschil in geslacht tussen overstappers en blijvers. Van Vliet toont vervolgens aan wat dit betekent in termen van inkomen en uitgaven. Daaruit komt, kort samengevat, naar voren dat bij een ontoereikend risicovereveningsysteem (zoals thans nog gebruikt in landen als Duitsland) de overstappers en nieuwe verzekerden winstgevend zouden zijn. Bij een beter risicovereveningsysteem, zoals thans in Nederland gebruikt wordt, vervalt dit voordeel direct voor nieuwe verzekerden en na een jaar voor overstappers (alleen het eerste jaar zijn er beperkte winsten). Dit onderstreept het belang van een goed risicovereveningsysteem en de samenhang tussen mobiliteit, risicoverevening en prikkels tot selectie voor verzekeraars.

Prijsgevoeligheid: zorg en verzekering

Om een aantal redenen is de prijsgevoeligheid van consumenten in de zorg- en verzekeringsmarkt van belang. Allereerst om de werking van de verzekeringsmarkt. Immers, het idee achter het stelsel van gereguleerde concurrentie is dat verzekerden zullen kiezen onder andere op basis van de prijs van verzekering. Alhoewel dit binnen het ziekenfondsstelsel al langer mogelijk was, was voor de invoering van het nieuwe stelsel de prijsgevoeligheid, de prijselasticiteit, binnen het Nederlandse stelsel gering (bijvoorbeeld Schut, 2000b; Schut en Hassink, 2002; Van Dijk et al., 2006). Dat is uiteraard problematisch, aangezien afwezigheid van prijsgevoeligheid leidt tot een verminderde druk op zorgverzekeraars om hun premies laag te houden door scherp in te kopen, hetgeen kan resulteren in ondoelmatigheid. In het nieuwe stelsel lijkt premie echter belangrijker (Douven en Schut, 2006). Alhoewel er nog geen grootschalig kwantitatief onderzoek is gedaan naar de werkelijke prijselasticiteit van consumenten op de nieuwe verzekeringsmarkt, is wel duidelijk dat de prijsconcurrentie tussen zorgverzekeraars sterk is toegenomen. De gemiddelde premie voor de zorgverzekering is dermate laag, dat gemiddeld genomen zorgverzekeraars verlies zullen leiden op de polissen (Douven en Schut, 2006). Ook is het feit dat veel mensen kiezen voor een (goedkoper) collectief contract en dat 39% van de mensen aangeeft het aanbod van de 'oude' zorgverzekeraar te duur te vinden een signaal dat premie in toenemende mate een rol speelt bij de keuze van een zorgverzekeraar (De Jong et al., 2006a). Overigens sluit de klaarblijkelijk toenemende invloed van prijzen op keuze voor een zorgverzekeraar wel aan bij een tendens van toenemend belang van premiestelling die al eerder viel waar te nemen in meer explorerend onderzoek van Laske-Aldershof en Schut (2005).

Uit internationaal onderzoek en nationaal onderzoek met betrekking tot het oude verzekeringsstelsel is wel iets te zeggen over de prijselasticiteit van consumenten op de zorgverzekeringsmarkt. Internationaal onderzoek op dit terrein is overvloedig aanwezig (zie bijvoorbeeld Strombom et al., 2002; Van Dijk et al., 2006), maar gegeven de grote verschillen tussen landen in vormgeving van het zorgstelsel en de prikkels die consumenten ervaren om over te stappen (bijvoorbeeld Laske-Aldershof et al., 2005) zijn de uitkomsten van dergelijk onderzoek voor de Nederlandse situatie niet altijd bruikbaar. Zo wordt de prijselasticiteit van de vraag naar zorgverzekering meestal uitsluitend bepaald op basis van de directe nominale premie die wordt betaald aan de zorgverzekeraar en niet op de totale premie (inclusief het inkomensafhankelijke premiedeel dat veelal direct op het loon werd ingehouden). Aangezien er duidelijke verschillen bestaan in de wijze waarop verschillende landen deze verdeling tussen nominale premie en inkomensafhankelijke premie vaststellen, kan dit de resultaten beïnvloeden, aangezien verschillen in absolute omvang van de nominale premie ook verschillende prikkels tot overstapgedrag bij verzekerden teweeg kunnen brengen (Schut en Laske-Aldershof, 2001).[4] Een belangrijke Nederlandse studie op dit terrein (uiteraard op basis van de vroegere verzekeringssituatie) is die van Schut en Hassink (2002) (box 17.3). Het is interessant om

---

4   In dat kader is ook in Nederland wel gepleit voor een kleiner nominaal deel van de premie, waardoor vaste absolute verschillen in premies relatief grotere verschillen zouden vormen, hetgeen mensen eerder prikkelt tot overstappen. Schut en Laske-Aldershof (2001) vinden op basis van een toetsend onderzoek dat respondenten eerder geneigd zijn over te stappen naar een andere verzekeraar wanneer er een verschil in premie is van 200 euro op een totale nominale premie van 500 euro dan wanneer dezelfde winst van 200 euro kan worden geboekt op een nominale premie van 2900 euro. Dit sluit aan bij hedendaagse inzichten in consumentengedrag (Tversky en Kahneman, 1981; Frank, 2000).

te zien hoe de prijselasticiteiten zich in het nieuwe zorgstelsel zullen ontwikkelen.

Box 17.3 Prijselasticiteit ziekenfondsen

Schut en Hassink (2002) onderzoeken de invloed van premiestelling door verzekeraars (i.c. ziekenfondsen) op het marktaandeel dat een verzekeraar heeft. Op basis van geaggregeerde paneldata van alle ziekenfondsen voor de periode 1996-1998 schatten zij, met behulp van econometrische technieken, de invloed van premiestelling op het marktaandeel van een ziekenfonds. De resultaten geven aan dat de prijselasticiteit voor het basispakket slecht -0,3 bedraagt, hetgeen betekent dat een premieverhoging met 10% door een ziekenfonds zich vertaalt in een marktaandeelafname van 3%. Een dergelijke prijselasticiteit is relatief laag in vergelijking met Amerikaanse schattingen, die uiteenlopen van -0,6 tot -1,8 (zoals in Dowd en Feldman, 1994; Buchmueller en Feldstein, 1997; Cutler en Reber, 1998; Royalty en Solomon, 1999). Echter, een dergelijke directe vergelijking van de prijselasticiteiten tussen landen gaat voorbij aan belangrijke verschillen tussen de Amerikaanse en Nederlandse situatie, zoals het verschil in bestaande marktaandelen van verzekeraars. Desondanks is duidelijk dat er een lage prijsgevoeligheid was in de Nederlandse situatie en dat derhalve prijsverhogingen in ieder geval op korte termijn winstgevend zouden kunnen zijn en dat in ieder geval de prikkel om de nominale premie zo laag mogelijk te houden gering was.

Ook de prijsgevoeligheid bij zorgconsumptie is van belang, niet alleen voor de zorgleveringsmarkt, maar via effecten op de hoeveelheden zorg die worden geconsumeerd ook op de zorgverzekeringsmarkt. Eigen betalingen kunnen verschillende vormen hebben: een eigen bijdrage (een vast bedrag per eenheid medische consumptie dient de verzekerde zelf te betalen), een procentuele bijbetaling (de verzekerde betaalt een percentage van de zorgkosten zelf) of een eigen risico (de eerste kosten binnen een verzekeringsperiode komen tot een bepaald maximum voor rekening van de zorgconsument). In het nieuwe verzekeringsstelsel zijn twee regelingen met name van belang. Allereerst kunnen verzekerden op een individueel niveau kiezen voor een vrij gekozen eigen risico (van 0 tot 500 euro per jaar). Daarnaast geldt voor alle volwassen verzekerden dat zij deelnemen aan de no-claimregeling, hetgeen een variant is op eigen betalingen, namelijk een (uitgestelde) bonus bij niet-gebruik. Beide regelingen kunnen prijsgevoelige zorgconsumenten aanzetten tot lagere zorgconsumptie, hetgeen resulteert in lagere zorgkosten. De vraag is dan uiteraard welk effect eigen betalingen precies hebben op de zorgconsumptie en wat dit betekent voor de zorgkosten en tevens op de gezondheid.

Van de Ven (1999) geeft aan dat er verschillende methodologische problemen zijn bij het onderzoeken van de effecten van eigen betalingen, te weten: selectie-effecten (een niet-doorsneeselectie van mensen kiest voor een eigen risico of betaling), simultane andere veranderingen (vaak worden meerdere veranderingen in het zorgstelsel gelijktijdig uitgevoerd en is daarmee onduidelijk wat de geobserveerde effecten heeft veroorzaakt) en latente vraag (bij een verandering waarbij de vraag verandert, zoals het verlagen van de eigen betaling, kan het aanbod de toegenomen vraag soms niet meteen verwerken, waardoor het gemeten gebruik achterblijft bij de gestegen vraag).

Voor eigen betalingen, in de vorm van een eigen risico of anderszins, is afdoende aangetoond dat zij een consumptieverlagend effect hebben. Het belangrijkste onderzoek in dit kader is het RAND-ziektekostenverzekeringsexperiment (zie box 17.4).

Box 17.4 Het RAND-experiment

Het RAND-ziektekostenverzekeringsexperiment betrof een grootschalig, gerandomiseerd onderzoek naar de effecten van eigen betalingen op zorgconsumptie en gezondheid (Newhouse et al., 1993). De deelnemende gezinnen kregen gedurende drie of vijf jaar gerandomiseerd een zorgverzekeringspolis toegewezen waarbij alleen de eigen betalingen verschilden per gezin. De procentuele bijbetaling varieerde tussen 0 en 95% van de zorgkosten, waarbij er een variabel maximum van het totaal te betalen bedrag per jaar was vastgesteld (5% tot 15% van het jaarlijkse gezinsinkomen) met een maximum van 1.000 dollar. De resultaten van dit experiment gaven aan dat de totale jaarlijkse ziektekosten bij een volledige verzekering 45% hoger lagen dan bij een hoge procentuele bijbetaling (95%). Deze eigen betalingen leiden tot reducties van alle zorgvormen, ook ziekenhuiszorg, maar vooral voor minder ernstige aandoeningen. Mensen met een lager inkomen werden sterker geremd door eigen betalingen dan mensen met een hoger inkomen. Echter, de gezondheidseffecten van de verminderde zorgconsumptie van mensen met een hogere eigen betaling waren nihil. In het algemeen konden er geen verschillen worden gevonden in gezondheid tussen mensen met een hoog zorggebruik (dus geen eigen betaling) en mensen met een laag zorggebruik (dus hoge procentuele bijdrage), ceteris paribus. Newhouse et al. concludeerden dan ook: 'For the average person there were no substantial benefits from free care.' (1993, p. 201). De enige uitzondering op deze regel waren de 'sick poor', dat wil zeggen de mensen met een laag inkomen en bepaalde ziektebeelden. De RAND-onderzoekers stelden dat voor die groep uitzonderingen dienen te worden gemaakt, terwijl voor het overige eigen betalingen kunnen bijdragen aan een verminderd zorggebruik en lagere zorgkosten zonder dat dit de gezondheid schaadt. Overigens moet bij deze resultaten wel worden bedacht, dat in de RAND-studie de deelnemers aan het experiment geografisch waren gespreid, waardoor artsen en instellingen veelal slechts een enkele deelnemer aan het experiment in hun praktijk hadden. Gedragsveranderingen aan de kant van de aanbieders, bijvoorbeeld het stimuleren van de vraag teneinde inkomen te behouden, zijn dan ook onwaarschijnlijk in deze setting, maar kunnen erg relevant zijn in de praktijk wanneer het grotere groepen van verzekerden (per arts) betreft. Zo bleek bijvoorbeeld ook in de Nederlandse situatie bij de invoering van de zogenaamde 'medicijnknaak', de eigen bijdrage van 2,50 gulden per receptregel. Als gevolg daarvan daalde weliswaar het aantal recepten, maar per recept werden meer medicijnen afgeleverd (Van de Ven, 1999).

Zoals uit box 17.4 blijkt, is ook in Nederland wel gekeken naar de effecten van eigen betalingen. Zo onderzocht Rutten (1978) de prijsgevoeligheid van ziekenfondsverzekerden van een bijbetaling van 25% voor een verpleegdag bij een ziekenhuisbevalling. Hieruit bleek een prijselasticiteit van -1,5; een prijsverhoging van 10% leidde tot een afname in verpleegdagen per verzekerde van 15%. Van de Ven (1999) geeft een overzicht van onderzoeken en concludeert dat prijsgevoeligheid in Nederland zeker niet afwezig is, maar dat de meeste studies te wensen overlaten, vooral in het meten van de effecten op gezondheid.

Een interessante onderzoekslijn is die naar eigen risico's aan de voet. Bijvoorbeeld Van Vliet (2000; 2001) toetste de effecten van eigen risico's aan de voet, waarbij hij deze transformeerde tot verwachte procentuele bijbetalingen op basis van de verwachte zorgkosten. Van Vliet (2001) vindt dat eigen risico's aan de voet een duidelijk, zij het beperkt, effect hebben op de zorgvraag. De geschatte prijselasticiteit bedroeg -0,079. Kijkend naar verschillende zorgvormen bleek de hoogste prijselasticiteit de vraag naar fysiotherapie en huisartsen te betreffen (-0,12 respectievelijk -0,085). Specialistenconsulten en medicijnen hadden lagere prijselasticiteiten (-0,074 respectievelijk -0,056), terwijl ziekenhuiszorg niet werd beïnvloed door het eigen risico.

Van Kleef et al. (2005, 2006) gaven aan dat in het huidige stelsel het feit dat de premiekorting die wordt verleend bij het opteren voor een eigen risico niet mag worden gedifferentieerd naar leeftijd en andere risicokenmerken er uiteindelijk toe zou kunnen leiden dat niemand kiest voor een eigen risico als gevolg van een adverse selectiespiraal. Dit leidt dan dus tot een hogere zorgconsumptie, meer moral hazard en hogere zorgkosten.

Ook aan de werking van de no-claim is altijd sterk getwijfeld (Schut, 2004; Rutten en Brouwer, 2003). Het uitgestelde karakter ervan alsmede de uitsluiting van de huisartsenzorg (een van de weinige zorgvormen waarbij zorgconsumenten nog enigszins zelf hun consumptiepatroon kunnen bepalen) zijn weinig hoopgevend voor wat betreft het terugdringen van *moral hazard* en een dempend effect op de zorguitgaven. Het instrument lijkt meer bedoeld om een verschuiving van collectieve naar private lasten te bewerkstelligen. Recent geven De Jong et al. (2006b) aan dat er inderdaad weinig aanwijzingen zijn dat de no-claim een gedragsverandering teweeg weet te brengen. Gegeven de toenemende druk om de (stijging van de) zorgkosten te beteugelen is het dan ook niet ondenkbaar dat op termijn de no-claim zal worden omgevormd tot een werkelijke eigen bijdrage, temeer daar kostenbeheersing in het nieuwe stelsel via eigen bijdragen, dan wel via verder inkrimpen van het basispakket gestalte moet krijgen (Brouwer en Schut, 2001).

Rechtvaardige financiering en zorgverlening
Rechtvaardigheidsoverwegingen spelen binnen de financiering en inrichting van elk zorgstelsel een zeer belangrijke rol (bijvoorbeeld Wagstaff en Van Doorslaer, 2000). Voor de financiering van de zorg, die uiteraard veelal sterk gerelateerd is aan de verzekering, geldt algemeen het principe van bijdragen naar draagkracht. Veelal wordt hierbij als ijkpunt genomen dat ieder inkomen procentueel evenveel zou moeten bijdragen aan de zorg. Een volledig inkomensafhankelijke premie, die wordt vastgesteld als vast percentage van het inkomen, leidt uiteraard tot een dergelijke proportionele verdeling van de zorglasten. Er is sprake van een regressief (progressief) betalingssysteem wanneer de lagere inkomens procentueel meer (minder) bijdragen aan de zorg dan de rijkere. Omdat voorheen in de ziekenfondssector de inkomensafhankelijkheid slechts gold tot een bepaald inkomensniveau, was de premieheffing daar licht regressief, maar in de particuliere sector, waar een equivalente premie werd gevraagd, uiteraard sterk regressief. Ook rond de invoering van de nieuwe Zorgverzekeringswet was er veel discussie over de inkomensgevolgen daarvan. Gegeven het feit dat minder wordt geleund op inkomensafhankelijke premies dan voorheen in het ziekenfonds gebruikelijk, werd de zorgtoeslag ingevoerd (bekostigd uit algemene middelen en bestemd voor de lagere inkomens) om de inkomensgevolgen van de verandering te minimaliseren en om de toegankelijkheid van de zorgverzekering ook voor lagere inkomens te borgen.

In een groot en lang lopend, door de Europese Commissie gefinancierd, gezondheidseconomisch programma werd bezien in hoeverre in Nederland en andere landen aan de principes van bijdragen aan de zorg op basis van draagkracht wordt voldaan (Van Doorslaer et al., 1993; Wagstaff en Van Doorslaer, 2000). Dit betreft toetsend onderzoek op basis van empirische gegevens over inkomen en zorgbetalingen, waarbij wordt onderzocht of de financiering in een land significant afwijkt van een proportionele financiering. Uit dit onderzoek blijkt, niet verrassend, dat landen met financiering vanuit belastingen (Engeland, Italië) een sterk progressief systeem kennen, landen met sociale verzekering (Duitsland, Nederland) een proportioneel of licht regressief systeem en landen met een sterk privaat systeem (Verenigde Staten, Zwitserland) een sterk regressief systeem kennen. Ook werd in dit onderzoek gekeken of de zorg bij de juiste personen terechtkwam ongeacht hun inkomenspositie. Daartoe werd een behoeftemaat gedefinieerd en werd vervolgens nagegaan of de zorgconsumptie naar behoefte plaatsvond. Daaruit kwam dat de huisartsenzorg gemiddeld bij de juiste personen terechtkwam en zelfs wat meer ten gunste van de lagere inkomens, terwijl voor specialistische zorg en tandartsenhulp juist werd gevonden dat deze onevenredig vaak terechtkwamen bij de relatief hogere inkomens. Voor die categorieën kun je dan ook spreken van ongelijkheid in de zorgverlening, een resultaat dat voor de meeste Europese landen werd gevonden.

17.4 Tot slot

In dit hoofdstuk is het GZO naar zorgverzekeringen vanuit een gezondheidseconomische invalshoek belicht. Daarbij hebben we meer theoretische beschouwingen op basis van economische theorie vermeden en vooral voorbeelden aangehaald uit de Nederlandse praktijk. Binnen het GZO naar zorgverzekeringen komen de verschillende vormen van onderzoek (van explorerend tot toetsend) voor. Hoewel dit onderzoek veelal een toegepast karakter heeft, vindt ook nieuwe theorievorming plaats, bijvoorbeeld op het terrein van consumentenkeuze, verzekeraarsgedrag en inrichting van het zorgstelsel.
Het handboek gezondheidseconomie (Cuyler en Newhouse, 2000) geeft de belangstellende lezer een uitstekend overzicht van vooral de uitgebreide Amerikaanse literatuur. Cutler en Zeckhauser (2000) trekken in hun bijdrage vijf belangrijke *anatomical lessons* voor ziektekostenverzekering:

1 Ziektekostenverzekering betreft een fundamentele afweging tussen risicospreiding en goede prikkels om moral hazard te reduceren (door bijvoorbeeld eigen bijdragen) en supplier induced demand te beteugelen (door bijvoorbeeld vormen van managed care).
2 Tegengestelde belangen tussen patiënten, aanbieders van zorg en verzekeraars hebben in een aantal situaties geleid tot verticale integratie (met name in de VS, vergelijk HMO's).
3 Concurrentie tussen verzekeraars is een mixed blessing, vanwege het probleem van risicoselectie.
4 Omdat verzekeringen jaarlijks worden afgesloten, is er geen bescherming voor het terugvallen in een slechtere risicocategorie (dit geldt voor private markten; in Nederland zijn hiervoor de eerder genoemde maatregelen getroffen).
5 Het blijft nog onduidelijk welke benadering voor ziektekostenverzekering de meest kosteneffectieve is.

Zoals Schut opmerkt naar aanleiding van deze lessen (zie Rutten et al., 2001) biedt een sociale ziektekostenverzekering, mits goed georganiseerd, voordelen boven een privaat systeem, omdat er oplossingen kunnen worden geboden voor risicoselectie (les 3), toegankelijkheid (les 4) en, door een verstandig systeem van eigen bijdragen, ook voor moral hazard (les 1). Wel stelt hij dat private systemen meer keuzemogelijkheden bieden (behalve voor de ziekere patiënt) en wellicht ook meer prikkels bieden voor efficiëntie op het microniveau. De trend lijkt echter die naar meer gereguleerde systemen van sociale ziektekostenverzekering te zijn passend in de algemene trend weg van aanbodregulering naar meer vraaggestuurde zorgstelsels. In dat opzicht is en blijft het gezondheidszorgonderzoek op het terrein van zorgverzekeringen, zeker ook binnen Nederland, zeer belangrijk.

Aanbevolen literatuur

Boot JM, Knapen MHJM. Handboek Nederlandse Gezondheidszorg. Utrecht: Het Spectrum, 2005.
Culyer AJ, Newhouse JP (eds). Handbook of Health Economics. Amsterdam: Elsevier, 2000.
Lapre R, Rutten FFH, Schut FT. Leerboek Algemene Economie van de Gezondheidszorg. Maarssen: Elsevier/De Tijdstroom, 2005.
Schut FT, Ven WPMM van de. Rationing and competition in the Dutch health care system. Health Economics, 2005;14:S59-S74.

Referenties

Aalbers RFT, Dijkgraaf E, Geest SA van der, Schut FT, Varkevisser M. Zorgvuldig dereguleren: een analysekader voor de curatieve zorg, Studies in Economic Policy, nr. 8, OCFEB/iBMG. Rotterdam: Erasmus Universiteit, 2003.
Arrow, KJ. Uncertainty and the welfare economics of medical care. American Economic Review, 1963;53:941-973.
Brouwer WBF, Schut FT, Rutten FFH. Bedrijvenpoli's in het licht van Rawls en Pareto. ESB, 1996;81: 973-975.
Brouwer WBF, Schut FT. Ethische dilemma's in het nieuwe zorgstelsel. ESB-Dossier 2001;86:D7.
Brouwer WBF, Schut FT. Priority care for employees: a blessing in disguise? Health Economics, 1999;8:65-73.
Buchmueller TC, Feldstein PJ. The effect of price on switching among health plans. J Health Econ, 1997;16(2):231-47.
Cunningham PJ, Kohn L. Health plan switching: choice or circumstance? Health Affairs, 2000; 19(3):158-164.
Culyer AJ, Newhouse JP (eds). Handbook of Health Economics. Amsterdam: Elsevier, 2000.
Cutler DM, Reber SJ. Paying for Health Insurance: The Tradeoff Between Competition and Adverse Selection. Quarterly Journal of Economics, 1998; 113(2):433-66.
Cutler DM, Zeckhauser RJ. The anatomy of health insurance. In: Culyer AJ, Newhouse JP (eds). Handbook of Health Economics (563-643). Amsterdam: Elsevier, 2000.
Dijk M van, Pomp M, Douven R, Laske-Aldershof T, Schut FT, Boer W de, Boo A de. Consumer price sensitivity in health insurance, CPB Discussion Paper 56. Den Haag: CPB, 2006.
Doorslaer E van, Wagstaff A, Rutten F. Equity in the finance and delivery of health care; an international perspective. Oxford: Oxford University Press, 1993.
Douven R, Schut E. Premieconcurrentie tussen zorgverzekeraars, Economisch Statistische Berichten, 2006;16 juni:272-275.
Dowd B, Feldman R, Cassou S, Finch M. Health Plan Choice and the Utilization of Health Care Services. The Review of Economics and Statistics, 1991;73(1):85-93.
Dowd B, Feldman R. Premium elasticities of health plan choice. Inquiry, 1994;31:438-444.
Enthoven AC. Health Plan; the only practical solution to the soaring cost of medical care. Reading: Addison-Wesley Pub Cie, 1980.
Frank, RH. Microeconomics and behavior. New York: McGraw-Hill, 2000.
Gerdtham UG, Jönsson B. International comparisons of health expenditure. In: Culyer AJ, Newhouse JP (eds). Handbook of Health Economics (11-53). Amsterdam: Elsevier, 2000.
Hurley J. An overview of the normative economics of the health sector. In: Culyer AJ, Newhouse JP (eds). Handbook of Health Economics. Amsterdam: Elsevier, 2000.
Hurst J. Sub-systems of financing and delivery of health care. In: OECD, The reform of health care, Health Policy Studies, number 2, 1992.
Jansen E, Doorslaer E van. Verdeling van de zorglasten voor en na de stelselwijziging, Onderzoeksrapport Ministerie van vws, iBMG. Rotterdam: Erasmus Universiteit, 2002.
Jong JD de, Verheij RA, Groenewegen PP. No-claim regeling werkt niet: vooral anderen zouden onnodige zorg gebruiken. Medisch Contact, 2006;61(29/30):1204-1205.
Jong J de, Delnoij D, Groenewegen P. Verzekerdenmobiliteit is hoog. Ook ouderen zijn overgestapt. Utrecht: NIVEL, 2006a.
Kalshoven C. Ziekenfondsverzekerden: zit er beweging in? Openbare uitgaven, 1999;1:40-47.
Kleef RC van, Ven WPMM van de, Vliet RCJA van. Premiekorting bij een eigen risico: solidariteit versus doelmatigheid. ESB, 2006;91:253-255.
Kleef RC van, Ven WPMM van de, Vliet RCJA van. Premiekorting bij een eigen risico: geen verbod op differentiatie. ESB, 2005;90:203-205.
Lamers LM. De voorspelkracht van het Diagnose Kosten Groep model. Een evaluatie gebruikmakend van een gezondheidsenquête. Tijdschrift Sociale Gezondheidszorg, 1997;75:252-262.
Lamers LM, Vliet RCJA van, Ven WPMM van de.

Farmacie Kosten Groepen: een verdeelkenmerk voor normuitkeringen gebaseerd op medicijngebruik in het verleden. Rotterdam: iBMG, 1999.

Lamers LM, Vliet RCJA van, Ven WPMM van de. Farmacie Kosten Groepen: een goede voorspeller van toekomstige ziektekosten gebaseerd op medicijngebruik in het verleden. Tijdschrift Sociale Gezondheidszorg, 2000;78(8):479-487.

Lapre R, Rutten F, Schut E (eds). Leerboek Algemene Economie van de Gezondheidszorg. Maarssen: Elsevier/De Tijdstroom, 1999.

Laske-Aldershof T, Schut FT. Effects of switching costs and consumer information on health insurer choice in the Netherlands. Paper presented during Fourth World Congress of the International Health Economics Association, 2003.

Laske-Aldershof T, Schut FT. Monitor verzekerdenmobiliteit. iBMG. Rotterdam: Erasmus Universiteit Rotterdam, 2005.

Laske-Aldershof T, Schut FT, Beck K, Gress S, Shmueli A, Voorde C van de. Consumer Mobility in Social Health Insurance Markets : A Five-Country Comparison. Appl Health Econ Health Policy, 2004;3(4):229-241.

McGuire TG. Physician agency. In: Culyer AJ, Newhouse JP (eds). Handbook of Health Economics (461-536). Amsterdam: Elsevier, 2000.

Ministerie van vws. Ziektekostenverzekeringen in Nederland: Het nieuwe zorgverzekeringsstelsel 2006. Den Haag: Ministerie van vws, 2005.

Mot E. Paying the medical specialist: the eternal puzzle. Dissertation, University of Amsterdam, 15 November 2002.

Newhouse JP and the Insurance Experiment Group. Free for all? Lessons from the RAND Health Insurance Experiment. Cambridge, Massachusetts: Harvard University Press, 1993.

Nuscheler R, Knaus T. Risk selection in the German public health insurance system. Health Econ, 2005;14(12):1253-1271.

Paolucci F, Prinsze F, Stam PJA, Ven WPMM van de. Solidarity in competitive markets for supplementary health insurance: an empirical analysis. HEDG Working Paper 06/02, University of York, 2006.

Pauly MV. Insurance reimbursement. In: Culyer AJ, Newhouse JP (eds). Handbook of Health Economics (537-560). Amsterdam: Elsevier, 2000.

Prinsze FJ, Ven WPMM van de, Bruijn D de, Schut FT. Verbetering risicoverevening in de zorgverzekering. Van groot belang voor chronisch zieken. Instituut Beleid en Management Gezondheidszorg Erasmus Universiteit Rotterdam, 2005.

Royalty AB, Solomon N. Health plan choice: price elasticities in a managed competition setting. Journal of Human Resources, 1999;34:1-41.

Rutten FFH. The use of health care facilities in The Netherlands; an econometric analysis. Proefschrift, Rijksuniversiteit Leiden, 1978.

Rutten FFH, Brouwer WBF. De prijs van vraagsturing. In: Zorgaanbod en cliëntenperspectief. Zoetermeer: Raad voor de Volksgezondheid en Zorg (RVZ), 2003.

Rutten F, Bleichrodt H, Brouwer W, Koopmanschap M, Schut E. Handbook of Health Economics (book review). Journal of Health Economics, 2001;20:855-879.

Schut FT. Collectieve ziektekostenverzekering voor werknemers. Een onderzoek in opdracht van de FNV. Amsterdam: Stichting FNV Pers, 2000a.

Schut FT. Prijsconcurrentie ziekenfondsen nog niet effectief. ESB, 2000b, 23 februari:172-175.

Schut FT, Laske-Aldershof T. Volledig nominale zorgpremies dienen geen doel. ESB, 2001;9 november:860-863.

Schut FT, Hassink WHJ. Managed competition and consumer price sensitivity in social health insurance. Journal of Health Economics, 2002;21: 1009-1029.

Schut FT. De zorg is toch geen markt? Laveren tussen marktfalen en overheidsfalen in de gezondheidszorg. Oratie, Erasmus Universiteit Rotterdam, 2003.

Schut FT, Greß S, Wasem J. Consumer Price Sensitivity and Social Health Insurer Choice in Germany and the Netherlands. International Journal of Health Care Finance and Economics, 2003;3: 117-138.

Schut FT, Brouwer WBF. De preferente apotheker? Jazeker! ESB, 2004;89:266-269.

Schut FT, Laske-Aldershof T, Bruijn D de. Effecten van de aanvullende ziekenfondsverzekering op de hoofdverzekering: Een theoretische en empirische analyse. iBMG. Rotterdam, Erasmus MC, 2004.

Schut FT. Bezuinigingen en hervormingen in de zorg. ESB, 2004;89:471-473.

Schut FT, Ven WPMM van de. Rationing and competition in the Dutch health care system. Health Economics, 2005;14: S59-S74.

Schut FT, Varkevisser M. Zorgautoriteit moet niet alleen blaffen, maar ook kunnen bijten. ESB, 2006;91:58-60.

Smit M, Mokveld P. Verzekerdenmobiliteit en keuzegedrag. Zeist: Vektis, 2006.

Strombom BA, Buchmueller TC, Feldstein PJ. Switching costs, price sensitivity and health plan choice. Journal of Health Economics, 2002;21: 89-116.

Tversky A, Kahneman D. The framing of decisions and the psychology of choice. Science, 1981;211: 453-458.

Varkevisser M, Geest SA van der, Schut FT, Dijkgraaf E. Gereguleerde concurrentie in de curatieve zorg: de deelmarkten spoedeisende zorg en electieve zorg in dagbehandeling, Studies in Economic Policy, nr. 11, OCFEB/iBMG. Erasmus Universiteit Rotterdam, 2003.

Ven W van de. De rol van ziektekostenverzekering. In: Lapre R, Rutten F, Schut F (eds). Leerboek Algemene Economie van de Gezondheidszorg (87-116). Maarssen: Elsevier/De Tijdstroom, 1999.

Ven W van de, Vliet R van, Lamers L. Health Adjusted Premium Subsidies in the Netherlands. Health Affairs, 2004;23(3):45-55.

Ven WPMM van de. Risk selection on the sickness fund market. The European Journal of Health Economics, 2001;(2):91-95.

Ven W van de, Ellis. Risk adjustment in competitive health plan markets. In: Culyer AJ, Newhouse JP (eds). Handbook of Health Economics (755-845). Amsterdam: Elsevier, 2000.

Vliet RCJA van, Barneveld EM van, Ven WPMM van de. Diagnose Kosten Groepen. Een veelbelovend verdeelcriterium voor normuitkeringen. Tijdschrift Sociale Gezondheidszorg, 1994;72:38-46.

Vliet RCJA van. Effecten van eigen risico's in de particuliere ziektekostenverzekering: een empirische analyse. Het Verzekerings-Archief, 2000; 77:45-53.

Vliet RCJA van. Effects of price and deductibles on medical care demand estimated from survey data. Applied Economics, 2001;33(12):1515-1524.

Vliet RCJA van. Free choice of health plan combined with risk-adjusted capitation payments: are switchers and new enrolees good risks? Health Economics, 15(8):763-774.

Wagstaff A, Doorslaer E van. Equity in health care financing and delivery, In: Culyer AJ, Newhouse JP (eds). Handbook of Health Economics (1803-62). Amsterdam: Elsevier, 2000.

Williams A. Science or marketing at WHO? A commentary on World Health 2000, Health Economics, 2001;10:93-100.

World Health Organisation. World Health Report. Geneva: World Health Organisation, 2000.

Zweifel P, Manning WG. Moral Hazard and Consumer Incentives in Health Care. In: Culyer AJ, Newhouse JP (eds). Handbook of Health Economics (409-459). Amsterdam: Elsevier, 2000.

Kosten van zorg

J.J. Polder
P.H.M. van Baal

18.1 Inleiding

'Een econoom is iemand die van alles de prijs weet, maar van niets de waarde.' Hoewel dit bekende waardeoordeel niet zo sympathiek klinkt, kan het in de praktijk soms nog te optimistisch zijn. Wat is bijvoorbeeld een prijs? Een verkoopprijs? Een kostprijs? En wat zijn die kosten dan? Van der Schroeff (1974) sprak in zijn standaardwerk *Kosten en kostprijs* heel verheven over: 'in geld gewaardeerde offers'. In het gewone spraakgebruik komen we op zijn minst drie betekenissen tegen. 'Dat kost me handenvol geld' duidt op een verkoopprijs. 'Dat kost me een boel inspanning' gaat in de richting van een kostprijs, terwijl 'dat kost me een dag' iets van 'opportunity costs' suggereert. In het laatste geval gaat het om resultaten die bij een andere tijdsbesteding gerealiseerd hadden kunnen worden. Kosten zijn dan vooral gemiste opbrengsten. Economen hebben voorkeur voor het laatste begrip, maar in de praktijk worden vooral de twee eerste concepten aangetroffen.

Dit hoofdstuk gaat over Nederlands onderzoek naar de kosten van de gezondheidszorg. Het is belangrijk om vooraf te constateren dat dé kosten niet bestaan. Ieder gebruik kent zijn eigen operationalisering en deze kan ook weer per partij verschillen. Zo zijn voor een zorgverzekeraar de kosten van ziekenhuiszorg gelijk aan de verkoopprijs van een diagnose-behandelcombinatie (DBC), terwijl voor een ziekenhuis de kosten bestaan uit de gezamenlijke waarde van de inzet van personeel, apparatuur, materialen en middelen, overhead en huisvesting. Waarbij voor apparatuur weer een inkoopprijs wordt gebruikt die bij de fabrikant weer wordt ontleed in de waarde van de 'inputs' et cetera. Voor de patiënt gaat het bij kosten om eigen betalingen, verloren tijd (opportunity costs) en bijvoorbeeld ook andere zaken als ziektelast en pijn (intangible costs), kwaliteit van leven en de lengte van de herstelperiode. De overheid verstaat onder de kosten van de zorg meestal de uitgaven. Maar op landelijk niveau is ook dat allerminst een eenduidig begrip en spelen er tal van vragen over uitgaven die wel en niet worden meegeteld.

Dé kosten van de zorg bestaan dus niet. In dit hoofdstuk zullen we dan ook geen moeite doen om een uniform kostenbegrip als vertrekpunt te nemen dan wel als eindbestemming te kiezen. Dat zou tot ingewikkelde beschouwingen leiden die er bovendien aan voorbij zouden gaan dat het heel wenselijk kan zijn om het kostenbegrip af te stemmen op het doel van het onderzoek.

In de zorg wordt zowel onderzoek gedaan naar kosten als naar uitgaven. Het aantal studies is legio, en het aantal onderzoeksmethoden ook. In dit hoofdstuk beogen wij daarom geen volledigheid. Wij beschouwen kosten vooral als uitgaven aan zorg en laten onderzoek naar kostprijzen en instrumenteel onderzoek rusten. We volgen daarbij de indeling van dit boek in beschrijvend en explorerend onderzoek, toetsend onderzoek en theoretisch-interpretatief onderzoek.

> **Box 18.1 Kostprijsonderzoek**
> Hoewel kostprijsonderzoek vooral de geur en kleur heeft van ondernemerschap en bedrijfsgeheim, heeft het in de gezondheidszorg ook algemenere betekenis. Dit geldt bijvoorbeeld voor onderzoek van Prismant naar de kostenstructuur van ziekenhuizen in relatie tot de financieringssystematiek (Prismant, 2000), als ook een studie naar integrale kostenprijzen in de 'care' die beoogt voor de overheid inzichtelijk te maken hoe de huisvestingskosten in de tarieven kunnen worden verwerkt (Prismant, 2006).
> Binnen economische evaluaties is kostprijsonderzoek een onderdeel van het handwerk dat in elke studie verzet moet worden. Om dit handwerk te vergemakkelijken heeft het College voor Zorgverzekeringen (CVZ) een handleiding opgesteld (Oostenbrink, 2004). Deze handleiding biedt een gestructureerde methode voor het opzetten van kostprijsberekeningen en bevat ook standaardwaarden voor belangrijke kostenparameters in het zorgonderzoek. De handleiding draagt op die wijze bij aan de standaardisering van economische evaluaties en de vergelijkbaarheid van uitkomsten.

Onderzoek naar de kosten van de gezondheidszorg richt zich veelal op beleidsmakers. En hoewel wetenschappelijke methoden daarbij een belangrijke rol vervullen, is het onderzoek veelal minder wetenschappelijk in de strikte zin van het formuleren en toetsen van hypotheses. Niet zozeer de wetenschappelijke voortgang staat centraal, maar veel meer de behoefte van beleidsmakers aan actuele cijfers die als input voor het beleid kunnen dienen. De empirische cyclus van A.D. de Groot is voor dit type onderzoek daarom minder toepasselijk. Niettemin vormen de verschillende fasen van deze cyclus een handige structuur voor de indeling van het kostenonderzoek in de zorg. De fasen hebben dan niet meer de betekenis van opeenvolgende stappen. Onder explorerend onderzoek schikken wij beschrijvend onderzoek naar de kosten van zorg. Hoe hoog zijn de kosten en wat is de verdeling over sectoren, ziekten en bijvoorbeeld bevolkingsgroepen naar leeftijd? In hoofdstuk 10 van dit handboek is economische evaluatie beschreven als een vorm van toetsend onderzoek. Deze keuze wordt hier gevolgd. Onder het kopje theoretisch interpretatief zorgonderzoek zullen wij een aantal voorbeelden noemen van kostenonderzoek waarin met modellen wordt gewerkt. Het gaat dan bijvoorbeeld om modellen voor de raming van toekomstige zorgkosten.

> **Box 18.2 De 'red herring' in de Nederlandse zorgkosten**
> Een voorbeeld van kostenonderzoek waarbij de empirische cyclus van De Groot wel in beeld komt, treffen we aan in het debat over de 'red herring' van de zorgkosten. In 1999 formuleerden Zweifel en zijn collega's op basis van een explorerend onderzoek de red-herringhypothese (Zweifel, 1999). Deze houdt in dat de vergrijzing slechts een beperkte invloed heeft op de zorgkosten, omdat de meeste zorgkosten in het laatste levensjaar worden gemaakt. Bij een toename van de levensverwachting worden deze kosten immers doorgeschoven naar hogere leeftijden waardoor de invloed op de totale zorgkosten beperkt is. Deze hypothese is voor veel landen getoetst, onder andere voor Nederland (Polder, 2006). Belangrijk daarbij bleek een nadere splitsing van de kosten voor 'cure' en 'care', ook een onderscheid tussen vergrijzing als gevolg van geboortecijfers en geboortecohorten en vergrijzing als gevolg van een toenemende levensverwachting bleek relevant. Uit de analyses voor Nederland

bleek de red-herringhypothese gedeeltelijk waar te zijn. Wanneer in toekomstscenario's rekening wordt gehouden met het omvangrijke zorggebruik in het laatste levensjaar vallen de kostenprojecties lager uit. Maar tevens bleek dat als het om zorgkosten en vergrijzing gaat de meeste invloed komt van het ouder worden van de naoorlogse geboortecohorten. Tenminste, zolang er volgens de gebruikelijke methode met een vast profiel van zorg en kosten naar leeftijd en geslacht wordt gerekend. De vraag is echter of dat een terechte aanname is. Ligt het niet voor de hand dat het kostenprofiel verandert in de loop der tijd? Een nieuwe hypothese is dan ook dat het kostenprofiel samenhangt met de specifieke kenmerken van het geboortecohort, zowel met betrekking tot gezondheid als sociaaleconomische aspecten. Deze nieuwe hypothese vormt anno 2006 de aanleiding voor een nieuw onderzoeksproject van het RIVM.

18.2 Beschrijvend en explorerend onderzoek

Bij beschrijvend en explorerend kostenonderzoek in de gezondheidszorg gaat het om studies waarin gegevens worden verzameld, bij elkaar worden gezet, of waarin gegevens uit secundaire bronnen worden geanalyseerd. Er kan onderscheid worden gemaakt tussen kosten van zorg en kosten van ziekten.

Kosten van zorg

Centraal in het onderzoek naar de kosten van de zorg staat de vraag welk bedrag nu precies aan de gezondheidszorg wordt uitgegeven. Veelal gaat het hierbij niet zozeer om onderzoek maar om rapporten waarin administratieve gegevens worden samengevat. Daar houden verschillende partijen zich mee bezig. Het Centraal Administratie Kantoor bijzondere zorgkosten (CAK-bz) en het College voor Zorgverzekeringen (CVZ) bieden elk vanuit hun perspectief kostengegevens over de AWBZ (Centraal Administratie Kantoor Bijzondere Zorgkosten, 2006; College voor Zorgverzekeringen (CVZ), 2006). Vektis publiceert in de Zorgmonitor de uitgaven van de basisverzekering en aanvullende polissen (Vektis, 2006), terwijl de brancherapporten sectorspecifieke cijfers bieden (www.brancherapporten.minvws.nl). De databank Jaarverslagen Zorgsector bevat gegevens van afzonderlijke instellingen (www.jaarverslagenzorg.nl).

Het ministerie van Volksgezondheid, Welzijn en Sport (VWS) publiceert jaarlijks het Financieel Beeld Zorg (Ministerie van VWS, 2006). Daarin staan de uitgaven van het Budgettair Kader Zorg (BKZ) waarvoor de minister verantwoording verschuldigd is aan de Tweede Kamer. Omdat sommige voorzieningen niet in het BKZ zijn opgenomen, zoals delen van de tandheelkundige zorg en fysiotherapie, verschillen deze cijfers van die van de verzekeraars. Omgekeerd biedt het Financieel Beeld Zorg ook inzicht in bijvoorbeeld de begrotingsgefinancierde uitgaven, zoals preventie, die bovengenoemde rapporten, vanuit hun werkterrein overigens geheel terecht, weer niet vermelden.

Uit deze korte inventarisatie blijkt dat de zorgkosten voor ieder doel en voor iedere partij kunnen verschillen. Daardoor weet eigenlijk niemand hoeveel de zorg eigenlijk kost. En een belangrijk nadeel van al deze rapporten is dat de definities van jaar tot jaar kunnen verschillen. Dit is behoorlijk onbevredigend, omdat juist veel waarde wordt gehecht aan het volgen van de kostenontwikkeling in de tijd en het maken van vergelijkingen met andere landen. Gelukkig is er één bron die consistente cijfers over een langere periode bevat: de Zorgrekeningen van het CBS (Smit, 2006). De Zorgrekeningen bieden een brede kijk op de zorg, zodat onder meer de uitgaven aan kinderopvang in de zorgkosten worden meegeteld. In nationaal verband is er door het CBS veel aan gedaan om de zorgkosten op een consistente manier in kaart te brengen. De door hen gehanteerde ZR-systematiek maakt dan ook een vergelijking in de tijd mogelijk. In internationaal verband is door de OECD en Eurostat gewerkt aan het System of Health Accounts (SHA) (OECD, 2000). De systematiek van de Zorgrekeningen van CBS sluit hier nauw bij aan. Een tweede sterk punt van de Zorgrekeningen is dan ook dat via verschillende uitwerkingen naar de zorguitgaven kan worden gekeken. Voor de Zorgbalans, waarin door het RIVM de prestaties van de zorg op de aspecten van kwaliteit, toegankelijkheid en betaalbaarheid integraal worden neergezet, zijn daarom de Zorgrekeningen als uitgangspunt genomen (Westert, 2006). Daaraan is figuur 18.1 ontleend, die de totale zorgkosten in drie verschillende definities laat zien voor de periode 1998-2004.

Uit deze figuur blijkt dat de kosten volgens de Zorgrekeningen zijn gestegen van ongeveer € 37 miljard euro in 1998 tot bijna € 60 miljard in 2004. Opvallend is dat de kostenstijging volgens het BKZ afvlakt vanaf 2003, terwijl de Zorgrekeningen een vrijwel onverminderde toename laten zien. Dit komt omdat de omvang van het BKZ is verkleind. Naast de hierboven genoemde fysiotherapie en tandheelkundige zorg zijn met ingang van 2004 ook beperkende maatregelen getroffen op het terrein van ondermeer IVF, zelfzorggeneesmiddelen, anticonceptie en de AWBZ. De Zorgrekeningen gaan uit van een constante definitie van zorg, ongeacht of de kosten binnen of buiten het BKZ vallen. Uit de figuur volgt dat de totale kosten van de gezondheidszorg hoger zijn en harder zijn gestegen dan het deel waarvoor de minister verantwoording aflegt aan de Tweede Kamer. Ook de uitgaven volgens de definities van het SHA zijn minder sterk gestegen. Dit heeft een andere oorzaak. De OECD telt namelijk een aantal AWBZ-voorzieningen niet mee, waarvan de kosten sinds 1999 juist sterk zijn gestegen. Het betreft onder meer uitgaven aan thuiszorg, verzorgingshuizen en de gehandicaptenzorg (Heijink, 2006).

De stijgende kosten van de gezondheidszorg geven met regelmaat aanleiding tot adviezen, signalementen en nieuw onderzoek. Zo waarschuwde de Raad voor de Volksgezondheid en Zorg (RVZ) in 2003 voor 'exploderende zorguitgaven' (RVZ, 2003). Kort daarvoor had de Tweede Kamer al een Tijdelijke Commissie Onderzoek Zorguitgaven (TCOZ) ingesteld, die in 2004 rapport uitbracht waarop de minister met een formele reactie kwam (Tweede Kamer, 2004). De commissie beperkte zich tot

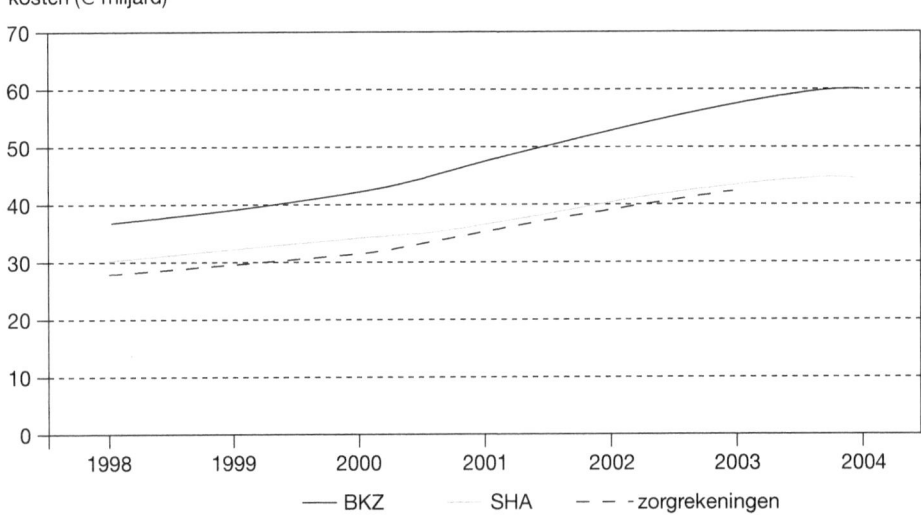

Figuur 18.1 *Kostenontwikkeling in de gezondheidszorg op basis van het Bruto Budgettair Kader Zorg, de Zorgrekeningen van het CBS en het System of Health Accounts van de OECD, 1998-2004.*

hoofdlijnen. Veel vragen bleven liggen. Voor de staatssecretaris was dit de aanleiding om bureau HHM een verklarend onderzoek te laten doen naar de stijging van de uitgaven aan geestelijke gezondheidszorg en gehandicaptenzorg (Schutte, 2004). Het College voor Zorgverzekeringen (CVZ) besteedde in diezelfde tijd een onderzoek uit naar de kosten en baten van extramuralisering. Dit onderzoek werd uitgevoerd door de Stichting voor Economisch Onderzoek (SEO) in samenwerking met het Sociaal Cultureel Planbureau (SCP) (Kok, 2004).

Waar deze en vele andere onderzoeken worden ingegeven door zorgen omtrent de sterke toename van de zorgkosten, zijn er ook voorbeelden van kostenonderzoek waarin de vraag centraal staat of de zorguitgaven juist niet nog meer moeten toenemen om de zorgvraag bij te benen. Zo adviseerde in de zomer van 2006 het College Tarieven Gezondheidszorg/Zorgautoriteit in oprichting (CTG/ZAio) de staatssecretaris om het budget voor de AWBZ met 95 miljoen euro te verruimen, een en ander op basis van een eigen onderzoek naar de ontwikkeling van zorgvraag en kosten in de AWBZ (CTG/ZAio, 2006). Een geheel ander voorbeeld betreft een onderzoek naar de maatschappelijke kosten van wachtlijsten, uitgevoerd door de Stichting voor Economisch Onderzoek (SEO) in 2001. In dat jaar waren er aanzienlijke wachtlijsten en volgens de SEO bedroegen de jaarlijkse kosten daarvan 7 tot 10 miljard gulden, voor het grootste deel bestaande uit 'gederfd welzijn door wachten' (Keuzenkamp, 2001).

Box 18.3 Kosten van preventie in Nederland

De Zorgrekeningen gaan niet alleen over de hoogte van de zorgkosten en de verdeling over de verschillende sectoren van de gezondheidszorg, maar bieden ook een beschrijving van de zorgkosten naar financieringsvorm, onder andere zorgverzekering, AWBZ en overheid, en zorgfuncties zoals curatieve zorg, revalidatiezorg en verzorging. Deze laatste indeling is echter nog in ontwikkeling. Mede daardoor, en ook omdat veel activiteiten buiten de gezondheidszorg plaatsvinden, zijn de kosten van preventie niet uit de Zorgrekeningen af te leiden. Voor het RIVM en het Erasmus MC vormde dit de aanleiding tot een inventariserend onderzoek.

In het rapport *Kosten van preventie in Nederland 2003* wordt een zo compleet mogelijk overzicht gegeven van de uitgaven aan preventieve maatregelen binnen en buiten de gezondheidszorg (De Bekker-Grob, 2006). Ook wordt beschreven hoeveel per ziekte aan preventie wordt uitgegeven en hoe de uitgaven zijn verdeeld over leeftijdsgroepen, mannen en vrouwen.

In 2003 werd € 12,5 miljard uitgegeven aan preventie. Gezondheidsbescherming nam met 80% (€ 10,0 miljard) het grootste deel van de uitgaven voor haar rekening. Aan ziektepreventie werd 17% besteed, en aan gezondheidsbevordering 3%. De uitgaven aan preventie binnen de gezondheidszorg waren € 2,5 miljard (4,3% van het zorgbudget volgens de Zorgrekeningen). De overige preventie-uitgaven (€ 10,0 miljard) waren vrijwel geheel voor gezondheidsbeschermende maatregelen, zoals de drinkwatervoorziening, riolering, het verbeteren van de luchtkwaliteit en voorzieningen voor verkeersveiligheid. Van de preventiekosten binnen de gezondheidszorg had 16% te maken met gezondheidsbevordering (onder andere door gezondheidsbevorderende instituten), 1% met gezondheidsbeschermende maatregelen (bijvoorbeeld technische hygiënezorg uitgevoerd door GGD'en) en was 83% bestemd voor ziektepreventie (bijvoorbeeld bevolkingsonderzoek borstkanker). De meeste uitgaven aan preventieve maatregelen waren gericht op het voorkómen van infectieziekten (34%), ongevallen (29%), aandoeningen aan de luchtwegen (13%), hart- en vaatziekten (8%) en psychische stoornissen (5%).

Kosten van ziekten

In onderzoek naar de kosten van ziekten (KVZ) gaat het om de vraag hoeveel geld aan een of meer ziekten worden uitgegeven. Er wordt onderscheid gemaakt tussen ziektespecifieke studies en generieke studies. In ziektespecifieke studies staat een enkele ziekte centraal. De kosten worden veelal geschat op basis van een gedetailleerde inventarisatie van het zorggebruik. Als regel worden de kosten van de andere aandoeningen die mensen veelal hebben ook meegenomen. Wanneer meer studies worden samengenomen, kunnen daardoor aanzienlijke dubbeltellingen ontstaan. Enkele bekende voorbeelden van ziektespecifieke kostenstudies zijn: beroerte (Evers, 2002), astma en COPD (Van den Akker-van Marle, 2005; Hoogendoorn, 2006), reuma (Chorus, 2001) en ongevallen (Meerding, 2006).

Box 18.4 Kosten van RSI en PSA in Nederland

In opdracht van het Ministerie van Sociale Zaken en Werkgelegenheid heeft TNO onderzocht wat de gezondheidsschade en kosten zijn van RSI en psychosociale arbeidsbelasting (PSA) op basis van een analyse van bestaande gegevensbestanden (Blatter, 2005). De onderzoekers stelden vast dat 15% van de beroepsbevolking beperkingen ervaart tengevolge van RSI. Twee tot vier procent van het ziekteverzuim kon worden toegewezen aan RSI en eenzelfde percentage aan PSA. Daarnaast vormden psychische klachten ook een belangrijke categorie binnen de oorzaken van WAO-uitkeringen.

De maatschappelijke kosten werden geschat op 6,1 miljard euro per jaar, overeenkomend met ruim 1% van het bruto nationaal product (BNP). Volgens de onderzoekers is dit vergelijkbaar met de kosten van de gevolgen van verkeersongevallen.

In generieke KVZ-studies gaat het om een toewijzing van de zorgkosten aan alle ziekten, die daartoe gegroepeerd worden in grote en kleinere clusters. Voor die toewijzing wordt gebruikgemaakt van allerlei registraties van het zorggebruik in de verschillende sectoren van de zorg. Veelal wordt in dezelfde beweging ook een toewijzing gemaakt naar leeftijd en geslacht, waardoor deze studies zich in combinatie met bevolkingsprognoses ook uitermate lenen voor het maken van projecties van toekomstige zorgkosten. Voor Nederland zijn inmiddels vier generieke KVZ-studies afgerond (Koopmanschap, 1991; Polder, 1997 en 2002; Slobbe, 2006).

Figuur 18.2 vat de kernresultaten van de meest recente studie samen (www.kostenvanziekten.nl). De zorgkosten zijn voor mannen en vrouwen afzonderlijk uitgesplitst naar de zeventien hoofdstukken van de International Classification of Diseases (ICD-9). Het patroon blijkt uiterst scheef te zijn. Veruit de meeste kosten houden verband met psychische stoornissen, waartoe naast aandoeningen als schizofrenie, depressie en angststoornissen ook de verslavingsproblematiek, verstandelijke handicaps en dementie worden gerekend. 'Zorg voor de geest kost het meest', aldus de kernachtige samenvatting van het Algemeen Dagblad naar aanleiding van een van de publicaties over dit onderwerp.

Hart- en vaatziekten staan op de tweede plaats. Andere ziekten met substantiële kosten treffen we aan bij de aandoeningen van het spijsverteringsstelsel, onder meer vanwege de omvangrijke tandheelkundige zorg, aandoeningen van het zenuwstelsel en de zintuigen – inclusief de kosten van brillen en contactlenzen – en alle ziekten en klachten die te maken hebben met het bewegingsstelsel. Ook aan 'symptomen' werd een fors deel van het totale zorgbudget uitgegeven, vooral binnen de huisartsenzorg, de paramedische zorg en de farmaceutische hulp (waaronder de zelfzorggeneesmiddelen). Dit heeft te maken met het klachtgeoriënteerde eerstelijnskarakter van deze zorg. Een van de belangrijkste constateringen op basis van figuur 18.2 is dat de zorgkosten niet zozeer worden veroorzaakt door ziekten waaraan veel mensen overlijden, als wel door chronische aandoeningen en langdurige beperkingen. De kosten die samenhangen met kanker ('nieuwvormingen') – een van de belangrijkste doodsoorzaken – blijken op het totaal zelfs betrekkelijk gering te zijn. De kosten van de gezondheidszorg zijn niet alleen sterk afhankelijk van de aandoening, maar in samenhang daarmee ook van de leeftijd. Figuur 18.3 brengt dit in beeld voor de totale kosten en voor de gemiddelde zorguitgaven per inwoner van Nederland.

18.3 Toetsend onderzoek

Economische evaluatie: van verleden tot heden

In deel 2 van dit boek presenteren Rutten en Brouwer economische evaluatie als een vorm van toetsend onderzoek (hoofdstuk 10). Centraal daarbij staat de doelmatigheid van zorginterventies. Dat betekent dat niet alleen naar kosten wordt gekeken, maar ook naar uitkomsten van zorg. Deze uitkomsten kunnen breder en smaller worden opgevat, van strikt medische uitkomstmaten tot maatschappelijk nut, waarin ook verdelingsaspecten zijn meegenomen. Economische evaluaties zijn in Nederland onder meerdere benamingen bekend geworden. De bekendste daarvan zijn: doelmatigheidsonderzoek, medische technology assessment (MTA) en health technology assessment (HTA).

De geschiedenis van economische evaluatie gaat in de Nederlandse gezondheidszorg zo'n 25 jaar terug (RGO, 2004). In 1983, na een periode van sterke kostenstijging, pleitte de toenmalige Ziekenfondsraad (ZFR) ervoor om nieuwe, kostbare, medische voorzieningen

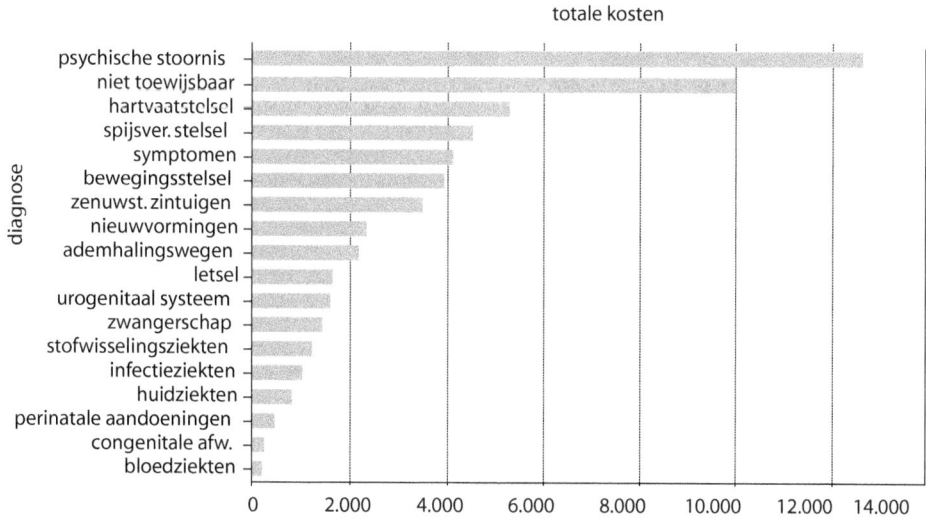

Figuur 18.2 *Kosten van de gezondheidszorg in euro's (x miljoen) in 2003, uitgesplitst naar de zeventien hoofdgroepen van de International Classification of Diseases (ICD-9).*

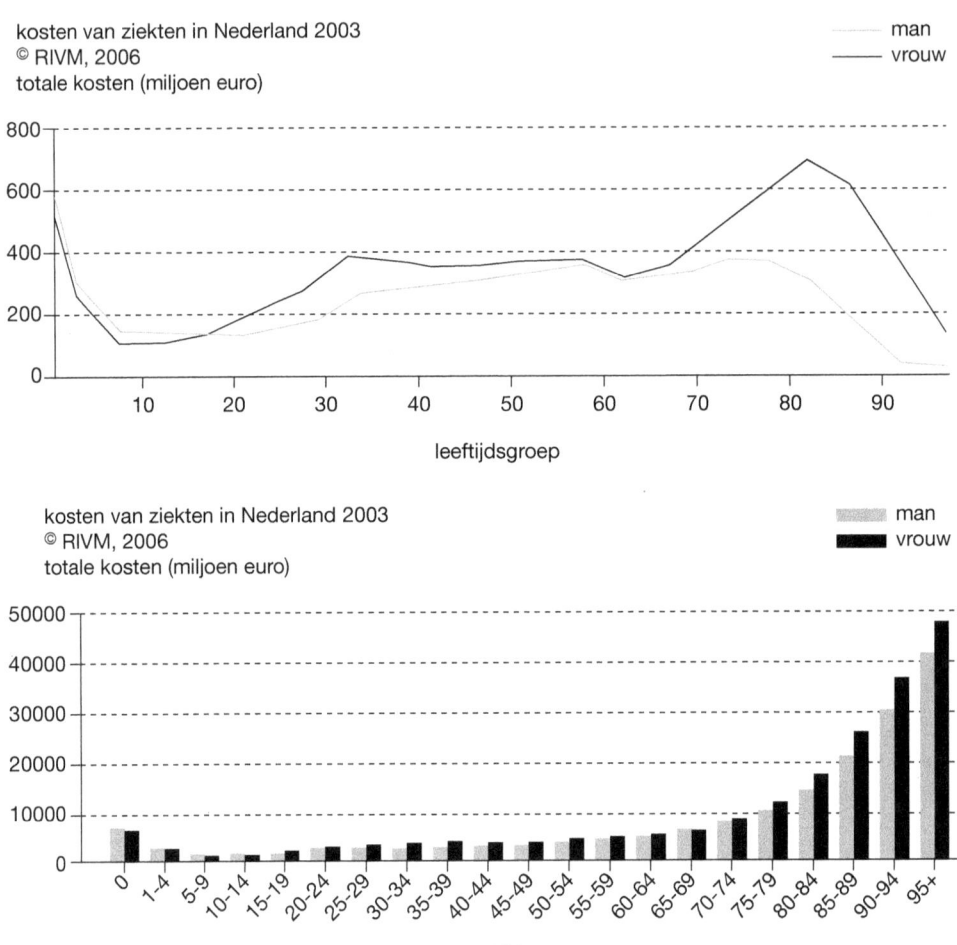

Figuur 18.3 *Kosten van de gezondheidszorg in Nederland in 1999 naar leeftijd en geslacht; totale kosten in euro's (x miljoen; boven) en gemiddelde kosten per inwoner in euro's (onder).*

alleen in het verstrekkingenpakket op te nemen als wetenschappelijk onderzoek de doelmatigheid ervan had vastgesteld. In de jaren die daarop volgden, werden de eerste grote doelmatigheidsstudies uitgevoerd, onder andere naar levertransplantatie, harttransplantatie en in-vitrofertilisatie. In 1989 financierde de ZFR een grote studie naar borstkankerscreening, die werd uitgevoerd door het Instituut Maatschappelijke Gezondheidszorg van de Erasmus Universiteit.

Ondertussen ging de discussie over de grenzen aan de zorg door. Dit resulteerde in talrijke rapporten en beleidsdocumenten. Voor topklinische voorzieningen werden economische evaluaties verplicht gesteld. Ook werd een speciaal fonds in het leven geroepen voor onderzoek naar nieuwe en kostbare medische interventies. Dit fonds Ontwikkelingsgeneeskunde gaf een geweldige stimulans aan het economische evaluatieonderzoek. Bij alle medische faculteiten ontstonden afdelingen en onderzoeksgroepen voor doelmatigheidsonderzoek, waarvan het Instituut voor Medische Technology Assessment van de Rotterdamse Erasmus Universiteit een belangrijke rol kreeg, onder andere door de opdracht van het ministerie om, in samenwerking met het

Dutch Cochrane Centre, een groot aantal bestaande protocollen en richtlijnen opnieuw te ijken aan de hand van kosten-effectiviteitsanalyses. Ook andere instituten als NIVEL en TNO betraden met elan en succes het nieuwe onderzoeksterrein. De onderzoekers verenigden zich in de Nederlandse Vereniging voor Technology Assessment in de Gezondheidszorg (NVTAG).

Anno 2006 zijn economische evaluaties niet meer weg te denken uit de Nederlandse gezondheidszorg. Het fonds Ontwikkelingsgeneeskunde is inmiddels opgevolgd door het Programma Doelmatigheid van ZonMw, dat niet alleen inhoudelijke projecten financiert maar ook onderzoek waarin de ontwikkeling van de HTA-methodologie centraal staat. Een specifieke plaats heeft het zogeheten farmaco-economische onderzoek. Sinds 2005 geldt namelijk de verplichting dat alle nieuwe geneesmiddelen die niet vervangbaar zijn door bestaande, alleen voor vergoeding in aanmerking kunnen komen als de doelmatigheid door een economische evaluatie is aangetoond. Ten behoeve van die evaluaties heeft het College voor Zorgverzekeringen een farmaco-economische richtlijn opgesteld (CVZ, 2005).

Economische evaluatie: de toekomst

In 2004 constateerde de RGO dat HTA-onderzoek in de achterliggende twintig jaar een belangrijke ontwikkeling heeft doorgemaakt, maar ook dat er nog veel te verbeteren valt (RGO, 2004). De organisatie van het doelmatigheidsonderzoek speelt daarbij een belangrijke rol. In de visie van de RGO helpt het om nadrukkelijker in beeld te hebben wat de verschillende vormen van doelmatigheidsonderzoek zijn en wie de 'vragers' zijn. Drie categorieën worden onderscheiden:
1 De zorgverleners als vrager van doelmatigheidsonderzoek in het verlengde van studies naar effecten van medisch handelen. Patiëntgebonden onderzoek en richtlijnontwikkeling zijn hierbij sleutelbegrippen.
2 Managers en beleidsmakers als vragers van onderzoeken die kunnen bijdragen aan een betere organisatie en doelmatigheid van de zorg. Daarbij kan het bijvoorbeeld gaan om de ontwikkeling van nieuwe zorgarrangementen zoals ketenzorg, maar ook over bijvoorbeeld de invloed van het bekostigingssysteem.
3 De overheid als vrager van onderzoek ter ondersteuning van pakketbeslissingen.

Volgens de RGO bestaat er alleen voor de eerste categorie een goed functionerend systeem, namelijk het doelmatigheidsprogramma van ZonMw. Dit geldt overigens alleen voor het initiëren van onderzoek en veel minder voor het gebruik van de resultaten in de medische praktijk. Daardoor blijven niet alleen veel vragen op beide andere terreinen liggen, maar worden ook veel mogelijkheden voor doelmatigheidsbevordering niet benut. Dit is ook de mening van Rutten en Brouwer, die in dit kader een mogelijke oplossing zien in de oprichting van een Nederlandse variant van het National Institute for Clinical Excellence (NICE) in het Verenigd Koninkrijk (Rutten, 2002). De RGO ziet daarin zowel voordelen als nadelen en neemt de suggestie daarom niet over. Volgens de RGO dient ZonMw een grotere rol te spelen, waarbij het doelmatigheidsonderzoek nadrukkelijker in drie programma's moet worden ingedeeld: professioneel handelen; organisatie van de zorg; pakketbeslissingen. Mede op grond van dit advies is in het doelmatigheidsprogramma van ZonMw meer aandacht voor organisatorische vraagstukken gekomen. Maar er is nog meer te winnen. In een achtergrondstudie bij het RVZ-rapport *Zinnige en duurzame zorg* schrijven Brouwer en Rutten dat 'op dit moment het belang van doelmatigheid weliswaar met de mond wordt beleden, maar dat nog onvoldoende daad bij het woord wordt gevoegd' (Brouwer, 2006). Om de rol en de toepassing van het doelmatigheidsonderzoek te bevorderen bepleit de RVZ daarom een besluitvormingsproces in twee fasen:
1 een principebesluit op basis van kwantitatief doelmatigheidsonderzoek, gevolgd door:

2 een maatschappelijke toetsing (RVZ, 2006).

Hoewel nog niet bekend is of dit advies wordt opgevolgd, één ding is wel duidelijk: binnen het zorgonderzoek zal de aandacht voor doelmatigheidsonderzoek hoe dan ook toenemen.

18.4 Theoretisch interpretatief onderzoek

In hoofdstuk 13 zijn onderzoeksmethoden die gebruikmaken van modellen beschreven als onderdeel van theoretisch-interpretatief onderzoek. Ook op het terrein van de zorgkosten vinden modelmatige analyses plaats. Naast macro-economisch georiënteerde ramingsmodellen kunnen epidemiologische modellen worden onderscheiden. Een derde groep betreft de zogeheten verdelingsmodellen, die gebruikt worden voor de verevening van risico's tussen zorgverzekeraars in een stelsel van marktwerking. Dit laatste terrein, dat we hier verder laten rusten, behoort tot de specialiteiten van het instituut Beleid en Management van de Gezondheidszorg van de Rotterdamse Erasmus Universiteit (Van de Ven, 2003 en 2004).

Macro-economische ramingsmodellen

Voor de overheid is het niet alleen van belang om te weten hoe de kosten van de zorg zijn en wat de kostenontwikkeling is geweest, maar is het zeker zo relevant om gefundeerde verwachtingen over de toekomstige kostenontwikkeling te hebben. Met het oog daarop zijn verschillende ramingsmethoden en -modellen ontwikkeld. De belangrijkste speler op dit terrein is het Centraal Planbureau (CPB) dat in de modelberekeningen graag inzichten van anderen verwerkt, waaronder die van het SCP en het RIVM. Bekend zijn bijvoorbeeld de vergrijzingsstudies van het CPB, waarin niet alleen naar de zorgkosten wordt gekeken, maar ook naar andere collectieve uitgaven als pensioenen en de AOW (Ewijk, 2006).
In de middellangetermijnramingen (MLT) biedt het CPB een scenario voor de zorguitgaven in de periode 2008-2011 (Douven, 2006). Daarin hanteert het CPB een eigen definitie van zorguitgaven die iets beperkter is dan die van de Zorgrekeningen, maar ruimer dan het Budgettair Kader Zorg. De CPB-verkenningen gaan uit van ongewijzigd beleid, maar wel onder de veronderstelling dat de overheid het ingezette beleid van meer vraagsturing in de zorg in de komende kabinetsperiode zal voortzetten. Tegen de achtergrond van een behoedzame economische groei van 1,75% verwacht het CPB dat het zorgvolume in de periode tot 2011 jaarlijks met 2,8% zal toenemen. Voor ongeveer 0,9%-punt is deze gebaseerd op demografische ontwikkelingen (bevolkingsgroei en vergrijzing) en voor 1,9%-punt bestaat deze uit overige volumegroei. In deze overige volumegroei zitten opgesloten nieuwe technologische ontwikkelingen, meer vraag naar zorg door een stijging van de welvaart en kwaliteitsverbeteringen in de zorg. Bovendien is er in de overige volumegroei rekening mee gehouden dat in de periode 2008-2011 minder sprake zal zijn van aanbodsturing dan in het verleden en dat er meer ruimte zal zijn voor vraagsturing. Hiervoor rekent het CPB een extra volume-effect van 0,3%-punt. De prijs in de zorg groeit jaarlijks met gemiddeld 2,7%, dat is 1,2%-punt sneller dan de geraamde algemene inflatie in de economie. Dit zogeheten ruilvoeteffect komt voor een belangrijk deel voor rekening van het zogenoemde Baumol-effect. Doordat de zorg arbeidsintensief is en de arbeidsproductiviteit moeilijk is te verbeteren, blijft deze structureel achter bij andere bedrijfstakken in de economie. Omdat de lonen in de zorg de algemene loonontwikkeling in de economie volgen, wordt de zorg in verhouding steeds duurder. Verder speelt een rol dat de prijzen van nieuwe geneesmiddelen en nieuwe apparatuur met ongeveer 0,4%-punt sneller zullen stijgen dan de algemene inflatie.
Als gevolg van 2,8% volumegroei en een 2,7% prijsgroei in de zorg stijgen de nominale zorguitgaven in de periode 2008-2011 jaarlijks gemiddeld met 5,5%. Dat is meer dan de economische groei, zodat het aandeel van de zorg in het bruto binnenlands product zal toenemen.

Het CPB waarschuwt er wel voor dat de onzekerheden bij de raming van de zorguitgaven groot zijn. De groei in de zorg kenmerkte zich immers al jarenlang door budgettaire beperkingen, waardoor de wachtlijsten in de zorg zijn toegenomen. In de beginjaren van het nieuwe millennium kwam er een institutionele omslag van aanbodsturing naar vraagsturing en namen de zorguitgaven onstuimig toe, soms met meer dan 10% per jaar. Deze omslag en de invoering van nieuw beleid, waaronder het nieuwe zorgstelsel, maken dat de toekomstige zorguitgaven moeilijk zijn in te schatten. Maar dat ze verder zullen stijgen, staat voor niemand ter discussie. Het is vooral de economische groei die daarbij zal bepalen of de stijgende zorguitgaven een probleem zullen vormen of niet.

Epidemiologische modellen van de invloed van ongezond gedrag op zorgkosten

De kosten-van-ziektecijfers lenen zich goed voor toepassing in epidemiologische modellen. Op die wijze kunnen via modelmatige exercities de kosten berekend worden van bijvoorbeeld belangrijke risicofactoren als roken en overgewicht. Deze inzichten kunnen ook worden gebruikt voor het doorrekenen van de gevolgen van epidemiologische veranderingen voor de toekomstige zorgkosten. Bekend is het werk van Barendregt en Bonneux op onder meer het terrein van roken (Barendregt, 1997). Door medewerkers van het RIVM is het chronische-ziektemodel (CZM) ontwikkeld (Hoogenveen, 1998). Dit is een dynamisch populatiemodel waarin de verdeling van risicofactoren, zoals roken, overgewicht en bloeddruk, over de Nederlandse bevolking naar geslacht en leeftijdscategorie is opgenomen. Het model bevat gegevens over de relatie tussen het voorkomen van deze risicofactoren en het optreden van 28 chronische ziekten. Ook de relatie tussen deze ziekten en sterfte is gemodelleerd. Met het CZM kunnen bijvoorbeeld verschillen in (gezonde) levensverwachting tussen rokers, niet-rokers en mensen met obesitas worden geschat (Van Baal, 2006a). Door aan de projecties van het CZM gegevens over de kosten van ziekten te koppelen kunnen ook epidemiologische ramingen worden gemaakt van de totale zorgkosten (Van Baal, 2006b). Als voorbeeld noemen we hier een

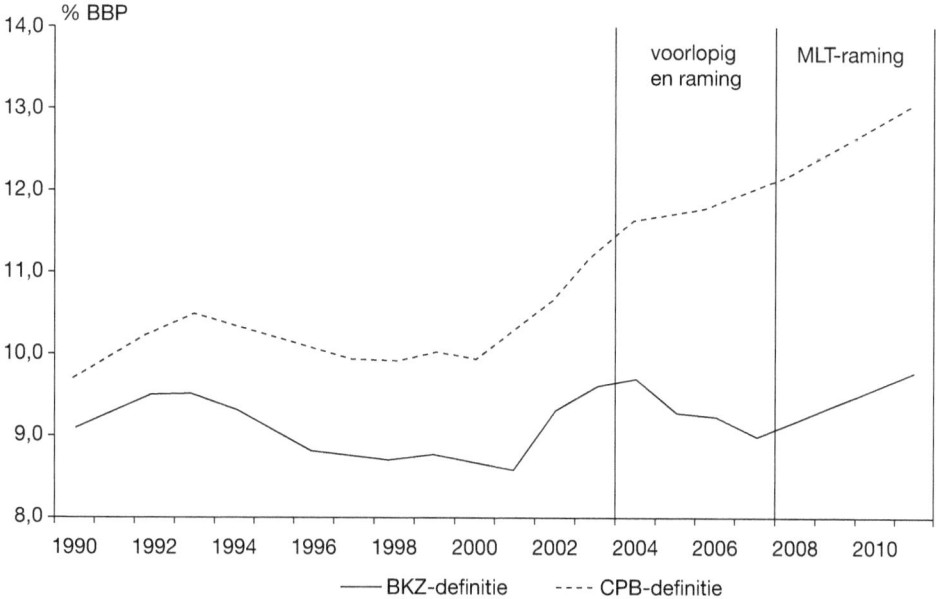

Figuur 18.4 *Ontwikkeling en raming van de zorgkosten als percentage van het bruto binnenlands product (BBP). Bron: CPB.*

analyse van de invloed van veranderingen in leefstijl op de kosten van de gezondheidszorg (Kommer, 2006). Van de totale sterfte en ziektelast in Nederland wordt een groot deel door ongezond gedrag veroorzaakt. Zo is 15% van de jaarlijkse sterfte en 85% van het aantal longkankergevallen te wijten aan roken. Omdat ongezond gedrag het aantal ziekte- en sterfgevallen beïnvloedt, zorgen veranderingen in ongezond gedrag voor veranderingen in de zorgvraag, het zorggebruik en de zorgkosten. Om de invloed van (on)gezond gedrag op ontwikkeling van de zorgkosten te kwantificeren zijn verschillende scenario's doorgerekend met het CZM, namelijk:

1 Een referentiescenario: doorzetting van de huidige trends. Dit betekent dat het percentage rokers daalt van 28% in 2005 naar 22% in 2025 en dat het percentage overgewicht en obesitas iets toeneemt, zodat het percentage mensen met gezond gewicht daalt van 52% naar 44% in 2025.
2 Een 'gezond' scenario: het percentage rokers daalt naar 20% in 2010 (de doelstelling van VWS), waarna het percentage rokers niet meer verder daalt. Het percentage mensen met overgewicht en obesitas stijgt niet verder dan het niveau in 2005.
3 Een 'ongezond' scenario: het percentage rokers daalt niet en het percentage mensen met overgewicht en obesitas stijgt tot de niveaus die nu reeds in Amerika worden gemeten (slechts 38% van de Nederlandse bevolking heeft in 2025 nog een gezond gewicht).

Gezond gedrag heeft twee tegengestelde effecten op de zorgkosten:
1 Op korte termijn verminderen morbiditeit en ziektelast wat zorgt voor een kostendaling.
2 Op langere termijn neemt de levensverwachting toe en stijgen de zorgkosten.

Figuur 18.5 illustreert deze twee tegengestelde bewegingen ten opzichte van het referentiescenario. Op basis van de demografische ontwikkeling en ziektelast in het referentiescenario fluctueert de jaarlijkse groeivoet van de zorgkosten rond de 1%. Op korte termijn nemen de zorgkosten iets meer toe in het ongezonde scenario, maar op langere termijn stijgen de zorgkosten meer in het gezonde scenario vanwege een toename van de levensverwachting. De verschillen in de groeivoet van de zorgkosten tussen de scenario's blijken overigens erg klein te zijn (maximaal een 0,06 procent hogere groeivoet in het gezonde scenario).

Deze modelberekeningen laten zien dat veranderingen in leefstijl in de Nederlandse bevolking op korte en middellange termijn niet tot grote kostenverschuivingen in de zorg zullen leiden. Als veel Nederlanders stoppen met roken en de verwachte stijging in het aantal mensen met overgewicht niet doorzet, stijgen de zorgkosten op korte termijn iets minder hard door vermindering van de ziektelast maar op lange termijn juist iets meer vanwege toename van de levensverwachting. Eventuele kosten die gemaakt dienen te worden om Nederlanders ertoe te bewegen zich gezonder te gedragen, zijn buiten beschouwing gelaten evenals andere invloeden op de zorgkosten buiten demografie, epidemiologie en leefstijl om (bijvoorbeeld loonontwikkelingen in de zorgsector). Voor de kostenontwikkeling in de zorg spelen die invloeden een grotere rol dan veranderingen in leefstijl. Dit laat uiteraard onverlet dat gezond gedrag veel kan opleveren in termen van gezondheid.

18.5 Tot slot

In deze verkenning hebben we kennisgemaakt met een groot aantal onderzoeken naar de kosten van zorg en ziekten. Dit overzicht is zeker niet compleet, maar het geeft wel een indruk van het onderzoeksterrein. Dit valt op door zijn breedte en beleidsgerichtheid. Omdat de belangstelling voor de kosten van de zorg immer toeneemt, zal het onderzoeksterrein zich in de toekomst naar verwachting verder uitbreiden. De onderzoeksmethoden die in dit boek zijn toegelicht, kunnen de onderzoekers daarbij zeer behulpzaam zijn.

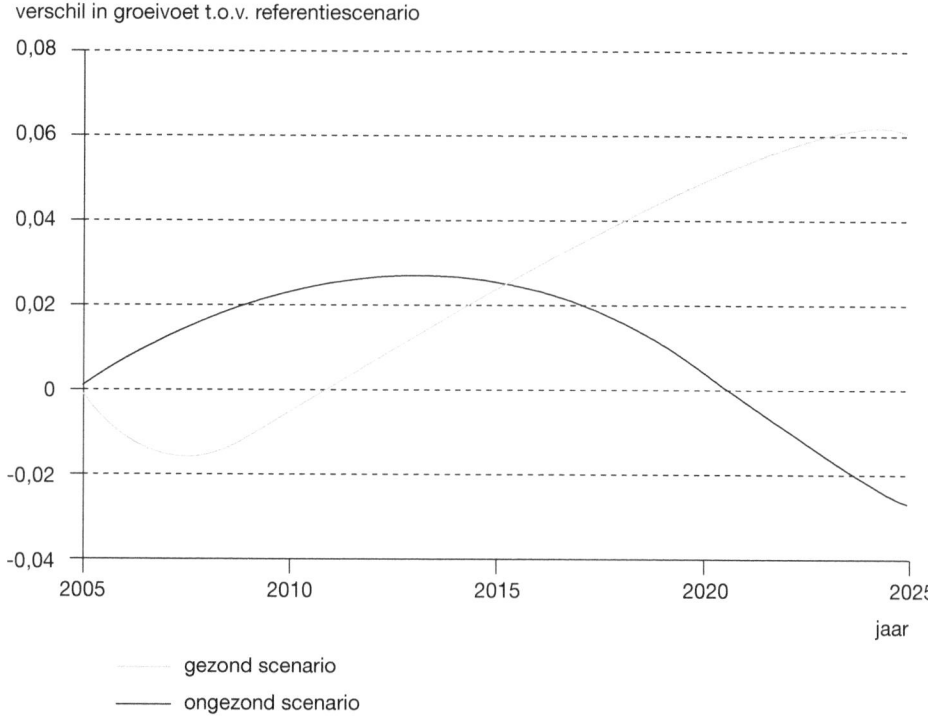

Figuur 18.5 *Verschil in toename van de zorgkosten in een gezond en ongezond scenario ten opzichte van de demografische kostenontwikkeling (afwijking van jaarlijks groeivoet in procentpunten).*

Ten eerste kan daarbij worden gedacht aan een verdere analyse van de kosten van ziekten in het verlengde van de analyses over de zorgkosten in het laatste levensjaar. Het verdient aanbeveling om de zorgkosten over de gehele levensloop scherper in beeld te krijgen. Dit is niet alleen van belang voor de solidariteitsdiscussie, maar ook voor de projecties van toekomstige zorgkosten. De analyse kan als vertrekpunt de hypothese nemen dat iedereen over de levensloop gemeten gelijke zorgkosten heeft. Deze kan vervolgens getoetst worden door gegevens over zorggebruik op individueel niveau te koppelen aan persoonsgegevens uit enquêtes en bijvoorbeeld cohortonderzoeken.

Op het terrein van economische evaluatie is een verdere standaardisering en verdieping mogelijk en wenselijk. Het gaat dan om de rol van kosten in gewonnen levensjaren en bijvoorbeeld de keuze voor een bepaald perspectief en de consequenties daarvan. Ook doelmatigheidsonderzoek van zorgketens, van preventie tot curatie en chronische zorg, verdient aanbeveling. Daarbij zal ook moeten worden nagegaan of het standaardmodel voor kosten-effectiviteitsonderzoek niet moet worden uitgebreid.

Ook bij het theoretisch-interpretatief onderzoek zijn nog volop uitdagingen. Bijvoorbeeld als het gaat om de relaties tussen health en wealth. De algemeen gedeelde opvatting dat er een positieve wisselwerking is, zou nader in hypotheses kunnen worden onderzocht. Ook bij de modelmatige analyse van epidemiologische invloeden op de zorgkosten zijn nog tal van blinde vlekken. Met behulp van de resultaten van ander epidemiologisch onderzoek, bijvoorbeeld op het terrein van gezond gedrag, kunnen de modellen worden uitgebreid en kunnen nieuwe hypotheses worden getoetst.

Bij dit alles blijft het kostenonderzoek wellicht minder wetenschappelijk in de pure betekenis van de empirische cyclus van De Groot, maar door toepassing van wetenschappelijk verantwoorde en verdedigbare methoden zullen zorgonderzoekers ongetwijfeld verder doordringen in de zin en mening van de zorgkosten, en mogelijk ook 'de waarde der dingen' scherper in beeld krijgen.

Aanbevolen literatuur

Brouwer WBF, Polder JJ, Lienden H van, Boot JM (redactie). Economie is goed voor volksgezondheid en zorg – Naar een economischer public health beleid: Public Health Forum. TSG Tijdschrift voor Gezondheidswetenschappen, 2006; 84(5).

Referenties

Akker-van Marle ME van den, Bruil J, Detmar SB. Evaluation of cost of disease: assessing the burden to society of asthma in children in the European Union. Allergy, 2005;60(2):140-9.

Baal PHM van, Hoogenveen RT, Wit GA de, Boshuizen HC. Estimating health-adjusted life expectancy conditional on risk factors: results for smoking and obesity. Popul Health Metr, 2006a; 4(1):14.

Baal PHM van, Heijink R, Hoogenveen RT, Polder JJ. Zorgkosten van ongezond gedrag in Nederland 2003 – Zorg voor euro's – 3. Bilthoven: Rijksinstituut voor Volksgezondheid en Milieu; RIVM-rapport 270751015, 2006b.

Barendregt JJ, Bonneux L, Maas PJ van der. The health care costs of smoking. N Eng J Med, 1997; 337:1052-1057.

Bekker-Grob EW de, Polder JJ, Witte KE, Mackenbach JP, Meerding WJ. Kosten van preventie in Nederland 2003: Zorg voor euro's – 4. Bilthoven: RIVM, centrum voor Volksgezondheid Toekomst Verkenningen, Erasmus MC, afdeling Maatschappelijke Gezondheidszorg; RIVM-rapport 270751011, 2006.

Blatter B, Houtman I, Bossche S van den, Kraan K, Heuvel S van den. Gezondheidsschade en kosten als gevolg van RSI en psychosociale arbeidsbelasting in Nederland. Leiden: TNO Kwaliteit van leven, 2005.

Brouwer WBF, Rutten FFH. Afbakening van het basispakket – de rol van het doelmatigheidscriterium. In: Raad voor de Volksgezondheid en Zorg. Zicht op zinnige en duurzame zorg. Den Haag: RVZ, 2006.

Centraal Administratie Kantoor Bijzondere Zorgkosten. Jaaroverzicht 2005. Den Haag; 2006.

Chorus AMJ. Reuma in Nederland: de cijfers – actualisering 2000. Leiden: TNO, 2001.

College voor Zorgverzekeringen (CVZ). Richtlijnen voor farmaco-economisch onderzoek: evaluatie en actualisatie. Diemen, 2005.

College voor Zorgverzekeringen (CVZ). CVZorgcijfers 2000-2005. Diemen, 2006.

CTG/ZAio. Knelpuntenprocedure contracteerruimte 2006 (brief). Utrecht, 2006.

Douven R, Ligthart M, Mannaerts H, Woittiez I. Een scenario voor de zorguitgaven 2008-2011. Den Haag: Centraal Planbureau (CPB), 2006.

Evers SMAA, Struijs JN, Ament AJHA, Genugten MLL van, Jager JC, Bos GAM van den. The disease impact, health care management, and costs of stroke in the Netherlands. Bilthoven: Rijksinstituut voor Volksgezondheid en Milieu; RIVM-rapport 282701001, 2002.

Ewijk C van, Draper N, Rele H ter, Westerhout E. Ageing and the sustainability of Dutch public finances. Den Haag: Centraal Planbureau, 2006.

Heijink R, Koopmanschap MA, Polder JJ. International comparison of cost of illness. Bilthoven: RIVM centrum Volksgezondheid Toekomst Verkenningen (VTV), RIVM-rapport 270751016, 2006.

Hoogendoorn M, Feenstra TL, Rutten-van Molken MP. Toekomstprojecties van het zorggebruik en de kosten van astma en COPD in Nederland. Ned Tijdschr Geneeskd, 2006;150(22):1243-50.

Hoogenveen RT, Hollander AEM de, Genugten MLL van. The chronic diseases modelling approach. Bilthoven: Rijksinstituut voor Volksgezondheid en Milieu, RIVM-rapport 266750001, 1998.

Keuzenkamp HA, Kok L. Wachtlijsten – een duur medicijn. Amsterdam: SEO Stichting voor Economisch Onderzoek; 2001.

Kok L, Stevens J, Brouwer N, Gameren E van, Sadiraj K, Woittiez I. Kosten en baten van extramuralisering – de gevolgen voor de regeling hulpmiddelen. Amsterdam, Den Haag: SEO/SCP, 2004.

Koopmanschap MA, Roijen L van, Bonneux L. Kosten van ziekten in Nederland. Rotterdam: Erasmus Universiteit, Instituut Maatschappelijke Gezondheidszorg, 1991.

Kommer GJ, Slobbe LCJ, Polder JJ. Trends en projecties in kosten van ziekten: Zorg voor euro's – 2. Bilthoven: RIVM centrum Volksgezondheid Toekomst Verkenningen (VTV); RIVM-rapport 270751013, 2006.

Meerding WJ, Mulder S, Beeck EF van. Incidence and costs of injuries in The Netherlands. Eur J Public Health, 2006;16(3):272-8.

Ministerie van Volksgezondheid Welzijn en Sport (VWS). Jaarverslag 2005 – met daarin opgenomen het Financieel beeld zorg. Den Haag, 2006.

OECD. A system of health accounts. Paris: OECD/CREDES, 2000.

Oostenbrink JB, Bouwmans CAM, Koopmanschap MA, Rutten FFH. Handleiding voor kostenonderzoek – Methoden en standaard kostprijzen voor economische evaluaties in de gezondheidszorg, Geactualiseerde versie 2004. Diemen: iMTA/CVZ, 2004.

Polder JJ, Meerding WJ, Koopmanschap MA, Bonneux L, Maas PJ van der. Kosten van ziekten in Nederland 1994. Rotterdam: instituut Maatschappelijke Gezondheidszorg, instituut voor Medische Technology Assessment, 1997.

Polder JJ, Takken J, Meerding WJ, Kommer GJ, Stokx LJ. Kosten van ziekten in Nederland – De zorgeuro ontrafeld. Bilthoven, Rotterdam, Houten: RIVM, Centrum VTV, Erasmus MC, Instituut Maatschappelijke Gezondheidszorg, Bohn Stafleu Van Loghum, 2002.

Polder JJ, Barendregt JJ, Oers JAM van. Health care costs in the last year of life – the Dutch experience. Social Science & Medicine, 2006;63(7):1720-1731.

Prismant. Functioneel verantwoord. Utrecht, 2000.

Prismant. Quick scan voor integrale kostprijzen in de care. Utrecht, 2006.

Raad voor de Volksgezondheid en Zorg. Exploderende zorguitgaven. Zoetermeer: RVZ, 2003.

Raad voor de Volksgezondheid en Zorg. Zinnige en duurzame zorg. Den Haag: RVZ, 2006.

Raad voor Gezondheidsonderzoek. Advies HTA-onderzoek – organisatie van het HTA-onderzoek. Den Haag: RGO, 2004.

Rutten FFH, Brouwer WBF. Meer zorg bij beperkt budget; een pleidooi voor een betere inzet van het doelmatigheidscriterium. Ned Tijdschr Geneeskd, 2002;146(47):2254-8.

Schroeff HJ van der. Kosten en kostprijs, 1974.

Schutte SJM, Hoeksma BH, Bakker PF. Verklarend onderzoek stijging uitgaven ggz en gehandicaptenzorg. Enschede: Hoeksma, Homans & Menting, 2004.

Slobbe LCJ, Kommer GJ, Smit JM, Groen J, Meerding WJ, Polder JJ. Kosten van ziekten in Nederland 2003: Zorg voor euro's – 1. Bilthoven: RIVM centrum Volksgezondheid Toekomst Verkenningen (VTV); RIVM-rapport 270751010, 2006.

Smit JM, Freese MFC, Groen J. Working paper zorgrekeningen 1998-2004. Voorburg: Centraal Bureau voor de Statistiek (CBS), 2006.

Tweede Kamer der Staten Generaal. Kamerstukken TK, 2003-2004, 28 852, nr. 3 en nr. 6, 2004.

Vektis. Zorgmonitor Jaarboek 2006 – Financiering van de zorg in 2005. Zeist, 2006.

Ven WP van de, Beck K, Buchner F, Chernichovsky D, Gardiol L, Holly A, et al. Risk adjustment and risk selection on the sickness fund insurance market in five European countries. Health Policy, 2003;65(1):75-98.

Ven WP van de, Vliet RC van, Lamers LM. Health-adjusted premium subsidies in the Netherlands. Health Aff (Millwood), 2004;23(3):45-55.

Westert GP, Verkleij H. Zorgbalans – Het eerste nationale rapport over de prestaties van de Nederlandse gezondheidszorg naar kwaliteit, toegankelijkheid en kosten in 2004. Bilthoven, Houten: RIVM, Bohn Stafleu van Loghum, 2006.

Zweifel P, Felder S, Meiers M. Ageing of population and health care expenditure: a red herring? Health Econ, 1999;8(6):485-96.

Onderzoek naar gezondheidszorgsystemen: internationale vergelijking

D.M.J. Delnoij
P.P. Groenewegen

19.1 Inleiding

De manier waarop de gezondheidszorg is geregeld, verschilt per land. Dit impliceert dat elk land zijn eigen gezondheidszorgsysteem heeft. Een gezondheidszorgsysteem kan worden gedefinieerd als de gestructureerde verzameling van actoren en instituties die georganiseerd en gefinancierd worden met de bedoeling gezondheidszorg te verlenen aan een vastgestelde populatie of natie (Øvretveit, 1998). Gezondheidszorgsysteemonderzoek (health systems research) richt zich op het bestuderen van de organisatie, financiering en regulering van de gezondheidszorg. Daarbij kunnen globaal twee varianten worden onderscheiden:
1 Studies waarin de ontwikkeling van het systeem centraal staat (gezondheidszorgsysteem als afhankelijke variabele).
2 Studies waarin de uitkomsten van het systeem – in termen van gezondheid, kosten en kwaliteit – centraal staan (gezondheidszorgsysteem als onafhankelijke variabele).

Het verzamelen en interpreteren van gegevens over de werking van verschillende gezondheidszorgsystemen is niet alleen interessant voor beleidsmakers of gezondheidszorgsysteemonderzoekers. Ook voor bijvoorbeeld klinisch-epidemiologische onderzoekers en zorgonderzoekers die zich bezighouden met zorgprocessen is het nuttig om kennis te nemen van de wijze waarop zorg in andere landen is georganiseerd. Al was het alleen maar om de resultaten van onderzoek dat in het buitenland is uitgevoerd, goed te kunnen plaatsen. Verschillen in organisatie en financiering van de gezondheidszorg kunnen immers gevolgen hebben voor: de selectie van onderzoekspopulaties (de door een huisarts gefilterde patiëntenpopulatie van een Nederlandse kinderarts is een andere dan die van een rechtstreeks toegankelijke Belgische kinderarts); de definitie van uitkomsten (Welke kosten worden meegerekend in kosteneffectiviteitstudies? Wat wordt geteld als perinatale sterfte?) (Buitendijk en Nijhuis, 2004); en behandeling en diagnostiek (Wat experimenteel is in het ene systeem, kan 'care as usual' zijn in het andere). Verder blijkt dat onderzoekers en mensen uit de praktijk een bepaald beeld hebben bij termen als 'stroke service' of 'mammacare poli', maar vaak bestaat zelfs binnen één land weinig overeenstemming over wat er precies onder deze begrippen moet worden verstaan, laat staan dat dit in een internationale context helder is. Voorzieningen met dezelfde naam kunnen tussen landen sterk verschillen (een Amerikaanse family physician is niet hetzelfde als een Nederlandse huisarts), terwijl omgekeerd, voorzieningen met een andere naam feitelijk hetzelfde zijn (zo is de term health plan goed Amerikaans voor wat wij een zorgverzekering op naturabasis noemen).

In het onderzoek naar gezondheidszorgsystemen wordt gebruikgemaakt van diverse methoden. Denk bijvoorbeeld aan historisch onderzoek in de vorm van (multiple) case studies, of aan de analyse van veranderingen en interventies met behulp van quasi-experimentele designs (zie ook hoofdstuk 8). De mogelijkheden voor het doen van quasi-experimenteel onderzoek zijn echter beperkt als het gaat om gezondheidszorgsystemen. Verzekeringsvormen, honoreringssystemen, wet- en regelgeving kunnen nu eenmaal niet gemakkelijk worden gemanipuleerd uitsluitend met het doel om effecten van veranderingen te onderzoeken. Wie dus als onderzoeker of beleidsmaker wil weten wat het effect is van bijvoorbeeld de invoering van een verwijssysteem met de huisarts als poortwachter, moet al gauw zijn toevlucht nemen tot cross-sectionele designs, ofwel – in het geval van gezondheidszorgsystemen – internationaal vergelijkend onderzoek.

Dit hoofdstuk gaat over internationaal vergelijkend onderzoek als de meest gebruikte methode voor gezondheidszorgsysteemonderzoek. Internationaal vergelijkend onderzoek waarin niet gekeken wordt naar de verschillende systemen, onderzoek zonder 'systeemcomponent' dus, blijft in principe buiten beschouwing. Aan de orde komen beschrijvend en explorerend internationaal vergelijkend systeemonderzoek (paragraaf 19.2), toetsend internationaal vergelijkend systeemonderzoek (paragraaf 19.3), internationale databases die gebruikt kunnen worden in vergelijkend systeemonderzoek (paragraaf 19.4), methodologische problemen en oplossingen (paragraaf 19.5) en belangrijke vragen voor de toekomst (paragraaf 19.6).

19.2 Beschrijvend en explorerend onderzoek

We gebruiken in deze paragraaf het onderscheid waarmee we de inleiding van dit hoofdstuk zijn begonnen, namelijk het gezondheidszorgsysteem als afhankelijke variabele dan wel als onafhankelijke variabele. In het eerste geval wil de onderzoeker verklaren waarom bepaalde systeemkenmerken wel of niet aanwezig zijn, bijvoorbeeld waarom sommige Europese gezondheidszorgsystemen een huisarts als poortwachter hebben en andere niet. In het tweede geval zijn bepaalde systeemkenmerken de onafhankelijke variabelen en uitkomsten van het systeem de afhankelijke; in dat geval willen onderzoekers bijvoorbeeld verschillen in kosten van gezondheidszorg (de uitkomst) verklaren uit het al of niet aanwezig zijn van een poortwachterfunctie.

Systeem als afhankelijke variabele

Met de uitbouw van de verzorgingsstaat en de groei van gezondheidszorgsystemen ontstaat in de naoorlogse periode ook onder onderzoekers belangstelling voor de inrichting en het functioneren ervan. In de jaren zestig en zeventig van de twintigste eeuw worden in de internationale onderzoekswereld (Hogarth, 1963; Glaser, 1970) de betalingssystemen van artsen (en later van ziekenhuizen, Glaser, 1987) systematisch in kaart gebracht. Ook ontstaat interesse in de rol van de medische professie in het gezondheidszorgbeleid en -systeem (Eckstein, 1960; Mechanic en Faich, 1970; Marmor en Thomas, 1972). In het onderzoek waarin de ontwikkeling van het gezondheidszorgsysteem zelf centraal staat (gezondheidszorgsysteem als afhankelijke variabele), wordt meestal gekozen voor het beschrijven van gezondheidszorgsystemen aan de hand van de belangrijkste actoren en hun onderlinge relaties. Deze actoren zijn de overheid, zorgaanbieders, verzekeraars of andere financiers en gebruikers van de zorg. Een klassieke indeling van gezondheidszorgsystemen is die in 'Bismarck', 'Beveridge' en 'Semashko', naar de grondleggers van respectievelijk socialeverzekeringssystemen, nationale gezondheidszorgsystemen en het sovjetsysteem. Het sovjetsysteem was een specifieke vorm van een nationaal gezondheidszorgsysteem. De socialeverzekeringssystemen en de nationale gezondheidszorgsystemen verschillen voor wat betreft:
– De rol van de overheid:
  • In socialeverzekeringsstelsels staat de overheid meer op afstand en vindt uitvoering plaats via ziekenfondsen.

- In nationale gezondheidszorgsystemen is de overheid eigenaar van de gezondheidszorg en treedt via centrale planning direct sturend op.
- De financiering:
  - Via verzekeringspremies in socialeverzekeringsstelsels en daardoor geoormerkt geld voor de zorgsector.
  - Via belastingfinanciering in nationale systemen, waardoor er concurrentie is met andere geldverslindende ministeries, zoals onderwijs en defensie.
- De aanbieders van zorg:
  - In socialeverzekeringsstelsels is de uitvoering in private handen van non-profitziekenhuizen en zelfstandige beroepsbeoefenaren.
  - In nationale gezondheidszorgsystemen zijn voorzieningen grotendeels in handen van de overheid en zijn de beroepsbeoefenaren in dienstverband werkzaam.
- De gebruikers van zorg:
  - In socialeverzekeringsstelsels hebben gebruikers veelal meer vrijheid van keuze, maar ook meer bijbetalingen.
  - In nationale systemen is de keuzevrijheid meestal beperkter.

Het beschrijvende gezondheidszorgsysteemonderzoek probeert volgens de hierboven omschreven dimensies de structuur van gezondheidszorgsystemen systematisch in kaart te brengen. De wijze waarop dit wordt aangepakt, varieert van vrij oppervlakkig tot diepgaand. In het algemeen geldt: hoe breder de invalshoek en het aantal landen in een studie, des te minder diepgaand de analyses.

In studies waarin bijvoorbeeld voor alle Europese landen een beschrijving wordt gegeven van een bepaalde sector van de gezondheidszorg (bijvoorbeeld de ouderenzorg, ziekenhuiszorg, huisartsenzorg of thuiszorg), ligt de nadruk op het geven van een globaal overzicht. Een typisch model waarin over dergelijke studies gerapporteerd wordt, is een bundel met één hoofdstuk per land, waarbij voor elk land globaal dezelfde onderverdeling in paragrafen/onderwerpen wordt aangehouden, met daarbij (aan het begin of eind) een overzichtshoofdstuk waarin de voornaamste overeenkomsten en verschillen tussen landen worden beschreven. Voorbeelden van dergelijke overzichtsstudies van Nederlandse bodem zijn: Health care and general practice across Europe (Boerma et al., 1993), Remunerating General Practitioners in Western Europe (Groenewegen et al., 1991), Home care in Europe (Hutten en Kerkstra, 1996), Back to Bismarck (over de transitie van Oost-Europese gezondheidszorgsystemen) (Marrée en Groenewegen, 1997), Integrated care in Europe (Van Raak et al., 2003). In dit type overzichtstudies is – noodgedwongen – weinig ruimte voor details en voor variaties binnen landen (bijvoorbeeld tussen regio's of tussen bevolkingsgroepen).

Explorerend onderzoek naar de vraag waarom gezondheidszorgsystemen zich ontwikkelen in een bepaalde richting, wordt gedaan vanuit verschillende disciplines en achterliggende theorieën. Verklaringen die daarbij de revue passeren, hebben bijvoorbeeld te maken met de rol van belangengroepen, *public choice*, arbeidsverhoudingen (politieke economie), convergentie en epidemiologische transitie, en cultuur.

Systeem als onafhankelijke variabele

Beschrijvend/inventariserend en explorerend gezondheidszorgsysteemonderzoek is voor het gezondheidszorgonderzoek enerzijds een doel op zichzelf (het is nuttig om te weten hoe de zorg in andere landen wordt georganiseerd en gefinancierd, om redenen die in de inleiding al zijn aangestipt) en anderzijds een tussenstap op weg naar hypothesevorming ten behoeve van toetsend onderzoek. Beschrijvend en explorerend onderzoek kan op drie manieren dienen als hulp bij hypothesevorming:
- Door de vaststelling van algemene processen (algemene hypotheses die in alle systemen moeten opgaan).

- Door de vaststelling van specifieke processen (die ertoe leiden dat processen in het ene systeem anders uitwerken dan in het andere).
- Door de vaststelling van unieke processen (zaken die alleen betekenis hebben in een specifiek systeem en niet eens bestaan in andere).

Explorerend onderzoek, waarbij de aandacht vooral uitging naar uitkomsten of effecten van het systeem, was aanvankelijk vooral het domein van de gezondheidseconomie. Al in de jaren zestig en zeventig van de twintigste eeuw stelden onderzoekers vast dat er een relatie bestond tussen het aanbod aan zorg en het gebruik van zorg (Roemer en Roemer, 1981) (hoe groter het aanbod, des te hoger het gebruik en de kosten). Een hypothese was geboren en wel in de vorm van de bekende Roemer's law: 'A bed built, is a bed filled'. Voor Nederland, Duitsland en België werd dit verband exploratief gelegd in de studies van Van der Zee, Groenewegen en anderen (Van der Zee et al., 1989; Gloerich et al., 1989; Van Doorslaer en Van Vliet, 1989).

De theorie van aanbodgeïnduceerde zorg werd verder ontwikkeld door gezondheidseconomen en systeemonderzoekers (Evans, 1984). De belangstelling voor dit thema was groot in de jaren tachtig, toen kostenbeheersing in de gezondheidszorg hoog op de politieke agenda's van geïndustrialiseerde landen stond. Het fenomeen van de health care balloon (in Nederland bekend als het 'fietsbandeffect': als je op de ene plek drukt, verschijnt er elders een bult) werd gedocumenteerd toen bleek dat allerlei maatregelen gericht op kostenbeheersing in hun uitwerking teniet werden gedaan door een toename van het volume aan verleende zorg en substitutie.

In het midden van de jaren negentig, mede onder invloed van het verbeterde economische klimaat, taande de aandacht voor kostenbeheersingvraagstukken en ontstond meer interesse in de kwaliteit van zorg, zowel in termen van effectiviteit als in termen van patiëntgerichtheid. Deze ontwikkeling kreeg een enorme impuls met de verschijning van het World Health Report 2000 van de Wereld Gezondheidsorganisatie (WHO, 2000), waarin de prestaties van alle bij de WHO aangesloten gezondheidssystemen werden vergeleken voor wat betreft de gezondheidstoestand van de bevolking (gemeten aan de hand van DALE – Disability Adjusted Life Expectancy), de verdeling van financiële bijdragen aan de gezondheidszorg en de patiëntgerichtheid van het systeem.

De ontwikkeling binnen de epidemiologie van samengestelde volksgezondheidsmaten (denk aan begrippen als ziektelast, gezonde levensverwachting, vermijdbare sterfte en dergelijke) is van groot belang geweest voor een evenwichtigere analyse van de uitkomsten van gezondheidszorgsystemen, waarbij niet alleen naar de kosten wordt gekeken maar ook naar meer inhoudelijke resultaten. Globale maten voor de gezondheidstoestand van de bevolking vormen de (gestandaardiseerde) sterfte en de op overlevingstabellen gebaseerde gemiddelde levensverwachting, eventueel gewogen naar het aantal jaren dat men in goede gezondheid (HALE – Health Adjusted Life Expectancy) of zonder ziekte en beperkingen (DALE – Disability Adjusted Life Expectancy) doorbrengt.

Sterfte en (gezonde) levensverwachting worden niet alleen beïnvloed door het gezondheidszorgsysteem, maar ook door zaken als de economische ontwikkeling binnen een land of regio, het opleidingsniveau van de bevolking, omgevingsfactoren (bijvoorbeeld vervuiling, leef- en woonomstandigheden), leefstijl (bijvoorbeeld roken, drinken, eetgewoontes) enzovoort. Een andere, meer specifieke volksgezondheidsmaat is vroegtijdige sterfte (bijvoorbeeld sterfte voor het zestigste levensjaar). Deze indicator raakt aan het concept van vermijdbare sterfte. Vermijdbare sterfte is een volksgezondheidsmaat die gezien wordt als een nauwkeurigere indicator voor de prestaties van het gezondheidszorgsysteem dan 'gewone' sterfte of gezonde levensverwachting. Onder vermijdbare sterfte wordt namelijk verstaan de sterfte die niet zou hebben hoeven optreden indien er sprake zou zijn geweest van goede en tijdige gezondheidszorg. Vermijdbare sterfte wordt gemeten door de sterfte aan bepaalde doodsoorzaken in zijn geheel of voor een bepaald percentage als 'vermijdbaar' te definiëren. Voorbeelden van vermijdbare sterfte zijn: sterfte aan ziekten waarvoor vaccinaties beschikbaar zijn (bijvoorbeeld mazelen), sterfte aan ziekten die op zichzelf of bij vroegtijdige opsporing goed behandelbaar zijn (bijvoorbeeld astma respectievelijk verschillende vormen van kanker), maternale en perinatale sterfte, of sterfte ten gevolge van medische fouten. Naarmate meer aandoeningen in principe behandelbaar worden, kan een groter deel van de sterfte als 'vermijdbaar' worden aangemerkt. Het classificeren van wat als 'vermijdbaar' geldt, is voor een deel arbitrair.

De Organisatie voor Economische Samenwerking en Ontwikkeling (OESO) speelt in internationaal verband een voortrekkersrol in het verder ontwikkelen van dit type onderzoek. Waar de WHO-studie de resultaten van het systeem nog afmat aan een volksgezondheidsmaat (DALE) zoekt de OECD naar procesmaten of intermediate outcomes, die meer zeggen over de feitelijke bijdrage van het gezondheidszorgsysteem aan de gezondheidstoestand van de bevolking. Vanuit Nederland wordt aan de ontwikkeling van deze uitkomstmaten een bijdrage geleverd door onder meer de Afdeling Sociale Geneeskunde van het AMC en het RIVM.

Het meten van patiëntgerichtheid van het systeem is eveneens een relatief nieuwe tak van sport binnen gezondheidszorgonderzoek. Dit type onderzoek heeft zich ontwikkeld van het simpelweg meten van patiënttevredenheid naar het meten van concrete ervaringen van patiënten, al dan niet gewogen naar het belang dat mensen hechten aan verschillende aspecten van kwaliteit van zorg (zie box 19.1 en tevens hoofdstuk 26).

Box 19.1 Door patiënten ervaren kwaliteit van eerstelijnszorg in twaalf Europese landen

Kerssen et al. (2004) deden onderzoek naar de door patiënten ervaren kwaliteit van eerstelijnszorg in twaalf Europese landen. Zij maakten daarbij gebruik van gegevens die verzameld waren met behulp van QUOTE-vragenlijsten (zie hoofdstuk 26 voor meer uitleg over QUOTE). Dat zijn vragenlijsten die ervaringen van zorggebruikers in kaart brengen. Uit het onderzoek bleek dat op sommige punten weinig verschillen bestaan tussen de landen. Zo geven respondenten in alle landen aan dat de artsen die werkzaam zijn in de eerstelijn, veel begrip tonen voor de problemen en klachten van de patiënt. Op andere aspecten werden echter grote verschillen gevonden, bijvoorbeeld als het gaat om voorschrijven van geneesmiddelen of de samenwerking tussen verschillende aanbieders in de eerstelijn.

19.3 Toetsend onderzoek op het gebied van gezondheidszorgsystemen

Bevindingen van beschrijvend en explorerend onderzoek die in de vorige paragraaf zijn beschreven, vooral het onderzoek naar aanbodgeïnduceerde zorg, gaven de aanzet tot toetsend onderzoek. Vanuit het belang van kostenbeheersing werden als voornaamste uitkomstmaten de kosten en het volume van gezondheidszorg gehanteerd.

Box 19.2 Enkele studies naar de kostenbeheersingmaatregelen in Nederland

- Effecten van eigen bijdragen; onderzocht door gezondheidseconomen als Van Vliet et al. (1999) en Van de Ven en Van Vliet (1985), Starmans

(1998), en door Delnoij et al. (1998) en Kool en Delnoij (1999).
- Effecten van verandering van honorering en budgettering van huisartsen en/of specialisten; onderzocht door Flierman (1991), Westert (1991), Delnoij (1994) en Mot (2002).
- Effecten van ziekenhuisbudgettering, onderzocht door Maarse et al. (1992a en 1992b).

De kosten en het volume van gezondheidszorg zijn ook veelvuldig onderwerp geweest van internationaal vergelijkend onderzoek. Deze belangstelling heeft aan de wieg gestaan van de OECD Health Database (zie paragraaf 19.4). De OECD was in de internationale context een belangrijke motor achter vergelijkend onderzoek naar de kosten van zorg. Toetsend onderzoek op dit terrein richtte zich bijvoorbeeld op de rol van een sterke eerstelijnsgezondheidszorg (Gerdtham en Jonsson, 1995) en op de positie van de huisarts daarin (Delnoij et al., 2000). Hoewel een deel van deze studies aantoonde dat een sterke eerste lijn en een poortwachterspositie van de huisarts gepaard gaan met lagere (groei van de) kosten, zijn de gevonden effecten niet groot. Het internationaal vergelijkend onderzoek met kosten van zorg als uitkomstvariabele wordt namelijk belemmerd door de sterke invloed van de algemene economische ontwikkeling op de kosten van zorg. In analysetaal: het bruto nationaal product verklaart zo'n groot deel van de variantie in kosten van gezondheidszorg, dat er weinig te verklaren overblijft voor inhoudelijk interessante variabelen.

Het internationale onderzoek naar effectiviteit en patiëntgerichtheid van gezondheidszorgsystemen bevindt zich deels al in de toetsende fase. Starfield en anderen hebben hypotheses getoetst over het effect van een sterke eerstelijn op de kwaliteit van zorg. De resultaten van haar verzamelde werk werden door Starfield in 2001 als volgt samengevat:

- Landen met een sterke eerstelijn hebben lagere kosten van gezondheidszorg en een gezondere populatie.
- Binnen landen hebben regio's met een hogere eerstelijnsartsendichtheid (maar niet met een hogere specialistendichtheid) een gezondere populatie.
- Een hogere eerstelijnsartsendichtheid verkleint de negatieve effecten van sociale ongelijkheid.

De studies die na deze datum (2001) gepubliceerd zijn, met name de studies in samenwerking met Macinko, leveren in het algemeen een meer gedegen statistische onderbouwing van deze bevindingen. Dat geldt met name voor de studie van Macinko et al., 2003.

Box 19.3 Het effect van de eerstelijnszorg op de gezondheid van de bevolking

Macinko et al. (2003) onderzochten het effect van een sterke eerstelijn op de gezondheid van de bevolking. Zij analyseerden daartoe tijdreeksen van 18 OECD-landen. Uit de studie blijkt dat – onder constanthouding van bruto binnenlands product en inkomen per hoofd van de bevolking, artsendichtheid, percentage 65-plussers, ambulante artsbezoeken per hoofd van de bevolking en alcohol- en tabaksconsumptie – een sterkere eerstelijnsoriëntatie samenhangt met een lagere gestandaardiseerde sterfte, een lagere gestandaardiseerde vroegtijdige sterfte en minder verloren levensjaren door (vermijdbare) sterfte aan hartvaataandoeningen, longontsteking en astma.

19.4 Internationale databestanden

Internationaal vergelijkend onderzoek kan worden uitgevoerd met alle gangbare methoden van gezondheidszorgonderzoek. Daarin verschilt dit type onderzoek niet van ander onderzoek. Wel zijn er vaak praktische barrières om eenvoudig en snel gegevens uit en informatie over buitenlandse gezondheidszorgsystemen te verkrijgen. De taal is een van die barrières en verschillen in definitie en meetmethoden is een tweede. Dat zijn goede redenen om tot internationale coördinatie te komen. Daaruit zijn verschillende internationale databestanden voortgekomen, die door onderzoekers en beleidsmakers geraadpleegd kunnen worden en die eventueel gecombineerd met andere gegevens gebruikt kunnen

Tabel 19.1 Overzicht van internationale databestanden met gezondheids(zorg)statistieken.

Database	Bereik	Soort gegevens	Tijdsspanne	Website
WHO Health for all data base	WHO-regio Europa	– sociaaldemografische data – mortaliteit – morbiditeit – leefstijl – milieu – zorgvoorzieningen – zorggebruik en uitgaven – moeder-en-kindzorg	verschilt per indicator; beginjaar 1970	http://www.euro.who.int/
OECD health data	30 geïndustrialiseerde landen	– uitgaven aan gezondheidszorg – menskracht en voorzieningen – gezondheid – risicofactoren – veel andere statistieken (o.a. economie, onderwijs)	verschilt per indicator; beginjaar 1960	http://www.oecd.org
Eurostat	25 EU-lidstaten	– gezondheid – levensverwachting – leefstijl en gezondheidsgedrag – menskracht en voorzieningen – veel andere statistieken	verschilt per indicator, sommige alleen één recent jaar	http://epp.eurostat.ec.europa.eu/
ECHI	25 EU-lidstaten	– sociaaldemografisch – gezondheid – determinanten van gezondheid – interventies gezondheidszorg	verschilt per indicator, sommige alleen één recent jaar	http://ec.europa.eu/health/index_en.htm
World bank	circa 180 landen wereldwijd	– gezondheid – sociale indicatoren – public health – menskracht en voorzieningen – uitgaven – veel sociale statistieken	World development indicators van 1990	http://www.worldbank.org/

worden voor nieuwe analyses. In tabel 19.1 beschrijven we kort de belangrijkste databestanden.

Er zijn meer systematische verzamelingen van statistische gegevens dan van beschrijvingen van instituties. Dat is een belangrijk punt, omdat statistieken moeilijk te begrijpen en te vergelijken zijn als je niet weet hoe de gezondheidszorgsystemen zijn opgebouwd. De WHO heeft echter een serie landenbeschrijvingen, de zogenoemde HiT's (Health Systems in Transition). Ook voor Nederland is zo'n beschrijving beschikbaar. Een probleem is dat er grote verschillen zijn in de inhoud en kwaliteit van de HiT's en dat ze niet voor een groot aantal landen op één peildatum beschikbaar zijn. De HiT's en andere beschrijvende studies, zoals genoemd in paragraaf 19.2, zijn onmisbaar bij de interpretatie van de gegevens uit internationale databestanden. Naast deze statistieken worden er internationaal en door afzonderlijke landen structurele dataverzamelingen gedaan op basis van persoons- of huishoudenssurveys. Veel landen kennen een gezondheids(zorg)interview, vergelijkbaar met de surveys die het CBS in Nederland uitvoert. Overzichten en vergelijkingen daarvan zijn te vinden in Hupkens et al. (1999) en Aromaa et al. (2003). Gegevens uit dergelijke surveys zijn onder meer gebruikt om de sociaaleconomische verschillen in morbiditeit te analyseren in relatie tot het egalitaire karakter van gezondheidszorgsystemen (Cavelaars et al., 1998). Op Europees niveau bestaat het European Social Survey dat jaarlijks wisselende modulen bevat. In de tweede ronde (2003/4) is een aantal vragen gesteld over geneesmiddelengebruik (www.europeansocialsurvey.org). Onder leiding van Eurostat, het statistische bureau van de EU, worden regelmatig surveys gedaan waarin onder meer aan inwoners van de EU-landen is gevraagd naar hun deelname aan preventief bevolkingsonderzoek in de EU-lidstaten (European Household Survey).

19.5 Methodologische problemen en oplossingen

Internationaal vergelijkend onderzoek brengt zijn eigen problemen mee, die vaak op de grens van inhoud en methode zitten. In deze paragraaf beschrijven we een aantal van deze problemen en mogelijke oplossingen. Een algemeen punt, dat ook in de vorige paragraaf al aan de orde kwam, is dat we voldoende informatie moeten hebben over de geschiedenis en institutionele context van zorgsystemen om verschillen en overeenkomsten goed te kunnen interpreteren. Het gezondheidszorgsysteem moet geen zwarte doos blijven.

Vergelijkbaarheid en functionele equivalenten

Bij vergelijkend onderzoek naar zorgverleners en zorgprocessen is een probleem dat dezelfde aanduiding in verschillende landen iets anders kan betekenen, terwijl verschillende aanduidingen hetzelfde kunnen betekenen. Door te zoeken naar functionele equivalenten kan het probleem van onvergelijkbaarheid van beroepstitels en aanduidingen van zorgprocessen opgelost worden. Bij het zoeken naar functionele equivalenten ga je dus niet zoeken naar zorgverleners of zorgprocessen die in verschillende landen hetzelfde heten, maar die hetzelfde doen. Dat ze hetzelfde doen, kan bijvoorbeeld worden achterhaald door in verschillende landen te kijken wat er met een specifieke categorie patiënten gebeurt.

In alle West-Europese landen bestaat zoiets als een huisarts, maar in de Oost-Europese landen van voor en net na de val van de muur niet (Boerma, 2003). Een oplossing voor problemen die optreden bij onderzoek in snel veranderende systemen is een goed gekozen groep zorggebruikers te volgen. Hierbij wordt een zogenoemde tracergroep gedefinieerd (in termen van een aandoening bijvoorbeeld) en wordt gekeken wat er met deze groep patiënten of zorggebruikers in verschillende zorgsystemen gebeurt (Ludig et al., 2000). Bij alle studies waarbij steekproeven zorgverleners of patiënten worden onderzocht, is een probleem dat het steekproefkader dat wordt ge-

bruikt, vergelijkbaar moet zijn. Aan die eis kan simpelweg niet altijd worden voldaan.
Het probleem van vergelijkbaarheid en het zoeken naar functionele equivalenten treedt ook op bij de vergelijking van de kosten van de gezondheidszorg van verschillende landen. Achter de simpel ogende cijfers over uitgaven voor gezondheidszorg in de OECD-databestanden gaat een veelheid aan assumpties schuil. Ook hier is een deel van de oplossing dat gezocht wordt naar functionele equivalenten van onderdelen van de zorg (Van Mosseveld, 2003).

Onduidelijkheid over beleid(simplementatie)

Bij internationale evaluatie van beleid of beleidsveranderingen is een probleem dat vaak onduidelijk is wat het beleid of de verandering nu precies inhoudt en wanneer een bepaalde maatregel echt is ingevoerd. Bronnen spreken elkaar daarin veelvuldig tegen. Soms zijn dat gewoon fouten en soms zijn informanten bewust of onbewust onduidelijk geweest. Een voorbeeld is te vinden in een internationaal onderzoek naar ziektekostenverzekeringen van Glaser (1991) waarin hij Nederland beschrijft alsof het onderscheid tussen ziekenfonds en particuliere patiënten al was opgeheven. Nu was dat in de periode dat hij zijn veldwerk deed inderdaad bijna beklonken (het plan Simons), maar uiteindelijk heeft het tot 2006 geduurd voor het onderscheid echt werd opgeheven. Het risico met informanten is dat ze beleid dat in vergaande mate is voorbereid soms presenteren alsof het al werkelijkheid is. De manier waarop beleid wordt ingevoerd, verschilt van land tot land, afhankelijk van het politieke systeem en de politieke cultuur. Soms wordt een aantal algemene uitgangspunten van beleid vastgelegd in een wet, maar gaat de invulling via aparte maatregelen die op verschillende tijdstippen en met verschillende reikwijdte worden ingevoerd (zogenaamde raamwerkwetgeving, het raamwerk is er, de invulling komt later). De planningswetgeving in de Nederlandse gezondheidszorg in de jaren '70 en '80 van de vorige eeuw is daar een voorbeeld van. Ook wordt beleid soms gefaseerd in de tijd of regionaal ingevoerd. Oplossingen moeten worden gezocht in het raadplegen van meerdere bronnen, maar ook in de analyse van de eventuele belangen die de bronnen zouden kunnen hebben bij een bepaalde voorstelling van zaken. Door Kroneman en Van der Zee (1997) is voorgesteld om het probleem van de geleidelijke invoering op te lossen door een implementatie-index te maken die bijvoorbeeld met waarden tussen nul en een aangeeft hoever de implementatie van een maatregel is gevorderd.
Uit deze voorbeelden blijkt dat een analyse van de instituties en de werking ervan belangrijk is voor de interpretatie van internationale verschillen of ontwikkelingen. Een analyse van instituties kan ook een bron van informatie op zich zijn en in sommige gevallen voorkomen dat een dure informatieverzameling bij individuen nodig is. Zo zijn in het verleden gegevens over de inkomens van huisartsen verzameld (of misschien moeten we zeggen modelmatig geconstrueerd) door uit te gaan van het betalingssysteem, de verschillende vergoedingen die eraan zijn verbonden (tarieven maal verrichtingen, abonnementsbedragen maal patiënten, gemiddelde salarisschalen) en de aantallen huisartsen (Groenewegen et al., 1991; Delnoij, 1994).

Systeem en individu

Een belangrijk probleem bij vraagstellingen waarbij wordt gekeken naar de relatie tussen systeemkenmerken en uitkomsten, is hoe systeemverschillen kunnen worden onderscheiden van verschillen die bijvoorbeeld het gevolg zijn van een verschillende leeftijdsopbouw van patiëntengroepen. Daarvoor zijn in het verleden vormen van standaardisering gebruikt. Als gegevens op het niveau van individuen beschikbaar zijn, kan multiniveau-analyse worden toegepast. Daarmee is het ook mogelijk om hypotheses te toetsen over de interactie tussen systeemkenmerken en individuele kenmerken. Denk aan een hypothese als: de invloed van inkomen op zorggebruik is sterker naarmate er meer eigen bijdragen in een gezondheidszorgsysteem bestaan. Maar let op: met multiniveau-analyse krijg je wel grote aantallen op het laagste niveau, maar het aantal op systeemniveau blijft over het algemeen klein. Daarmee blijft ook de power van toetsing van hypotheses over systeemkenmerken en over interacties tussen systeemkenmerken en individuele kenmerken gering.

Kleine aantallen

Kleine aantallen is een algemeen probleem in het kwantitatieve onderzoek van gezondheidszorgsystemen. Er zijn weliswaar veel landen op de wereld; het World Health Report 2000 (WHO, 2000) geeft informatie over de 192 lidstaten van de Verenigde Naties en even zoveel gezondheidszorgsystemen, maar de vraag is hoe vergelijkbaar ze zijn. Vergelijkbaarheid is inhoudelijk en statistisch een probleem. Inhoudelijk is het niet zinnig om landen met elkaar te vergelijken die qua economische ontwikkeling of in de epidemiologische transitie in een heel verschillende fase zitten. Statistisch is het belangrijk dat de verdelingen van de onafhankelijke en afhankelijke variabelen voor een deel overlappen om zinnig groepen landen in één analyse op te nemen. Dat probleem treedt al op als je Oost- en West-Europese landen in één analyse zou stoppen waarin de relatie wordt gelegd tussen bruto nationaal product en levensverwachting. Het probleem van de kleine aantallen wordt versterkt doordat kenmerken van gezondheidszorgsystemen vaste combinaties vormen die historisch bepaald zijn en daardoor moeilijk uit elkaar te trekken zijn. Waar je in statistische termen interacties tussen variabelen zou willen toetsen, zijn de aantallen vaak te klein om dat te doen. Als je de invloed op zorggebruik zou willen bestuderen van verschillende vormen van aanbodsturing en vraagsturing, dan blijkt dat eigen bijdragen (een vorm van vraagsturing) veel minder voorkomen in systemen die een huisarts als poortwachter hebben (sturing door het aanbod). Bepaalde kenmerken komen dus juist wel of niet samen voor (Ros et al., 2000). De oplossing voor dit probleem is bij kleine aantallen in vormen van kwalitatieve analyse te vinden. In de vergelijkende sociologie is een methode ontwikkeld op basis van verzamelingenleer waarmee bijvoorbeeld historisch bepaalde combinaties van omstandigheden zijn geanalyseerd die tot revoluties leiden (Ragin, 1987). Toepassing in het gezondheidszorgonderzoek is ons niet bekend.

Het probleem van de kleine aantallen kan worden ondervangen door de analyse van veranderingscijfers (Delnoij et al., 2000). Dat kan in de vorm van gepoolde cross-sectie- en tijdreeksanalyses (Van Doorslaer et al., 2004; Kroneman en Siegers, 2004). Door veranderingscijfers te bekijken worden de verschillen in de uitgangssituatie constant gehouden. Een oplossing voor het probleem van historisch bepaalde combinaties van kenmerken is te kijken naar federale staten of staten met autonome regio's of provincies die verschillen op bepaalde aspecten van het gezondheidszorgsysteem. Dan is er in ieder geval een overkoepelend institutioneel systeem dat de vergelijkbaarheid verhoogt. Binnen Europa kun je denken aan Duitsland, waar de deelstaten vooral op het terrein van de ziekenhuiszorg een zekere autonomie hebben. Zweden is een voorbeeld met relatief veel autonomie voor de provincies (counties) op het gebied van gezondheidszorg en ouderenzorg. Er wordt nog weinig gebruikgemaakt van de kansen die federale staten bieden.

19.6 Belangrijke vragen voor de toekomst

In deze slotparagraaf bespreken we enkele richtingen en vragen die voor toekomstig onderzoek interessant zijn. We beginnen met inhoudelijke zaken, vervolgen met beleidsmatige zaken en eindigen met methodologische zaken. Inhoudelijk is een belangrijke vraag in welke richting gezondheidszorgsystemen zich ontwikkelen en of onder invloed van 'Europa' systemen naar elkaar toegroeien (convergentie). Er zijn verschillende (deel)theorieën die een verklaring kunnen geven voor veranderingen in gezondheidszorgsystemen. Op de lange termijn van de laatste twee eeuwen bezien, is er een toenemende centralisatie en overheidsbemoeienis met gezondheidszorgsystemen (Frenk en Donabedian, 1987). Die ontwikkeling wordt verklaard uit externe effecten van de ongezondheid van groepen in de bevolking voor de gezondheid en het economische welzijn van anderen. Besmettelijke ziekten hielden niet op aan de rand van de arme buurten en voor het economische succes van de bovenlaag van samenlevingen was een gezonde werkende klasse nodig. Centrale bemoeienis met de gezondheidszorg is een oplossing voor het sociale dilemma dat bestrijding van ziekte en armoede een collectief belang was van de maatschappelijke bovenlagen, maar dat het voor individuen of groepen in de samenleving weinig aantrekkelijk was daarin te investeren, omdat de vruchten door iedereen konden worden geplukt (De Swaan, 1990). Een belangrijke vraag is of de introductie van marktelementen in de gezondheidszorg tot een trendbreuk in de ontwikkeling van centralisatie en overheidsbemoeienis leidt.

Een verklaring voor de toenemende overeenkomst tussen gezondheidszorgsystemen wordt gegeven door de convergentietheorie. Oorzaken van convergentie zijn:
- De problemen waarvoor gezondheidszorgsystemen zich gesteld zien, zijn voor westerse industrielanden globaal hetzelfde als gevolg van de demografische en epidemiologische transitie.
- Probleemoplossingen worden sterk bepaald door beschikbare technologie en die is door globalisering van markten in grote lijnen hetzelfde in westerse industrielanden.
- Bovennationale instituties, zoals de EU, stellen probleemoplossingen voor of stellen eisen aan probleemoplossingen, waardoor uniformering optreedt.

Een belangrijke vraag is of de eenwording van Europa leidt tot convergentie van gezondheidszorgsystemen. Er zijn grote verschillen tussen landen in de wijze waarop en het tempo waarin ze hervormingen van de gezondheidszorg tot stand weten te brengen. Daarin spelen de instituties van landen een belangrijke rol:
- De structuur van gezondheidszorgsystemen is van invloed op de invoering van hervormingen. In landen met een sterke overheidssturing van de gezondheidszorg, zoals in nationale gezondheidszorgsystemen, zijn door de overheid geïnitieerde hervormingen gemakkelijker uit te voeren dan in socialeverzekeringssystemen, waarin de overheid minder invloed heeft.
- De structuur van de politieke instituties: politieke besluitvorming vindt in tweepartijenstelsels, zoals dat van het Verenigd Koninkrijk, veel sneller plaats dan in het Nederlandse meerpartijenstelsel met coalitieregeringen.
- De rol en invloed van belangengroepen en adviesorganen verschilt van land tot land en is van invloed op de mogelijkheden veranderingen door te voeren. Vooral als besluitvorming over of invoering van hervormingen geleidelijk gaat, zijn er meer mogelijkheden tot beïnvloeding en kunnen door anticipatie op veranderingen en andere vormen van strategisch gedrag de invoeringscondities wijzigen. Systematische toetsing van deze hypotheses ontbreekt nog.

Voor de beleidsrelevantie van internationaal vergelijkend onderzoek naar gezondheidszorgsystemen is het van belang meer inzicht te krijgen in de mate waarin bepaalde instituties van het ene naar het andere systeem zijn over te dragen. Outputfinanciering van ziekenhuizen via DRG's (diagnosis-related groups) is vanuit de VS verspreid over tal van landen in en buiten Europa. In Duitsland is de Nieuw-Zeelandse versie van de DRG's geïntroduceerd. Het Nederlandse systeem van DBC's is ook gebaseerd op DRG's. Veel problemen met de introductie en het onderhoud van DBC's die nu en in de komende jaren optreden, zijn wellicht bekend in andere gezondheidszorgsystemen.

Op het grensgebied van inhoudelijke en methodische overwegingen is van belang dat de tweedeling tussen nationale gezondheidszorgsystemen (Beveridge) en socialeverzekeringsystemen (Bismarck) met toenemende convergentie haar relevantie verliest. Er moet daarom gezocht worden naar indices die graduele verschillen tussen systemen kunnen weergeven. Een voorbeeld daarvan is de index voor de sterkte van het primary caresysteem, zoals die door Starfield is ontwikkeld en toegepast (Macinko et al., 2003). Er zijn ook andere dimensies denkbaar, zoals de mate van integratie van zorg voor chronisch zieken, of de mate waarin patiënten vrijheid van keuze (exit) of mogelijkheid van inspraak (voice) hebben. Welke dimensies relevant zijn, hangt af van specifieke vraagstellingen. Ten slotte zou het goed zijn als het gebruik van tracergroepen in internationaal vergelijkend onderzoek verder wordt ontwikkeld. De kosten van dit soort onderzoek zijn echter een belangrijke beperking.

Aanbevolen literatuur

Frenk J, Donabedian A. State intervention in medical care: types, trends and variables. Health Policy and Planning, 1987;2:17-31.

Kroneman MW, Zee J van der. Health policy as a fuzzy concept: methodological problems encountered when evaluating health policy reforms in an international perspective. Health Policy, 1997;40:139-55.

Øvretveit J. Comparative and Cross-cultural Health Research. A practical guide. Radcliffe Medical Press, 1998.

Swaan A de. Zorg en de staat. Amsterdam: Bert Bakker, 1990.

Referenties

Aromaa A, Koponen P, Tafforeau J, Vermeire C. For the HIS/HES Core Group. Evaluation of Health Interview Surveys and Health Examination Surveys in the European Union. Eur J Public Health, 2003;Sep.13(3 Suppl):67-72.

Boerma WGW, Jong FAJM de, Mulder PH. Health care and general practice across Europe. Utrecht: NIVEL en NHG, 1993.

Boerma WGW. Profiles of general practice in Europe: an international study of variation in the tasks of general practitioners (proefschrift). Utrecht: NIVEL, 2003.

Buitendijk SE, Nijhuis JGH. Hoge perinatale sterfte in Nederland in vergelijking tot de rest van Europa. NTvG, 2004;148(38):1855-60.

Cavelaars AF, Kunst AE, Geurts JJ, Crialesi R, Grotvedt L, Helmert U, Lahelma F, Lundberg O, Matheson J, Mielck A, Mizrahi A, Rasmussen NK, Regidor E, Spuhler T, Mackenbach J. Differences in self reported morbidity by educational level: a comparison of 11 western European countries. J Epidemiol Community Health, 1998;52:219-27.

Delnoij DMJ. Physician payment systems and cost control (proefschrift). Utrecht: NIVEL, 1994.

Delnoij DMJ, Groenewegen PP, Hutten JBF, Ros CC, Friele RD. Evaluatie Algemene Eigen-Bijdrageregeling. Samenvatting en conclusies. In: Hutten JBF, Ros CC, Delnoij DMJ (red). Evaluatie Algemene Eigen-bijdrageregeling voor ziekenfondsverzekerden. Eindrapport: Effecten van de Algemene Eigen-bijdrageregeling. Utrecht: NIVEL, 1998.

Delnoij DMJ, Merode GG van, Paulus ATG, Groenewegen PP. Does general practitioner gatekeeping curb health care expenditure? J Health Serv Res Policy, 2000;5(1):22-6.

Doorslaer E van, Masseria C, the OECD Health Equity Research Group. Income-related inequality in the use of medical care in 21 OECD countries. Paris: OECD Health Working Papers No 14.

Doorslaer EK van, Vliet RC van. A built bed is a filled bed? An empirical re-examination. Soc Sci Med, 1989;28(?):155-64.

Eckstein H. Pressure group politics: the case of the British Medical Association. London: George Allen & Unwon, 1960.

Evans RG. Strained mercy: the economics of Canadian health care. Toronto: Butterworth and co, 1984.

Flierman HA. Changing the payment system of general practitioners (proefschrift). Utrecht: NIVEL, 1991.

Gerdtham U, Jonsson B. Factors affecting health spending: a cross-country econometric analysis. In: New directions in health care policy. Health Policy Studies, 1995; 7. Paris: OECD,1995:71-89.

Glaser WA. Paying the doctor: systems of remuneration and their effects. Baltimore-London: The Johns Hopkins Press, 1970.

Glaser WA. Health insurance in practice. San Francisco: Jossey Bass, 1991.

Glaser WA. Paying the hospital: the organization, dynamics, and effects of differeing financial arrangements. San Francisco: Jossey Bass, 1987.

Gloerich ABM, Hamers RTJ, Zee J van der, Groenewegen PP. Regional variation in hospital admission rates in the Netherlands, Belgium and the North of France: basic information and references. Utrecht: NIVEL, 1989.

Groenewegen P, Zee J van der, Haaften R van. Remunerating general practitioners in Europe. Avebury: Aldershot, 1991.

Heide A van der, Deliens L, Faisst K et al. Medische besluiten rond het levenseinde in 6 Europese landen: België, Denemarken, Italië, Nederland, Zweden en Zwitserland. NTvG, 2003;147(37):1800-07.

Hogarth J. The payment of the general practitioner, some European comparisons. Oxford-London-New York-Paris: Pergamon Press, 1963.

Hupkens CL, Berg J van den, Zee J van der. National health interview surveys in Europe: an overview. Health Policy, 1999,May;47(2):145-68.

Hutten JBF, Kerkstra A. Home care in Europe. A country-specific guide to its organization and financing. Aldershot: Arena, 1996.

Kerssens JJ, Groenewegen PP, Sixma HJ, Boerma WGW, Eijk I van der. Comparison of patient evaluations of health care quality in relation to WHO measures of achievement in 12 European countries. Bulletin of the World Health Organization, 2004;(2):106-114.

Kool FJM, Delnoij DMJ. Effecten van een eigen risico versus een procentuele eigen bijdrage op zorgconsumptie. Utrecht: NIVEL, 1999.

Kraker H de, Blatter BM. Prevalentie van RSI-klachten en het vóórkomen van risicofactoren in 15 Europese landen. TSG, 2005;83(1):8-15.

Kroneman M, Siegers JJ. The effect of hospital bed reduction on the use of beds: a comparative study of 10 European countries. Soc Sci Med, 2004;59:1731-40.

Ludig A, Guillemin F, Chary-Valckenaere I, Suurmeijer TP, Moum T, Heuvel WJ van den. Drug consumption in the first years of rheumatoid arthritis in France, The Netherlands, and Norway. A longitudinal study in the early nineties. Scand J Rheumatol, 2000;29(6):352-7.

Maarse JAM, Horst A van der, Molin EJE. Budgettering in algemene ziekenhuizen: effecten op zorgverlening. Med Contact, 1992a;47(43):1247-51.

Maarse JAM, Van der Horst A, Molin EJE. Budgettering in algemene ziekenhuizen: effecten op organisatie en management. Med Contact, 1992b; 47(44):1281-5.

Macinko J, Starfield B, Shi L. The contribution of primary care systems to health outcomes within Organization for Economic Cooperation and Development Countries, 1970-1997. Health Serv Res, 2003;38(3):831-65.

Marrée J, Groenewegen PP. Back to Bismarck: Eastern European health care systems in transition. Aldershot-Brookfield: Avebury, 1997.

Mechanic D, Faich RG. Doctors in revolt: the crisis in the English National Health Service. Med Care, 1970;8(6):442-55.

Mosseveld CJPM van. International comparison of health care expenditure: existing frameworks, innovations and data use. Voorburg: Statistics Netherlands, 2003.

Mot E. Paying the medical specialist: the eternal puzzle: experiments in the Netherlands. Amsterdam: Universiteit van Amsterdam, 2002.

Navarro V. Why some countries have national health insurance, others have national health services, and the U.S. has neither. Soc Sci Med, 1989;28(9):887-898.

Nieuwlaat R, Vermeer F, Scholte op Reimer WJM et al. Behandeling van patiënten met acute coronaire syndromen in Nederland in 2000/'01: een vergelijking met andere Europese landen en met de richtlijnen. NTvG, 2004;148(38):1878-82.

Raak A van, Mur-Veeman I, Hardy B et al. Integrated care in Europe. Description and comparison of integrated care in six EU countries. Maarssen: Elsevier Gezondheidszorg, 2003.

Ragin C. The comparative method: moving beyond qualitative and quantitative strategies. Berkeley: University of California Press, 1987.

Roemer MI, Roemer RJ. Health care systems and comparative manpower analysis. New York: Marcel Dekker, 1981.

Ros CC, Groenewegen PP, Delnoij DMJ. All rights reserved, or can we just copy? Cost sharing arrangements and characteristics of health care systems. Health Policy, 2000;52:1-13.

Starfield B. New paradigms for quality in primary care. Br J General Practice, 2001;51:303-9.

Starmans B. The effects of patient charges on medical utilization, expenditures, and health (thesis). Maastricht, 1998.

Sturm HB, Haaijer-Ruskamp FH, Veeger NJ et al. The relevance of comorbidities for heart failure treatment in primary care: a European survey. Eur J Heart Failure, in press.

Suurmeijer TP, Doeglas DM, Briancon S et al. The measurement of social support in the 'European Research on Incapacitating Diseases and Social Support': the development of the Social Support Questionnaire for Transactions (SSQT). Social Science and Medicine, 1995;40(9):1221-90.

Ven WPMM Van de, Vliet RCJA Van. Effects of cost-sharing in the health care sector. Gezondheid & Samenleving, 1985;6(4):238-44.

Vliet RCJA van, Doorslaer EKA van, Burg HG van der. Effecten van eigen betalingen op ziektekosten in Nederland. TSG, 1999;77(7):397-405.

Westert GP. Verschillen in ziekenhuisgebruik: een empirisch-theoretische analyse van verschillen in duur van ziekenhuisopname bij tien veel voorkomende chirurgische verrichtingen. Amsterdam: Thesis Publishers, 1991.

World Health Organization. World Health Report 2000. Health systems: Improving performance. Geneva: WHO, 2000.

Zee J van der, Groenewegen PP, Gloerich ABM et al. Netherlands, Belgium and the North of France: international comparison of regional differences in hospital admission rates. Parijs: CREDES, 1989.

Onderzoek naar professionals

G.J.M. Hutschemaekers
T. Plochg

20.1 Inleiding

Binnen het gezondheidszorgonderzoek (GZO) zou onderzoek naar professionals, als aanbieders van zorg, eigenlijk een centrale plaats moeten innemen. Dat is nu maar ten dele het geval. Hoewel onderzoek naar de behoefte aan professionals (beroepskrachtenplanning) een van de oudste vormen van GZO is, neemt het onderzoek naar het eigene van professionals op dit moment een relatief bescheiden plaats in. Onderzoek is vooral gericht op specifieke aspecten van hun expertise, zoals diagnostiek, indicatiestelling of behandeling. Dit is conform het dominante evidence-basedparadigma, waarin het professionele handelen wordt opgeknipt in interventies, die vervolgens met allerlei kwantitatieve onderzoeksdesigns (zie deel 2 van dit boek) op hun effectiviteit worden onderzocht. De professional wordt daarmee 'gereduceerd' tot een deskundig uitvoerder van specifieke interventies (Hutschemaekers en Tiemens, 2006).

Professionals doen echter veel meer dan het al dan niet deskundig toepassen van evidence based interventies. Ze spreken en denken volgens hun eigen professionele logica (Freidson, 2001) en houden zich op grond daarvan ook bezig met beroepsvorming, (sub)specialisering, monopolisering, zelfregulering, taakherschikking en substitutie, en doen soms aan management. Ze zijn met andere woorden niet alleen uitvoerder, maar ook actor in de gezondheidszorg.

Dit hoofdstuk beoogt een overzicht te geven van het GZO naar de professional als actor en daarmee zijn relevantie te onderstrepen. Aandacht gaat daarbij eerst uit naar het centrale concept 'professionalisering' en de theorievorming daaromtrent (paragraaf 20.2). Vervolgens wordt een overzicht gegeven van vier afgeleide thema's waarmee diverse Nederlandse onderzoeksgroepen zich momenteel bezighouden, te weten: beroepskrachtenplanning (paragraaf 20.3), taakherschikking en substitutie (paragraaf 20.4), het leren van professionals (paragraaf 20.5), en het management van/door professionals (paragraaf 20.6). We laten hierbij het onderzoek naar prestatiemeting (performance) en gedragsverandering van professionals buiten beschouwing, omdat deze thema's zijdelings in hoofdstuk 22 en 23 aan bod komen. In een slotparagraaf zal betoogd worden dat het onderzoek naar professionals als actor in de gezondheidszorg niet louter toegepast van karakter is, maar ook tot relevante theorievorming leidt, welke bovendien ander GZO kan verrijken en verdiepen.

20.2 Professionalisering

Het woord 'professional' gaat terug op het Latijnse woord 'profeteri' dat zoveel betekent als: luid en duidelijk bekendmaken. Een professional staat ergens voor, heeft zogezegd een missie en een boodschap. Professional in de sociologische betekenis verwijst naar 'professie', dat verwijst naar een beroep dat specifieke kenmerken bezit. De eerste beschrijvingen ervan dateren uit de jaren dertig van de twintigste eeuw. Professies zouden gekenmerkt worden door een eigen referentiekader dat specifieke deskundigheid oplevert om de specifieke aard van problemen vast te stellen (diagnostiek), te bepalen welke zorg de patiënt behoeft (indicatiestelling) en daarin te voorzien (behandelen). Professies genieten brede erkenning voor deze deskundigheid. Hun oordeel wordt voor waar aangenomen en maatschappelijk gesanctioneerd. Om misbruik van die autoriteitspositie te voorkomen is er bijna altijd een ethische code. Deze is vastgesteld door de professionele vereniging, die tevens zorg draagt voor scholing en opleiding.

Het begrip professionalisering verwijst vervolgens naar het proces waarbij een beroepsgroep zich de kenmerken van een professie verwerft. In dat proces vormen de leden van die beroepsgroep een steeds sterkere professionele gemeenschap, die zich kenmerkt door een sterk identiteitsgevoel, interne cohesie, gemeenschappelijke waarden en algemeen aanvaarde roldefinities, een eigen taal en een onbetwiste maatschappelijke positie, liefst in de vorm van een formele titelbescherming die eens en voor altijd is gegeven (Schepers en Nievaard, 1995).

Onderzoek naar professionalisering is vooral binnen de beroepensociologie tot ontwikkeling gekomen. Aanvankelijk heeft dit onderzoek een beschrijvend karakter (Wat is een professie?), later wordt het meer explorerend en theoretisch-interpretatief van aard (Hoe ontstaan professies en waarom is de ene wel in staat zich te handhaven en de ander niet?). Toetsend onderzoek naar professionalisering (Welke factoren zijn van invloed op de professionalisering van beroepsbeoefenaren? Welke interventies zijn effectief om van een bepaalde beroepsgroep een professie te maken?) heeft slechts op beperkte schaal plaatsgevonden. Als die vraag al is gesteld, dan is het vanuit een historisch perspectief waarin men retrospectief kijkt naar de vorming van een specifieke professie, bijvoorbeeld die van medici in de ouderenzorg (Robben, 2002) en psychotherapeuten (Reijzer, 1993). De verschuiving van beschrijvend naar meer explorerend en theoretisch-interpretatief onderzoek heeft ertoe geleid dat het professionaliseringsonderzoek zich meer is gaan richten op de posities en rollen van (medische) professies in de samenleving. Deze ontwikkeling kan worden geduid aan de hand van de verschillende theoretische benaderingen die in de loop der tijd zijn gehanteerd.

De eerste vormt de hierboven reeds beschreven *kenmerkenbenadering*. Professies worden beschreven aan de hand van de formele kenmerken die zij bezitten of hebben verworven. Doel is te komen tot een lijst van gemeenschappelijke kenmerken van professies. Aan de hand hiervan kan het 'professioneel' statuut van een discipline worden vastgesteld (o.a. Goode, 1957).

De tweede benadering is de zogenaamde *functionalistische* benadering. Deze vindt zijn vertrekpunt in de gedachte dat professies een unieke bijdrage leveren aan de oplossing van problemen in het publieke domein. Binnen dit perspectief zijn de beschreven kenmerken van een professie noodzakelijk voor een goede invulling van door de samenleving essentieel geachte taken (Parsons, 1951). Verondersteld wordt dat professies enkel ontstaan vanuit behoeften in de samenleving ter vervulling van taken die passend zijn bij de centrale waarden van die samenleving. Professionele kennis wordt uitsluitend ten behoeve van de gemeenschap ontwikkeld en ingezet. Professionals moeten daarom maximale deskundigheid ontwikkelen. Innovatie, opleiding en toezicht zijn taken van professies. Zelfregulering van professies is derhalve van cruciaal belang voor het behoud van het 'contract' dat de professie met de samenleving heeft gesloten. Professies brengen gemeenschappen van gelijken tot stand, gebaseerd op gedeelde deskundigheid, collegialiteit en overeenstemming in waarden en normen met betrekking tot beroep en beroepsuitoefening. Naarmate zij hier beter in slagen, krijgen zij groter vertrouwen van cliënt en samenleving in de vorm van titelbescherming, vrijwaring van sociale controle door leken, bescherming tegen concurrentie, een hoog prestige en inkomen.

De derde theoretische benadering kwam op toen het geloof in beroepsvorming als remedie voor problemen in het publieke domein in de jaren zestig van de vorige eeuw begon te slinken. Professionals zijn niet alleen bezig met de oplossing van publieke problemen, maar wenden hun maatschappelijke macht ook aan om hun geprivilegieerde positie te behouden en waar mogelijk te versterken (Freidson, 1970; Illich, 1977). Binnen dit perspectief wordt professionalisering als een *beheers- en machtsstrategie* beschouwd. Opleiding, beroepscodes en eigen toezicht zijn geen wezenlijke kenmerken van professies, maar slechts onderdelen van de professionele ideologie, met als specifieke functie de professionele autonomie en de privileges te verruimen en te legitimeren. De hiervoor beschreven kenmerken van professionalisering laten zich vanuit dit perspectief goed interpreteren als instrumenten om de eigen macht van een beroepsgroep te vergroten en pottenkijkers uit de samenleving op afstand te houden.

Binnen recentere theoretische benaderingen wordt professionalisering gezien als een *dynamisch en contextgebonden* proces (Abbott, 1988). Professionalisering vindt niet in een vacuüm plaats maar in een context waarin de technologische vooruitgang, kennis ontwikkeling en competitie met andere professies belangrijke factoren zijn. Professies bakenen domeinen af op grond van hun exclusieve deskundigheid en kennis. Deze domeinen vormen de inzet van een maatschappelijk discours, waarin professies maatschappelijke legitimering voor hun domeinen trachten te verkrijgen. Heeft een beroepsgroep eenmaal die legitimering, dan heeft hij het alleenrecht om de specifiek omschreven deskundigheid in praktijk te brengen. Echter, die legitimering is geen vanzelfsprekendheid en moet steeds opnieuw verkregen worden, omdat het primaat op bepaalde kennis en deskundigheid door maatschappelijke ontwikkelingen en concurrentie van andere professies kan worden aangetast. In dit licht bezien wordt het proces van professionaliseren bepaald door de mate waarin professies erin slagen om de exclusiviteit van hun expertise en kennisdomein aan te tonen en vooral te behouden (zie box 20.1). Freidson (2001) heeft de analyse van Abbott (1988) verder uitgebouwd door professionalisering als een 'ideaaltypische' manier van arbeidsdeling naast bureaucratisering ('managerialism') en de markt ('consumerism') neer te zetten. Aangezien deze drie in samenlevingen naast elkaar bestaan en elkaar beïnvloeden, kan professionalisering niet los worden gezien van de andere twee. Daarmee toont hij hoe de huidige opkomst van marktwerking en de 'new public management' in moderne samenlevingen ten koste kan gaan van professionele autonomie. In de literatuur is dit fenomeen beschreven onder de noemer van de-professionalisering.

Freidsons analyse markeert een nieuw omslagpunt in het denken over en onderzoek naar professionaliseren. De 'anti-professiestemming' vanaf de jaren zeventig in de vorige eeuw slaat gaandeweg om in een herwaardering van het maatschappelijke belang van professies. Zowel het nastreven van het eigen belang als de bijdrage aan de samenleving vormt het vertrekpunt van analyse. Het verder inperken van de professionele autonomie wordt als contraproductief beschouwd, omdat het een wissel trekt op de arbeidsvreugde en betrokkenheid van professionals. Tegen deze achtergrond zijn begrippen als 're-professionalisering' en zelfs 'empowerment van professionals' geïntroduceerd (Duyvendak et al., 2006).

(Toekomstig) onderzoek naar professionalisering richt zich dan ook op onderzoeksvragen als: vindt er re-professionalisering plaats en hoe kan dit worden gerealiseerd? Dit wordt bijvoorbeeld verwoord in het rapport van de Wetenschappelijke Raad voor het Regeringsbeleid over de maatschappelijke dienstverlening (Dijstelbloem et al., 2005) en op de site van de beweging van beroepszeer naar beroepseer die streeft naar een herwaardering van professionals in publieke sectoren (www.beroepseer.nl). Deze re-professionalisering voor de professional gaat overigens hand in hand met een herwaardering van niet-professionals. Zo waarschuwt de Raad voor de Maatschappelijke Ontwikkeling (RMO, 2000) voor een te sterke professionalisering van de samenleving. De Raad wijst op het gevaar dat burgers te afhankelijk worden van professionals, waardoor ze zelf minder actie ondernemen om (hun) problemen het hoofd te bieden. De gevolgen hiervan laten zich vertalen in termen van collectieve demoralisatie, verlies aan burgerschap en dis-empowerment. Binnen de gezondheidszorg wordt deze boodschap naar voren gebracht door ervaringsdeskundigen en patiëntenorganisaties en is ook onderwerp van onderzoek. Zo blijkt lotgenotencontact soms een groter effect te sorteren dan professionele zorg (Boevink et al., 2002) en kan professionalisering mogelijk een negatief effect op mantelzorg hebben. Hoe meer professionals, des te groter de kans dat mantelzorgers zich terugtrekken, met als gevolg dat problemen alleen maar groter worden (Hutschemaekers en Tiemens, 2006).

Box 20.1 Het beroep van psychotherapeut in Nederland
Tot voor kort was Nederland het enige land in de wereld waar een apart beroep van psychotherapeut bestond en het had maar weinig gescheeld of het beroep van psychotherapeut was al weer opgeheven. Instituties hebben daarbij een belangrijke rol gespeeld. In Nederland is de psychotherapeut een zelfstandig beroep geworden dankzij het Instituut voor Multidisciplinaire Psychotherapie (IMP) en de Riagg (Reijzer, 1993). In de geïntegreerde GGZ-instellingen uit de tweede helft van de jaren negentig, is de plaats van de psychotherapeut veel problematischer (Hutschemaekers en Staak, 2006). Hoe anders het had gekund, laat de Duitse situatie zien. Daar kwam de psychotherapie als aparte discipline veel later van de grond. Dit was mede een gevolg van de Tweede Wereldoorlog, waarbij de vooral joodse psychoanalytici vluchtten naar de Verenigde Staten en veel psychiaters het nazi-regime steunden. Na de oorlog kregen de analytici vaste voet aan de grond bij interne geneeskunde en ontwikkelden ze daar het specialisme psychosomatiek, helemaal los van de psychiatrie. Pas eind jaren zestig veranderde die situatie (Roelcke, 2004).

20.3 Beroepskrachtenplanning

Beroepskrachtenplanning (manpowerplanning) is een van de oudste vormen van GZO, welke nauw verbonden is met het onderzoek naar professionals. Dit komt doordat het hierboven beschreven dynamische karakter van de beroepsvorming bepalend is voor de capaciteitsramingen van het aantal benodigde (medische) professionals in de toekomst. Het doel van deze ramingen is om tekorten en overschotten aan professionele beroepskrachten in de gezondheidszorg te kunnen opsporen dan wel te voorspellen, om zodoende beleidsmaatregelen ter voorkoming of demping daarvan te kunnen nemen. De behoefte aan en relevantie van dergelijk onderzoek is groot, omdat personeelstekorten en -overschotten maatschappelijk zwaar wegen. Dit heeft enerzijds te maken met het belang dat de Nederlandse bevolking aan een goede gezondheidszorg hecht en anderzijds met de langdurige opleiding die (medische) professionals moeten doorlopen en de hoge kosten die daarmee zijn gemoeid. Om die reden is in Nederland een capaciteitsorgaan, de Stichting Capaciteitsorgaan voor medische en tandheelkundige vervolgopleidingen, in het leven geroepen. Dit orgaan heeft zichzelf tot doel gesteld ramingen voor de opleidingscapaciteit van de medische en tandheelkundige vervolgopleidingen op te (laten) stellen, uitgaande van de te verwachten zorgbehoefte (www.capaciteitsorgaan.nl). Het Nederlands GZO ten behoeve van beroepskrachtenplanning is daardoor grotendeels geformaliseerd.

Het onderzoek op het terrein van beroepskrachtenplanning maakt gebruik van diverse vormen van kwantitatief en kwalitatief onderzoek. Enerzijds is het beschrijvend, waar het gaat om bestaande aantallen beroepsbeoefenaren, hun leeftijdsopbouw en hun spreiding. Dit onderzoek maakt gebruik van gegevens uit de landelijke aanbodregistraties. Anderzijds gaat het om verkennend onderzoek waarbij toekomstige ontwikkelingen met behulp van bijvoorbeeld een Delphi-onderzoek en/of modelmatige extrapolaties van lopende ontwikkelingen en trends in kaart worden gebracht (zie hoofdstukken 6 en 13).

Op theoretische gronden kan een onderscheid worden gemaakt tussen twee vormen van onderzoek. Allereerst onderzoek waarbij de theoretische behoefte aan zorg op het planningsmoment in de toekomst in kaart wordt gebracht en dan terug wordt geredeneerd welke gevolgen dat heeft voor de benodigde hoeveelheid beroepsbeoefenaren van een bepaalde discipline (toekomstige demografie, toekomstige morbiditeit, toekomstige zorgbehoefte, toekomstige productie van zorg per eenheid zorgverlener per productie-eenheid, behoefte aan fulltimequivalenten (fte) van een bepaalde beroepsgroep vergeleken met de aantallen die bij het huidige verloop van opleiding en beroepsuitoefening beschikbaar zullen zijn). Nadeel van deze benadering is dat ze normatief is (de onderzoeker bepaalt waaraan behoefte lijkt te bestaan) en weinig rekening houdt met de beschikbare financiële middelen.

De tweede vorm van beroepskrachtenplanning is meer vraaggericht georiënteerd en bestaat uit een extrapolatie van trends en ontwikkelingen gecorrigeerd voor relevant geachte factoren zoals de feminisering van een beroepsgroep, deeltijdwerk, en pensionering. Het bestaande gebruik wordt daarbij als uitgangspunt genomen. In Nederland wordt het laatste decennium vooral voor deze tweede vorm van onderzoek gekozen, waarbij vaak verwachte ontwikkelingen in verschillende scenario's worden uitgewerkt. Een recent voorbeeld van een capaciteitsraming is de arbeidsmonitor naar KNO-artsen (box 20.2).

Box 20.2 Arbeidsmarktmonitor KNO-artsen 2005 - 2015/2020

Het totaal aantal KNO-artsen is tussen 1999 en 2005 met 5,4% gegroeid, van 373 naar 393 (NIVEL).
In het onderzoek van Hansen et al. (2005) zijn data verzameld door schriftelijke enquêtes onder alle in Nederland werkzame KNO-artsen en KNO-artsen in opleiding. Daarnaast is gebruikgemaakt van het Landelijk Informatie Netwerk Huisartsen (LINH) voor een beeld van het doorverwijsgedrag van huisartsen. Voor het berekenen van de benodigde opleidingscapaciteit zijn verschillende scenario's uitgewerkt. De resultaten laten zien dat er op dit moment 19 nieuwe AIO's per jaar in opleiding komen. Als dat tot en met 2009 zo blijft, zal het aantal KNO-artsen vanaf nu met 18,5% groeien van 393 naar 466 in 2015. Het aantal fte (een fulltime werkweek van een KNO-arts bedraagt 44,7 uur) van KNO-artsen zal iets minder stijgen: met 15,8%. Dit komt door de toename van het aandeel vrouwen (van 14% naar 27%). Als ook de mannelijke KNO-artsen hun in het onderzoek geuite wens om wat minder te gaan werken in daden omzetten, zal het totaal aantal fte aan KNO-heelkundige zorg in 2015 ongeveer 9,9% groter zijn dan in 2005. Als de zorgvraag zich vanaf nu volledig conform de demografische projecties zal ontwikkelen, dan is er tussen 2005 en 2015 een groei van de vraag naar KNO-zorg van 3,1% te verwachten. Om vraag en aanbod in 2015 op elkaar te laten aansluiten lopen de scenario's in hun

consequenties uiteen van een jaarlijkse instroom van 5,2 personen tot een scenario waarin er 35,2 personen per jaar moeten instromen.

20.4 Substitutie en taakherschikking

Een ander onderzoeksthema betreft substitutie en taakherschikking. Zoals gezegd is professionalisering een dynamisch proces waardoor herverkaveling van taken tussen verschillende beroepsgroepen plaatsvindt. Men spreekt van substitutie wanneer informeel taken tussen beroepsgroepen verschoven worden. Daarbij wordt onderscheid gemaakt tussen verticale substitutie (taken worden overgedragen aan professionals met een lager opleidingsniveau) en horizontale substitutie (taken worden overgedragen aan professionals met een gelijk opleidingsniveau). 'Taakherschikking' betreft de structurele herverdeling van taken (RVZ, 2002).

Partijen in de zorg proberen deze processen van substitutie en taakherschikking te beïnvloeden c.q. te sturen. Dit is begrijpelijk gezien de ontwikkelingen in de beroepsuitoefening en relevante opleidingsstelsels, maar vooral ook vanwege de capaciteitsproblematiek als gevolg van de toenemende vraag naar zorg enerzijds en de behoefte aan kostenbeheersing anderzijds. Om aan dit beleidsvoornemen uitdrukking te geven is Het College voor de Beroepen en Opleidingen in de Gezondheidszorg (www.cbog.nl) opgericht. Deze heeft de opdracht de beroepenstructuur en de zorgopleidingen te moderniseren tot een samenhangend stelsel met een daarbij passende besturingsstructuur.

Tegen deze achtergrond vindt er GZO naar substitutie en taakherschikking plaats dat tot doel heeft kennis te genereren op basis waarvan een verantwoorde en efficiëntere herverdeling van professionele taken gerealiseerd dan wel gestimuleerd kan worden. Het gaat daarbij om (nieuwe) professionals zoals praktijkondersteuners, nurse practitioners, physician assistents en optometristen. Daarbij valt op dat deze professionals over de volle breedte van de (geestelijke) gezondheidszorg werkzaam zijn.

Gezien het ontwikkelingsstadium van deze nieuwe beroepsgroepen in Nederland is het onderzoek veelal inventariserend en explorerend van aard. Allereerst gaat het daarbij om het monitoren van de ontwikkeling van deze nieuwe beroepen. Bijvoorbeeld: hoeveel praktijkassistenten en nurse practitioners zijn er in de gezondheidszorg werkzaam en hebben hun opleiding afgerond? Dit onderzoek maakt gebruik van landelijke registraties, waaruit blijkt dat hun aantal snel toeneemt (o.a. Grunveld en Derks 2003; Maas en Delnoij 2004). Tevens richt dit onderzoek zich op de beroepsinhoud en competentieprofielen van deze nieuwe beroepen (welke rollen, verantwoordelijkheden, en taken hebben ze?). Diverse onderzoeken hebben aangetoond dat daarin duidelijke verschillen per setting waarneembaar zijn (o.a. Roodbol, 2005; Van Offenbeek, 2003). Tot slot vindt er explorerend onderzoek plaats naar de haalbaarheid (welke randvoorwaarden en veranderingen vergt taakherschikking binnen de werkorganisatie teneinde effectief te kunnen zijn?).

Naast bovengenoemd onderzoek vindt ook steeds meer toetsend onderzoek plaats. Onderzoeksvragen betreffen de effecten van taakherschikking in termen van geleverde kwaliteit van zorg (o.a. patiënttevredenheid, kwaliteit van leven, gezondheidsmaten, gereduceerde werklast bij artsen en kosten). In Nederland zijn of worden er diverse effectstudies uitgevoerd (o.a. Vrijhoef, 2002). Effectstudies naar taakherschikking worden bemoeilijkt door de grote hoeveelheid (interveniërende) variabelen en de beperkte vergelijkbaarheid doordat beroepsinhoud en competentieprofielen tot op heden onvoldoende uitgekristalliseerd zijn (zie ook hoofdstuk 9 en 24).

Voor de komende jaren wordt bepleit om het GZO naar substitutie en taakherschikking meer te richten op vraagstukken rondom implementatie, kosten/baten, de werkorganisatie, professionele ontwikkeling en de bredere maatschappelijke context (MOBG, 2006). Het gebruik van gecombineerde onderzoeksmethoden wordt daarbij aangeraden (zie ook hoofdstuk 6). Een voorbeeld van een studie met een dergelijke opzet, vindt momenteel plaats in het Oogziekenhuis Rotterdam (box 20.3).

Box 20.3 Evaluatie glaucoompost Rotterdamse Oogziekenhuis
In het Oogziekenhuis te Rotterdam is sinds 2005 een glaucoompost operationeel. Dit is een controlepost voor stabiele glaucoompatiënten, waar andere zorgverleners dan de oogarts de controles verzorgen. Momenteel vindt er een uitgebreide studie plaats waarin de glaucoompost op zijn (kosten)effecten wordt geëvalueerd. Uiteindelijke doel is om op grond van de ervaringen die met deze substitutie in het ziekenhuis worden opgedaan, voorwaarden op te stellen waaraan voldaan moet worden om glaucoomcontroles succesvol te laten plaatsvinden door eerstelijns optometristen. Het onderzoeksdesign omvat een RCT in combinatie met een uitgebreide procesevaluatie en haalbaarheidsstudie.
In de RCT wordt de hypothese getoetst dat er geen verschil in (kosten)effectiviteit bestaat in de experimentele en controlegroep. De procesevaluatie bestaande uit kwalitatieve interviews, documentanalyse en audits wordt uitgevoerd om de glaucoompost gedetailleerd te beschrijven en inzicht te krijgen in de opgedane ervaringen. Tot slot wordt een haalbaarheidsstudie uitgevoerd, waarin de mogelijkheid onderzocht wordt van substitutie van zorg naar optometristen in de eerstelijn.

20.5 Het leren van professionals

De wijze waarop professionals kennis verwerven is nauwelijks een thema binnen het GZO. Impliciet lijkt de veronderstelling dat professionals alle kennis tot zich nemen die noodzakelijk is voor een adequate beroepsuitoefening. Deze veronderstelling is onjuist en alles behalve evidence based (o.a. Grol en Grimshaw, 2003). Ook de Gezondheidsraad kwam tot die conclusie (Gezondheidsraad, 2000). Op verzoek van de toenmalige minister van Volksgezondheid onderzocht de raad met welke interventies professionals konden worden aangezet richtlijnen voor medisch handelen beter op te volgen. De raad kwam uiteindelijk tot de conclusie dat de minister eigenlijk een verkeerde vraag stelde door te veronderstellen dat professionals hun gedrag veranderen door kennis die zij topdown (via richtlijnen) krijgen aangereikt. Implementatieonderzoek laat echter zien dat topdown opgelegde kennis nogal eens tot defensief gedrag leidt; professionals doen de nieuwe kennis af als niet ter zake doende of niet toepasbaar in de zorgpraktijk. Kennis verwerven (leren), zo leert de onderwijskunde, is vooral een kwestie van zelf actief op zoek gaan naar oplossingen van eigen problemen. Daarbij komt dat de kennis die in richtlijnen ligt besloten, slechts één van de soorten kennis is waarop de professional zich in zijn dagelijkse praktijk baseert.

Het denken over het leren van professionals en het onderzoek daarnaar is sterk beïnvloed door het werk van Schön (1983). Hij onderzocht de verschillende vormen van professionele kennis en de rol van reflectie daarbij. Handelingskennis (knowing-in-action) stelt de professional in staat problemen te herkennen en routinematig op te lossen. Handelingskennis is onder andere nodig bij routinematige klussen. Zodra vraagstukken niet helder geformuleerd zijn, is reflectie in het handelen noodzakelijk. Geconfronteerd met de onzekerheid van een nieuwe of onduidelijke kwestie, begint de professional na te denken terwijl hij aan het werk is. Zijn reflectie in het handelen stelt hem in staat veronderstellingen bij te stellen, probleemsituaties te herdefiniëren, handelingsreeksen anders te ordenen of te experimenteren met geheel nieuwe acties. Dit is wat Schön 'reflection in action' noemt. Dan is er de 'reflection on action'. De professional is niet actief bezig met het oplossen van een probleem, maar onderwerpt zijn eigen weten in het handelen aan een kritisch onderzoek. Door terug te kijken naar praktijksituaties en het exploreren van gedachten en redeneringen die daar en toen het handelen hebben gestuurd, wordt impliciete kennis geëxpliciteerd.

Schön draait in zijn notie over de reflectieve professional de relatie tussen kennis en handelen om. Kennis stuurt niet het handelen en gaat er ook niet aan vooraf, maar het handelen zelf leidt tot kennis! In het handelen van de professional zelf ontstaan nieuwe oplossingen en andere inzichten. De reflectieve professional creëert telkens nieuwe kennis, maar is zich daarvan nauwelijks bewust. Impliciet leren ontstaat op de werkvloer, expliciet leren door daarover te reflecteren. Daarom is reflectie op het handelen van zo'n groot belang voor het proces van professionalisering. Maar evenzeer geldt dat topdown kennis enkel kan worden geïntegreerd als deze aansluit bij bestaande impliciete kennis. Reflectie maakt het denken en het handelen in de praktijk expliciet en creëert de ruimte om nieuwe inzichten tot zich te nemen.

Empirische ondersteuning voor de stelling dat professionele expertise niet alleen van inhoud maar ook van aard verandert als gevolg van het handelen op de werkvloer, is geleverd door Boshuizen (2004). In een serie 'hardop denken experimenten' ontdekte zij dat kennis transformeert als gevolg van ervaring. De novice krijgt via leerboeken formele kennis aangereikt, die hij vervolgens leert toepassen. Daarbij wordt die formele kennis gemengd met praktijkvoorbeelden. Uiteindelijk leidt dit ertoe dat de expert nog maar nauwelijks expliciet gebruikmaakt van die formele kennis.

In plaats daarvan bedient hij zich van ziektescripts; dit zijn impliciete denkschema's, gevormd door eigen ervaringen met patiënten, over verschijningsvormen van ziekten in de dagelijkse praktijk. Het klinisch oordeel komt tot stand op basis van vergelijking van nieuwe patiënten met in het geheugen opgeslagen patiënten uit het verleden. Hoe groter de expert, des te krachtiger zijn scripts. De expert beschikt dus niet enkel over eigen kennis, maar gaat er bovendien anders mee om.

De eigen kennis van de professional wordt in de literatuur meestal met het begrip 'praktijkkennis' aangeduid: het geïntegreerde geheel van kennis, opvattingen en waarden die een professional opbouwt bij de beroepsuitoefening op basis van professionele en persoonlijke ervaringen (Hutschemaekers, 2001b). Praktijkkennis is ten dele discipline- of professiegebonden en ten dele ook persoonsgebonden; praktijkkennis is tegelijkertijd afhankelijk van de context (bijvoorbeeld type instelling, doelgroep, enzovoort) en gebaseerd op ervaringen in de praktijk en is daarmee ook onderwerpgebonden.

Praktijkkennis laat zich niet eenvoudig transformeren, zeker niet door formele richtlijnen en andere topdown kennis. Dat verklaart waarom richtlijnen zo moeilijk ingang vinden in de professionele praktijk. Leren in een professionele context vindt vooral plaats op de werkvloer in de confrontatie tussen eigen ervaringen en opvattingen van collega's. Leren geschiedt via 'leerwerkgemeenschappen' (Wenger, 1998). Een leerwerkgemeenschap heeft een informeel en anarchistisch karakter; het vormt zichzelf, transformeert zichzelf en verdwijnt vervolgens ook weer spontaan. De professionele werkvloer is bij uitstek een plaats waar dit horizontale leren op gang kan komen, al was het maar omdat er tal van activiteiten standaard zijn die leren in een groep faciliteren, denk bijvoorbeeld aan teamoverleg, intervisie en het formeren van een commissie die tot taak krijgt een oplossing te ontwikkelen voor een netelige kwestie.

Het leren op de werkvloer kan ook op een heel andere wijze gestimuleerd worden, namelijk door het realiseren van systematische feedback op het professionele handelen. Monitoring van het primaire proces kan daarin voorzien, mits de feedback de goede variabelen betreft (Kluger en DeNisi, 1996). Hoe specifieker en inhoudelijker de feedback, des te groter de kans dat de professional gaat reflecteren en zich vragen stelt (Goodman, 1998). De kans hierop neemt toe met de mate waarin de hulpverlener samen met de cliënt concrete behandeldoelen kan formuleren en de feedback specifieker gericht is op de mate waarin deze doelstellingen zijn gerealiseerd (Podsakoff en Farh, 1989). Feedback leidt dan niet alleen tot inzicht in de mate van doelrealisatie, maar ook tot inzicht in de mate waarin doelen realistisch zijn geformuleerd en hoe deze doelen nog scherper kunnen worden geformuleerd (Kamp, 2006).

Beleidsmakers en onderzoekers gaan nog te veel uit van een lineair overdrachtsproces van kennis. De professional is in dit model het meewerkend voorwerp, aan wie de kennisoverdracht zich voltrekt. Hij voert uit wat is opgedragen. Dit model werkt mogelijk in de initiële opleiding, maar daarna steeds minder goed. Ervaren professionals leren het meeste op de werkvloer. Kennis verwerven kan het beste omschreven worden als reflectief leren, een vorm van probleemgestuurd leren. Het is de professional zelf die zich actief verhoudt tot het voorliggende probleem, zijn impliciete scripts expliciteert en vervolgens de noodzakelijke kennis zoekt ter oplossing van zijn problemen. Dit model gaat uit van een zichzelf alsmaar door ontwikkelende professional. Het model van reflectief leren zet vraagtekens bij gangbare noties en strategieën gericht op implementatie van nieuwe kennis, bijvoorbeeld evidence based richtlijnen. Onderzoek zal de komende jaren meer gericht worden op (effecten van) strategieën ter bevordering van het activeren van professionals op de werkvloer en het beïnvloeden van leerprocessen. Daarbij kan gedacht worden aan onderzoek naar de effecten van feedback en het opzetten van leerwerkgemeenschappen.

20.6 Het management van/door professionals

Een laatste onderzoeksthema dat in het bestek van dit hoofdstuk aan bod komt, betreft het onderzoek naar het management van professionals. Freidson (2001) laat zien dat professionals hun eigen logica hebben, die op gespannen voet kan staan met die van managers. Daardoor is het managen van organisaties waarin professionals werkzaam zijn, niet eenvoudig. Mintzberg (1989) onderkende dit reeds door de 'professionele bureaucratie' als een aparte configuratie te onderscheiden. Volgens hem kenmerkt deze zich door intrinsieke spanningen tussen hoogopgeleide professionals die op de werkvloer werkzaam zijn en een zekere mate van macht en autonomie hebben, en het management dat beoogt de werkprocessen zo efficiënt mogelijk in te richten. De afgelopen decennia lijkt die spanning zeker in de gezondheidszorg te zijn toegenomen doordat het management aan belang en invloed heeft gewonnen. Het doorgronden van die spanningen en het ontwikkelen van effectieve oplossingen om die spanningen hanteerbaar te maken is derhalve een belangrijk onderzoeksthema (zie bijvoorbeeld het thema-issue over dit onderwerp in de British Medical Journal van 22 maart 2003).

In Nederland is heel wat onderzoek uitgevoerd naar kennismanagement, publiek management, leiderschap, en professionalisering van managers. Dit onderzoek is echter vooral gericht op het perspectief van de manager en bovendien niet exclusief georiënteerd op het managen van zorgprofessionals. Daarom laten wij het hier verder buiten beschouwing. Onderzoek vanuit de invalshoek van professionals is echter relatief beperkt en bovendien versnipperd. Het spitst zich enerzijds toe op een beschrijving van de (negatieve) effecten van schaalvergroting en de groeiende afstand tussen managers en professionals (Hutschemaekers, 2001a; RVZ, 2000) en anderzijds op het 'geïntegreerd medisch specialistisch bedrijf' en 'managementparticipatie'. Zo adviseerde de commissie Biesheuvel (1994) om de kosten van het werk van specialisten te integreren in het budget van het ziekenhuis. Dit omdat ziekenhuizen geïntegreerde medischspecialistische bedrijven zijn, waar specialisten en anderen samen patiënten behandelen en verzorgen. Daarbij past dat verantwoordelijkheden en bevoegdheden naar organisatorische eenheden rondom zorgclusters worden gedecentraliseerd. Dit wordt ook wel 'kantelen' genoemd. Medisch specialisten worden aldus betrokken bij de leiding en organisatie van de zorgverlening, dit is een vorm van managementparticipatie. Met de Integratiewet uit 2000 is de financiële en organisatorische integratie van specialisten en het ziekenhuis formeel verankerd.

Het onderzoek naar de relatie tussen management en professionals is tot nu niet alleen beperkt, maar vooral ook inventariserend, explorerend (kwalitatief), en theoretisch-interpretatief van aard. Toetsende vragen (bijvoorbeeld: wat is het effect van managementparticipatie op de besturing van de ziekenhuisorganisatie?) zijn voor zover ons bekend niet onderzocht. Dit geldt ook voor instrumenteel onderzoek naar bijvoorbeeld de validatie van een vragenlijst om managementparticipatie te meten. Evenmin zijn er veel kwantitatieve studies uitgevoerd, uitzondering daarop zijn inventariserende studies naar de mate waarin medisch specialisten aan managementparticipatie doen (Van Lindert et al., 2003) en naar de meningen van Nederlandse medische specialisten over hun rol en verantwoordelijkheid in de besturing van het ziekenhuis (zie box 20.4).
De kwalitatieve onderzoeken richten zich op vragen als: Hoe moeten medische specialisten organisatorisch gepositioneerd worden binnen de ziekenhuisorganisatie (Plochg et al., 1998)? Hoe onderhandelen medische specialisten in de dagelijkse praktijk over hun rol en verantwoordelijkheden in de zorgverlening (Kruijthof, 2005)? Hoe reorganiseert de medische staf zich om invulling te geven aan zijn nieuwe rol bij de besturing van de ziekenhuisorganisatie (Scholten en Van der Grinten, 2005).

Box 20.4 De medische specialist in perspectief

Ten behoeve van het Orde van Medisch Specialisten project Medisch specialist in perspectief is een vragenlijstonderzoek uitgevoerd om de meningen te polsen van een brede, representatieve groep medische specialisten over hun rol en positie in de (toekomstige) ziekenhuiszorg (Kruijthof, 2004). De meningen zijn verzameld in een landelijk vragenlijstonderzoek onder 2 107 specialisten in algemene ziekenhuizen en 798 specialisten in academische ziekenhuizen. Uit de algemene ziekenhuizen werden 721 ingevulde vragenlijsten ontvangen (34% respons); uit de academische ziekenhuizen werden 258 ingevulde vragenlijsten ontvangen (32% respons). Dit impliceert dat een op de twaalf medische specialisten uit Nederlandse ziekenhuizen aan dit onderzoek heeft meegewerkt. Bovendien is de verdeling van algemene eigenschappen (geslacht en vakgebied) in de responsgroep hetzelfde als in de at random samengestelde steekproef. Daarom mag men ervan uitgaan dat de data in dit rapport een goed beeld geven van de meningen van de medische specialisten in Nederlandse ziekenhuizen. In het onderzoek wordt geconcludeerd dat per specialisme en type ziekenhuis medische specialisten verschillend denken over organisatorische verhoudingen, hun betrokkenheid bij beslissingen en de verdeling van hun werktijd. Ziekenhuisbrede modellen voor managementparticipatie zijn dan ook niet toepasbaar. Medische specialisten hechten veel belang aan autonomie in de organisatorische verhoudingen.

20.7 Tot slot

Theorievorming vindt binnen het onderzoek naar professionals plaats. Dit is het best zichtbaar in de opeenvolgende professionaliseringstheorieën die in de loop der tijd ontwikkeld zijn. Deze theorievorming komt vooral tot stand op basis van beschrijvend, explorerend en theoretisch-interpretatief onderzoek, en maar in beperkte mate door toetsend onderzoek conform de empirische cyclus volgens A.D. de Groot. De complexiteit van professionalisering en daarmee de toepasbaarheid van toetsende onderzoeksdesigns lijken daar debet aan. Hoewel de andere thema's binnen het onderzoek naar professionals een meer toegepast karakter hebben, vindt ook daar theorievorming plaats. Denk bijvoorbeeld aan de ontwikkeling in het denken over het managen van en door professionals. Overigens valt de meerwaarde van kruisbestuiving tussen de verschillende kennisdomeinen op, wat bijvoorbeeld geïllustreerd wordt door de proefschriften van Kruijthof (2005) en Lombarts (2004). Zij gebruikten beide professionaliseringstheorieën in hun analysekaders.

Naast inzichten in de theorievorming binnen het onderzoek naar professionals laat het gepresenteerde onderzoek tevens zien dat professionals veel meer doen dan alleen het uitvoeren van evidence based richtlijnen. Het reduceren van professionals tot 'gewone' werknemers gaat derhalve voorbij aan het wezen van professionele arbeid. Met name de professionaliseringstheorieën laten zien dat professies een eigenstandige rationaliteit, arbeidsverdeling en logica hebben, die niet zomaar als een belemmerende of culturele variabele in onderzoek weggezet kan worden. Zoals Freidson (2001) overtuigend beargumenteert, vormt een professie in al zijn verscheidenheid één manier waarop (publieke) diensten georganiseerd en geleverd worden. Zolang de gezondheidszorg geen gezondheidsuitkomsten kan garanderen (resultaatsverplichting), zal de samenleving zich blijvend moeten verlaten op professionele dienstverlening in de gezondheidszorg. De mate van standaardisatie van zorguitkomsten is begrensd en zal waarschijnlijk nooit zover reiken dat men gezondheid kan produceren op een manier zoals we bijvoorbeeld ook auto's maken. De uiteindelijke conclusie is dan ook dat professionals in de gezondheidszorg de ruimte moeten hebben en krijgen om daadwerkelijk professionele arbeid te verrichten. Ander GZO, zoals beleidsonderzoek, implementatieonderzoek en onderzoek naar de kwaliteit van zorg (zie hoofdstukken 15, 22 en 23) kan daaraan een belangrijke impuls geven door de in dit hoofdstuk gepresenteerde theorieën en kennis te gebruiken en daarmee recht te doen aan de professionals in de Nederlandse gezondheidszorg.

Aanbevolen literatuur

Abbott A. The systems of professions. An essay on the division of expert labor. Chicago: University of Chicago Press, 1988.

Duyvendak JW, Knijn T, Kremer M. Policy, People, and the New Professional. De-professionalisation and Re-professionalisation in Care and Welfare. Amsterdam: Amsterdam University Press, 2006.

Freidson E. Professionalism, the third logic. Cambridge: Blackwell Publishers Ltd, 2001.

Referenties

Boevink W, Beuzekom J van, Gaal, E, et al. Samen werken aan herstel. Van ervaringen delen naar kennis overdragen. Utrecht: Trimbos-instituut, 2002.

Boshuizen HPA, Bromme R, Gruber H. Professional Learning: Gaps and Transitions on the Way from Novice to Expert. Dordrecht: Kluwer, 2004.

Commissie Modernisering curatieve zorg (Commissie Biesheuvel). Gedeelde zorg: betere Zorg. Rijswijk: Ministerie van WVC, 1994.

Dijstelbloem H, Meurs PL, Schrijvers EK (red).

Maatschappelijke dienstverlening. Een onderzoek naar vijf sectoren, WRR-Verkenning 6. Den Haag: Wetenschappelijke Raad voor het Regeringsbeleid (WRR), 2005.

Freidson E. Profession of medicine: a study of the sociology of applied knowledge. New York: Harper and Row, 1970.

Gezondheidsraad. Van implementeren naar leren. Het belang van tweerichtingsverkeer tussen praktijk en wetenschap in de gezondheidszorg. Nr. 2000/18, Den Haag, 20 juli 2000.

Goode WJ. Community within a community: the professions. American Socological Review, 1957; 22:194-200.

Goodman JS. The Interactive Effects of Task and External Feedback on Practice Performance and Learning. Organizational Behavior and Human Decision Processes, 1998;76:232-252.

Grol R, Grimshaw J. From best evidence to best practice: effective implementation of change in patients' care. Lancet, 2003;362(9391):1225-30.

Grunveld JE, Derks M. Nieuwe professionals in het medisch domein: een verkenning ten behoeve van het Capaciteitsorgaan medische Vervolgopleidingen. Utrecht: Prismant, 2003.

Hansen J, Velden LFJ van der, Hingstman L. Arbeidsmarktmonitor KNO-artsen 2005-2015/ 2020. Utrecht: NIVEL, 2005.

Hutschemaekers G, Neijmeijer L. Beroepen in Beweging. Professionalisering en grenzen van een multidisciplinaire GGZ. Houten: Bohn Stafleu Van Loghum, 1998.

Hutschemaekers G. Prognoses van psychiaters. Ontwikkelingen op de arbeidsmarkt. Tijdschift voor Psychiatrie, 1994;36:168 181.

Hutschemaekers G. De professionalisering is dood....leve de professionalisering. Tijdschrift voor arbeidsvraagstukken, 2001a;17:239-248.

Hutschemaekers G. Onder Professionals. Hulpverleners en cliënten in de geestelijke gezondheidszorg. Nijmegen: SUN, 2001b.

Hutschemaekers G, Tiemens, B. Threat or challenge? Professionals and the new evidence based policy. In: Duyvendak JW, Knijn T, Kremer M (eds). Professionals between People and Policy: Transformations in care and welfare in Europe. Cheltenham: Edward Elgar, 2006.

Hutschemaekers G, Staak C van der. The Dutch Case. The rise and decline of an independent profession of psychotherapists in the Netherlands. International Journal of Psychotherapy, 2006;10:41-52.

Illich J. Toward a history of needs. New York: Pantheon, 1977.

Kamp W van de. Doelen in psychotherapie. Een onderzoek naar de toepasbaarheid van de theorie over doelen stellen uit de bedrijfs- en onderwijspsychologie op psychotherapie. In Klinische psychologie. Nijmegen: Radboud Universiteit, 2006.

Kluger AN, DeNisi A. The Effects of Feedback Interventions on Performance. A historical review, a meta-analysis, and a preliminary Feedback Intervention theory. Psychological Bulletin, 1996;119:254-284.

Knip M. Werken met Nurse Practitioners; effecten van functiedifferentiatie op de grens van care en cure. Proefschrift. Groningen, 2006.

Kruijthof K. Doctors orders'. Specialists' Day to Day Work and their jurisdictional Claims in Dutch Hospitals. Proefschrift. Nieuwegein: Drukkerij Badoux, 2005.

Lindert H van, Hutten J, Groenewegen PP. Specialist en ziekenhuisbeleid: de klassieke organisatie verdwijnt. Medisch Contact, 2003;58(30/31): 1164-1166.

Lombarts MJMH. Visitatie of medical specialists: studies on its nature, scope and impact. Dissertatie. Amsterdam: Universiteit van Amsterdam, 2003.

Maas J, Delnoij DMJ. Brancherapport Cure 2000-2003. Den Haag: Ministerie van vws, 2004.

Mintzberg H. Mintzberg on management. New York: The Free Press, 1989.

MOBG. Samenvattend verslag van de onderzoeksbijeenkomst 'Taakherschikking PA-NP' op 1 februari 2006.

Offenbeek MAG van, Hoeve Y ten, Roodbol PF, Knip M. Effecten van Nurse Practitioners op de organisatie en effectiviteit van zorg. Groningen: RuG/AZG, 2003.

Parsons T. The social system. New York: The Free Press, 1951.

Plochg T, Klazinga NS, Casparie AF. Het medischspecialistisch mozaïek. Utrecht VVAA, 1998.

Podsakoff PM, Farh JL. Effects on Feedback Sign and Credibility on goal setting and Task performance. Organizational Behavior and Human Decision Processes, 1989;44:45-67.

Reijzer H. Naar een nieuw beroep. Psychotherapeut in Nederland. Houten: Bohn Stafleu Van Loghum, 1993.

Robben PBM. Kwartet voor ouderen. Ontstaan en ontwikkeling van de medische beroepen in de ouderenzorg. Houten: Bohn Stafleu Van Loghum, 2002.

Roodbol PF. Dwaallichten, struikeltochten, tolwegen en zangsporen: onderzoek naar taakherschikking tussen verpleging en artsen. Proefschrift. Groningen: Universiteitsbibliotheek, 2005.

Roelcke V. Psychotherapy between Medicine, Psychoanalysis, and Politics: Concepts, Practices, and Institutions in Germany, c.1945-1992. Medical History, 2004;48:473-492.

RVZ. Professionals in de gezondheidszorg. Den Haag: Raad voor de Volksgezondheid en Zorg. 2000.

RVZ. Taakherschikking in de gezondheidszorg. Advies uitgebracht door de Raad voor de Volksgezondheid en Zorg aan de minister van Volksgezondheid, Welzijn en Sport. Zoetermeer: RVZ, 2002.

Schepers RMJ, Nievaard AC. Ziekte en zorg. Inleiding in de medische sociologie. Utrecht: Stenfert Kroese, 1995.

Scholten GR, Grinten TED van der. The integration of medical specialists in hospitals. Dutch hospitals and medical specialists on the road to joint regulation. Health Policy, 2005 May;72(2):165-73.

Schnabel P. De psychiater in beeld. Utrecht: NcGv, 1982.

Schön DA. The reflexive professional: how professionals think in action. London: Arena, 1983.

Velden LFJ van der, Hingstman L. Arbeidsmarktmonitor KNO-artsen 2005-2015/2020. Utrecht: NIVEL, 2005.

Vrijhoef B. Is it Justifiable to Treat Chronic Patients by Nurse Specialists? Evaluation of Effects on Quality of Care. Proefschrift. Maastricht: Universitaire Pers, 2002.

Wenger E. Communities of practice. Learning, Meaning and Identity. Learning in doing; social, cognitive and computational perspectives. Cambridge: Cambridge University Press, 1998.

21 Empirisch onderzoek in de gezondheidsethiek

D. Willems
J. Pols

21.1 Inleiding

Ethiek, zo luidt de definitie van de Britse filosoof Gerald Moore, is het systematische onderzoek van het goede. Ethiek leek zich tot voor kort vooral met filosofisch onderzoek en reflectie bezig te houden. De normatieve ethiek stond tegenover de descriptieve ethiek en was veel sterker ontwikkeld. Ethiekonderzoek was daarmee traditioneel filosofisch onderzoek in de niet-empirische zin, zoals bijvoorbeeld het onderzoek dat Plato verrichtte in de dialogen.

Descriptieve ethiek diende om (lokaal) bestaande opvattingen over het goede in kaart te brengen en werd vooral bedreven binnen de sociologie en antropologie. Dit soort onderzoek werd voor de normatieve ethiek langdurig als betrekkelijk irrelevant beschouwd vanwege het 'is-ought' onderscheid. Dat houdt in dat er geen relatie bestaat tussen wat *is* en wat zou *moeten zijn*, of tussen wat mensen goed *vinden* en wat goed *is*. Bijvoorbeeld: zelfs als iedereen vindt dat euthanasie toelaatbaar is, dan kan het nog moreel gesproken ontoelaatbaar zijn. Met andere woorden: empirisch onderzoek kan ons niet simpelweg vertellen wat goed is om te doen.

De laatste decennia is de tegenstelling tussen de filosofische en descriptieve ethiek minder scherp geworden, en is er een tak van onderzoek ontstaan die zich empirische ethiek noemt. Empirisch onderzoek wordt toenemend als essentieel onderdeel van de ethiek (als 'systematisch onderzoek van het goede') gezien.

Ethiekonderzoek wordt vandaag de dag ingezet voor vier soorten doelen:
– om de effectiviteit van ethische praktijkvormen vast te stellen;
– als kritiek op normatieve antwoorden en standpunten;
– als bron voor normatieve vragen;
– als bron voor normatieve antwoorden en standpunten.

Deze vier verschillende doelstellingen voor 'empirische ethiek' leiden tot verschillende vraagstellingen en dus tot verschillende vormen van onderzoek. In dit hoofdstuk zullen wij dit met behulp van voorbeelden zichtbaar maken. Vervolgens bekijken we of empirische ethiek past in het paradigma van A.D. de Groot (zie hoofdstuk 2). Tenslotte geven we een bescheiden toekomstvoorspelling over empirisch onderzoek in de gezondheidsethiek.

Hoewel de thematiek van dit hoofdstuk gelijk is aan die van een recente publicatie van Van Delden et al. (2005) over de relatie tussen ethiek en empirisch onderzoek, zijn er toch belangrijke verschillen. De invalshoek was anders: waar Van Delden et al. (2005) de waarde van de empirie voor de ethiek hebben onderzocht, gaat het hier om ethisch onderzoek als vorm van gezondheidszorgonderzoek. Daarmee hangt de keuze van voorbeelden samen: waar Van Delden et al. (2005) het empirisch-ethisch onderzoek in het NWO-programma Ethiek en Beleid hebben onderzocht, beschrijven de voorbeelden in dit hoofdstuk ook empirisch-ethisch onderzoek uit andere bronnen. Ook hun indeling van rollen is daardoor anders dan de in dit hoofdstuk gehanteerde: waar zij onderscheid maken tussen twee hoofdfuncties van empirie voor de ethiek (namelijk informatie ten bate van de toepasbaarheid en rechtvaardiging van principes enerzijds, en empirie als bron van de ethiek anderzijds), hanteren wij vier categorieën, waarvan de laatste twee overeenkomen met de laatste categorie van Van Delden et al. (2005).

21.2 Onderzoek naar de effectiviteit van interventies op het gebied van ethiek

Er is de afgelopen 10-15 jaar veel aandacht voor het verbeteren van de ethische kwaliteit van de zorg. Daartoe wordt in ziekenhuizen en andere zorginstellingen veel ondernomen. De activiteiten lopen uiteen van conferenties over ethische onderwerpen tot gestructureerd en regelmatig overleg over ethische kwesties in de praktijk. Veel zorginstellingen hebben inmiddels een ethische commissie die zich bezighoudt met ethische vragen.

Om diverse redenen, vaak instellingspolitiek en financieel van aard, komt dan de vraag op of interventies in de ethiek, zoals bovengenoemde, eigenlijk wel helpen. Wordt de patiëntenzorg beter van het bestaan van een ethische commissie of van 'moreel beraad'? Doen hulpverleners hun werk beter? Met onderzoek naar deze vragen wordt schoorvoetend een begin gemaakt. Een voorbeeld is een in 2001 gepubliceerd Amerikaans onderzoek naar de effecten van ethische consultatie op het voorkomen van ingrijpende levensreddende behandelingen op intensive care units in de laatste dagen van het leven van patiënten (Schneiderman et al., 2003). In eerder, explorerend onderzoek, was gebleken dat relatief veel patiënten tot op de dag van hun overlijden ingrijpende behandelingen hadden ondergaan. Simpel gezegd ging het dus om het verminderen van misplaatste heroïek.

Het onderzoek werd opgezet als een gerandomiseerde trial. Van de zeven intensive care units die mee wilden doen, werd in vier gedurende een jaar een maandelijkse medisch-ethische bespreking gehouden, met daaraan gekoppeld een mogelijkheid tot het organiseren van spoedberaad. Patiënten die tijdens het beraad werden besproken, moesten volgens de behandelende arts een levensverwachting van minder dan twee weken hebben. De drie andere verleenden 'care as usual'. De uitkomstmaat was het aantal vooraf als ongepast gedefinieerde, ingrijpende, levensreddende behandelingen bij overleden patiënten (dit werd dus retrospectief vastgesteld). Het onderzoek liet een significant lager aantal misplaatst-heroïsche behandelingen zien in de interventiegroep.

Het gaat hier om effectonderzoek en dat past wat de methodische opzet betreft goed in de empirische cyclus van A.D. de Groot, meer in het bijzonder in de empirische cyclus voor toegepast onderzoek, zoals beschreven in paragraaf 2.4.2. Als vorm van ethiekonderzoek is het echter om verschillende redenen marginaal. Ten eerste zullen uitkomstmaten naarmate ze beter meetbaar zijn, meer ter discussie staan. In de ingezonden brieven naar aanleiding van de publicatie van het genoemde onderzoek ging het vrijwel steeds over de vraag of een ingrijpende, levensreddende behandeling vlak voor het overlijden wel altijd misplaatst is in de context van een intensive care unit. Ten tweede is het vrijwel niet aan te tonen dat het effect te maken heeft met de inhoud van het beraad. Het zou evengoed kunnen dat een langere gemeenschappelijke lunchpauze, zonder een als ethisch aan te merken discussie, evenveel effect had gehad. Ten derde heeft het onderzoek strikt genomen geen ethische vraagstelling, maar gaat het over een vergaderprocedure. De 'systematische reflectie op het goede', om Moore maar weer aan te halen, schiet hiermee niet erg op.

21.3 Empirisch onderzoek als kritiek op normatieve antwoorden en standpunten

Een ander voorbeeld van onderzoek waarin empirisch wordt getoetst of regels op basis van gangbare normatieve standpunten het gewenste effect hebben, is het Nederlandse euthanasieonderzoek (Van der Wal et al., 2003). Hoewel dit onderzoek ten doel had en heeft de Nederlandse regelgeving op het gebied van levensbeëindigend handelen te toetsen, was een van de onderzoeksvragen of er aanwijzingen zijn voor de houdbaarheid van het 'hellend vlak'-argument. Dit is een gangbaar argument in ethische discussies, in het bijzonder de ethische discussie over medisch handelen rond het levenseinde. Het argument stelt dat wanneer euthanasie onder strikte voorwaarden wordt gedoogd, dit onvermijdelijk zal leiden tot het oprekken van die strikte voorwaarden. Bijvoorbeeld: wanneer toegestaan is dat mensen na een uitdrukkelijk verzoek euthanasie krijgen, zal dat leiden tot het toestaan van euthanasie zonder uitdrukkelijk verzoek. Dit is een empirisch te toetsen hypothese, die in het bovengenoemde onderzoek uiteindelijk verworpen werd. Het 'hellend vlak'-argument bleek onhoudbaar (Van der Wal et al., 2003).

Brengt zulk onderzoek de 'systematische reflectie op het goede' verder? Meer, waarschijnlijk, dan de eerste, boven besproken vorm. In ieder geval is het hellend vlak als argument om de discussie over het goede te beslechten door deze onderzoeken enigszins verzwakt. Het onderzoek zegt iets over de waarde van een bepaald type argumenten, maar daarmee nog niet zo erg veel over wat het goede is. Moore zou nog niet tevreden zijn.

21.4 Nieuwe ethische vragen

Er is empirisch onderzoek waarmee hij meer tevreden zou zijn. Bijvoorbeeld het type onderzoek dat zicht kan geven op nieuwe normatieve vragen die ontstaan door innovaties. Zulk onderzoek kan zich bijvoorbeeld richten op de vragen die worden opgeroepen door het in leven houden van veel te vroeg geboren kinderen. Voor welke nieuwe ethische vragen stellen veranderende mogelijkheden op dit gebied ons?

Dat onderzoek is bij ons weten nog niet gedaan, maar een wel uitgevoerd voorbeeld is het in 2006 afgesloten onderzoek naar onverwachte bevindingen in de prenatale diagnostiek (Van Zwieten et al., 2006). De huidige techniek van prenatale diagnostiek die gericht is op het vaststellen van het downsyndroom, bestaat uit een analyse van alle chromosomen, die zeer geregeld niet-gezochte en moeilijk te interpreteren afwijkingen oplevert. Modernere technieken zouden selectiever kunnen zijn en bijvoorbeeld alleen een trisomie 21 kunnen opsporen, of ook nog een scala aan geselecteerde andere afwijkingen. In dit ethisch-empirische onderzoek werd door een combinatie van kwalitatieve methoden onder meer nagegaan welke nieuwe ethische vragen de introductie van een selectieve onderzoekstechniek zou kunnen oproepen. Etnografisch onderzoek in combinatie met diepte-interviews met zowel professionals als zwangere paren leverde inzicht op in nieuwe normatieve vragen, waarbij het vooral duidelijk werd dat er een discussie nodig is over het precieze doel van prenatale diagnostiek: moet die zwangeren in staat stellen om de zwangerschap af te breken bij aanwezigheid van afwijkingen, of moet die ook mensen voorbereiden op een kind met bijvoorbeeld een geslachtsgebonden afwijking?

Dit onderzoek zou in het model van De Groot moeten worden gezien als explorerend onderzoek. Het is echter evenzeer onderzoek dat zich onttrekt aan de empirische cyclus, omdat het doel ervan niet is om toetsbare voorspellingen te formuleren, maar om een debat te openen en te voeden. In dit geval het debat over de plaats van nieuwe mogelijkheden in de prenatale diagnostiek en over de richting waarin deze zich zou moeten ontwikkelen. Het is op zichzelf wel mogelijk om hypotheses te formuleren en te toetsen op basis van dit onderzoek, maar daarmee zou het zijn doel voorbij schieten. Dat doel is immers het gevoelig maken van betrokkenen voor de normatieve vragen die spelen rond prenatale diagnostiek.

21.5 Onderzoek als bron voor normatieve antwoorden en standpunten

Een andere interessante vorm van onderzoek probeert over de scheidslijn van 'wetenschappelijk' (in de definitie van A.D. de Groot) en 'normatief' heen te gaan. Door het gebruik van in de wetenschap gebruikelijke methoden worden normen verkend en geëxpliciteerd. Als voorbeeld noemen we het onderzoek van een van ons naar vormen van goede zorg in de psychiatrie en de ouderenzorg (Pols, 2004). In dit onderzoek werden verpleegkundigen en patiënten gevolgd met etnografische technieken (zie hoofdstuk 6). Naar aanleiding van de observaties werden betrokkenen geïnterviewd over de vraag op welke manier zij de waargenomen activiteiten zien als goede zorg of niet en waarom. Anders dan door rechtstreeks naar meningen te vragen ('Wat vindt u goede zorg?'), kwamen alledaagse handelingen in de praktijk op de ethische agenda te staan. Kwesties als het wassen van patiënten en de organisatie van de maaltijden werden onderwerp van onderzoek en ethische reflectie. Zo bleken er minstens vijf repertoires te bestaan die verpleegkundigen gebruikten om onwillige patiënten te wassen. Die repertoires hadden elk hun eigen diagnose van de onwilligheid van de patiënt, eigen idealen over hoe iemand met het wassen om zou moeten gaan en daarbij passende manieren van aanpak. Doel van het onderzoek was om de alledaagse zorgpraktijk op een nieuwe manier zichtbaar te maken voor de participanten, door kennis en idealen in de zorg te expliciteren en fricties te laten zien. Welke idealen spelen eigenlijk een rol en op welke manier zijn die idealen verbonden met wat de informanten weten over hoe de wereld in elkaar zit? Daarmee worden in dit onderzoek zowel in de wetenschap gebruikelijke methoden toegepast als op basis daarvan nieuwe theorieën over normen geformuleerd. Het bestudeert 'het goede' empirisch, maar is normatief in de zin dat het het goede in alledaagse zorgproblemen lokaliseert en die daarmee op de ethische agenda zet naast de 'grote ethische vragen'. Het is ook normatief omdat niet één vorm van kennis op voorhand aangewezen wordt als de 'ware'. De verschillende repertoires worden onderzocht op de consequenties voor de praktijk. Doel van dit alles is om betrokkenen stof voor reflectie en verbetering te bieden.

Met deze vorm van empirisch ethisch onderzoek kan men normatieve vragen in het hart van iedere wetenschapsbeoefening plaatsen. Het stelt de vraag: wat is het doel van dit onderzoek? Waarom deze instrumenten en concepten? Wat kan dat zichtbaar maken en wat niet? Het doel van wetenschappelijk onderzoek kan zijn het zoeken naar feiten, de zucht naar wetenschappelijke erkenning, het verkopen van bepaalde geneesmiddelen of het hoorbaar maken van onderdrukte stemmen. Deze doelstellingen komen niet aan de orde in het model van De Groot. Dat gaat überhaupt niet in op de doelstellingen van wetenschap, in de zin van wat men met de resultaten van wetenschap wil doen of laten, maar beschrijft een methode hoe men met voornamelijk empirische methoden kan komen tot het (tentatief) formuleren van toetsbare hypotheses. Omdat het onderzoeken van afwegingsprocessen en praktijken van het goede complex is, liggen kwalitatieve onderzoeksdesigns voor de hand (zie hoofdstuk 6). Verschillende typen onderzoek zijn dan mogelijk: het analyseren van documenten (bijvoorbeeld dossiers of dagboeken), diepte-interviews, vooral geschikt om opvattingen te onderzoeken en in beperkte mate ook om praktijken te onderzoeken (bijvoorbeeld: vertel hoe uw laatste hulp bij euthanasie verliep). Echter, voor het onderzoek van praktijken zijn etnografische methoden (observerende studies) geschikter. Dat geldt zeker ook voor praktijken waarin technische objecten een belangrijke normatieve rol vervullen.

21.6 Past De Groot?

In het voorgaande lieten wij zien dat er empirisch, ethisch, *hypothesetoetsend* onderzoek bestaat, maar dat zulk onderzoek vooralsnog marginaal is. Daardoor lijkt het merendeel van het onderzoek op het gebied van de ethiek in de terminologie van De Groot *inventariserend* of *explorerend* onderzoek. Echter, door al het empirisch-ethisch onderzoek explorerend te noemen, ontstaat er een probleem met de ordening van de verschillende epistemologische typen van De Groot: de empirische cyclus. De bewering dat onderzoek zou moeten passen in een cyclus van *observatie – inductie – deductie – toetsing – evaluatie – observatie – inductie – enzovoort*, is voor empirisch ethisch onderzoek niet zinvol wanneer de toetsing van hypotheses in de vorm van controleerbare voorspellingen moet geschieden. Een voorbeeld: wanneer onderzoek naar het gebruik van geavanceerde thuiszorgtechnologie leidt tot nieuw inzicht in de normatieve betekenis van het begrip 'thuis', dan zal dat *wel* aanleiding geven tot een beter begrip over thuis, over zorg, over technologie, maar niet tot een toetsbare voorspelling. De spanning bestaat hierbij vooral uit het feit dat een norm op zich wel theoretisch-interpretatief maar niet empirisch toetsbaar is.

Het empirische gezondheidsethische onderzoek moet bouwstenen leveren voor maatschappelijke debatten en nieuwe en onverwachte dwarsverbanden zichtbaar maken, maar leidt niet in de eerste plaats tot toetsbare voorspellingen over toekomstige waarnemingen.
Empirisch ethisch GZO leidt tot andere vormen van inzicht dan voorspellingen en als het al tot voorspellingen leidt, is de toetsing daarvan niet altijd de belangrijkste manier om de theorie te evalueren. Daarvoor zijn andere criteria geschikter, zoals de mate waarin het nieuwe en verrassende concepten introduceert, onverwachte verbanden laat zien, leidt tot nieuwe manieren van kijken en begrijpen en de mate waarin het mensen helpt te leven met problemen en dilemma's in de zorg.

21.7 Tot slot

Empirisch ethisch onderzoek zal toenemend de vorm krijgen van flankerend onderzoek bij nieuwe ontwikkelingen, zoals nu reeds gebeurt rond ontwikkelingen in de genomics: ethische projecten 'lopen mee' met technische of medisch-wetenschappelijke research. Juist de verstrengeling van kennis en normativiteit maakt dit tot een vruchtbare onderneming. Ook valt er een toenemende vraag te verwachten naar empirisch ethisch onderzoek als ondersteuning van instellings- en overheidsbeleid rond ethisch beladen onderwerpen.

Aanbevolen literatuur

Berg M, Mol A (red). Ingebouwde normen. Medische technieken doorgelicht. Utrecht: Van der Wees Uitgeverij, 2001.

Referenties

Delden H van, Scheer L van der, Thiel G van, Widdershoven G. Ethiek en empirie. Theorie en methodologie van empirisch ethisch onderzoek. Maastricht: Onderzoeksinstituut Caphri Universiteit Maastricht, 2005.
Pols J. Good care. Enacting a complex ideal in longterm psychiatry. Utrecht: Trimbos Instituut, 2004.
Schneiderman LJ, Gilmer T, Teetzel HD, Dugan DO, Blustein J, Cranford R, Briggs KB, Komatsu GI, Goodman-Crews P, Cohn F, Young EW. Effect of ethics consultations on nonbeneficial life-sustaining treatments in the intensive care setting: a randomized controlled trial. JAMA, 2003; 290(9):1166-1172.
Wal G van der, Heide A van der, Onwuteaka-Philipsen B, Maas P Van der. Medische besluitvorming aan het einde van het leven. Utrecht: De Tijdstroom, 2003.
Zwieten M van, Willems D, Knegt L, Leschot N. Communication with patients during the prenatal testing procedure: An explorative qualitative study. Patient Educ Couns, 2006.

Gezondheidszorgonderzoek op het terrein van kwaliteit van zorg

22

N.S. Klazinga
J.S. de Koning
M.J.M.H. Lombarts
A.H.A. ten Asbroek
O.A. Arah

22.1 Inleiding

Evenals toegankelijkheid (hoofdstuk 25) en kosten (hoofdstuk 18) vormt kwaliteit van zorg een belangrijk object van studie van gezondheidszorgonderzoek (GZO). Daarbij gaat het enerzijds om onderzoek naar de vraag *wat* de kwaliteit is en anderzijds naar onderzoek *hoe* de kwaliteit kan worden gewaarborgd en verbeterd. In de termen van A.D. de Groot gaat het derhalve om inventariserend en explorerend onderzoek, waarbij kwaliteit wordt gemeten en het ontstaan van kwaliteit wordt verkend, en toetsend onderzoek, waarbij wordt nagegaan welke factoren invloed hebben op het ontstaan van kwaliteit en welke interventies doeltreffend zijn in het waarborgen en verbeteren van kwaliteit. Instrumenteel onderzoek betreft dan vooral instrumenten om kwaliteit te meten en theoretisch interpretatief onderzoek verkent de theoretische noties en normen achter het concept kwaliteit. In de hier gepresenteerde paragrafen wordt kwaliteit van zorg primair als een afhankelijke variabele beschouwd, maar in bredere zin kan binnen GZO kwaliteit van zorg natuurlijk ook als een eigenstandige, onafhankelijke variabele worden meegenomen.

Veel andere hoofdstukken in dit handboek hebben raakvlakken met kwaliteit van zorg onderzoek. Zo wordt in het hoofdstuk 26 uitvoerig stilgestaan bij het meten van patiëntenervaringen als een van de mogelijke aspecten van kwaliteit. In hoofdstuk 23 gaat het om onderzoek naar de effectiviteit van implementatiestrategieën die als doel een verbetering van de kwaliteit van zorg hebben. Voor meer informatie over deze twee vormen van gezondheidszorgonderzoek wordt naar de desbetreffende hoofdstukken verwezen. In dit hoofdstuk wordt allereerst kort stilgestaan bij de historie van kwaliteitsbeleid en kwaliteit van zorgonderzoek in Nederland. Vervolgens volgt een beschouwing over beschrijvend, explorerend onderzoek (meten van kwaliteit en het verkennen van mogelijke oorzaken) en toetsend onderzoek (hoe kan kwaliteit worden gewaarborgd en verbeterd?). Ter illustratie van de beschouwing worden Nederlandse voorbeelden van onderzoek naar de kwaliteit van zorg gebruikt.

22.2 Onderzoeksveld en achtergronden

Evenals het GZO in zijn algemeenheid (health services research) gaan de historische wortels van onderzoek naar de kwaliteit van zorg terug naar de jaren zeventig van de vorige eeuw in de Verenigde Staten. Toen verschenen daar onder andere studies van Wennberg (1973) die de bestaande grote variatie in gebruik en resultaten van zorg onder de maatschappelijke aandacht brachten. In het verlengde van de geconstateerde variatie en een meer algemene kritische houding ten opzichte van de kosten en resultaten van de gezondheidszorg ontstond een grote belangstelling naar het meten van de feitelijke kwaliteit van zorg. Er kon niet zonder meer van worden uitgegaan dat een goede scholing van beroepsbeoefenaren garant stond voor een optimale zorgverlening. Donabedian (1988a; 1988b) komt de eer toe als eerste uitgebreid de concepten en noties achter het begrip kwaliteit van zorg te hebben geconceptualiseerd en geoperationaliseerd op een wijze die dit abstracte begrip toegankelijk maakte voor wetenschappelijk onderzoek. Geïnspireerd door het denken over kwaliteit in het bedrijfsleven, introduceerde hij allereerst de notie om zorgverlening te onderscheiden in de dimensies structuur, proces en uitkomst. Vervolgens onderscheidde hij diverse aspecten van kwaliteit, zoals doeltreffendheid, patiëntgerichtheid en doelmatigheid, en gaf hij aan hoe al deze aspecten van kwaliteit in meetbare criteria konden worden beschreven en gemeten. Vervolgens diende de werkelijkheid te worden beschreven aan de hand van deze criteria. Bij discrepanties tussen het wenselijke niveau van een bepaald criterium (de standaard) en de werkelijkheid diende vervolgens actie te worden ondernomen om de werkelijkheid op het niveau van de standaard te krijgen. Een tweede toetsing diende vervolgens te worden uitgevoerd om na te gaan of de gepleegde inspanningen tot het beoogde resultaat hadden geleid (Donabedian, 1988a; 1988b). Deze basale cyclische vorm van explicitering en doorgaande evaluatie van kwaliteit vormt nog steeds de grondvorm van onderzoek naar kwaliteit van zorg, al zijn in een periode van vier decennia de methodologische en praktische mogelijkheden sterk gedifferentieerd en aangescherpt.

In Nederland zijn de grondideeën van Donabedian in essentie overgenomen in onderzoek en beleid. Zijn toetsingscyclus vormde de basis van het in de jaren zeventig van de vorige eeuw opgerichte Centraal Begeleidingsorgaan voor de Intercollegiale Toetsing (CBO), de voorloper van het huidige instituut voor kwaliteit in de gezondheidszorg (Reerink, 1990). Maar ook de conceptualisering van kwaliteit in onderscheiden dimensies werd in het kwaliteitsbeleid binnen Nederland overgenomen en in onderzoek uitgewerkt (Casparie et al., 1992). Met de discussies over stelselwijziging in de jaren tachtig van de vorige eeuw ontstond een landelijk kwaliteitsbeleid (Leidschendamconferenties) geschraagd door wetgeving, waarbij kwaliteit van zorg werd omschreven als zorg die doeltreffend en doelmatig is en patiëntgericht wordt verleend. Tevens deden een groot aantal primair uit het bedrijfsleven afkomstige methoden en technieken rond kwaliteit hun intrede in de Nederlandse gezondheidszorg, zoals methoden van accreditatie en certificatie, het werken met kwaliteitssysteemmodellen zoals die van de International Organisation for Standardisation (ISO), de European Foundation for Quality Management (EFQM) en het Instituut Nederlandse Kwaliteit (INK), alsmede het toepassen van managementtechnieken zoals Total Quality Management (TQM) en Continuous Quality Improvement (CQI).

Ook de ontwikkeling en invoering van deze methoden en technieken vormen het onderwerp van onderzoek naar de kwaliteit van zorg. Parallel hieraan is de operationalisering van 'doeltreffendheid' als aspect van kwaliteit vooral verlopen via toenemende aandacht voor evidence based medicine. Zeker toen in het Nederlandse kwaliteitsbeleid de primaire verantwoordelijkheid voor het leveren van kwaliteit bij de aanbieders werd neergelegd, heeft dit een sterke impuls gevormd voor de ontwikkeling van evidence based richtlijnen voor goede zorg en werd kwaliteit deels synoniem met de feitelijke naleving daarvan. Dit verklaart onder andere waarom implementatieonderzoek zich aanvankelijk vooral ontwikkelde als onderzoek naar de invoering en naleving van richtlijnen (zie hoofdstuk 23). Over een periode van dertig jaar heeft onderzoek naar de kwaliteit van zorg in Nederland zich als een eigenstandige richting binnen het GZO ontwikkeld, waarbij de laatste jaren de aandacht voor de ontwikkeling en het gebruik van indicatoren in de zorg sterk is toegenomen. Ook hier lijken de Verenigde Staten (performance management) weer een belangrijke inspiratiebron te zijn en vormt het vigerende gezondheidszorgbeleid in Nederland (gereguleerde marktwerking, externe verantwoording, prestatiemeting) een belangrijke motor van het kwaliteit van zorg onderzoek.

22.3 Inventariserend en explorerend onderzoek op het terrein van kwaliteit van zorg

Inventariserend onderzoek naar kwaliteit van zorg bouwt vanzelfsprekend voort op de in de vorige paragraaf gegeven conceptualisering en operationalisering conform Donabedian (1988a; 1988b). Ook in Nederland zijn veel pogingen gedaan het begrip kwaliteit in de gezondheidszorg te definiëren, waarbij elke definitie vooral een functie is van het doel dat de opstellers met kwaliteitsonderzoek en kwaliteitsbeleid beogen te bereiken. Zo valt in de eerste definities in de jaren tachtig van de vorige eeuw de nadruk op doeltreffendheid van zorg, een vooral professionele invalshoek, en worden gaandeweg ook het begrip doelmatigheid (de economische rationaliteit) en patiëntgerichtheid (het patiënten- of consumentenperspectief) onderdeel van de definities. In alle gevallen gaat het steeds om een relatief begrip (de mate waarin), gekoppeld aan een specifieke vorm van zorg (een product of dienst), waarbij de verwachtingen van individuen of groepen dienen te worden waargemaakt. Juist omdat die verwachtingen kunnen verschillen tussen verschillende individuen en partijen binnen de gezondheidszorg, houdt het discussiëren over kwaliteit ook altijd het bereiken van een onderlinge overeenstemming over de uiteindelijke doelen en minimale eigenschappen van zorg in. Een meer filosofische theoretische verkenning van het begrip kwaliteit in de gezondheidszorg is in Nederland door Harteloh (2000) uitgevoerd. Verder is door diverse onderzoekers de methode van conceptmapping toegepast om voor een bepaalde specifieke situatie tot een concrete benoeming van kwaliteit naar specifieke elementen te komen (Nabitz, 2006; zie ook hoofdstuk 6).

Kwaliteitscriteria

Het meten van de kwaliteit zelf vraagt steeds om het operationaliseren van de te meten dimensie van kwaliteit in meetbare criteria. Dit proces van het formuleren van criteria (zowel met betrekking tot de structuur, het proces en de uitkomsten van de zorgverlening) is op zich een methodologische exercitie en heeft zich de laatste jaren sterk verwetenschappelijkt. Zo vormde nog niet zo lang geleden het impliciete oordeel van deskundigen/beroepsbeoefenaren de basis voor het meten en beoordelen van de kwaliteit van zorg. Dit gebeurde aan de hand van impliciete criteria die grotendeels gebaseerd waren op kennis en ervaring in de hoofden van betrokkenen. Tegenwoordig wordt voor het bepalen van criteria rond doeltreffendheid van zorg vaak een beroep gedaan op bestaande evidence based richtlijnen. Immers, de hierin gegeven aanbevelingen worden geacht een wetenschappelijk onderbouwde weergave van de optimale praktijkvoering te zijn. In de praktijk blijkt dat bij het omzetten van aanbevelingen uit richtlijnen in expliciete criteria ten behoeve van het evalueren van de zorg nog veel interpretatieslagen door onderzoekers dienen te worden gemaakt. Het Institute of Medicine (IOM) heeft in twintig stappen aangegeven hoe op een methodologisch verantwoorde wijze vanuit een richtlijn reviewcriteria kunnen worden ontwikkeld (Agency for Health Care Policy and Research, 1995). Studies waarin het beoordelen van de kwaliteit van zorg met behulp van criteria in een specifieke setting centraal staat, worden ook wel auditstudies genoemd.

Auditstudies

Het Nederlandse woord 'toetsingsstudie' is in de context van dit leerboek gezondheidszorgonderzoek enigszins verwarrend, omdat het hier niet het toetsen van een hypothese betreft maar een beschrijvende evaluatie waarbij de werkelijkheid met vooraf opgestelde criteria wordt vergeleken. Er zijn veel verschillende vormen van auditonderzoek. De variatie zit veelal in de mate waarin bij het opstellen van de criteria en bij het beoordelen van de toetsingsbevindingen experts betrokken worden. Aan de ene kant van het spectrum is sprake van auditstudies met oordeelsvorming op basis van uitsluitend expliciete criteria, waarbij de feitelijke toetsing en verwerking van de bevindingen in essentie administratieve handelingen zijn. Aan de andere kant kan het beoordelen van de kwaliteit dusdanig afhankelijk zijn van diverse contextvariabelen, dat de voorkeur wordt gegeven aan een beoordeling door experts (peers), die op een meer impliciete wijze op basis van hun eigen ervaring een oordeel geven over de kwaliteit van de zorg. Beide extreme vormen van auditstudies komen betrekkelijk weinig voor en veelal wordt gebruikgemaakt van zowel expliciete criteria voor het beschrijven van de zorgpraktijk als experts bij het hechten van een waardeoordeel hieraan. Een voorbeeld van een dergelijke retrospectieve auditstudie naar de kwaliteit van de zorg verleend aan patiënten door huisartsen in de jaren voorafgaand aan het krijgen van een beroerte is uitgewerkt in box 22.1.

Bij een auditstudie is de onderzoeker vaak aangewezen op informatie in de status van de zorgverlener of mondeling van de zorgverlener zelf, dan wel op informatie die specifiek met behulp van een apart formulier wordt verzameld ten behoeve van de studie. Een auditstudie kan retrospectief plaatsvinden (zoals het voorbeeld in box 22.1), maar kan ook prospectief worden opgezet. Evenals bij ander kwantitatief evaluatieonderzoek zal bij een auditstudie op voorhand een inschatting worden gemaakt van de benodigde tijdsduur om voldoende relevante situaties (gevallen) te kunnen identificeren die op een statistisch significante wijze een mogelijke tekortkoming in de kwaliteit van de zorg zichtbaar kunnen maken. De beoogde generaliseerbaarheid van auditstudies is veelal beperkt (men is bijvoorbeeld primair geïnteresseerd in de kwaliteit van de zorg in ziekenhuis A. Het universum waarbinnen uitspraken valide en betrouwbaar dienen te zijn wordt derhalve beperkt tot ziekenhuis A).

Box 22.1 Auditstudie naar kwaliteit van preventieve zorg in de huisartspraktijk
Het onderzoek (De Koning et al., 2004) richtte zich op de beoordeling van de kwaliteit van preventieve zorg door de huisarts aan patiënten met een verhoogd risico op een CVA. Het doel was tekortkomingen in dit zorgproces en aanknopingspunten voor verbetering te identificeren. Daarnaast werd op basis van deskundigenoordeel de relatie tussen de kwaliteit van zorg en het ontstaan van het CVA onderzocht. CVA-patiënten werden geselecteerd via de twee belangrijkste verwijsziekenhuizen voor CVA in de regio Rotterdam. Uit de ziekenhuisregistraties was het mogelijk 368 CVA-patiënten te identificeren die gedurende de afgelopen twee jaar een CVA hadden doorgemaakt. Via de patiëntendossiers werden vervolgens de behandelende huisartsen geïdentificeerd en benaderd voor deelname aan het onderzoek. Uiteindelijk participeerden 77 huisartsen en hun 193 CVA-patiënten in de studie. Om de kwaliteit van zorg te kunnen beoordelen en na te kunnen gaan in welke mate de huisarts de richtlijn had nageleefd, werden reviewcriteria ontwikkeld op basis van zes huisartsrichtlijnen (NHG-standaarden) en in samenwerking met een deskundigenpanel. De opgestelde reviewcriteria beschreven het zorgelement (bijvoorbeeld niet-medicamenteuze behandeling diabetes mellitus type 2), bijbehorende instructies (bijvoorbeeld niet-medicamenteuze behandeling: advisering gezonde leefgewoonten binnen zes maanden na detectie verhoogde bloeddruk), mogelijk acceptabel alternatief of legitieme reden om niet aan zorgelement te voldoen (bijvoorbeeld patiënt met hartfalen ook onder behandeling bij cardioloog) en databronnen waar de gegevens uit geëxtraheerd konden wor-

den (bijvoorbeeld patiëntendossier, verwijsbrief specialist). Dataverzameling vond plaats door middel van statusonderzoek en een gestructureerd interview met de huisarts. De verzamelde gegevens werden voorgelegd aan een deskundigenpanel dat vaststelde in hoeverre van tekortkomingen in het zorgproces sprake was. Uit deze auditstudie kwam naar voren dat aan tweederde van de CVA-patiënten optimale huisartsenzorg was verleend en het CVA niet toegewezen kon worden aan tekortkomingen in de kwaliteit van zorg. Geïdentificeerde tekortkomingen hadden voornamelijk betrekking op de opsporing, behandeling, en follow-up van hypertensiepatiënten en de beoordeling van het risicoprofiel voor hart- en vaatziekten bij patiënten met een verhoogd risico op het krijgen van een CVA.

Indicatoren

Naast auditstudies kan natuurlijk ook inventariserend onderzoek naar kwaliteit van zorg plaatsvinden aan de hand van bestaande databases (zie ook hoofdstuk 5). Met name wanneer zorguitkomsten in landelijke databases worden vastgelegd, kan het interessant zijn na te gaan of op basis hiervan uitspraken zijn te doen over de achterliggende kwaliteit van zorg. Hoewel dit intuïtief een goede gedachte lijkt, blijken er in de praktijk vaak methodologische problemen te bestaan die het niet zonder meer verantwoord maken om op basis van geaggregeerde uitkomstgegevens uitspraken te doen over de achterliggende kwaliteit van zorg. Het betreft hier vooral onderzoek naar het ontwikkelen en gebruiken van indicatoren. Op de golven van het uitkomstenonderzoek in de Verenigde Staten is ook in Nederland de laatste vijf jaar een toenemende onderzoeksaandacht te bespeuren naar het ontwikkelen van (prestatie)indicatoren. Vooral de studie van McGlynn (2003) naar de kwaliteit van de Amerikaanse gezondheidszorg heeft niet alleen veel stof doen opwaaien gezien de uitkomsten, maar vormt ook de basis van methodologische ontwikkelingen. De Gezondheidsraad heeft recent een goed overzicht gegeven van de mogelijkheden en onmogelijkheden van de toepassing van prestatie-indicatoren (Gezondheidsraad/Raad voor de Volksgezondheid & Zorg, 2006). Voor onderzoekers is het van belang zich te realiseren dat het valideren van een indicator slechts plaats kan vinden wanneer het gebruiksdoel en de ruimte (het universum) waarop de indicator betrekking heeft, duidelijk zijn afgebakend. Deze twee randvoorwaarden bepalen de mogelijkheid om in een onderzoekssetting een indicator nader te valideren. De validering zelf kan dan bijvoorbeeld bestaan uit het relateren van de getalswaarden van de indicator aan een 'gouden standaard', die door middel van meer gedetailleerd onderzoek wordt bepaald. Zo kan bijvoorbeeld gekeken worden of heropname binnen dertig dagen van patiënten die aanvankelijk met een myocardinfarct in een ziekenhuis werden opgenomen, samenhangt met de kwaliteit van de in het ziekenhuis verleende zorg. De kwaliteit van zorg van alle patiënten in een bepaalde periode kan met behulp van een auditstudie worden bepaald en in een case-controlstudie kan worden nagegaan of de kwaliteit van patiënten die een heropname kregen, significant verschilt van patiënten waarbij dit niet het geval was. Dergelijk onderzoek ter validering van indicatoren maakt ook duidelijk op welke aspecten (bijvoorbeeld gerelateerd aan de ernst van de ziekte aan het begin van het zorgverleningsproces) de uitkomsten dienen te worden gecorrigeerd (case-mix adjustment). Tot voor kort was het niet goed mogelijk sterftecijfers van ziekenhuizen te gebruiken om de onderlinge kwaliteit te vergelijken, maar recentelijk zijn statistische methoden ontwikkeld die dit mogelijk lijken te maken (Jarman, 2005). In Nederland heeft onder andere Treurniet onderzoek gedaan naar de mogelijkheden van kwaliteitsbewaking met behulp van uitkomstindicatoren (Treurniet, 1999) en zijn de afgelopen jaren beleidsmatig diverse initiatieven genomen door de Inspectie voor de Gezondheidszorg. Voor het toepassen van prestatie-indicatoren op het niveau van het gezondheidszorgsysteem heeft Arah (2005) uitgebreide verkennende studies gedaan, die deels hun weerslag hebben gevonden in de Zorgbalans, waarin voor het eerst de prestaties van de Nederlandse gezondheidszorg op de domeinen toegankelijkheid, duurzaamheid en kwaliteit staan beschreven (Westert et al., 2006). Tevens vindt er momenteel onderzoek plaats naar het gebruik van prestatie-indicatoren om het individueel functioneren van medisch specialisten te meten en beoordelen.

Het beoordelen van de kwaliteit van indicatoren waarmee de kwaliteit van zorg wordt gemeten, is inmiddels zelf onderwerp van onderzoek geworden en momenteel wordt in Nederland gewerkt aan het valideren van een instrument waarmee de kwaliteit van klinische indicatoren kan worden beoordeeld (AIRE-instrument).

Richtlijnen

Behalve auditstudies en onderzoek naar indicatoren vormen ook studies naar richtlijnen een belangrijk gebied van onderzoek naar kwaliteit van zorg. Het hele proces van evidence based richtlijnenontwikkeling is elders goed omschreven (Everdingen et al., 2004). Hier volstaat erop te wijzen dat naar de kwaliteit van richtlijnen en het verbeteren van het proces van richtlijnenontwikkeling zelf ook wetenschappelijk onderzoek plaatsvindt. Voor het beoordelen van de kwaliteit van richtlijnen is in de jaren negentig internationaal een instrument ontwikkeld en gevalideerd, het AGREE-instrument (Burger, 2002). Daarnaast vindt momenteel op diverse plaatsen onderzoek plaats naar de noodzaak tot het differentiëren van richtlijnen naar kenmerken samenhangend met gender en etniciteit, verschillende wijzen van consensusvorming en wijzen van het beoordelen en weergeven van de onderbouwing en hardheid van aanbevelingen in richtlijnen.

Explorerend onderzoek op het terrein van kwaliteit van zorg probeert vooral de mechanismen achter het realiseren en verbeteren van kwaliteit van zorg te begrijpen. Veel van dergelijk onderzoek maakt gebruik van een combinatie van kwalitatief en kwantitatief onderzoek, waarbij op basis van door observaties en interviews verkregen inzichten, vragenlijstonderzoek wordt opgezet waarmee kenmerken van zorg worden beschreven en verkend op basis van relaties tussen structuur, proces en uitkomst. Dergelijk explorerend onderzoek kan bijvoorbeeld betrekking hebben op de geschiedenis van intercollegiale toetsing in verschillende zorgsystemen (Van Herk, 1997), de ontwikkeling van kwaliteitsmanagement bij medische specialisten (Klazinga, 1996), kwaliteitsbeleid in Europese ziekenhuizen (Klazinga, 1993), visitatie bij medisch specialisten (Lombarts, 2003), kwaliteit van zorg op gesloten psychiatrische opnameafdelingen (Nijssen, 2000), kwaliteitsbewaking van levensbeëindigend handelen (Cuperus-Bosma, 1998) en de invoering van kwaliteitssystemen in Nederlandse zorgorganisaties (Wagner, 1999). Deze studies hebben alle bijgedragen aan een verdere specificering en instrumentering van het kwaliteitsbeleid in Nederland.

22.4 Toetsend onderzoek op het terrein van kwaliteit van zorg

Het toetsend onderzoek op het terrein van kwaliteit van zorg bestaat zowel uit observationeel onderzoek, waarbij op basis van veelal door vragenlijsten verkregen typeringen van structuur, proces, cultuur en uitkomsten van zorg hypotheses rond verbanden worden onderzocht, als uit (quasi-)experimenteel onderzoek (zie hoofdstuk 8 en 9). Ook in hoofdstuk 23, over implementatieonderzoek, worden diverse voorbeelden aangehaald van onderzoek waarbij kwaliteit van zorg de afhankelijke variabele is. Evenals bij andere vormen van GZO stelt de complexe werkelijkheid vaak grenzen aan het op experimentele basis uitvoeren van studies waarbij de effecten van interventies op kwaliteit van zorg worden onderzocht (zie ook hoofdstuk 9). Wanneer dergelijk effectonderzoek plaatsvindt, beperken de onderzoekers zich meestal tot enkelvoudige interventies (een scholing, gerichte feedback, automatische reminders). Meervoudige interventies in kwaliteitsprogramma's als bijvoorbeeld Sneller beter, waarbij meerdere instellingen onder begeleiding gelijktijdig een verbeteringsproces onder tijdsdruk proberen door te voeren, laten zich veel moeilijker experimenteel evalueren. Mede als gevolg hiervan moet het wetenschappelijke bewijs van de effectiviteit van complexe interventies zoals accreditatie en grootschalige kwaliteitsverbeteringsprogramma's veelal nog worden geleverd. Een voorbeeld van een toetsend onderzoek waarbij de impact van visitatie bij medisch specialisten wordt geëvalueerd, staat beschreven in box 22.2. Ook in de internationale literatuur is er bij publicaties meestal sprake van trials waarbij interventie en uitkomstmaten de complexe werkelijkheid sterk reduceren, dan wel van studies waarbij op basis van landelijke databases en vragenlijstonderzoek bijvoorbeeld de hypothese wordt getoetst of instellingen die goed scoren op de publieke rapportages van cliëntervaringen ook meer succesvolle interne kwaliteitsverbeteringsprojecten kennen. Een combinatie van een quasi-experimentele onderzoeksopzet met een (kwalitatieve) procesevaluatie is voor het evalueren van veel kwaliteitsverbeteringsprogramma's de best haalbare opzet.

Box 22.2 De impact van visitatie bij medisch specialisten
Visitatie is een model voor kwaliteitsbevordering dat door en voor medisch specialisten is ontwikkeld. Het verschijnsel visitatie is in dit onderzoek van Lombarts (2003) vanuit verschillende perspectieven en met behulp van diverse onderzoeksmethoden onderzocht. Een van de centrale onderzoeksvragen was toetsend van aard en luidde: Leidt het toepassen van de interventie 'de kwaliteitsconsultatie' tot verbetering van de implementatie van visitatieaanbevelingen? Van alle maatschappen van chirurgen, gynaecologen en kinderartsen die door hun wetenschappelijke vereniging verplicht werden gevisiteerd in de periode september 1998 tot november 1999, werden de eerste 58 uitgenodigd in de studie te participeren. De maatschappen/vakgroepen werden ad random verdeeld in een interventie- en een non-interventiegroep. De interventiegroep werd gevormd door 31 maatschappen aan wie begeleiding bij de implementatie van aanbevelingen (de KC-interventie) werd aangeboden. De overige 27 maatschappen vormden de non-interventiegroep. De implementatieresultaten werden gemeten via een vragenlijstonderzoek. In totaal werd aan 205 medisch specialisten een vragenlijst verzonden. De response was 54%. De zelfgerapporteerde resultaten laten zien dat de begeleide maatschappen significant succesvoller waren in het gedeeltelijk en volledig implementeren van de visitatieaanbevelingen dan hun collega's in de niet-begeleide praktijken: 66,1% versus 53,8%. Dit positieve effect op de implementatie werd door de kinderartsen en chirurgen, doch niet door de gynaecologen, gerapporteerd. De waardering van het implementatieresultaat en -proces scoorde significant hoger voor alle begeleide maatschappen.
In de studie werd een set van veertien implementatiebelemmerende factoren geïdentificeerd. De begeleide maatschappen rapporteerden significant minder knelpunten bij de implementatie te hebben ervaren dan de niet-begeleide groepen. De ervaren knelpunten waren sterk gerelateerd aan zowel de mate van implementatie, als ook aan de waardering van de implementatieresultaten en het -proces. De impact van KC op de

implementatie van visitatieaanbevelingen kan mogelijk deels verklaard worden door het effect ervan op de set van belemmerende factoren. Dit matigende effect lijkt het grootst voor de knelpunten 'gebrek aan implementatiekennis/vaardigheden en ondersteuning', 'de inschatting van het eigen kunnen' en 'de verwachte opbrengst/voordelen van de implementatie-inspanningen'.

22.5 Het sluiten van de empirische cyclus van onderzoek en kwaliteitsbevordering

Op diverse plaatsen is in dit hoofdstuk aangegeven hoe onderzoek naar kwaliteit van zorg sterk samenhangt met de behoefte bij beleid en praktijk naar de betreffende informatie. Veel van het hierboven gememoreerde Nederlandse onderzoek heeft rechtstreeks bijgedragen aan de verdere vormgeving van beleid. Zoals eerder aangegeven liggen de wortels van het onderzoek naar kwaliteit van zorg in Nederland bij de discussies over de stelselwijziging in de jaren tachtig van de vorige eeuw. Het meten van kwaliteit en het evalueren van interventies om die te bevorderen zijn sinds die tijd eigenlijk onverkort aanwezig geweest. Wel is zichtbaar hoe de aandacht van het onderzoek gaandeweg verschuift naar in de praktijk gehanteerde nieuwe kwaliteitsmaatregelen. Zo wordt de recente aandacht voor prestatie-indicatoren sterk gekleurd door vigerende beleids- en managementopvattingen. De empirische onderzoekscyclus van beschrijven, exploreren, toetsen en wederom beschrijven gaat grotendeels hand in hand met de kwaliteitscyclus van meten en verbeteren c.q. plan-do-check-act (PDCA) op zowel het micro-, het meso- als het macroniveau van het Nederlandse gezondheidszorgsysteem. Zo richt het huidige onderzoek zich zowel op het meten van de prestaties van individuele specialisten als op onderzoek naar de beste vorm van scholing en feedback; gaat het onderzoek naar prestatie-indicatoren van ziekenhuizen parallel aan onderzoek naar het beïnvloeden van de veiligheidscultuur in ziekenhuizen en loopt onderzoek naar het meten van de kwaliteit van zorg op systeemniveau gelijk op met onderzoek naar sturing en inrichting van zorgsystemen. Het wat en hoe van kwaliteit van zorg hebben binnen Nederland een stevige onderzoeksfundering, die echter de komende jaren onverkort om onderzoeksaandacht zal blijven vragen.

Aanbevolen literatuur

Harteloh PPM, Casparie AF. Kwaliteit van zorg: van een zorginhoudelijke naar een bedrijfskundige aanpak. Reed Business Information, 2004.

Grol R, Wensing M. Implementatie: effectieve verbetering in de patiëntenzorg. Maarssen: Elsevier, 2006.

Referenties

Agency for Health Care Policy and Research. Using clinical practice guidelines to evaluate quality of care. Agency for Health Care Policy and Research publications 95-0045 (Vol. 1) and 95-0046 (Vol. 2). Washington, DC: US Department of Health and Human Services, 1995.

Arah OA. Performance reexamined; concepts, content and practice of measuring health system performance. Thesis Universiteit van Amsterdam, 2005.

Burgers J. Quality of Clinical Practice Guidelines. Thesis Katholieke Universiteit Nijmegen, 2002.

Casparie AF, Colsen PJA, Stevens P, Vinkenburg HHM, Wiersema MI. Handboek kwaliteit van zorg: ontwikkelingen, hulpmiddelen, projecten. Den Haag: VUGA, 1992.

Cuperus-Bosma JM. Regulering, toetsing en kwaliteitsbewaking van levensbeëindigend handelen. Thesis Vrije Universiteit Amsterdam, 1998.

Donabedian A. The definition of Quality and Approaches to its Assessment. Explorations in Quality assessment and Monitoring (Volume I, II and III). Ann Arbor, Michigan: Health Administration Press, 1988a.

Donabedian A. The Quality of Care: How can it be assessed? JAMA, 1988b;260:1743-48.

Everdingen JJE et al. Evidence-based richtlijnontwikkleing, een leidraad voor de praktijk. Houten: Bohn Stafleu Van Loghum, 2004.

Gezondheidsraad/Raad voor de Volksgezondheid & Zorg. Vertrouwen in verantwoorde zorg? Effecten van en morele vragen bij het gebruik van prestatie-indicatoren. Signalering ethiek en gezondheid 2006/1, Den Haag: Centrum voor ethiek en gezondheid, 2006.

Harteloh PPM. De betekenis van het begrip kwaliteit in de gezondheidszorg. Thesis Erasmus Universiteit Rotterdam, 2000.

Herk R van. Artsen onder druk: over kwaliteitsbeleid van medische beroepen (Thesis Erasmus Universiteit Rotterdam). Maarssen: Elsevier/De Tijdstroom, 1997.

Jarman B, Bottle A, Aylin P, Browne M. Monitoring changes in hospital standardised mortality ratios. BMJ, 2005;330(7487):329.

Klazinga NS. Quality Management of Medical Specialist Care in The Netherlands. An explorative study of its nature and development. Thesis Erasmus University Rotterdam, 1996.

Koning J de. Quality of care in stroke prevention; an audit among general practitioners. Thesis Erasmus Universiteit Rotterdam, 2003.

Lombarts K. Visitatie of medical specialists, studies on its' nature, scope and impact. Thesis Universiteit van Amsterdam, 2003.

McGlynn EA, Asch SM, Adams J, Keesey J, Hicks J, DeCristofaro A, Kerr EA. The quality of health care delivered to adults in the United States. N Engl J Med, 2003, Jun 26;348(26):2635-45.

Nabitz UW. Quality management in health care. Empirical Studies in Addiction Treatment Services Aligned to the EFQM Excellence Model. Thesis University of Amsterdam, 2006.

Nijssen Y. Kwaliteit kortgesloten: Het beoordelen van de kwaliteit van zorg op gesloten psychiatrische opname-afdelingen. Thesis Universiteit van Amsterdam, 2000.

Reerink E. Improving the quality of hospital services in The Netherlands. The role of CBO – The National Organisation for Quality Assurance in The Netherlands. Quality Assurance Health Care, 1990;2(1):13-19.

Straten A van. Quality of hospital care and health outcomes after stroke. Thesis Universiteit van Amsterdam, 2000.

Treurniet HF. Kwaliteitsbewaking in de gezondheidszorg: ontwikkeling van uitkomstindicatoren. Thesis Erasmus Universiteit Rotterdam, 1999.

Wagner C. Implementation and effectiveness of quality systems in Dutch health care organizations. Thesis Vrije Universiteit Amsterdam, 1999.

Wennberg JE, Gittelsohn. Small area variations in health care. Science, 1973;182(117):1102-1108.

Westert G, Verkleij H (red). Zorgbalans. De prestaties van de Nederlandse gezondheidszorg in 2004. Bilthoven: RIVM, 2006.

23 Implementatieonderzoek

R. Grol
M. Wensing

Enormous amounts of new knowledge are barreling down the information highway, but they are not arriving at the doorsteps of our patients... given that so much is lost at the real world level, as has been demonstrated time and time again with regard to relatively simple research outcomes, I believe that our approach to patient oriented research should be reconsidered.
(Lefant, N Engl J Med, 2003).

23.1 Inleiding

Het is geleidelijk duidelijk geworden dat veel patiënten niet de kwaliteit van zorg krijgen die ze volgens (recente) wetenschappelijke inzichten zouden moeten krijgen en tevens dat het bundelen en publiceren van wetenschappelijke inzichten in de vorm van systematic reviews, richtlijnen of protocollen voor de praktijk weinig invloed op de routines in de patiëntenzorg heeft. Daarom is de laatste 10-20 jaar een toenemende belangstelling zichtbaar voor implementatie van nieuwe kennis of waardevolle inzichten in de gezondheidszorg en in het verlengde daarvan voor onderzoek naar de kwaliteit van zorg en de verbetering daarvan. Dit omvat onderzoek naar beïnvloedende factoren en effectieve methoden en strategieën, transfer van (wetenschappelijke) kennis en 'best practices' op het gebied van optimale patiëntenzorg naar de praktijk van alle dag. Inmiddels zijn bij verschillende onderzoeksfondsen, zoals ZonMw, specifieke thema's en programma's voor implementatieonderzoek opgezet. Op een aantal plaatsen in Nederland en in andere landen (bijvoorbeeld Verenigde Staten, Canada, Engeland, Australië) wordt intensief onderzoek op dit terrein verricht en in wetenschappelijke proefschriften gepubliceerd. Er zijn tevens specifieke tijdschriften voor dit soort onderzoek. Een toenemend aantal onderzoekers richt zich sterk op dit nieuwe onderzoeksterrein. De afgelopen decennia is hiermee een nieuw, interessant vakgebied binnen het gezondheidszorgonderzoek ontstaan.

In dit hoofdstuk wordt uitgelegd wat implementatieonderzoek precies inhoudt, hoe het past binnen het gezondheidszorgonderzoek (GZO), wat de relevantie ervan is, welke theorievorming daarbij wordt gehanteerd en wat de belangrijkste onderzoeksmethoden zijn die binnen dit vakgebied worden gehanteerd. Aan de hand van concrete voorbeelden van promotiestudies uit een van de grootste onderzoekscentra op het gebied van kwaliteit van zorg en implementatieonderzoek (Centre for Quality of Care research, WOK), krijgt men inzicht in dit interessante onderzoeksterrein. Voor een uitgebreide introductie op implementatie en implementatieonderzoek wordt verwezen naar de handboeken op dit gebied (Grol, Wensing en Eccles 2005, in het Engels; Grol en Wensing, 2006, in het Nederlands).

23.2 Omschrijving

Implementatie kan worden omschreven als 'de procesmatige en planmatige invoering van interventies van bewezen waarde, met als doel dat deze interventies een structurele plaats krijgen in het (beroepsmatig) handelen, het functioneren van organisaties en/of de structuur van de gezondheidszorg' (Hulscher, 2000). Onder interventie worden hier verstaan allerlei preventieve, diagnostische, therapeutische en zorghandelingen of programma's gericht op zo goed mogelijke uitkomsten bij patiënten. Met bewezen waarde wordt bedoeld dat er informatie uit onderzoek en/of zorgvuldige evaluaties beschikbaar zijn over de zinvolheid, effectiviteit, efficiëntie, haalbaarheid en dergelijke van die interventie. Soms is een interventie niet goed onderzoeksmatig onderbouwd, maar bestaat er toch brede consensus dat de invoering zinvol is en aan patiënten ten goede komt.

Waar gaat het in concreto dan over? Het kan gaan over allerlei vormen van *innovatie*: nieuwe of bestaande inzichten ten aanzien van effectieve preventie, diagnostiek, therapie of zorg; nieuwe technologieën waarvan de waarde is onderbouwd; nieuwe, betere vormen van organisatie van de patiëntenzorg (bijvoorbeeld in ketens waarin patiënten sneller en vriendelijker worden geholpen); het vervangen van onveilige, ondoelmatige of patiëntonvriendelijke routines door andere routines die beter zijn gebleken. Meer in het algemeen gaat het bij 'implementatie van kennis' dus om het invoeren van verbeteringen van de patiëntenzorg of preventie waarvan uit onderzoek of evaluaties vast is komen te staan dat ze bijdragen aan betere zorg en uitkomsten bij patiënten (of burgers) of aan een doelmatige, veiliger en patiëntvriendelijker zorg.

Nu blijkt dat invoeren van zulke verbeteringen in veel gevallen geen eenvoudige zaak is (zie volgende paragraaf), vandaar de toenemende belangstelling voor basaal en toegepast onderzoek naar factoren die van invloed zijn op een succesvolle implementatie van veranderingen in de zorg en naar strategieën, maatregelen en programma's die de implementatie kunnen bewerkstelligen of versnellen. *Implementatieonderzoek* (implementation science of improvement science) richt zich op het begrijpen en verklaren van het proces van invoering en toepassing van (wetenschappelijke) kennis over optimale patiëntenzorg en waardevolle innovaties in de normale zorgroutines. Implementatieonderzoekers proberen daarmee zowel de feitelijke zorgverlening te ondersteunen en beïnvloeden als bij te dragen aan politieke en beleidsbeslissingen over hoe de zorg verbeterd kan worden. Implementatieonderzoek past in de keten van translationeel onderzoek, waarin allereerst basale biomedische kennis wordt omgezet in voor de klinische praktijk mogelijk bruikbare interventies (translatie 1). In klinische studies worden effectiviteit en doelmatigheid van de interventies getest en de uitkomsten worden omgezet in kennis ten behoeve van de dagelijkse praktijk (translatie 2, zie figuur 23.1). Onderwerp van het implementatieonderzoek is allereerst de feitelijke zorgverlening of de preventiepraktijk, dus de kwaliteit van wat professionals, praktijken, teams, ziekenhuizen of instellingen doen in de richting van patiënten, hun handelingen en beslissingen, de wijze waarop ze de zorg voor de patiënten organiseren en de toegang regelen enzovoort. Bij voorkeur wordt ook gekeken naar de uitkomsten bij patiënten van de implementatie van innovaties in de zorg, zoals de gezondheidssituatie, kwaliteit van leven, satisfactie met de zorg, gezond gedrag en compliance met adviezen en dergelijke. Nagegaan wordt of bestaande kennis adequaat wordt toegepast, op welke punten wel en welke niet en hoe instellingen, praktijken en zorgverleners daarin verschillen (figuur 23.1). Dus de kwaliteit van de feitelijke zorg, de variatie tussen instellingen, praktijken en professionals en de factoren die de verschillen verklaren zijn onderwerp van onderzoek.

Daarnaast wordt onderzoek verricht naar factoren die van invloed zijn op (niet-)succesvolle verandering of verbetering en naar de effecti-

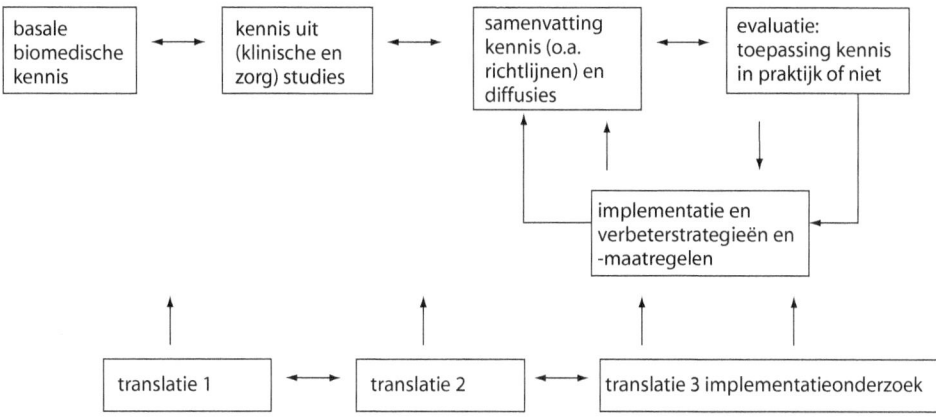

Figuur 23.1 *Translationeel onderzoek (naar Rubinstein, 2005).*

viteit, doelmatigheid en toepasbaarheid van strategieën en maatregelen om de patiëntenzorg te verbeteren en waardevolle innovaties in te voeren (translatie 3).

23.3 Achtergrond

Lange tijd werd impliciet ervan uitgegaan dat waardevolle inzichten uit onderzoek of evaluaties in de praktijk vanzelf hun weg naar de praktijk zouden vinden, als ze maar gepubliceerd zouden worden of opgenomen in leerboeken. In de jaren tachtig en negentig van de vorige eeuw is het besef gegroeid dat dit niet het geval was. Mede vanwege de exponentiële groei van beschikbare onderzoeksgegevens is het voor een zorgverlener onmogelijk bij te houden wat er allemaal aan nieuwe informatie beschikbaar is. Deze ontwikkeling heeft geleid tot het samenvatten van wetenschappelijk onderzoek in de vorm van systematic reviews (en de oprichting van de Cochrane Collaboration om deze reviews te coördineren) en tot de ontwikkeling van (evidence based) praktijkrichtlijnen. Ook daarvan bleek echter dat deze na publicatie niet zomaar werden toegepast. Uit tal van onderzoeken blijkt nu dat, afhankelijk van het onderwerp, de setting en het land, 25-45% van de patiënten niet de zorg krijgt die ze volgens wetenschappelijke inzichten zouden moeten krijgen (o.a.

McGlynn, 2003; Braspenning, 2004), 15-40% krijgt ingrepen, medicijnen of tests die onnodig zijn. Veel patiënten krijgen zorg die schadelijk is, mede omdat wetenschappelijke kennis niet wordt toegepast (9% van de patiënten loopt in het ziekenhuis een infectie op; veel patiënten hebben doorligwonden omdat preventieve maatregelen niet worden toegepast; medicatie- en operatiefouten komen zeer veel voor) en nieuwe, effectieve vormen van geïntegreerde zorg voor chronisch zieken worden nog onvoldoende toegepast in de dagelijkse zorg. Verder blijkt dat er sprake is van een grote, moeilijk te verklaren variatie in de zorgverlening (bijvoorbeeld de kans dat men in een Amerikaans ziekenhuis overlijdt, varieert tot 400%, ook na controle voor 100 mogelijk beïnvloedende factoren, Berwick, 2005). Kortom, er is sprake van een groot, nog steeds onopgelost en vaak onvoldoende serieus genomen probleem wat betreft de implementatie en toepassing van kennis en innovaties in de patiëntenzorg met grote consequenties voor de gezondheidszorgagenda (Berwick, 2005). Terwijl van de directe patiëntenzorg en preventiepraktijk in toenemende mate wordt gevraagd dat ze evidence based is, worden initiatieven gericht op verbetering van de patiëntenzorg heel vaak op basis van overtuigingen of de waan van de dag opgezet. Er worden soms grote investeringen gedaan in benaderingen waarvan onduidelijk is of ze werken en of de kosten wel opwegen tegen de resultaten. Dit pleit voor meer en beter onderzoek op dit gebied.

De meningen over hoe veranderingen in de patiëntenzorg het beste doorgevoerd kunnen worden, lopen sterk uiteen tussen partijen in de zorg (Grol, 1997; 2001). Men ziet ook een groot aantal uiteenlopende benaderingen om de zorg te verbeteren, lopend van de ontwikkeling en verspreiding van richtlijnen, accreditatie van professionals of instellingen, openbare rapportage op basis van prestatie-indicatoren, ketenzorg, doorbraakprogramma's, e-learning, competentiegericht leren bij professionals of financiële prikkels voor kwaliteit. Sommige benaderingen richten zich op individuele professionals, andere op interacties tussen individuen en weer andere op veranderingen in de organisatie of economische voorwaarden voor de zorgverlening om tot betere toepassing van kennis te komen. Sommige benaderingen prefereren zelfregulering door zorgverleners, andere geloven juist meer in externe druk en prikkels. Alle claimen dat de zorg erdoor wordt verbeterd, echter de achterliggende hypotheses over veranderingen in de zorg verschillen (zie tabel 23.1 voor een overzicht van theorieën en hypotheses over effectieve implementatie van verbeteringen in de zorg). De wetenschappelijke onderbouwing van de meeste van deze benaderingen is nog steeds zeer mager. Naar sommige benaderingen en hypotheses is nog heel weinig goed onderzoek gedaan, voor andere is het onderzoek van onvoldoende kwaliteit.

Meer in het algemeen ontbreekt goed inzicht in welke strategieën en maatregelen in welke setting voor welk probleem het meest effectief, doelmatig en haalbaar zijn, evenals inzicht welke factoren precies bepalen of een proces van implementatie van veranderingen succesvol zal zijn of niet. De gezondheidszorg wordt steeds complexer, de problemen gerelateerd aan de verbetering van de patiëntenzorg zijn groot. Zelden zal een bepaalde maatregel in staat zijn om alle problemen in alle praktijken of instellingen weg te nemen.

Meestal is een complexe combinatie van professionele, sociale, organisatorische, economische en structurele factoren in het geding (Grol, 2003). Het is de kunst om via goed onderzoek erachter te komen welke problemen dat zijn en welke aanpak het meest geschikt is om het probleem op te lossen.

23.4 Implementatieonderzoek

Het beantwoorden van vragen omtrent effectieve implementatie van innovaties en verbeteringen in de patiëntenzorg vraagt om gericht onderzoek. Op zich verschilt de onderzoeksmethodologie niet van wat gebruikelijk is in het gezondheidszorgonderzoek. Er wordt gebruikgemaakt van een variatie aan onderzoeksmethoden, sommige meer beschrijvend of explorerend van aard, andere meer gericht op het toetsen van (al dan niet op theorieën gebaseerde) hypotheses; sommige kwantitatief, andere kwalitatief van aard.

Beschrijvend en explorerend onderzoek

In dit soort onderzoek ligt de nadruk op het beschrijven van de feitelijke kwaliteit van zorg, de variatie daarin en de verklaringen voor deze variatie. Hypotheses over factoren die van invloed zijn op al dan niet goed handelen, kunnen aan diverse theorieën worden ontleend. Deze theorieën kunnen betrekking hebben op professionals, de sociale context, de organisatorische context en de politieke of economische context (zie tabel 23.1 voor voorbeelden). Verschillende onderzoeksmethoden kunnen hierbij worden toegepast:

– Ontwikkeling en validering van indicatoren en meetinstrumenten om de toepassing van innovaties in de praktijk van de zorg op valide en betrouwbare manier te meten en evalueren. Dit vraagt om toepassing van inzichten uit de (klini- en psycho-)metrie.
– Observationele studies naar de feitelijke toepassing van wetenschappelijke kennis, richtlijnen, zorginnovaties en de variatie tussen professionals, praktijken en instellingen daarin; alsmede analyse van determinanten van variatie.

Tabel 23.1 Voorbeelden van hypotheses en strategieën c.q. maatregelen als onderwerp van implementatieonderzoek.

Theorie	Hypotheses om te testen	Strategieën en maatregelen om te evalueren
Individuele professionals		
Cognitieve theorieën	Implementatie moet rekening houden met besluitvorming professionals; zij hebben behoefte aan valide informatie en hulp bij nemen van beslissingen	Methoden van informeren professionals, decision-aids en dergelijke
Educatieve theorieën	Implementatie moet worden gekoppeld aan individuele leerbehoeften professionals; intrinsieke motivatie is cruciaal	Programma's gericht op stellen van individuele leerdoelen en persoonlijke leer- en verbeterplannen
Motivatietheorieën	Implementatie moet zich richten op persoonlijke attitudes, normen en zelfeffectiviteit van professionals	Programma's gericht op beïnvloeden van attitudes en vergroten geloof in eigen kunnen
Sociale context		
Communicatietheorieën	De bron van de innovatie en de wijze waarop de boodschap wordt overgebracht, zijn cruciaal in het verbeteren van de zorg	Verschillende vormen van informeren van doelgroep, inzet van opinieleiders
Sociale theorie	Verandering van handelen gebeurt door modellering en bekrachtiging door (belangrijke) anderen	Demonstratie van gewenst handelen door opinieleiders, feedback door belangrijke collega's
Sociale netwerk theorieën	Pas innovaties aan lokale situatie aan, gebruik sleutelpersonen in lokale netwerken voor introductie	Selecteer sleutelpersonen in sociale netwerk en bouw implementatieprogramma hieromheen
Theorieën over teamfunctioneren	Goed functionerende teams zijn effectiever in doorvoeren van verbeteringen in de zorg, zij zijn beter in uitwisselen van kennis	Programma's gericht op beter samenwerken in teams aan gemeenschappelijk verbeterdoel
Theorieën over leiderschap	Betrokkenheid van formele en informele leiders in proces van verbeteren van de zorg is cruciaal	Topmanagement van instelling/organisatie organiseert, communiceert, en ondersteunt verbeterproject of -programma
Organisatorische context		
Theorie van kwaliteitsmanagement (TQM)	Implementatie is een continu, cyclisch proces; maatregelen op niveau van de totale organisatie zijn nodig om cultuur, samenwerking en patiëntgerichtheid te verbeteren	Invoering van instellingsbrede kwaliteitssystemen, continue monitoring van resultaten, aanpassing van plannen op basis hiervan
Process-reengineering theorieën	Kwaliteitsproblemen hebben meer met organisatie van zorgprocessen (ketens van zorg) dan met individuele besluitvorming te maken	Analyse en herontwerp van processen en ketens, zodat ze efficiënter en vriendelijker worden

Complexity theorie	Het systeem is belangrijker dan de afzonderlijke delen ervan; specifieke factoren (attractors) kunnen een verandering in gang zetten	Zoek naar de kernfactoren (attractors) die een systeembreed proces van verandering in gang kunnen zetten
Theorieën over lerende organisaties	Scheppen van voorwaarden voor continu leren door alle professionals steunt succesvol veranderen	Organiseer continu leren en scholen en uitwisseling van expertise over gewenste verandering op alle niveaus van de organisatie
Theorieën over organisatiecultuur	Verandering in de cultuur van een instelling of groep is nodig voor verbetering van het handelen, vooral flexibiliteit en externe oriëntatie zijn belangrijk	Programma gericht op cultuur van openheid voor verandering in organisatie of team
Politieke en economische context		
Economische theorieën	Beloningen en (financiële) prikkels hebben invloed op handelen van individuen en organisaties	Financiële prikkels, niet-materiële beloningen, pay-for-performanceprogramma's
Theorieën over contractering	Contracten hebben invloed op handelen en organisaties	Diverse vormen en inhouden van contracten tussen verzekeraars en zorginstellingen, DBC's enzovoort

- Surveys en (focus)interviewstudies (met kwantitatieve of kwalitatieve onderzoeksmethoden) naar factoren van invloed op het implementatieproces, of analyses van kritische succesfactoren in het verbeteren van de zorg.
- Observationele studies ter evaluatie van veranderingsprocessen in kleinschalige projecten (bijvoorbeeld een verbeterproject in een instelling) of in grootschalige implementatieprogramma's (landelijke of regionale invoering van een zorginnovatie of richtlijn), waarbij het bereiken van gestelde doelen wordt geëvalueerd alsmede welke maatregelen daarbij vooral invloed hadden (diverse vormen van tijdreeksanalyses).

Toetsend onderzoek

In dit soort onderzoek wordt de (kosten)effectiviteit van verschillende strategieën, maatregelen en programma's om de patiëntenzorg te verbeteren en innovaties te implementeren onderzocht. Strategieën voor implementatie van veranderingen kunnen aan verschillende theorieën worden ontleend (zie tabel 23.1 voor voorbeelden). Onderzoeksmethoden die hierbij gebruikt kunnen worden, zijn onder meer:

- Systematische analyses van de literatuur op het gebied van de effectiviteit van implementatiestrategieën en verbeterprogramma's of de invloed van specifieke factoren op het proces van verandering in de praktijk.
- Gecontroleerde studies naar de effectiviteit van specifieke programma's, maatregelen of benaderingen om verbeteringen in de zorg te implementeren, waarbij diverse designs gebruikt kunnen worden, zoals de (cluster)gerandomiseerde trial, gecontroleerde voor-nastudie of het balanced blockdesign (zie hoofdstuk 8 en 9).
- Meta-analyse van de uitkomsten van en ervaringen in een reeks separate implementatieprojecten, waarbij de resultaten zo goed mogelijk worden gesystematiseerd.
- Economische analyses: evaluatie van de doelmatigheid van de implementatie van bepaalde innovaties, dat wil zeggen de verhouding tussen inzet van middelen en de opbrengsten.

23.5 Onderzoek in verschillende fasen van het implementatieproces

In het feitelijke onderzoek op het gebied van de implementatie van innovaties of veranderingen in de praktijk lopen beschrijving, exploratie en toetsing van hypotheses vaak door elkaar. Onderzoeksactiviteiten kunnen inhaken op verschillende momenten van het proces van verbetering en verandering. Als we de wetenschappelijke literatuur op het gebied van de invoering van verandering in de gezondheidszorg samenvatten (Grol en Wensing, 2006), blijkt dat er een aantal cruciale elementen of stappen zijn te onderscheiden. Wij hebben die opgenomen in een cyclisch model voor implementatie (figuur 23.2). Dit model is ook bruikbaar voor het plannen van onderzoek op dit gebied.

Een proces van implementatie start meestal met het beschikbaar komen van nieuwe (wetenschappelijke) kennis over optimale patiëntenzorg, het opdoen van ervaring met nieuwe, betere wijzen van werken in de praktijk of de vaststelling dat kennis of innovaties niet worden toegepast in de praktijk. Men besluit de implementatie ter hand te nemen. Dit proces kan gepaard gaan met eenvoudige evaluaties om na te gaan of men de gestelde doelen bereikt of niet; op basis daarvan kan men de aanpak bijstellen. Men kan het proces ook begeleiden met onderzoek om de kennis over relevante factoren, strategieën, effecten, processen en kosten van implementatie te vergroten. Bij het beschrijven hiervan volgen wij de implementatiecyclus stap voor stap (figuur 23.2) en geven voorbeelden uit eigen promotieprojecten.

Fase 1 Planning en voorbereiding

De eerste stap in een proces van implementeren van innovaties is meestal de planning en voorbereiding van de implementatieactiviteiten. Een onderzoeksvraag daarbij kan bijvoorbeeld zijn: wat zijn de voorwaarden voor een succesvol implementatieproject? Een onderzoeksthema dat toenemend in de belangstelling staat, is bijvoorbeeld de aanwezigheid van een bepaalde cultuur in een praktijk of instelling, of een bepaald klimaat in een team, als voorwaarde voor het starten van een implementatieproces. Een promovendus bij de WOK richt zich op organisatorische determinanten van effectieve verandering in de zorg (onder andere bij diabetes, hartfalen en decubitus) en onderzoekt daarbij onder meer de invloed van cultuur en teamklimaat. Daarbij bleek dat er weliswaar een aantal Engelstalige instrumenten beschikbaar is om die concepten te meten, maar dat die niet voor de Nederlandse gezondheidszorg zijn gevalideerd. Daarom is de teamklimaatvragenlijst van Anderson en West (1996; 1998; 1999) in het Nederlands vertaald (forward en backward translation) en deze wordt nu in verschillende settings toegepast om de psychometrische eigenschappen daarvan vast te stellen.

Fase 2 Voorstel voor verandering

Een tweede belangrijke stap is om precies te omschrijven welke verandering men wil doorvoeren en dit voorstel voor verandering in de meest toegankelijke en aantrekkelijke vorm te gieten. Een belangrijke onderzoeksvraag betreft bijvoorbeeld de eisen waaraan voorstellen voor innovaties en verbeteringen van de patiëntenzorg moeten voldoen om hun implementatie te bevorderen? Die eisen kunnen betrekking hebben op de duidelijkheid en geloofwaardigheid van de inhoud van het voorstel, op de bron van de innovatie en geloofwaardigheid van de ontwikkelaars, op de vorm en presentatie ervan enzovoort. Een promovendus uit de WOK deed een onderzoek naar eisen die men aan richtlijnen voor de klinische praktijk kan stellen (Burgers, 2002). Een onderdeel daarvan vormde de ontwikkeling en validering van een set van (internationaal acceptabele) criteria voor praktijkrichtlijnen. Er werd een instrument ontwikkeld met 23 criteria (AGREE-instrument), grotendeels via literatuurstudie en consensusmethoden (Delphi-procedure), welke vervolgens werden gevalideerd op basis van een beoordeling met die criteria en analyses van bijna honderd richtlijnen uit elf landen. Dit instrument wordt

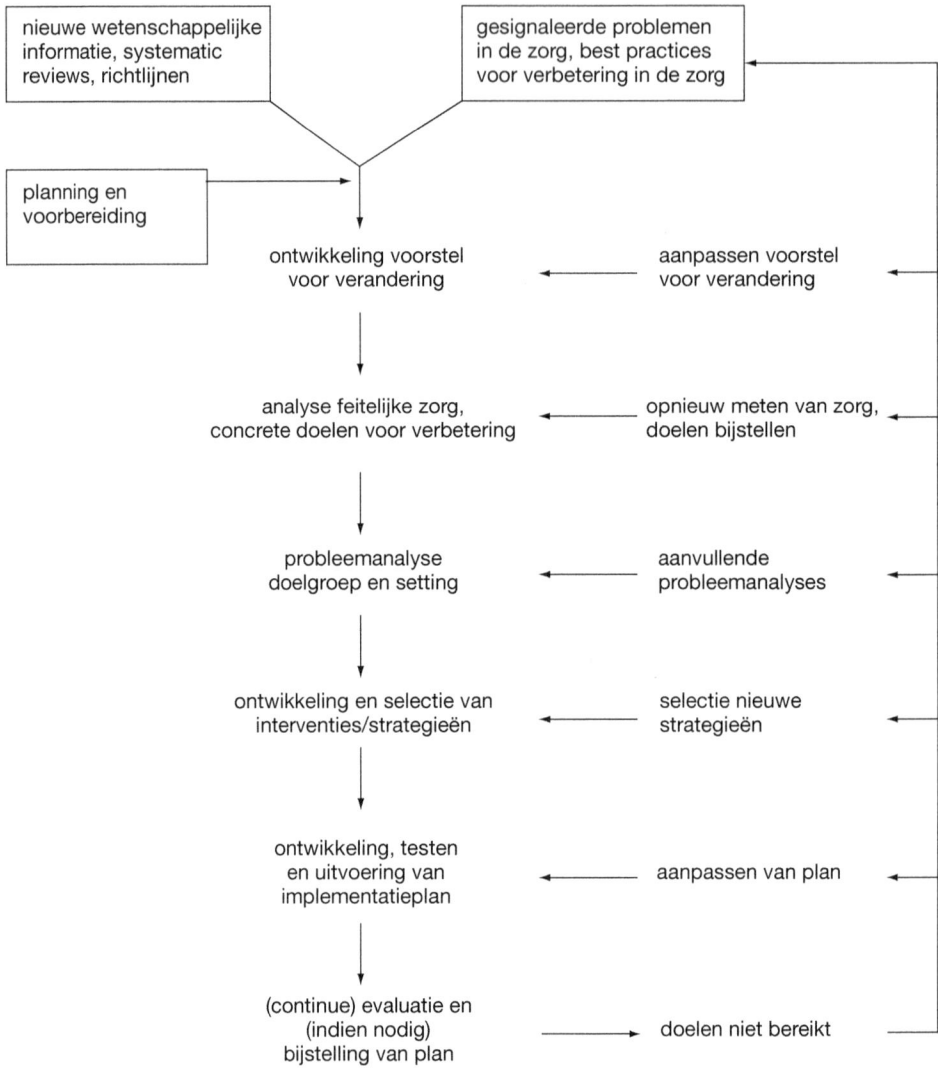

Figuur 23.2 *Onderzoek in verschillende fasen van het implementatieproces.*

nu wereldwijd gebruikt voor het beoordelen van de kwaliteit van richtlijnen. Daarnaast analyseerde de promovendus een set van diabetesrichtlijnen uit verschillende landen, met het nieuwe instrument, maar ook in meer detail. Het bleek dat de verschillende richtlijnen nauwelijks gebruikmaakten van dezelfde literatuurreferenties. Tenslotte onderzocht hij welke kenmerken van aanbevelingen voor het klinisch handelen uit richtlijnen beter en minder goed werden toegepast. Hiervoor werden gegevens over het opvolgen door huisartsen van aanbevelingen uit richtlijnen ontwikkeld door het Nederlands Huisartsen Genootschap geanalyseerd. Aanbevelingen die in hoge mate werden toegepast, werden vergeleken met aanbevelingen die minder goed werden toegepast en er werd nagegaan of deze twee sets aanbevelingen verschillende kenmerken hadden. Dit laatste gebeurde door een panel van experts, die elke aanbeveling scoorde wat betreft de aan- of afwezigheid van specifieke kenmerken. Het bleek dat aanbevelingen die wetenschappelijk waren onderbouwd, duidelijk het gewenste handelen omschreven en geen grote veranderingen in de vaardigheden van professionals of de organisatie van de zorg vroegen, beter werden gevolgd in de praktijk.

Fase 3 Feitelijke zorg
Een volgende stap in het implementatieproces is nagaan hoe de feitelijke toepassing van de aanbevolen zorg in de praktijk is. Belangrijke onderzoeksvraag is: hoe kan de toepassing van kennis, evidence, richtlijnen en zorginnovatie op een valide en betrouwbare manier worden gemeten? De ontwikkeling van (klinische) indicatoren en de ontwikkeling van specifieke meetinstrumenten en monitoringssystemen valt hier ook onder. De meeste promotieonderzoeken binnen de WOK op het gebied van implementatie van innovaties includeren een deelonderzoek waarin indicatoren voor optimale patiëntenzorg worden ontwikkeld en de feitelijke zorg wordt gemeten. In een promotieonderzoek (Dijkstra, 2004) werden aanbevelingen uit vier richtlijnen voor het voorkomen van complicaties bij diabetes mellitus, ontwikkeld door het CBO en de Nederlandse Diabetes Federatie, met behulp van een systematische consensusprocedure (Rand-Modified Delphi-procedure) omgezet in een set van zeer concrete indicatoren (meetpunten die verwijzen naar kwaliteit). Vervolgens werd met behulp van dossieronderzoek en vragenlijstonderzoek bij patiënten de zorg die 1465 diabetespatiënten in 13 ziekenhuizen hadden ontvangen in kaart gebracht. Het bleek dat de meeste patiënten regelmatig werden gecontroleerd op hun HbA1c, bloeddruk en cholesterol, maar dat er veel minder aandacht was voor complicaties aan de voeten en voor leefstijl. Slechts een kleine minderheid (23%) bleek het gewenste HbA1c-niveau te hebben. Op basis van deze analyse werden concrete doelen voor een implementatieproject geselecteerd.

Fase 4 Analyse doelgroep en setting
Als de doelen helder zijn en men weet hoe groot het probleem is van het niet-toepassen van (wetenschappelijke) kennis over optimale zorg, dan is een volgende stap het analyseren van kenmerken van de doelgroep en de setting waarin de verandering moet plaats vinden en van mogelijke factoren die implementatie kunnen remmen dan wel stimuleren. Onderzoeksvragen betreffen onder meer: welke factoren verklaren variatie in de toepassing van kennis; wat zijn de belemmerende en bevorderende factoren in het toepassen van de innovatie? Verschillende kwalitatieve en kwantitatieve onderzoeksmethoden kunnen hierbij helpen: analyse van bestaande (routinematig verzamelde) data, surveys, interviews met individuen of groepen, observatie in de setting zelf enzovoort. In het genoemde promotieonderzoek naar de zorg voor diabetespatiënten werd variatie in de zorg die de 1465 patiënten hadden ontvangen, bestudeerd en gerelateerd (door middel van multi-level analyses) aan patiëntfactoren (patiëntvragenlijst), artsfactoren en teamfactoren (vragenlijst voor artsen). Het bleek dat als een patiënt behalve door de internist ook door een diabetesverpleegkundige was gezien, de toepassing van de richtlijn gemiddeld ongeveer 10% beter was. Daarnaast stuurde de promovendus een schriftelijke enquête naar alle internistenmaatschappen in Nederland met de vraag of een vertegenwoordiger per maatschap de vragenlijst wilde invullen: 96 van de 120 maatschappen reageerden. De vragenlijst bevatte een reeks potentiële problemen met de toepassing van de diabetesrichtlijnen en de respondent kon op een vijfpuntsschaal de mate aangeven waarin die problemen speelden. Dit leverde onder meer op dat een deel van de internisten problemen verwachtte ten aanzien van de beschikbaarheid en capaciteit van diabetesverpleegkundigen, oogartsen en anderen.

Fase 5 Ontwikkeling of selectie van implementatiestrategieën
Als men een goed beeld heeft gekregen van de mogelijke knelpunten in de toepassing van de

innovatie en weet welke factoren toepassing kunnen stimuleren of remmen, kan men een keuze maken voor een bepaalde aanpak van de implementatie. Een of meer concrete maatregelen, activiteiten of strategieën kunnen worden ingezet. Bij de keuze hiervan speelt onder meer de vraag: wat is er bekend over effectieve verandering van de zorg voor dit probleem of in deze setting? Men kan de literatuur raadplegen (bijvoorbeeld de website van het Cochrane Centre for Effective Practice and Organization of care, EPOC) of zelf een systematic review uitvoeren. Omdat de eerder genoemde promovendus op het gebied van de diabeteszorg onvoldoende zicht had op welke implementatiestrategieën nu wel en welke niet zijn uitgevoerd in een ziekenhuissetting en met name op de poli, en het bleek dat er geen systematische reviews op dat gebied beschikbaar waren, voerde hij een review uit op 53 gecontroleerde studies, waarin 81 vergelijkingen werden beschreven. Zowel enkelvoudige als samengestelde interventies hadden effect (overall oddsratio 1,8 respectievelijk 2,2). Verder bleek onder meer dat de effecten groter waren bij implementatiestrategieën die buiten het ziekenhuis waren ontwikkeld in vergelijking met strategieën die binnen het ziekenhuis waren ontwikkeld.

Fase 6 Uitvoeren en evalueren implementatieplan
De laatste stap in het implementatieproces is de feitelijke invoering van de innovatie en de toepassing van de geselecteerde strategieën en maatregelen. Hierbij speelt een reeks van onderzoeksvragen een rol: is deze strategie of de combinatie van strategieën effectief en uitvoerbaar; worden de doelen bereikt; wat is de impact op de gezondheid, kwaliteit van leven of het gedrag van patiënten; welke specifieke onderdelen van het programma dragen hier wel en niet aan bij; wat kost het programma en wegen de kosten op tegen de mogelijke besparingen? De aanpak van het onderzoek of de evaluatie in deze fase hangt af van of het gaat om een goed opgezet experiment, waarin men probeert de bias en confounders zoveel mogelijk onder controle te houden, of om een kleinschalig project waarin men stapsgewijs naar een doel toewerkt, of om een grootschalige, landelijke, regionale invoering van de innovatie, waarbij het in het onderzoek vooral gaat om vast te stellen of concrete doelen zijn gehaald en wat daaraan heeft bijgedragen. In het handboek over implementatie (Grol en Wensing, 2005, 2006) vindt men tal van voorbeelden van zulke studies. In het promotieonderzoek over diabetes (Dijkstra 2004) ontwikkelde de onderzoeker een implementatieprogramma voor ziekenhuizen op basis van de literatuurstudie, de vragenlijststudie en aanvullende interviews met diabetespatiënten, internisten en diabetesverpleegkundigen. Het programma bevatte een reeks activiteiten: onder meer educatie voor de professionals, het opstellen van een protocol voor de afdeling, feedback op individueel en groepsniveau over de toepassing van de richtlijnen, organisatorische maatregelen zoals het beter inzetten van de verpleegkundigen of betere toegang tot de oogarts, en tenslotte de introductie van een zogenaamd 'diabetespaspoort' (ontwikkeld door NDF). Dit is een klein boekje waarin arts, verpleegkundige en patiënt de resultaten van controles kunnen vermelden en waarin ook voorlichting voor de patiënt staat. Effecten, processen van verandering en kosteneffectiviteit van dit programma werden onderzocht in een clustergerandomiseerde trial, waarbij vijf ziekenhuizen (clusters) het complete programma kregen, vijf andere ziekenhuizen een beperkt programma met alleen educatie en feedback ontvingen en vier ziekenhuizen als controle dienden. De twee interventies bleken een bescheiden effect op te leveren: daling van HbA_{1c} van gemiddeld 0,1 en 0,3%. Uit procesevaluaties bleek dat in de paspoortgroep 75% van de patiënten de pas had ontvangen en dat na 1,5 jaar nog slechts de helft de pas bij de controles gebruikte. Wel of niet gebruiken van de pas had geen invloed op het effect van het programma. Dit programma bleek verder ook kosteneffectief: per patiënt kostte het programma slechts enkele euro's meer dan de gebruikelijke zorg en, gegeven het verschil in HbA_{1c} tussen de inter-

ventiegroepen en de controlegroep, bleek dit zeer doelmatig.

Box 23.1 Verbetering van de kwaliteit van antibiotica bij behandeling van luchtweginfecties in ziekenhuizen

Dit promotieonderzoek (Schouten 2006) richtte zich op de implementatie van richtlijnen, ontwikkeld door SWAB, voor het voorschrijven van antibiotica in ziekenhuizen bij patiënten met een pneumonie (CAP) of een COPD-exacerbatie (AECB). Het bevat allereerst een systematisch literatuuronderzoek naar antibioticagebruik bij deze twee aandoeningen, dat als onderlegger werd gebruikt bij de meest recente antibioticarichtlijn van de SWAB. Op basis van de (evidence based) richtlijn werd in een stapsgewijze procedure (RAND-Modified Delphi) een set van indicatoren ontwikkeld en gevalideerd waarmee de kwaliteit van het handelen in de praktijk kan worden gemeten. Na deze procedure en een test in acht ziekenhuizen (899 patiënten) werd een definitieve set van negen indicatoren voor CAP en zes voor AECB gedefinieerd. Daarnaast werd middels een schriftelijke enquête in alle Nederlandse ziekenhuizen (respons 73%) in kaart gebracht hoe de kwaliteit van het antibioticagebruik op dit moment is geregeld. De meeste ziekenhuizen gebruikten een formularium, hadden een AB- of een infectiepreventiecommissie, of zetten een microbioloog in op de afdeling bij het AB-beleid. Echter, educatieve (feedback of reminder) of structurerende maatregelen (zoals specifieke aanvraagformulieren) werden nog weinig toegepast.

Om meer diepgaand inzicht te krijgen in de redenen waarom richtlijnen voor AB bij longontsteking (CAP) niet werden toegepast in de praktijk, werden achttien individuele en twee groepsinterviews gehouden met artsen, microbiologen, apothekers en verpleegkundigen in drie ziekenhuizen. Dit leverde per aanbeveling uit de richtlijn c.q. indicator specifieke knelpunten op. Voor sommige indicatoren lagen de problemen meer bij de (kennis van) de arts, voor andere meer op logistiek terrein of bij de wijze van communicatie tussen collega's op de afdeling. In aansluiting op deze kwalitatieve deelstudie werd er ook kwantitatief naar aanknopingspunten voor verbetering gezocht. Dit gebeurde in een 'determinantenstudie', waarin het voorschrijven van AB bij CAP in acht ziekenhuizen (498 patiënten) werd geanalyseerd met behulp van dossieronderzoek. Met behulp van multi-level-analyses werd gezocht naar factoren op patiënt-, arts- en ziekenhuisniveau die variatie in toepassing van de SWAB-richtlijnen konden verklaren. Er bleek sprake van een aanzienlijke variatie in behandeling. De ernst van de situatie van de patiënt, of deze via de spoedeisende hulp was binnengekomen of niet, of er al eerder AB waren voorgeschreven en de aanwezigheid van een AB-commissie bleken (positief of negatief) samen te hangen met een hoge of lage score op de kwaliteitsindicatoren.

De informatie uit de verschillende deelstudies werd gebruikt om een interventieprogramma met verschillende veranderingsstrategieën op te zetten (educatie, feedback, reminders, process redesign, en dergelijke). In een clustergerandomiseerde studie met twee keer drie ziekenhuizen werden de effecten daarvan nagegaan. De evaluatie werd toegespitst op vijf kernindicatoren. Er werden significante effecten gevonden voor opvolgen van richtlijn voor empirische therapie, aanpassen van de dosis aan de nierfunctie en tijdige toediening van AB bij patiënten met een pneumonie. Echter, op andere punten bleek er geen verandering te zijn opgetreden.

Het proefschrift eindigt met een reflectie op de verschillende deelstudies en wijst op het belang van een gedetailleerde analyse van knelpunten in het toepassen van elke aparte aanbeveling uit een richtlijn. Verder concludeert de onderzoeker dat een RCT wellicht niet het meest geschikte onderzoeksdesign is om goed inzicht te krijgen in de veranderprocessen die zich in een dergelijk implementatieprogramma voordoen.

23.6 Tot slot

Als het gaat om het toepassen van beschikbare kennis over de meest optimale patiëntenzorg, dan is er in de gezondheidszorg in Nederland, net als in andere landen, nog sprake van een groot, vaak onderschat probleem. Veel patiënten krijgen niet de zorg die ze zouden moeten krijgen, of krijgen onnodige of zelfs schadelijke zorg. Er bestaat een grote variatie in zorgverlening tussen professionals, teams, praktijken en instellingen, die vaak moeilijk te verklaren is. Er zijn tal van benaderingen om dit probleem aan te pakken, maar welke methode het beste werkt in welke setting voor welk probleem, is nog onduidelijk. Dit hele terrein vraagt om goed opgezet wetenschappelijk onderzoek. De mogelijkheden voor subsidie voor dit soort onderzoek en voor publicatie in belangrijke tijdschriften zijn de laatste jaren sterk gegroeid. Tevens wordt duidelijk dat implementatieonderzoek met de mix van beschrijvend, explorerend en toetsend onderzoek de volledige cyclus van A.D. de Groot doorloopt, waarbij de bijdrage aan theorievorming aan verschillende klassieke disciplines raakt (zie ook tabel 23.1). Ook internationaal is er veel belangstelling voor onderzoek op dit gebied en wordt er intensief samengewerkt door onderzoeksgroepen in diverse landen, waardoor het een stevig onderzoeksveld binnen GZO is geworden. De uitdagingen zijn groot en belangrijk: uiteindelijk gaat het om een betere zorg en betere uitkomsten van de zorg bij patiënten.

Aanbevolen literatuur

Grol R, Wensing M. Implementatie. Effectieve verandering van de patiëntenzorg. Maarssen: Elsevier, 2006.
Grol R, Baker R, Moss F. Research on quality improvement: understanding the science of change in health care. Oxford: Blackwell (BMJ), 2003.

Referenties

Anderson NR, West MA. Measuring climate for work group innovation: development and validation of the team climate inventory. Journal of Organizational Behavior, 1998;19:235-58.
Anderson NR, West MA. The Team Climate Inventory Manual and User's Guide. Windsor, UK: NFER-Nelson, 1999.
Anderson N, West M. The Team Climate Inventory: Development of the TCI and its applications in teambuilding for innovativeness. European Journal of Work and Organizational Psychology, 1996;5(1):53-66.
Berwick D. The John Eisenberg lecture: health services research as a citizen in improvement. Health Serv Res, 2005 Apr;40(2):317-36.
Braspenning J, Schellevis F, Grol R (red). Tweede Nationale Studie naar ziekte en verrichtingen in de huisartspraktijk. Kwaliteit Huisartsenzorg belicht. Nijmegen/Utrecht: WOK/NIVEL, 2004.
Burgers J. The quality of clinical practice guidelines. PhD thesis Nijmegen University, 2002.
Dijkstra R. Implementing Clinical diabetes guidelines at outpatient clinics. PhD thesis Nijmegen University, 2004.
Grol R, Bosch M, Hulscher M, Eccles M, Wensing M. Planning and studying improvement in patient care: the use of theoretical perspectives. Milbank: Q, 2007 (in press).
Grol R, Grimshaw J. From best evidence to best practice: effective implementation of change in patients' care. Lancet, 2003 Oct 11;362(9391):1225-30.
Grol R, Wensing M, Eccles M (eds). Improving patient care. Oxford: Elsevier 2004.
Grol R, Wensing M. Implementatie. Effectieve ver-

andering van de patiëntenzorg. Maarssen: Elsevier, 2006.

Grol R. Improving the quality of medical care: building bridges among professional pride, payer profit, and patient satisfaction. JAMA, 2001 Nov 28;286(20):2578-85.

Grol R. Personal paper. Beliefs and evidence in changing clinical practice. BMJ, 1997 Aug 16; 315(7105):418-21.

Hulscher M, Wensing M, Grol R. Effectieve implementatie; theorieën en strategieën. Den Haag: ZonMw, 2000.

Lenfant C. Shattuck lecture – clinical research to clinical practice – lost in translation? N Engl J Med, 2003 Aug 28;349(9):868-74.

McGlynn EA, Asch SM, Adams J, Keesey J, Hicks J, DeCristofaro A, Kerr EA. The quality of health care delivered to adults in the United States. N Engl J Med, 2003 Jun 26;348(26):2635-45.

Rossi P, Freeman H, Lipsey M. Evaluation: a systematic approach. Thousand Oaks, California: Sage Publications, 1999.

Schouten J. Improving the quality of antibiotic use for respiratory tract infections at hospitals. PhD thesis Nijmegen University, 2006.

Onderzoek naar geïntegreerde zorg

G. Schrijvers
M.E. van Baar
D. Ravelli
H. Rosendal
H. van Stel
H.J.M. Vrijhoef
G. de Weert-van Oene

24.1 Inleiding

Geïntegreerde zorg beoogt de kwaliteit en doelmatigheid van de patiëntenzorg te verhogen. Professionals en wetenschappers verwachten veel van deze zorg, die ook bekend staat onder de namen ketenzorg en transmurale zorg. Of die verwachtingen terecht zijn, vormt onderwerp van gezondheidszorgonderzoek (GZO). In dit hoofdstuk staat centraal hoe onderzoek naar geïntegreerde zorg het beste vorm kan krijgen. Eerst volgen hieronder (paragraaf 24.2) enkele theoretische beschouwingen over het concept. Daarna komen de verschillende typen onderzoek aan de orde die een rol spelen in het GZO naar geïntegreerde zorg. Achtereenvolgens zijn dit: inventariserend onderzoek (paragraaf 24.3), explorerend onderzoek (paragraaf 24.4), toetsend onderzoek (paragraaf 24.5) en theoretisch-interpretatief onderzoek (paragraaf 24.6). In paragraaf 24.7 gaan we in op de methodologieontwikkeling die momenteel plaatsvindt en mogelijk relevant is voor het GZO naar geïntegreerde zorg. We sluiten af met enkele slotopmerkingen over het GZO naar geïntegreerde zorg (paragraaf 24.8).

24.2 Theoretische beschouwing

Geïntegreerde zorg (integrated care) is zorg die wordt verleend door professionals met verschillende disciplines, competenties en specialisaties, waarbij samenhang wordt nagestreefd met als doel kwaliteit en doelmatigheid te bevorderen. In deze omschrijving is het woord 'discipline' synoniem aan opleidingskenmerk. Competenties betreffen de bevoegdheden en bekwaamheden van de professional. Specialisatie betreft de mate van gerichtheid op specifieke gezondheidsproblematiek of op specifieke patiëntengroepen. Deze korte definitie van geïntegreerde zorg valt binnen de uitgebreide omschrijving van Kodner en Spreeuwenberg (2002):

> Integration is a coherent set of methods and models on the funding, administrative, organisational, service delivery and clinical levels designed to create connectivity, alignment and collaboration within and between the cure and care sectors. The goal of these methods and models is to enhance quality of care and quality of life, consumer satisfaction and system efficiency for patients with complex, long term problems cutting across multiple services, providers and settings. The result of such multi-pronged efforts to promote integration for the benefit of these special patient groups is called integrated care.

In aansluiting op Kodner en Kyriacou (2000) onderscheiden wij vier organisatiemodellen voor geïntegreerde zorg. De modellen vloeien in elkaar over op een continuüm van geen samenhang naar volledige samenhang. In het eerste model met de naam *Geen integratie* (no integration) bestaat er geen enkele relatie tussen zorgverleners. Zo is het mogelijk dat een huisarts en een bedrijfsarts zorg verlenen aan dezelfde patiënt zonder enig contact. Het tweede model is het afstemmingsmodel (linkage). Hierbij werken verschillende professionals op basis van multidisciplinaire richtlijnen of werkafspraken samen. Een voorbeeld is overeenstemming tussen huisartsen en medisch specialisten over verwijscriteria. Elke professional behoudt in dit model de bestaande verantwoordelijkheden, indicatiestelling, werkprocessen en financiële regelingen. Vaak kent men elkaar niet. Het derde model is het coördinatiemodel (coordination). Professionals binnen dit model ontwikkelen en hanteren structuren en mechanismen om misverstanden, discontinuïteit, slechte communicatie en dubbel werk te vermijden en het delen van informatie over patiënten te bevorderen. Bij te ontwikkelen structuren en mechanismen valt te denken aan bijvoorbeeld gestructureerd overleg, een gemeenschappelijke taal, een gezamenlijk ontwikkelde aanmeldingsprocedure, centrale indicatiestelling, gemeenschappelijke triage en een gemeenschappelijk patiëntendossier. Bij het vierde model is niet alleen de patiëntenzorg gecoördineerd, zoals in model 3, maar worden alle verantwoordelijkheden, financiële middelen en ondersteunende diensten zoals kwaliteitsbevordering, ICT-ondersteuning, management en personeelsbeleid gedeeld. Dit model heet het volledige integratiemodel (full integration). Het kan functioneren onder één eigenaar, rechtspersoon of management, maar ook op basis van contracten tussen zorgaanbieders van wie er dan één als hoofdaannemer optreedt.

(Dis)economies of scope

Theoretisch gezien biedt toenemende integratie het kwaliteitsvoordeel van een bredere kijk op gezondheidsproblematiek (economies of scope) dan een individuele professional kan bieden. In de jaren zestig van de vorige eeuw had Querido de ambitie dat een individuele arts alle aspecten van gezondheid zou moeten overzien door integrale geneeskunde te bieden (Querido, 1953). Geïntegreerde zorg beoogt dat ook, maar onderstreept het belang dat meerdere disciplines daarbij nodig zijn. Geïntegreerde zorg biedt ook meer kansen op continuïteit van zorg. Haggerty et al. (2003) onderscheiden hierbij continuïteit in persoon (bijvoorbeeld een patiënt heeft een vaste huisarts), per discipline (bijvoorbeeld binnen een zorgprogramma voor mensen met een depressie is altijd een psychiater beschikbaar), in informatie (bijvoorbeeld bij verwijzing naar een andere professional) en tussen voorzieningen (bijvoorbeeld het ontbreken van wachttijden bij verwijzingen tussen jeugdartsen naar Bureaus Jeugdzorg).

Tegenover de economies of scope staan de diseconomies of scope: er bestaat de kans dat patiënten overbodige zorg krijgen omdat alle professionals beschikbaar zijn: aanbod schept vraag. Voorbij een zekere mate van integratie daalt in theorie de kwaliteit van zorg (figuur 24.1).

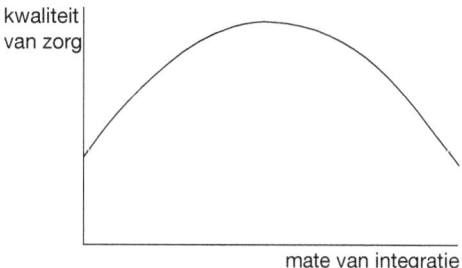

Figuur 24.1 *De relatie tussen de mate van integratie van zorgverlening en de kwaliteit van zorg.*

(Dis)economies of scale

Theoretisch gezien bieden de modellen met geïntegreerde zorg ook doelmatigheidsvoordelen ofwel economies of scale ten opzichte van het model zonder integratie, omdat dubbel werk, verschillende procedures en wachttijden worden vermeden en patiënten meer kans hebben om terecht te komen bij de goedkoopste, ter zake competente professional. Daartegenover staat dat geïntegreerde zorg leidt tot kosten van afstemming en coördinatie ofwel tot diseconomies of scale. Voorbij een zekere mate van integratie daalt de doelmatigheid (figuur 24.2).

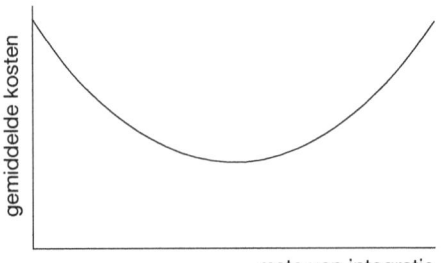

Figuur 24.2 *De relatie tussen de gemiddelde kosten van zorgverlening en de mate van integratie van zorg.*

Horizontale en verticale integratie

Er is sprake van horizontale integratie indien professionals met dezelfde mate van specialisatie geïntegreerde zorg aanbieden. Een voorbeeld hiervan is samenhangende zorg van radiotherapeuten, internisten en chirurgen aan oncologische patiënten (Douma, 2002). Een ander voorbeeld vormen zorgprogramma's binnen de geestelijke gezondheidszorg gericht op patiënten met bijvoorbeeld psychotische aandoeningen (Ravelli, 2003) of depressie (Nabarro en Schene, 2005). Ook valt te denken aan multidisciplinaire samenwerking binnen de eerstelijnsgezondheidszorg. Van verticale integratie is sprake indien professionals met een verschillende mate van specialisatie op gezondheidsproblematiek of patiëntengroepen in samenhang zorg aanbieden. Hieronder vallen tal van samenwerkingsprojecten tussen de eerstelijn en tweedelijn, bijvoorbeeld rond mensen met diabetes (Rutten, 2005), hartfalen (Van der Linden, 2005), COPD (Vermaat, 2005) en CVA (Rosendal, 2002). Binnen de spoedzorg valt te denken aan geïntegreerde acute zorgposten van huisartsen en medisch specialisten.

Van volledige, horizontale en verticale integratie is sprake bij diseasemanagementprogramma's (DMP's) en zorgprogramma's. Bij DMP's staat één ziekte bijvoorbeeld diabetes of COPD centraal. Bij zorgprogramma's staan welomschreven patiëntenpopulaties centraal, bijvoorbeeld patiënten met een acute zorgvraag of psychiatrische patiënten die langdurig van zorg afhankelijk zijn. In een zorgprogramma kunnen patiënten verschillende ziekten hebben. Dergelijke programma's voldoen aan de tien kenmerken die vermeld staan in box 24.1. In een vergelijkende case study bleek de aan- en afwezigheid van deze tien kenmerken een rol te spelen bij het aanbod van geïntegreerde zorg aan personen met cystic fibrosis, diabetes, depressie en hartfalen (Schrijvers, 2005). Zonder algemene generaliseerbaarheid te pretenderen raden wij onderzoekers van geïntegreerde zorg aan deze kenmerken als checklist te gebruiken bij het onderscheiden van componenten binnen een experimentele en controlesetting.

Box 24.1 Tien kenmerken volledig geïntegreerde zorg

1 Betrekking op één gezondheidsprobleem of gericht op welomschreven subpopulaties van patiënten.
2 Methodische educatie en bevordering van zelfmanagement bij patiënten en hun familie.
3 Gerichtheid op samenhang tussen de diverse onderdelen van het zorgproces inclusief preventieve interventies.
4 Geprotocolleerde en op *evidence* gebaseerde diagnostiek en behandeling.
5 Indeling van patiënten in behandelstromen op grond van subkenmerken.
6 Taakherschikking van artsen naar verpleegkundigen.
7 Gebruik van informatie- en communicatietechnologie.
8 Focus op het gebruik van een scala van managementinstrumenten, zoals

op informatie gebaseerde benchmarking en feedback.
9 Grootschaligheid en een robuuste organisatiestructuur.
10 Centrale sturing en bekostiging.
Bron: Spreeuwenberg C. Tien kenmerken van een ideaal disease management programma. In: Schrijvers G. Disease management in de Nederlandse context. Utrecht: Igitur Publishing & Archiving Services (www.igitur.nl). 2005.

Verwante termen
In plaats van geïntegreerde zorg zijn in Nederland ook de termen transmurale zorg, ketenzorg en zorgketens in zwang. Wij raden af deze begrippen in onderzoeksartikelen te gebruiken, omdat ze, tegen de achtergrond van geïntegreerde zorg, te beperkt in betekenis zijn. Transmurale zorg wordt alleen geassocieerd met de relatie eerstelijn en tweedelijn. Bij ketenzorg wordt een lineair proces verondersteld tussen professionals ofwel schakels in zorgprocessen, wat meestal niet het geval is; er is eerder sprake van een netwerk van schakels, waarbij patiënten afwisselend en soms gelijktijdig terecht komen bij meer en minder gespecialiseerde professionals (Vrijhoef en Steuten, 2006).

In de internationale onderzoeksliteratuur komen ook de termen 'seamless care' en 'shared care' voor. Rosendal (2002) en Vrijhoef en Steuten (2005, 2006) behandelen deze en andere hier niet geïntroduceerde begrippen, zoals case management en stepped care. Bij seamless ofwel naadloze zorg staat de continuïteit van zorg centraal. Bij shared care gaat het om gelijktijdige behandeling door huisarts en specialist. De term multifaceted intervention komt ook voor, bijvoorbeeld bij Gruen (2005), met name als zoekwoord in Pubmed. Binnen de Nederlandse ziekenhuizen zijn de termen klinisch pad, clinical pathway en zorgtrajecten in zwang. Hierbij volgen patiënten met eenzelfde aandoening, bijvoorbeeld in verband met een verdenking op mammacarcinoom, een serie onderzoeken en consulten waarvan de volgorde vooraf bepaald is. Ambities hierbij zijn: de doorstroomtijden te verkorten en het patiëntengemak te vergroten door bijvoorbeeld zoveel mogelijk onderzoeken en consulten op één dag te plannen. Ook kan het de ambitie zijn om te werken met vaste multidisciplinaire teams, die betere kwaliteit van zorg bieden omdat de leden ervan van elkaar leren en op elkaar ingespeeld raken. Geïntegreerde zorg op basis van klinische paden komt voor in de vorm van bijvoorbeeld mammapoli's en short tracks bij spoedeisende hulpafdelingen.

Geïntegreerde zorg en concurrentie
Wij merken op dat concurrentie tussen zorgverleners en de aanwezigheid van geïntegreerde zorg niet met elkaar op gespannen voet (hoeven) staan. Ten eerste bevordert afstemming in taalgebruik en informatievoorziening concurrentie, willen patiënten kunnen kiezen tussen geïntegreerde en niet-geïntegreerde zorg. Ten tweede is concurrentie mogelijk tussen verschillende aanbieders van geïntegreerde zorg. Ten derde kan concurrentie tussen disciplines bestaan binnen één organisatie die geïntegreerde zorg aanbiedt. Wel is het zo, dat alles afhangt van de eenheid product waarop geconcurreerd wordt. Is dit een los, gefragmenteerd, consult van een professional? Of is het beconcurreerde product een samenhangend geheel van interventies, ofwel geïntegreerde zorg.

24.3 Inventariserend onderzoek

Het inventariserende onderzoek naar geïntegreerde zorg richt zich grosso modo op vier verschillende onderzoeksvragen. De eerste onderzoeksvraag betreft de mate waarin initiatieven van geïntegreerde zorg voorkomen. Voorbeelden van dit type onderzoek waren de studies van Van der Linden (2002) en Ravelli (2005). Dit waren transversale studies met als meetinstrument een semigestructureerde vragenlijst. De tweede onderzoeksvraag gaat over de kenmerken van het geïntegreerde experimentele zorgaanbod. Hierbij kan de checklist in box 24.1 van nut zijn. Indien de werkelijke kenmerken worden vergeleken met die in vooraf op schrift vastgelegde werkprocessen, procedures, taakverdelingen en coördinatiemechanismen, is er feitelijk sprake van een procesevaluatie. De derde onderzoeksvraag luidt: wat is de mate van integratie van het bestaande zorgaanbod? Deze kan variëren van geen integratie via afstemming en coördinatie naar volledige integratie. Binnen Nederland verscheen enkele jaren geleden een dergelijke inventarisatie van het zorgaanbod aan patiënten met veel verschillende chronische aandoeningen (Inspectie voor de gezondheidszorg, 2003). Internationaal komt dit onderzoek ook naar voren in een vergelijking van de geïntegreerde zorg bij de Health Maintenance Organization Kaiser Permanente en die binnen de Engelse National Health Service (Feachem, 2002). De vierde onderzoeksvraag betreft het volgen in de tijd van de ontwikkeling van geïntegreerde zorg. Campbell et al. (2000) ontwierpen hiervoor een toegesneden onderzoeksdesign. Schäfer et al. (2005) pleiten voor een aangepaste tijdserieanalyse, waarbij op basis van een groot aantal momenten voor en na een interventie trends worden berekend: als er sprake is van een trendbreuk had de interventie een effect.

Dankzij de onderzoeksprogrammering van ZonMw komen inventariserende studies over geïntegreerde zorg tegenwoordig vaker voor dan in de jaren negentig van de vorige eeuw. Desondanks komen inventariserende studies naar geïntegreerde zorg bij specifieke patiëntengroepen (te) weinig voor. Vaak moeten onderzoekers van een specifiek project eerst zelf een inventarisatie uitvoeren, bijvoorbeeld over de prevalentie van geïntegreerde zorg aan orthopedische patiënten (Legierse, 2005). Inventariserende studies zijn van groot belang om te komen tot hypothese over de gesteldheid van de geïntegreerde zorg en tot explorerende en toetsende studies. Experimenterende professionals helpen zij voorkomen om opnieuw het wiel uit te vinden bij het zoeken naar innovatieve, geïntegreerde werkvormen.

24.4 Explorerend onderzoek

De Groot (1994) volgend definiëren wij explorerend onderzoek als het verzamelen van waargenomen feiten met het doel via het proces van inductie te komen tot theorieën c.q. hypotheses. Kortweg gezegd is dit type onderzoek gericht op theorievorming. Binnen het GZO naar geïntegreerde zorg bestaat een aantal mogelijkheden voor explorerende studies. Ten eerste is het eenvoudig om aan inventariserende vragenlijstonderzoeken ervaringsvragen toe te voegen en die te stellen aan leidinggevende professionals van experimenten. Dan wordt ervaringskennis (tacit knowledge) geëxpliciteerd en theorie ontwikkeld ten behoeve van later uit te voeren toetsend onderzoek. Een voorbeeld van dergelijk onderzoek voerde Van den Arend (2000) uit onder experts op het gebied van geïntegreerde diabeteszorg. Ten tweede is het eveneens eenvoudig om in een inventariserende studie naar statistische samenhangen te zoeken zonder dat duidelijk is wat precies de oorzaak-gevolgrelaties zijn. Eerder genoemde Feachem c.s. deden dat in hun vergelijking van de HMO Kaiser Permanente en de Engelse National Health System (NHS). Dat leverde tal van hypotheses op en een fel debat tot op de dag van vandaag over oorzakelijke verbanden. Voor de wetenschap die gericht is op theorievorming, is zo'n debat alleen maar winst. Het laatste type explorerend onderzoek is kwalitatief van aard. Uitgangspunt van dergelijke studies is de theorie van Scharpf (2004), die bekend staat als het actorgerichte institutionalisme (zie ook hoofdstuk 15). Scharpf gaat er in zijn beleidstheorie vanuit dat elk beleid tot stand komt op basis van actoren, hun opvattingen en hun invloed op het beleid. Hij onderscheidt vier basisbegrippen, te weten: de institutionele setting, de actoren met hun opvattingen, de actorconstellaties (ofwel allianties) en ten vierde de vormen van interactie tussen de actoren. Omdat bij geïntegreerde zorg veel actoren betrokken zijn met eigen opvattingen, binnen verschillende institutionele settings, in allerlei allianties en in diverse interactiepatronen, leent het model van Scharpf zich voor explorerend onderzoek voorafgaande aan toetsend onderzoek. Een voorspelling wordt dan mogelijk of een experiment met geïntegreerde zorg een reële kans van slagen heeft, omdat uit zo'n onderzoek naar voren komt welke actoren het experiment wel of niet steunen. Van der Kolk (2005) voerde zo'n studie uit bij een explorerend onderzoek naar de beleidsvorming van Kruisorganisaties over de periode 1875-1945, waarbij onder meer de samenwerking met GGD's en huisartsen aan bod komt. Wij beëindigen deze passage over explorerend onderzoek met een waarschuwing. Het kan niet zo zijn dat resultaten van explorerend onderzoek onmiddellijk leiden tot landelijke beleidswijzigingen. Wel kunnen deze studies aanleiding zijn om tot toetsend onderzoek over te gaan in proefregio's of in andere proefsettings.

24.5 Toetsend onderzoek

Enige theorie over de effecten van toepassing van geïntegreerde zorg is inmiddels beschikbaar voor toetsing. Uiteraard geldt dat voor toepassing van op evidence gebaseerde diagnostiek, behandeling en geneesmiddelen. Van feedback tussen artsen en van educatieprogramma's aan patiënten is uit de overzichtsstudie van Weingarten (2002) bekend dat zij een gunstige invloed hebben op de kwaliteit van de geleverde zorg en op de compliance van patiënten. Vrijhoef (2002) geeft aan dat overdracht van medisch-specialistische en huisartsgeneeskundige taken aan verpleegkundigen binnen een setting van geïntegreerde zorg zonder kwaliteitsverlies en soms zelf met kwaliteitsverbetering mogelijk is. Daarnaast bestaan er algemene theorieën waarmee kwaliteitsverschillen in dienstverlening zijn te verklaren. Reeds genoemd zijn de fenomenen (dis)economies of scope en (dis)economies of scale. Daarnaast nemen ook de statistische mogelijkheden voor het analyse-

ren van empirische gegevens om deze theorieën te toetsen toe door meer specifieke vormen van regressieanalyse, tijdreeksanalyses en vooral multilevelanalyse (zie ook hoofdstuk 8). Onbekend is op dit moment waar het optimum tussen economies of scope en scale ligt. Dit dilemma schetst Rutten (2005) bijvoorbeeld voor de geïntegreerde diabeteszorg. De grondlegger van de case study research Yin (2004) reikt andere algemene theorieën aan die ook van kracht kunnen zijn bij het aanbieden van geïntegreerde zorg. Volgens hem zijn er vier groepen van theorieën. Ten eerste zijn er de kennistheorieën, die ervan uitgaan dat betere kennis bij professionals leidt tot betere kwaliteit. Ten tweede onderscheidt Yin groepsdynamische theorieën. Die gaan ervan uit dat de samenwerkingscultuur tussen professionals verschillen in kwaliteit verklaren. Bestaan er vijandbeelden over en weer, dan ontstaan er volgens deze theorieën ook fouten en discontinuïteit in de dienstverlening. De derde groep van theorieën verklaart verschillen in kwaliteit uit leiderschapsstijlen van managers die professionals aansturen. Yin noemt deze groep de organisatietheorieën. De vierde groep zijn de sociale theorieën. Zij verklaren verschillen in kwaliteit op basis van omgevingsfactoren, zoals de aanwezigheid van externe druk en de emancipatie van de cliënt.

Op dit moment is een aantal theorieën over geïntegreerde zorg nog niet getoetst. Ten eerste is, zoals eerder opgemerkt, niet duidelijk wat de effecten zijn van gelijktijdige toepassing van wetenschappelijk bewezen interventies. Zo wijzen Nabarro en Schene (2005) op de noodzaak van toetsend onderzoek hierover bij geïntegreerde zorg aan mensen met een depressie.
Ten tweede is niet duidelijk welke theorieën van Yin opgaan. Is het verhogen van kennis over wetenschappelijk bewezen interventies voldoende voor kwaliteitsverhoging? Of moeten ook de samenwerkingscultuur tussen professionals, de managementstijlen van raden van bestuur en zorgverzekeraars en de

institutionele setting in casu de regelgeving en financiële prikkels veranderen? Of gaan alle theorieën van Yin op en vraagt geïntegreerde zorg om een verandering op alle fronten?
Ten derde heeft geïntegreerd zorg een aantal specifieke kenmerken die het verrichten van toetsend onderzoek lastig maken en deels verklaren waarom dit type onderzoek tot dusver relatief achterblijft. Op grond van onze ervaring noemen wij enkele bijzonderheden in vergelijking met ander zorgonderzoek. Wij pretenderen niet dat deze bijzonderheden principieel zijn, maar ze komen bij geïntegreerde zorg vaker voor.

Meer dan één experimentele interventie
Ten eerste kunnen meer interventies tegelijk plaats vinden, zoals:
- een andere toegangsregulering tot de zorg;
- de invoering van een multidisciplinair zorgprogramma of richtlijn;
- de invoering van een nieuwe behandeling;
- de invoering van een programma voor patiënteneducatie;
- de invoering van een gemeenschappelijk bijscholingsprogramma voor professionals;
- een elektronisch zorgdossier;
- de invoering van een nieuw professioneel beroep.

Dit is bijvoorbeeld het geval bij de thans lopende, meerjarige evaluatie van een zorgprogramma voor Utrechtse COPD-patiënten (zie hiervoor www.juliuscenter.nl). Indien het zorgaanbod op verschillende terreinen tegelijk wordt vernieuwd, is de term modernisering van toepassing. De aanwezigheid van verschillende experimentele interventies maakt het niet mogelijk om te onderzoeken welke interventie cruciaal was voor de verschillen in de tijd bij uitkomsten van cohortstudies en tussen interventie- en controlegroep bij transversale studies. Evenmin is het mogelijk na te gaan of de onderzochte interventies elkaar versterken (de som is groter dan het geheel der delen) of elkaar alleen aanvullen. Uit de literatuur over integrated care wordt niet duidelijk of *multifaceted interventions* meer effect hebben dan *single interventions*. Sjojania en Grimshaw (2005) tonen in een review aan dat dat wel het geval is. Een jaar later geven zij samen met anderen aan dat dit voor diabetespatiënten niet geldt (Sjojania et al., 2006).

Veranderende patiënteninstroom
Het tweede verschil betreft het feit dat experimentele geïntegreerde zorg kan leiden tot een veranderende patiënteninstroom tijdens het onderzoek. Van een thans (2006) lopende studie geven wij het volgende voorbeeld. Bij de reeds eerder genoemde evaluatie van het Utrechtse COPD-zorgprogramma, blijken de huisartsen dankzij extra nascholing strikter COPD te definiëren dan hun collega's in de controlegroep. Zij tellen minder COPD-patiënten in hun praktijk. Dit bemoeilijkt het creëren van vergelijkbare controlegroepen binnen het onderzoek, waardoor kostenvergelijkingen ook op losse schroeven komen te staan.

Tussentijdse veranderingen
Het derde verschil betreft het feit dat het aanbod van geïntegreerde zorg vaak verandert tijdens de looptijd van het onderzoek. Daaraan kan een interne oorzaak ten grondslag liggen: een richtlijn of een taakverdeling wordt bijvoorbeeld tussentijds aangepast. Er kunnen ook externe oorzaken spelen, bijvoorbeeld omdat de overheid tijdens het onderzoek de bekostiging van de zorg verandert. Tenslotte kunnen onderzoeksgerelateerde oorzaken in het geding zijn. De onderzoekers leveren bijvoorbeeld een tussenrapportage op basis waarvan professionals hun gedrag gaan veranderen. In het algemeen spelen bij geïntegreerd zorgonderzoek demonstratie-effecten: omdat een onderzoek plaatsvindt, doen professionals en management extra hun best en komen er geïnteresseerde patiënten op af. Omdat blinderen van onderzoekspartijen meestal niet volledig mogelijk is, zijn oplossingen om de studie robuust te houden: zo min mogelijk tussentijds rapporteren aan partijen, terughoudendheid bij het breed ver-

spreiden van informatie over het experiment, de veranderingen in het zorgaanbod nauwkeurig registreren en eventuele effecten daarvan op onderzoeksresultaten te analyseren. Dan is het zelfs mogelijk om in een cohortstudie een leercurve te onderscheiden: naarmate het experiment langer loopt, verbeteren de onderzoeksresultaten.

Grote betekenis voor direct betrokkenen

Wij noemen als laatste verschil tussen GZO naar geïntegreerde zorg en onderzoek naar diagnostiek, therapie en geneesmiddelen de grote betekenis van de resultaten voor direct belanghebbende partijen zoals professionals, zorginstellingen, raden van bestuur van instellingen, zorgverzekeraars en overheid. Alleen publiceren voor een internationaal, peer reviewed tijdschrift is er meestal niet bij. De invloed van deze partijen vereist van de onderzoekers grote methodologische en vakinhoudelijke kennis, grote communicatieve vaardigheden in woord en geschrift, neutraliteit naar alle partijen, objectiviteit in commentaar en discussie op onderzoeksresultaten en emotionele weerbaarheid indien betrokken partijen onderzoeksresultaten willen manipuleren.

24.6 Het theoretisch-interpretatieve onderzoek

Binnen theoretisch-interpretatief onderzoek worden geen nieuwe waarnemingen verzameld, maar worden beschikbare gegevens door de onderzoekers ge(her)interpreteerd om te komen tot verdere theorievorming (wat zowel kan leiden tot nieuw explorerend of inventariserend onderzoek als direct tot toetsend onderzoek). Bij onderzoek naar geïntegreerde zorg komen deze waarnemingen veelal uit verschillende informatiebronnen. Yin (2003) volgend onderscheiden wij zes van dergelijke bronnen, te weten:
1 beleidsdocumenten en archiefstukken over het experiment en de controlesetting;
2 registraties en vragenlijsten;
3 interviews met sleutelfiguren;
4 observaties door onderzoekers;
5 participerende observaties door professionals;
6 kenmerken van de fysieke omgeving.

De aanwezigheid van verschillende bronnen leidt ertoe dat het opstellen van een synthese noodzakelijk is om de onderzoeksvraag te beantwoorden. Door een aantal maatregelen is het mogelijk de totstandkoming van zo'n synthese transparant te maken. Ten eerste is het zaak om de mogelijke theorieën en daaruit af te leiden hypotheses vooraf samenhangend te formuleren. Dan is het mogelijk de wetenschappelijke analyses daarop te richten en hoofdstukindeling in de eindrapportage met de synthese daarop te laten aansluiten. Ten tweede is van belang dat triangulatie plaatsvindt van de gegevens uit verschillende bronnen. Hierbij gaat het om de vraag of de bronnen met elkaar overeenstemmende onderzoeksresultaten opleveren. Zo zouden beleidsdocumenten en interviews met sleutelfiguren met elkaar overeenstemmende onderzoeksresultaten moeten opleveren. Is dat niet het geval, dan is aanvullend onderzoek nodig totdat de verschillen tussen bronnen te verklaren zijn. Verder is triangulatie naar onderzoekers nodig. Hierbij is de vraag aan de orde of verschillende onderzoekers onafhankelijk van elkaar komen tot dezelfde gegevenstriangulatie. Ten derde is het van belang bij het interpreteren de niet getoetste theorieën wel te benoemen en aandacht te geven. Dit is triangulatie naar theorie. Wij lichten dit toe aan de hand van een voorbeeld. Stel dat een onderzoeksvraag luidt: leidt kennisvermeerdering bij professionals over andere disciplines tot zorgverlening die meer geïntegreerd is? Het kan zijn dat de uitkomsten uit verschillende gegevensbronnen een bevestigend antwoord opleveren. Dan nog is het niet zeker dat andere theorieën ook deze bevestiging kunnen verklaren, bijvoorbeeld omdat de managementstijl tegelijk met de kennisvermeerdering is veranderd. Zijn gegevens om deze andere theorieën te toetsen niet meegenomen in het onderzoeksdesign, dan kan de onderzoeker daarover niets opmerken en is dat een beperking van de studie.

24.7 Methodologieontwikkeling

Wij beëindigen dit hoofdstuk met enkele suggesties voor de ontwikkeling van tot nu toe in het onderzoek naar geïntegreerde zorg ongebruikelijke onderzoeksdesigns, te weten de toepassing van de randomized community trial, multiple embedded case studies, gelijktijdige research and development en triangulatie door middel van visitatie.

De randomized community trial

Soms is een gerandomiseerd klinisch experiment mogelijk bij geïntegreerde zorg, indien toewijzing aan de experimentele en controlesetting mogelijk is (Rosendal, 2002). Iedema-Kuiper (1996) geeft hiervan een voorbeeld bij geïntegreerde thuiszorg aan risicozwangeren. Indien die toewijzing niet mogelijk is, omdat de oude werkwijze niet meer bestaat binnen dezelfde setting, is randomisering mogelijk naar setting. Denkbaar is bijvoorbeeld dat de helft van de consultatiebureaus in een provincie wel en de andere helft niet geïntegreerd werkt. Deze onderzoeksopzet heeft het grote voordeel dat de generaliseerbaarheid naar de totale populatie goed mogelijk is. De opzet heeft als nadeel dat er bias ontstaat bij de acceptatie om deel te nemen als experimentele of als controlesetting. De kans bestaat dat niet gemotiveerde settings weigeren deel te nemen aan het onderzoek. Nader onderzoek naar de condities waaronder randomized community trials het beste tot hun recht komen, is daarom wenselijk.

De multiple embedded case study

Yin (2003) onderscheidt multiple case studies waarin dezelfde experimentele conditie gelijktijdig in verschillende settings wordt uitgetest en plaatst die tegenover de single case study met maar één experimentele setting. Een case study is *embedded* als bij een setting ook omgevingsfactoren en het interne functioneren worden onderzocht. Bij de multiple embedded case studies ontbreken controlegroepen. Dat heeft aldus Yin meestal weinig zin, omdat het meten op zich van resultaten bij controlegroepen meestal als een interventie werkt. Het voordeel van het gebruiken van verschillende settings voor dezelfde geïntegreerde zorg is dat er triangulatie naar theorieën mogelijk is. In Nederland biedt de aanpak van VWS/ZonMw-programma's zoals Sneller Beter (VWS, 2004) de mogelijkheid voor het uitvoeren van multiple embedded case studies. In deze programma's melden zich soms wel tientallen settings voor het uitvoeren van bijvoorbeeld geïntegreerde zorg aan CVA-patiënten. Nader onderzoek naar standaardisering van de multiple embedded case studies biedt de mogelijkheid tot theorievorming die uitstijgt boven specifieke programma's per ziektebeeld.

Gelijktijdige research en development (R&D)

Geïntegreerde zorg verandert vaak tijdens de looptijd van het onderzoek, wij vermeldden dit reeds. In traditioneel onderzoek speelt dan het bezwaar dat niet duidelijk is welke interventie precies wordt onderzocht. Er is van deze nood een deugd te maken door andere rollen toe te delen aan onderzoekers dan die van alleen waarnemer en registrator. Dit is mogelijk door de ontwikkeling van en onderzoek naar geïntegreerde zorg in één regie te plaatsen, zoals gebeurt bij farmaceutische industrieën bij R&D van nieuwe geneesmiddelen. Dat kan betekenen dat onderzoekers assisteren bij het ontwerpen van de interventies door kennis in te brengen die binnen hun onderzoekscentrum beschikbaar is en voorafgaand aan toetsende studies inventariserend en explorerend onderzoek uitvoeren. Verder is het zaak het toetsende onderzoek te faseren en gewenste tussentijdse veranderingen in de experimentele settings op te sparen tot de volgende fase. Samenhangende *research and development* heeft als voordeel dat onderzoekers eerder hun wetenschappelijke kennis kunnen inbrengen. Het nadeel is, dat zij zich te veel committeren aan de experimentele interventies en daardoor hun afstandelijke betrokkenheid verliezen.

Toch zijn studies naar meer samenhang tussen zorgvernieuwing en onderzoek wenselijk, zowel voor pionierende innovatieve professionals als voor laat ingeschakelde onderzoekers die zonder nulmetingen aan de slag moeten.

Triangulatie door middel van visitatie

Triangulatie naar onderzoekers bij het maken van een synthese uit verschillende bronnen van informatie lijkt op de werkwijze van visitatiecommissies, die ook op basis van documenten, registraties en interviews tot oordelen komen over de kwaliteit van een medische maatschap of andere setting. Over het uitvoeren van visitaties is tegenwoordig veel kennis beschikbaar. Denkbaar is dat onderzoekers hun triangulatie overdragen aan een visitatiecommissie, die meestal bestaat uit zo'n zeven personen met grote ervaring en afkomstig uit verschillende kenniscentra. De validiteit, ofwel overtuigingskracht, van een dergelijke triangulatie is groter dan die van enkele, vaak nog weinig ervaren promovendi. Dat is een voordeel. Een nadeel is, dat de expert opinions belangrijker gaan worden dan de informatie uit het onderliggende onderzoek. Evidence based medicine wordt dan vervangen door eminence based medicine. Toch is instrumenteel onderzoek wenselijk naar gunstige kennisdeling uit de wereld van visitatie en onderzoek van geïntegreerde zorg.

24.8 Tot slot

Tot zover dit hoofdstuk over specifieke aspecten van onderzoek naar geïntegreerde zorg. In deze jaren is de theorievorming op dit domein van het zorgonderzoek nog conceptueel van aard. Jaarlijks komen nieuwe concepten naar voren, waarvan wij er slechts enkele benoemden. Theorieën over (dis)economies of scale en (dis)economies of scope zijn nog nauwelijks getoetst. Reviews en meta-analyses zijn moeilijk te maken omdat initiatieven van geïntegreerde zorg moeilijk vergelijkbaar zijn (zie ook hoofdstuk 11 en 12). Graag spreken wij de hoop uit dat initiatieven tot geïntegreerde zorg vaker worden begeleid door robuust onderzoek. Mede daardoor wordt het mogelijk om goede initiatieven sneller te verspreiden en slechte bijtijds aan te passen of te stoppen en onze theoretische inzichten over het waarom en hoe van geïntegreerde zorg op basis van wetenschappelijke kennis te verdiepen.

Aanbevolen literatuur

Haggerty JL. Continuity of care: a multidisciplinary review. BMJ, 2003;327:1219-1221.

Kodner DL, Spreeuwenberg C. Integrated care: meaning, logic, applications, and implications – a discussion paper, International Journal of Integrated Care, 14 November 2002.

Linden B van der. The Birth of Integration, explorative studies on the development and implementation of transmural care in The Netherlands, 1994-2000. Dissertatie. Universiteit Utrecht, 2001.

Schrijvers G (red). Disease management in de Nederlandse context. Utrecht: Igitur Utrecht Publishing & Archiving Services.

Weingarten SR et al. Interventions used in disease management programmes for patients with chronic illness – which ones work? Meta-analysis of published reports. BMJ, 2002;325:925-929.

Referenties

Arend I van den. Experts' opinions on the profile of optimal diabetes care in The Netherlands. In: Arend I. van den. Diabetes mellitus, type 2, structured care and education. Dissertatie. Universiteit Utrecht, 2000.

Brunenberg W, Borgesius. Nieuwe zorg van het psychiatrisch ziekenhuis. Maandblad Geestelijke Volksgezondheid, 1996;12-96.

Campbell M, Fitzpatrick R, Haines A, Kinmonth AL, Sanderock P, Spiegelhalter D, Tyrer P. Framework for design and evaluation of complex interventions to improve health. BMJ, 2000;(521): 694-696.

Douma J. Transmurale zorg voor de patiënten met kanker in de regio Arnhem: meer kansen dan bedreigingen. In: G. Schrijvers et al. (red). Moderne patiëntenzorg in Nederland (191-202). Maarssen: Elsevier Gezondheidszorg, 2002.

Groot AD de. Methodologie: grondslagen van

onderzoek en denken in de gedragswetenschappen. Assen: Van Gorkum, 1994.

Feachem RGA, Neelam K, Sekhri K, White L. Getting more for their dollar: a comparison of the NHS with California's Kaiser Permanente. BMJ, 2002;324:135-143.

Gruen RL, Weeramanthri TS, Knight SE, Bailie RS. Specialist outreach clinics in primary care and rural hospital settings. The Cochrane Database of Systematic Reviews, Iss. 4, 2005.

Haggerty JL. Continuity of care: a multidisciplinary review. BMJ, 2003;327:1219-1221.

Inspectie voor de gezondheidszorg. Ketenzorg bij chronische zieken, Staat van de Gezondheidszorg. Den Haag: SDU, 2003.

Kodner DL, Kyriacou CK. Fully integrated care for frail elderly: Two American models. International Journal of Integrated Care, 1 November 2000.

Kodner DL, Spreeuwenberg C. Integrated care: meaning, logic, applications, and implications – a discussion paper. International Journal of Integrated Care, 14 November 2002.

Kolk-Kousemaker M van der. Het beleid van het Witte kruis, Het Groene kruis en het Wit-Gele Kruis over de periode 1875-1945. Dissertatie. Universiteit Utrecht, 2005.

Leeuwen M. van. Geïntegreerde psychogeriatrische zorg in Den Haag: een verpleeghuis van 160 bedden wordt overbodig. In: Schrijvers G et al. (red). Moderne patiëntenzorg in Nederland (131-139). Maarssen: Elsevier Gezondheidszorg, 2002.

Legierse W. Kwaliteit vergeleken: onderzoek naar geïntegreerde heup- en knieprogramma's. Medisch Contact, 2004;50: 1990-1993.

Linden B van der. The Birth of Integration, explorative studies on the development and implementation of transmural care in The Netherlands, 1994-2000. Dissertatie. Universiteit Utrecht, 2001.

Linden B van der. Chronisch hartfalen: zorg gecentreerd in gespecialiseerde klinieken. In: Schrijvers G (red). Disease management in de Nederlandse context. Utrecht: Igitur Utrecht Publishing & Archiving Services, 2005.

Nabarro G, Schene A. Zorgprogramma's voor patiënten met een depressie In: Schrijvers G (red). Disease management in de Nederlandse context. Utrecht: Igitur Utrecht Publishing & Archiving Services, 2005.

Persoon A, Francke A, Temmink D, Kerkstra A. Transmurale zorg in Nederland, een inventarisatie van bestaande gegevensbestanden. Utrecht: NIVEL, 1996.

Querido A. Inleiding tot een integrale geneeskunde. Leiden: Stenfert Kroese, 1953.

Ravelli DP. Do integrated mental health care organisations facilitate process quality in the treatment of people with schizophrenia and related psychoses? International Journal of Integrated Care, 3 February 2003.

Ravelli DP. De-institutionalisation of mental health care in the Netherlands 1993-2004. Dissertatie. Universiteit Utrecht, 2005.

Rosendal H. Comparative Cohort Studies in Transmural Care, three cases of structurally embedded practice in The Netherlands. Dissertatie. Universiteit Utrecht, 2002.

Rosendal H. Stroke service in the Netherlands: an exploratory study on effectiveness, patient satisfaction and utilisation of health care. International Journal of Integrated Care, 1 March 2002.

Rutten G. Zorgprogramma's voor mensen met type 2 diabetes. In: Schrijvers G (red). Disease management in de Nederlandse context. Utrecht: Igitur Utrecht Publishing & Archiving Services, 2005.

Schäfer T, Gericke CA, Busse R. Health Services Research. In: Ahrens W, Pigeot I. Handbook of Epidemiology (1473-1544). Berlin: Springer Verlag, 2005.

Scharpf F. Games real actors play: actor-centered institutionalism in policy research. Boulder (CO): Westview-press, 2004.

Sjojania KG, Grimshaw JM. Evidence based Quality Improvement: the State of the Science. Health Affairs, 2005;(24):138-150.

Sjojania KG, Ranji SR, McDonald KM, Grimshaw JM, Sundaram V, Rushakoff RJ, Owens DK. Effects of Quality Improvement Strategies for Type 2 Diabetes on Glycemic control: A Meta-regression analysis. JAMA, 2006; (296)4:427-440.

Vrijhoef B. Is it justifiable to treat chronic patients by nurse specialists? Thesis Universiteit Maastricht, 2002.

Weingarten SR et al. Interventions used in disease management programmes for patients with chronic illness – which ones work? Meta-analysis of published reports. BMJ, 2002;325:925-929.

Yin R, Campbell DT. Case Study Research. Design and methods (3rd edition). London: Sage Publishers, 2003.

Onderzoek naar zorggebruik en de toegankelijkheid van de gezondheidszorg

G.P. Westert
J.P.J.M. Smits

25.1 Inleiding

Gerekend in bijvoorbeeld artsbezoek en het slikken van geneesmiddelen maken Nederlanders vergeleken met andere landen niet overdreven veel gebruik van gezondheidszorgvoorzieningen (OECD 2005, zie figuur 25.1). Stel dat een landelijke krant kopt: 'Nederlanders komen minder bij de dokter dan inwoners van buurlanden', wat zegt dan zo'n beschrijvende uitspraak?

Aan beschrijvende statistieken over het gebruik van voorzieningen in de gezondheidszorg zitten veel aspecten. Wat betekent figuur 25.1 bijvoorbeeld in termen van kwaliteit, toegankelijkheid en kosten van de zorg? Duidt een relatief laag gebruik op lage kosten, of gaat die vlieger niet op omdat naast volume de prijs een belangrijke factor is? Is de geboden zorg in Nederland effectief en veilig?

Tot slot – en dat aspect staat in dit hoofdstuk centraal – is de zorg in Nederland voor een ieder even toegankelijk? Is het gebruik in Nederland misschien relatief laag omdat niet ieder toegang heeft tot de gezondheidszorg?

We vragen ons in dit hoofdstuk af hoe toegankelijkheid onderzocht kan worden met behulp van kwantitatieve gegevens over het zorggebruik van Nederlanders. De vraag die centraal staat luidt: *Krijgen alle Nederlanders, gegeven hun specifieke behoeften, voldoende en evenveel zorg?*

In dit hoofdstuk wordt een overzicht gegeven van de literatuur die ten grondslag ligt aan het onderzoek naar zorggebruik en toegang tot zorg, zoals dat in Nederland veelal wordt toegepast. Allereerst worden de centrale begrippen uit het zorgproces beschreven, waarna het centrale concept *zorggebruik is gerealiseerde toegankelijkheid* wordt geïntroduceerd. Met behulp van deze theoretische basis – die elders nog niet is beschreven – kan een onderzoekshypothese over toegankelijkheid van zorg worden opgesteld, zodat met behulp van gegevens over zorggebruik de mate van toegankelijkheid van zorgvoorzieningen kan worden onderzocht c.q. getoetst.

Bij de nadere uitwerking maken we onderscheid tussen beschrijvend onderzoek en toetsend onderzoek. Verder wordt in dit hoofdstuk zorggebruik geïllustreerd met voorbeelden uit – en daarmee beperkt tot – de huisartsenzorg en ziekenhuiszorg. Omdat kwaliteit en toegankelijkheid onderling sterk samenhangen, krijgen we ook te maken met kwalitatieve aspecten van zorg (hoofdstuk 22), maar in dit hoofdstuk leggen we de focus bij de toegankelijkheid van zorg.

25.2 Zorggebruik is gerealiseerde toegankelijkheid: een kader voor beschrijvende statistiek

In een achtergrondstudie bij de Volksgezondheid Toekomst Voorspellingen (VTV) van 1997 worden bij de bespreking van het begrip toegankelijkheid de volgende aspecten van toegankelijkheid onderscheiden: financiële, culturele en geografische toegankelijkheid (VTV,

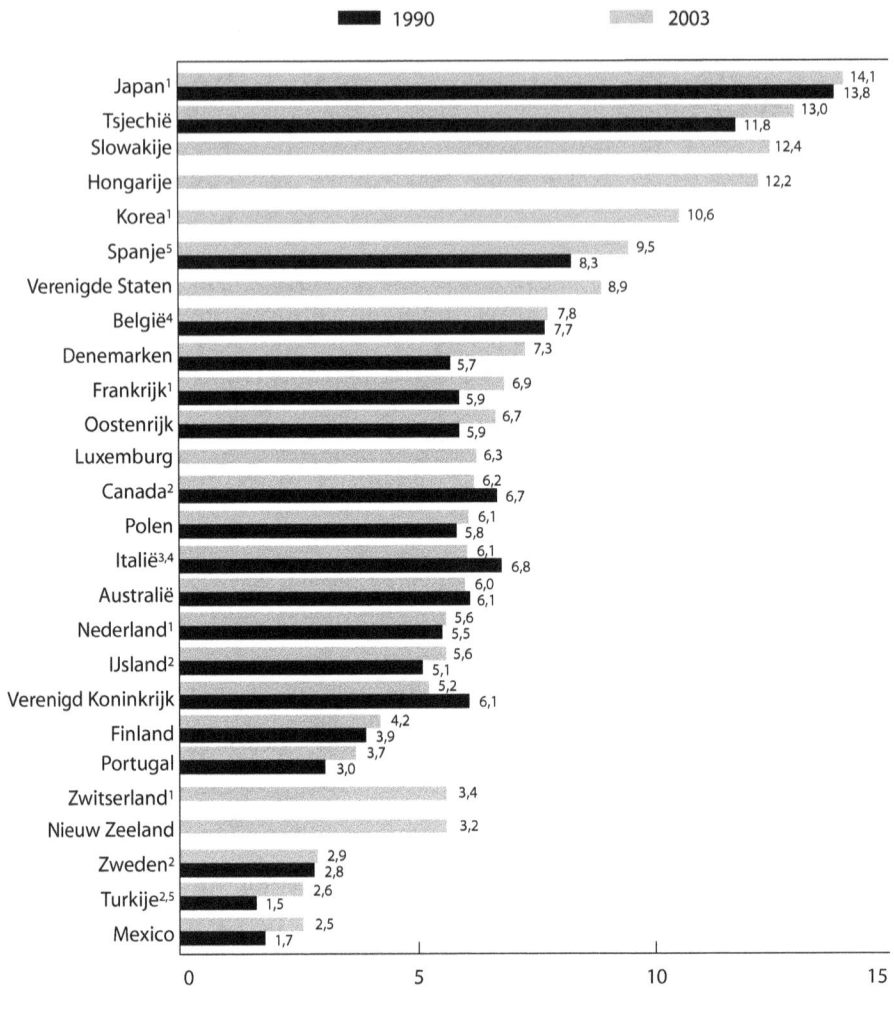

Bron: OECDHealth Data 2005.

Figuur 25.1 *Gebruik van zorgvoorzieningen per hoofd van de bevolking 1990-2003 (OECD, 2005)*
[1] 2002. [2] 2001. [3] 2000. [4] 1991. [5] 1993.

1997, II, Mackenbach en Verkleij). Dit vinden we ook in de internationale literatuur over dit onderwerp (bijvoorbeeld Penchansky en Thomas, 1981; Joseph en Philips, 1984), waarin grotendeels dezelfde onderverdeling naar aspecten gemaakt wordt.

De complexiteit van het begrip toegankelijkheid komt deels doordat binnen de gezondheidszorg verschillende perspectieven een rol spelen – van zorgvragers, zorgaanbieders, verzekeraars en overheid – en dat het begrip toegankelijkheid vanuit ieder van deze perspectieven een andere inhoud heeft. Met name het onderscheid tussen zorgvragers en zorgaanbieders is hier van belang. Vanuit het perspectief van de individuele zorgvragers is het bestaande zorgaanbod een gegevenheid waar ze weinig invloed op kunnen uitoefenen. Toegankelijkheid betekent voor hen op de eerste plaats dat ze binnen het zorgaanbod hun weg weten te vinden naar de zorg die past bij hun behoefte en dat ze die zorg ook kunnen betalen.

Het gaat hier dus om een informatieprobleem (weten wat waar te krijgen is?) en een middelenprobleem (hoe kom ik er en hoe betaal ik het?). Voor de overheid en de zorgaanbieders betekent toegankelijkheid daarentegen dat ze binnen de grenzen van de beschikbare middelen een zorgaanbod weten te creëren dat zo goed mogelijk in de bestaande zorgbehoefte voorziet. Vanuit dit perspectief bezien gaat het om een verdelingsprobleem (het aanwenden van de middelen daar waar er de meeste behoefte aan bestaat) en een doelmatigheidsprobleem (het zo efficiënt mogelijk aanwenden van de beschikbare middelen, zodat zoveel mogelijk in de bestaande behoefte wordt voorzien).

Gemeenschappelijk aan beide perspectieven op toegankelijkheid is dat in de bestaande behoefte aan zorg wordt voorzien. Daarom wordt hier de volgende, wat ruim gestelde definitie gebruikt: *Er is sprake van toegankelijke zorg als personen die zorg behoeven, die zorg ook daadwerkelijk krijgen.*

Zorgbehoefte

In deze definitie van toegankelijkheid staat de behoefte aan zorg van individuele burgers centraal. Deze zorgbehoefte komt meestal voort uit de lichamelijke of geestelijke gezondheidstoestand van het individu, maar kan ook samenhangen met andere behoeften van het individu, zoals anticonceptie en afslanken. In de literatuur worden verschillende definities van het begrip zorgbehoefte gehanteerd. Bradshaw (1972) onderscheidt vier typen zorgbehoefte: normatieve behoefte, ervaren behoefte, geuite behoefte en comparatieve behoefte. Bij *normatieve* behoefte wordt de behoefte bepaald door een professionele zorgverlener, bijvoorbeeld een huisarts, die vaststelt dat een persoon een bepaalde ziekte heeft en hem daarvoor medicijnen voorschrijft. *Ervaren* behoefte is de behoefte aan zorg zoals die door de betrokken persoon zelf wordt geformuleerd. Wordt de ervaren behoefte door de betrokken persoon omgezet in een vraag om zorg, dan wordt de term *geuite* behoefte gebruikt. *Comparatieve* behoefte, tenslotte, wordt bepaald door professionele zorgverleners op grond van de kenmerken van zorggebruikers. Als veel personen met bepaalde kenmerken een zorgvoorziening gebruiken, bestaat bij personen met dezelfde kenmerken die deze voorziening niet gebruiken volgens deze definitie, behoefte aan deze zorgvoorziening. Het begrip comparatieve behoefte is bijvoorbeeld van belang bij de vergelijking van regio's. Als er (na controle voor verschillen in aantallen patiënten) in regio A meer van een bepaalde voorziening aanwezig is dan in regio B, dan is er volgens deze definitie sprake van comparatieve behoefte aan deze voorziening in regio B. Andersen (1995, pagina 3) beperkt zich tot twee van de vier typen van zorgbehoefte: ervaren behoefte en normatieve behoefte (die door hem overigens geëvalueerde behoefte wordt genoemd). Volgens Andersen is de door de patiënt zelf ervaren behoefte vooral van invloed op de zorgvraag van individuen en op hun bereidheid zich aan de voorschriften van de zorgverlener te houden. De door de professionele hulpverlener bepaalde behoefte is daarentegen bepalend voor de hoeveelheid en aard van de zorg die de patiënt ontvangt nadat hij zich tot een hulpverlener heeft gewend.

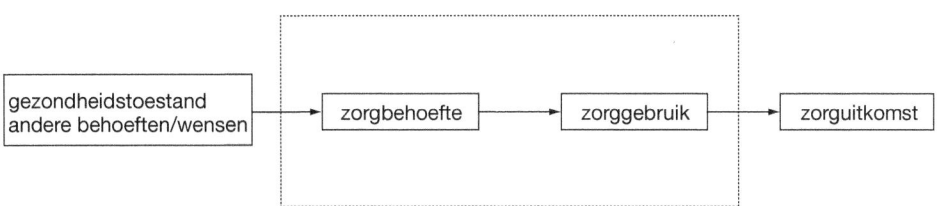

Figuur 25.2 *Schematische weergave van het zorgproces.*

Zorgproces
Bestaat er behoefte aan zorg, dan kan dat leiden tot zorggebruik en dat impliceert weer een bepaalde zorguitkomst. Die zorguitkomst kan een verbetering van de gezondheidstoestand zijn, maar ook (bijvoorbeeld bij chronisch zieken) een stabilisatie van de toestand of een vermindering van de beperkingen. In figuur 25.2 wordt dit zorgproces schematisch weergegeven. Het door een stippellijn omgeven gedeelte in deze figuur is het onderdeel van het zorgproces waar wij ons in dit hoofdstuk op richten: de omzetting van de zorgbehoefte in zorggebruik.

Als een bestaande zorgbehoefte niet wordt omgezet in een passend zorggebruik, dan duidt dat op het bestaan van een toegankelijkheidsprobleem. Deze kan worden veroorzaakt doordat zij die zorg nodig hebben om de een of andere reden niet van de beschikbare zorgvoorzieningen gebruik (kunnen) maken, of doordat de zorg waar behoefte aan bestaat, niet beschikbaar is. Om meer zicht te krijgen op de oorzaken van deze toegankelijkheidsproblemen, zijn de aspecten van toegankelijkheid die in de literatuur worden onderscheiden van belang. Het gaat hierbij om beïnvloedende factoren die mede bepalen in welke mate de zorgbehoefte daadwerkelijk wordt vervuld.

Deze aspecten en de ermee samenhangende toegankelijkheidsproblemen worden in de volgende paragraaf nader besproken.

Aspecten van toegankelijkheid
De in een studie van Mackenbach en Verkleij (1997) besproken aspecten van toegankelijkheid hebben in de eerste plaats betrekking op de vraagzijde van de gezondheidszorg. Naast de aspecten financiële en culturele toegankelijkheid, die ook in de Staat van de Gezondheidszorg werden genoemd, wordt hier echter ook de geografische toegankelijkheid genoemd. Dit is een belangrijk punt, dat ook in de internationale literatuur veel aandacht gekregen heeft. Volgens Aday en Andersen (1974) gaat het hierbij om de 'friction of space' die afhangt van de tijd en de fysieke afstand die moeten worden overbrugd om zorg te ontvangen. De geografische toegankelijkheid is sterk afhankelijk van het zorgaanbod in een bepaalde regio. Maar daarnaast spelen ook zaken als de beschikbaarheid van (openbare) vervoermiddelen en de lokale verkeersinfrastructuur een rol.

In geografisch gezien grote landen als de Verenigde Staten, Canada, Australië, maar bijvoorbeeld ook Frankrijk en Spanje, leeft dit aspect sterk, omdat het moeilijk is om in dunbevolkte plattelandsgebieden een basaal voorzieningenniveau op peil te houden. In een klein land als Nederland bestaat er minder aandacht voor. In Mackenbach en Verkleij (1997) wordt echter geconstateerd dat er ook in Nederland verschillen in capaciteit en behoeften tussen regio's bestaan en dat de reisafstand naar topklinische voorzieningen tussen woongebieden aanmerkelijk kan verschillen (zie ook: www.rivm.nl/zorgatlas). Dit geeft aan dat ook de geografische component van toegankelijkheid in dit handboek over GZO in Nederland aan bod dient te komen. Te meer, omdat het regionale aanbod van zorg een factor is die rechtstreeks het gevolg is van en beïnvloedbaar is door het beleid van de overheid.

Op grond van het bovenstaande kan geconcludeerd worden dat bij de toegankelijkheid van de gezondheidszorg in Nederland zowel factoren aan de aanbodzijde als factoren aan de vraagzijde van de zorgverlening een rol spelen. In figuur 25.3 worden deze groepen van factoren aan ons basisschema toegevoegd. We zien dat deze factoren niet alleen van invloed zijn op de mate waarin de individuele zorgbehoefte wordt omgezet in een passend zorggebruik, maar ook op alle andere aspecten en overgangen binnen het zorgproces. In dit hoofdstuk beperken we ons echter tot de effecten op de overgang van zorgbehoefte naar zorggebruik (zie kader figuur 25.3). Er kan gesproken worden van een volledig toegankelijke gezondheidszorg als noch de kenmerken van de zorgvragers noch de kenmerken van het zorgaanbod van invloed zijn op deze overgang. In dat geval zijn de

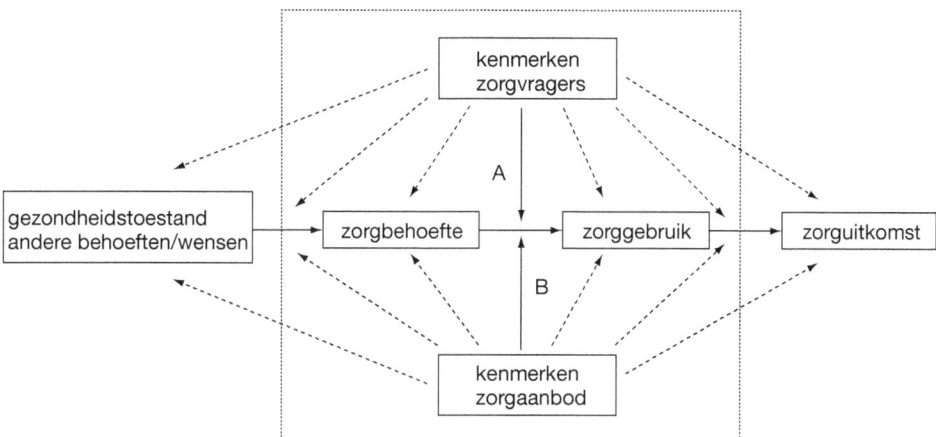

Figuur 25.3 *Effecten van kenmerken van zorgvragers en zorgaanbod op het zorgproces.*

pijlen A en B in figuur 25.3 afwezig en wordt het zorggebruik volledig bepaald door de zorgbehoefte van het individu.

Potentiële versus gerealiseerde toegankelijkheid
Het begrip toegankelijkheid wordt in de literatuur op twee verschillende manieren uitgewerkt, waarvoor de termen potentiële toegankelijkheid en gerealiseerde toegankelijkheid worden gebruikt (Joseph en Philips, 1984, pagina 58). Bij *gerealiseerde toegankelijkheid* ligt de nadruk op het actuele gebruik van voorzieningen. Deze benadering heeft het voordeel dat dit actuele gebruik goed meetbaar is. Om toegankelijkheidsproblemen op te sporen moet het actuele gebruik in verband worden gebracht met de behoefte aan zorg. En vervolgens dienen de factoren te worden geïdentificeerd die van invloed zijn op de omzetting van zorgbehoefte in passend en effectief zorggebruik.

Het zijn deze intermediaire factoren tussen zorgbehoefte en zorggebruik die de toegankelijkheid van de zorgvoorzieningen voor individuen bepalen. Er is sprake van een goede toegankelijkheid op individueel niveau als na controle voor zorgbehoefte geen van deze factoren van invloed is op het zorggebruik (en dus als de pijlen A en B in figuur 25.3 afwezig zijn). Het zorggebruik wordt dan namelijk alleen bepaald door de zorgbehoefte van het individu en niet door kenmerken van dit individu, van zijn sociale omgeving, of van het zorgaanbod.

Behalve in termen van het actuele gebruik van voorzieningen kan het begrip toegankelijkheid ook worden uitgewerkt in termen van de beschikbaarheid van voorzieningen en van potentiële barrières voor het gebruik ervan. In dat geval wordt wel gesproken van *potentiële toegankelijkheid*. Het gaat hierbij zowel om de omvang van het zorgaanbod als om de kwaliteit ervan en om zaken als bereikbaarheid en betaalbaarheid.

Toegankelijkheid kan bij deze benadering bijvoorbeeld worden gekwantificeerd in termen van de hoeveelheid van het aanbod (per persoon/patiënt), de prijs ervan, of de mate van gebruik. Ook ligt het vanuit dit perspectief voor de hand om verschillen tussen regio's te onderzoeken om zicht op de toegankelijkheid te krijgen. De middels deze benadering verzamelde informatie over (problemen in) het zorgaanbod zal in het algemeen direct aanknopingspunten bieden voor overheidsbeleid. Dit laatste is overigens sterk afhankelijk van de rol die de overheid hierbij kiest. Anno 2005 lijkt de rol 'op afstand' de voorkeur te hebben.

Box 25.1 Waar vind ik cijfers over zorggebruik?

Waar vind ik als onderzoeker recente cijfers en trends over gebruik van huisartsenzorg en ziekenhuiszorg? Voor de Nederlandse situatie is het meest actuele overzicht met een landelijke dekking te vinden op de volgende websites:
1 Statline CBS (huisarts, ziekenhuis): www.cbs.nl/statline
2 Nationale Studie NIVEL (eerstelijn, inclusief huisarts en verwijzingen naar tweedelijn): www.nivel.nl/nationalestudie; www.linh.nl
3 LMR Prismant (ziekenhuis): http://www.prismant.nl/informatieproducten/ziekenhuisstatistieken
4 Nationaal Kompas Volksgezondheid, Zorgatlas, Gezondheidszorgbalans (www.rivm.nl met resp./nationaalkompas;/zorgatlas en/gezondheidszorgbalans als extensie)

25.3 Toetsend onderzoek naar toegankelijkheid

In deze paragraaf wordt aan de hand van twee voorbeelden geïllustreerd hoe de vraag over de mate van toegankelijkheid van de zorg met behulp van analyse van gegevens over zorggebruik kan worden onderzocht (box 25.2 en 25.3). We grijpen hierbij terug op wat we in de vorige paragraaf gerealiseerde toegankelijkheid hebben genoemd. We veronderstellen dat er sprake is van acceptabele toegankelijkheid op het niveau van zorgvragers als na controle voor zorgbehoefte geen van de intermediaire factoren van invloed is op het zorggebruik (en dus als de pijlen A en B in figuur 25.3 afwezig zijn). Het zorggebruik wordt – zo veronderstelt de onderzoeker – dan alleen bepaald door de zorgbehoefte van het individu en niet door kenmerken van de zorgvrager, van zijn of haar sociale omgeving, of van het zorgaanbod. Met behulp van verzamelde gegevens wordt deze veronderstelling empirisch getoetst.

Box 25.2 Zorggebruik door allochtone en autochtone Nederlanders vergeleken

In de Tweede Nationale Studie naar ziekteverrichtingen in de huisartspraktijk is (onder andere) het contact met de huisarts vergeleken tussen allochtone en autochtone Nederlanders (www.nivel.nl/pdf/ns2_rapport3.pdf). Van Lindert et al. (2004) rapporteren dat van de volwassen allochtonen 51%, tegenover 42% van de autochtone bevolking ($p<,01$), aangeeft de afgelopen twee maanden contact te hebben gehad met de huisarts. Meer allochtone vrouwen dan mannen zeggen een huisartscontact te hebben gehad ($p<,01$). Dit geldt voor alle allochtone groepen behalve voor Surinamers. Alle vier allochtone groepen van 18 jaar en ouder hebben meer contact met de huisarts dan autochtonen van 18 jaar en ouder. Het contact van vrouwen uit de vier allochtone groepen met de huisarts is onderling vergelijkbaar. Het contact van mannen uit de vier allochtone groepen varieert en is gemiddeld vergelijkbaar met de autochtone bevolking. Marokkaanse mannen hebben het minst contact met de huisarts en Surinaamse mannen het meest (38% versus 54%).

Bij de bovenstaande onderzoeksbevindingen is geen rekening gehouden met verschillen in gezondheid tussen mensen. Uiters (2005) onderzocht of allochtonen en autochtonen verschillen in huisartsbezoek als er sprake is van een minder goede gezondheid. Dit laatste werd gemeten met één vraag in een gezondheidsinterview (vijfpuntsschaal). Uiters schrijft: 'Uit eerdere onderzoeken (Van Lindert et al., 2004) komt naar voren dat allochtonen meer contact met de huisarts hebben dan de autochtone bevolking. Dit blijkt echter niet te gelden voor volwassenen die hun gezondheid als matig tot slecht ervaren: als groep wijken allochtonen in het algemeen niet (meer) af van autochtonen wat betreft het huisartsbezoek (zie figuur 25.4). Wel beoordelen meer allochtonen hun gezondheid als matig tot slecht. Turken beoordelen hun gezondheid het minst positief en een relatief groot deel van deze groep heeft contact met de huisarts. Relatief veel Surinamers met een matige tot slechte gezondheid hebben geen contact met de huisarts. Maar degenen die wél gaan, gaan vaker dan alle anderen met een slechte gezondheid. Wij kunnen hieruit concluderen dat als rekening wordt gehouden met verschillen in gezondheidstoestand er in Nederland (2001) de gerealiseerde toegankelijkheid vergelijkbaar is tussen de onderzochte bevolkingsgroepen.'

Box 25.3 Verschillen in chirurgische ingrepen naar sociaaleconomische status

Uit de literatuur is bekend dat mensen met een laag inkomen in veel landen in mindere mate toegang hebben tot chirurgische zorg dan mensen met een hoog inkomen.

Gittelsohn et al. showed that race and community income level are important factors in differential hospital utilisation rates. Discretionary surgeries increase with income while medical admissions decline with income. The higher income groups receive coronary artery procedures whereas the lower income groups are hospitalized for coronary artery disease. Anderson et al. wrote that coronary artery bypass surgery varied little by income in Canada, but in New York and California rates increased steadily with the income of area of residence. Ancona et al. report that the coronary artery bypass graft (CABG) rate was lower among men in the most socially disadvantaged

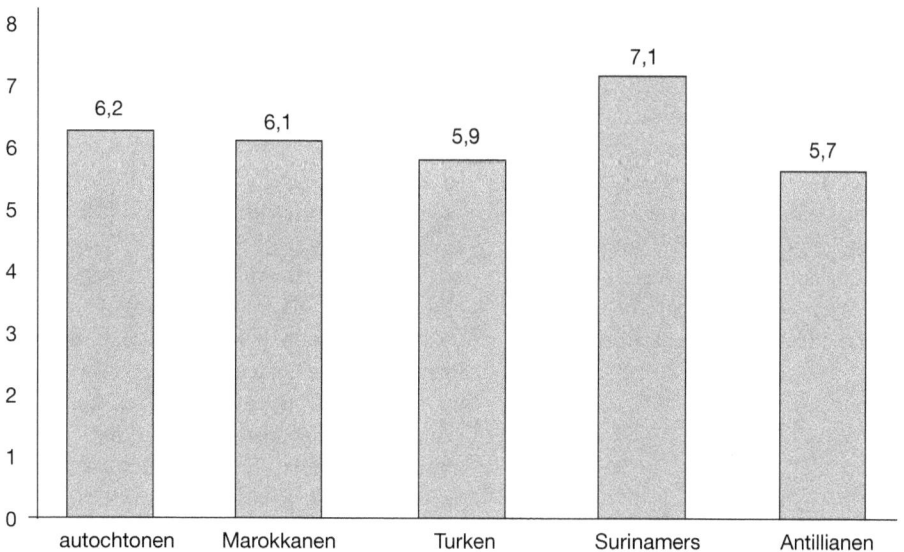

Figuur 25.4 *Gemiddelde frequentie van face-tot-facecontacten in 2001 van ziekenfondsverzekerden (18-65 jaar) met een slecht tot matig ervaren gezondheid (gemiddelden zijn berekend voor degenen die minstens 1 keer kwamen).*

group, measured at community level, but that hospital admissions because of ischaemic heart disease were much higher for the second factor. Findlay et al. found a strong influence of social deprivation on the uptake of both cardiac catheterisation and coronary artery bypass surgery in Scotland (Westert et al., 2003).

In 2002 is de geschetste situatie voor Nederland onderzocht. In deze studie wordt het gebruik van chirurgische zorg gerelateerd aan het inkomen van de potentiële gebruiker, die wel of niet een chirurgische verrichting ondergaat. De gegevens die werden gebruikt, betreffen operatiespecifieke uit de Landelijke Medische Registratie (Prismant) en het gemiddeld gezinsinkomen per postcodegebied (CBS). Met behulp van multiple regressie (Poisson) werden de *oddsratios* berekend per inkomensquintiel. Het statistische model bevat naast inkomen, geslacht en leeftijd van de patiënt de urbanisatiegraad en provincie waar de patiënt is behandeld. De analyses werden voor tien veel voorkomende chirurgische verrichtingen gedaan, zoals een blindedarmoperatie, een heupoperatie of galblaasresectie. De resultaten van de analyse laten zien dat de verschillen naar vijf inkomensgroepen in Nederland gering zijn. De *oddsratios* variëren van ,87 – 1,18, wat duidt op kleine tot geen verschillen. Vergeleken met bijvoorbeeld de Verenigde Staten heeft Nederland een goede toegang tot chirurgische zorg voor alle onderscheiden inkomensgroepen.

25.4 Tot slot

Met behulp van onderzoek naar zorggebruik kan de gerealiseerde toegankelijkheid in kaart worden gebracht. Hierdoor kan een antwoord verkregen worden op de vraag of de Nederlanders, ongeacht hun achtergrondkenmerken, naar behoefte genoeg en even veel krijgen qua gezondheidszorg. Deze onderzoeksstrategie is ook gevolgd in de recent verschenen Zorgbalans (Westert en Verkleij, 2006, paragraaf 3.5). De twee illustraties in de laatste paragraaf en de analyses in de Zorgbalans laten zien dat de situatie in Nederland in de recente jaren (nog) gunstig is. Binnen het gezondheidszorgonderzoek vormt toegankelijkheid van zorg een belangrijk thema en de hier besproken vormen van beschrijvend en toetsend onderzoek leiden tot inzichten die een belangrijke rol spelen bij het Nederlandse gezondheidszorgbeleid. Zeker met de invoering van de Wet op de Zorgverzekering en de Wet Maatschappelijke Ondersteuning en de modernisering van de AWBZ blijft het monitoren en waar nodig verbeteren van de toegankelijkheid van de zorg een continu punt van aandacht van politici en beleidsmakers.

Het hier gepresenteerde GZO is vooral descriptief van aard. Dat wil zeggen dat verschillen in gerealiseerd zorggebruik naar individuele achtergrondkenmerken (geslacht, etniciteit, inkomen, opleiding) worden beschreven. De analytische tussenstap die hierbij van belang is, en die het onderzoek een meer toetsend karakter geeft, is het statistisch corrigeren voor kenmerken van gebruikers die met de gezondheidstoestand samenhangen (aard en ernst van de ziekte, comorbiditeit). Explorerend onderzoek genereert hierbij hypotheses als: als mensen met een verschillend inkomen niet verschillen wat betreft hun gezondheidstoestand, verwachten we geen verschillen in zorggebruik en dus in toegankelijkheid. Theoretische vooruitgang wordt de laatste jaren vooral geboekt doordat meer en meer de sociale context waarin mensen leven wordt meegenomen in de analyses. Een recente publicatie en een mooi voorbeeld op dit punt is *All in the family: headaches and abdominal pain as indicators for consulation patterns in families* (Cardol et al., 2006). Uit deze studie blijkt dat zorgbehoefte niet alleen door kenmerken van zorgvragers wordt bepaald, maar ook wordt gevormd door socialisatieprocessen in een sociale context (het gezin). Daarmee heeft

GZO naar toegankelijkheid raakvlakken met een aantal andere domeinen van GZO, zoals onder andere beschreven in hoofdstuk 22, 23 en 30.

Aanbevolen Literatuur

Lindert H van, Droomers M, Westert GP. Tweede nationale studie naar ziekten en verrichtingen in de huisartspraktijk. Een kwestie van verschil, verschillen in zelfgerapporteerde leefstijl, gezondheid en zorggebruik. NIVEL/RIVM, 14-4-2004.

Mackenbach JP, Verkleij H. (eindred). Volksgezondheid Toekomst Verkenning 1997. II Gezondheidsverschillen. Utrecht: Elsevier/De Tijdstroom, 1997.

Westert GP, Smits JPJM, Polder JJ, Mackenbach JP. Community income level and surgical rates in the Netherlands. Journal of Epidemiol and Comm Health, 2003;57:519-522.

Westert GP, Verkleij H (red). Zorgbalans; de prestaties van de Nederlandse gezondheidszorg in 2004. Bilthoven/ Houten: RIVM/Bohn Stafleu van Loghum, 2006.

Referenties

Aday LA, Andersen RM. A framework for the study of access to medical care. Health Services Research, 1974;9:208-20.

Andersen RM. Revisiting the behavioral model and access to medical care: Does it matter? Journal of Health and Social Behavior, 1995;36:1-10.

Bradshaw J. A taxonomy of social need. In: McLachlan G (ed). Problems and Progress in Medical Care. Essays on Current Research, seventh series. Oxford: Oxford University Press, 1972.

Cardol M, Bosch WJHM van den, Spreeuwenberg P, Groenewegen PP, Dijk L van, Bakker DH de. All in the Family: Headaches and Abdominal Pain as Indicators for Consultation Patterns in Families. Annals of Family Medicine, 2006;4:506-511.

Joseph AE, Phillips DR. Accessibility and utilization. geographical Perspectives on health care delivery. New York: Harper & Row, 1984.

OECD, Health at a glance, OECD indicators 2005. Parijs: OECD Publishing, 2005.

Penchansky R, Thomas JW. The concept of access: Definition and relationship to consumer satisfaction. Medical Care, 1981;19:127-40.

Uiters E. Allochtonen voelen zich minder gezond, gaan ze dus ook vaker naar de huisarts? LINH-cijfers. Huisarts en Wetenschap, 2005;48:153.

Westert GP, Smits JP, Polder JJ, Mackenbach JP. Community income and surgical rates in the Netherlands. J Epidemiol Community Health, 2003;57:519-522.

De patiënt in gezondheidszorgonderzoek

J.M. Bensing
D.M.J. Delnoij
R.D. Friele
E.M. Sluijs

26.1 Inleiding

Zonder patiënten geen gezondheidszorgonderzoek (GZO). Dat lijkt een open deur. Toch hebben patiënten niet als vanzelfsprekend een centrale positie in het GZO. Dat heeft soms te maken met het onderwerp van studie. In onderzoek naar de relatie tussen specialisten en ziekenhuismanagement, of naar de effecten van de feminisering van de geneeskundige vooropleiding op de toekomstige capaciteit van huisartsen en specialisten, is het niet vreemd dat de patiënt buiten beeld blijft. Bovenal heeft dat te maken met de sturingsfilosofie die tot voor kort in de Nederlandse gezondheidszorg gehanteerd werd. De sturingsfilosofie was aanbodgeoriënteerd. Dat wil zeggen dat eerst professionals en later de overheid en instellingen bepaalden welk zorgaanbod ontwikkeld werd om in de zorgbehoefte van de bevolking te voorzien. In dit verband hadden partijen in de zorg weinig boodschap aan wat patiënten van de zorg vonden, hoe ze die ervoeren en of ze er tevreden mee waren. Er bestond zogezegd nauwelijks een informatiebehoefte waarin patiëntgebonden GZO kon voorzien en op basis waarvan onderzoekslijnen tot ontwikkeling konden komen. Echter, met de omslag van een aanbodgestuurde naar een vraaggestuurde gezondheidszorg en de nieuwe informatiebehoeften die daarmee ontstaan zijn, kan worden gesteld dat de rol van de patiënt in het GZO aan belang wint.

Om vraagsturing in de gezondheidszorg te laten functioneren is de beschikbaarheid van tenminste twee typen informatie van belang. *Keuze-informatie* hebben consumenten nodig om beter geïnformeerde keuzes te kunnen maken op de concurrerende markt van zorgaanbieders en die van verzekeraars. *Stuurinformatie* voorziet in de behoefte van zorgaanbieders en verzekeraars. Om inzicht te krijgen in de wensen en ervaringen van verzekerden met betrekking tot de gecontracteerde zorg ontwikkelen verzekeraars inkoopmonitoren. Dit zijn meetinstrumenten waarmee ervaringen en tevredenheid van klanten in kaart kunnen worden gebracht. Ook aanbieders van zorg hebben – om meer vraaggericht te werken – informatie nodig over de beoordeling van hun zorg door gebruikers en zullen om die reden gebruikers van zorg middels onderzoek toenemend willen raadplegen. Zowel de behoefte aan *keuze-informatie* als *stuurinformatie* geven nieuwe stimulansen aan het patiëntengebonden GZO, dat zich traditioneel richt op relaties tussen cultuur, ziekte en ziektegedrag, hulpzoekgedrag en medicalisering, als mede de hulpverlener-patiëntcommunicatie.

Aan de betrokkenheid van patiënten in het GZO kan op twee manieren vorm worden gegeven. De patiënt kan het primaire *object van studie* zijn. Dit is bijvoorbeeld het geval in studies naar hulpzoekgedrag of zorggebruik van patiënten (zie ook hoofdstuk 25). Daarnaast bestaat er GZO waarin de patiënt gebruikt wordt als *informatiebron*. Voorbeelden hiervan zijn benchmarkstudies waarin cliëntwaardering een van de dimensies vormt waarop de kwaliteit van een instelling of beroepsbeoefenaar wordt afgemeten. Het onderscheid tussen beide is gradueel en combinaties komen voor. Denk bijvoorbeeld aan explorerend onderzoek naar de vraag waarom ouderen de ontvangen zorg systematisch positiever waarderen dan jongeren.

Tegen de achtergrond van de bovengenoemde ontwikkeling wordt in dit hoofdstuk eerst de historische ontwikkeling van de rol van de patiënt in het GZO geschetst, zowel als *object van studie* als *informatiebron*. Daarna wordt een beschrijving gegeven van de huidige stand van zaken. Het onderscheid tussen beschrijvend en explorerend onderzoek enerzijds en toetsend onderzoek anderzijds staat daarbij centraal. Tot slot vindt er een reflectie plaats op interessante vraagstukken voor toekomstig GZO waarin patiënten centraal staan en in hoeverre er theorievorming rondom dit thema heeft plaatsgevonden en/of momenteel plaatsvindt.

26.2 Historische ontwikkeling

Patiënt als studieobject

Onderzoek naar de relaties tussen cultuur, ziekte en ziektegedrag, hulpzoekgedrag en medicalisering is van oudsher het domein van de medische sociologie en van de medische antropologie (Helman, 1990). Het gaat daarbij om onderzoekvragen als: Wat is ziek zijn? Wanneer definieert iemand zichzelf als patiënt? Hoe verschillen bepaalde groepen van de bevolking in ziektegedrag? Op welk moment schakelen patiënten professionele hulp in? Welke overwegingen hebben patiënten daarbij? In deze sociaalwetenschappelijke traditie wordt gezondheid gezien als het product van cultuur en sociale structuur (onder meer sociaaleconomische status) (Mechanic, 1992). Afgezien van sociologisch en antropologisch onderzoek vindt al ruim dertig jaar lang (psychologisch) onderzoek plaats naar hulpverlener-patiëntcommunicatie, waarin onder meer aandacht wordt besteed aan de therapeutische effecten van communicatie, de relatie met compliance en de rol van communicatie in het beslissingsproces rond de keuze van behandeling.

In medisch en gezondheidszorgonderzoek speelde het perspectief van de patiënt echter tot voor kort geen rol van betekenis. Uitkomstmaten in klinisch en gezondheidsonderzoek vormden medische uitkomsten op individueel niveau en klassieke volksgezondheidsmaten zoals sterfte op populatieniveau. In de jaren zeventig en tachtig van de vorige eeuw groeide echter het besef dat dit slechts een beperkte visie oplevert op de effecten van gezondheidszorg en het medisch handelen. Het ging niet langer alleen om 'harde', in medische en epidemiologische termen gedefinieerde uitkomsten, maar ook om de waardering van die uitkomsten door de patiënt: het verschil tussen *beter zijn* en *zich beter voelen*. Vanuit die achtergrond is gewerkt aan de ontwikkeling van maten voor kwaliteit van leven (op individueel niveau) en ziektelast (op populatieniveau). In de internationale literatuur wordt tegenwoordig ook wel specifiek gesproken over *outcomes research*, als een terrein dat breder is dan traditioneel klinisch onderzoek: 'Outcomes research differs from traditional clinical research in that outcomes are typically measured from the patient's perspective, and expanded measures of outcome are used, such as quality of life and cost-effectiveness' (Stewart, 2004).

Een onderzoeksterrein dat hierop een uitzondering vormt, is het epidemiologische onderzoek naar psychische stoornissen. Immers, psychisch lijden is bij uitstek een ziektefenomeen dat bestaat bij gratie van de subjectieve ervaring van de patiënt. Epidemiologisch onderzoek in de psychiatrie toont aan dat slechts een minderheid van de patiënten bij wie een psychiatrische stoornis kan worden vastgesteld, daar ook hulp voor gezocht heeft, en zo dit het geval is, is die hulp veelal van generalistische aard (huisarts). Cruciaal is dus de beslissing van een individuele patiënt om wel of geen hulp te vragen voor een psychisch probleem. Deze beslissing komt weer voort uit zijn of haar opvattingen over de eigen klachten, de oorzaken hiervan en de vraag of een mens hier hulp voor moet zoeken of niet. Dit betekent dat onderzoek naar de zorgbehoefte bij psychische klachten niet kan worden uitgevoerd zonder expliciete aandacht voor het perspectief van de patiënt.

Patiënt als informatiebron

Mede onder invloed van de patiëntenbeweging en het kwaliteitsdenken is daarnaast in de jaren tachtig van de vorige eeuw een aanvang gemaakt met het meten van tevredenheid en opvattingen van patiënten over de verleende zorg. Uitkomsten worden sindsdien niet alleen meer gemeten in termen van medische effectiviteit en de waardering daarvan door de betrokken patiënten, maar worden veel breder gedefinieerd, waarbij ook het proces van zorgverlening (bejegening, informatievoorziening, service en dergelijke) door patiënten wordt gewaardeerd (Sixma et al., 1998). Dit type onderzoek heeft zich inmiddels door de in de inleiding genoemde ontwikkeling een volwaardige plaats verworven naast klinische gegevens, als het gaat om het maken van:
- consumenteninformatie op basis waarvan consumenten kunnen kiezen tussen zorgaanbieders en of zorgverzekeraars;
- kwaliteitsinformatie op basis waarvan managers en professionals de kwaliteit van hun bedrijfsprocessen kunnen verbeteren;
- inkoopinformatie op basis waarvan verzekeraars prestatiecontracten kunnen afsluiten met aanbieders;
- monitor- en toezichtinformatie op basis waarvan de overheid en toezichthouders de patiëntgerichtheid van de zorg kunnen bewaken;
- patiënten als bron van informatie voor onderzoek naar de effectiviteit van gezondheidswetgeving of de effecten van stelselwijzigingen (zie ook hoofdstukken 16 en 19).

In de volgende paragraaf zal worden ingegaan op de mate waarin rond de patiënt beschrijvend en explorerend onderzoek plaatsvindt. Daarbij houden we de indeling aan in de patiënt als *object van studie* en de patiënt als *informatiebron*.

26.3 Beschrijvend en explorerend patiëntonderzoek

Patiënt als object

Het beschrijvende en explorerende onderzoek naar ziektebeleving en -gedrag, het inroepen van professionele hulp en verschillen daarin tussen bevolkingsgroepen wordt beschreven met behulp van kwalitatieve en kwantitatieve methoden. Het eerder gememoreerde medisch-antropologische onderzoek is bij uitstek kwalitatief van aard. Maar een kwalitatieve methode als focusgroepinterviews met patiënten wordt tegenwoordig ook veel toegepast in de ontwikkeling van meetinstrumenten voor kwaliteit van zorg vanuit patiëntenperspectief.

Kwantitatief onderzoek met de patiënt als object varieert van basaal beschrijvend tot explorerend onderzoek. Beschrijvend onderzoek vindt deels plaats binnen landelijk dekkende, continue registraties zoals het Periodiek Onderzoek Leefsituatie (POLS) van het Centraal Bureau voor de Statistiek (CBS) (box 26.1).

Box 26.1 Periodiek Onderzoek Leefsituatie (POLS)

Het POLS van het CBS heeft betrekking op verschillende onderwerpen betreffende de leefsituatie, niet alleen gezondheid, maar ook arbeidsomstandigheden, rechtsbescherming, veiligheid, tijdsbesteding en wonen. Deze informatie komt beschikbaar over allerlei groepen in de bevolking. Binnen de module Gezondheid en Arbeid worden gegevens verzameld over de gezondheidstoestand, het gebruik van medische en maatschappelijke voorzieningen, de leefstijl, waaronder arbeidsomstandigheden, en het preventief gedrag van de Nederlandse bevolking van 0 jaar en ouder in particuliere huishoudens.

Uitgebreidere landelijk representatieve gegevens over deze onderwerpen zijn verzameld in de patiëntenquêtes van de eerste (1987) en tweede (2001) Nationale Studie naar Ziekten en Verrichtingen in de huisartspraktijk (Bensing et al., 1991; Schellevis et al., 2004). In het patiëntenonderdeel van deze studies staan gezondheid en ziekte centraal vanuit het perspectief van de bevolking en vanuit het perspectief van de huisarts(praktijk). Er worden gegevens gepresenteerd over de door mensen zelf ervaren gezondheid en door hen gerapporteerde klachten en aandoeningen in het kader van een health interview survey. Daarnaast wordt weergegeven welke klachten en aandoeningen mensen in één jaar tijd aan de huisarts(praktijk) presenteren, op basis van de diagnose van de huisarts. Grote gegevensverzamelingen zoals deze zijn ook uitgebreid gebruikt om verschillen in gebruik van gezondheidsvoorzieningen tussen verschillende bevolkingsgroepen te beschrijven en exploreren. Denk bijvoorbeeld aan verschillen in gebruik van gezondheidszorg tussen autochtone en allochtone Nederlanders, of tussen groepen met een verschillende sociaaleconomische achtergrond.

Explorerend onderzoek naar hulpzoekgedrag in Nederland richt zich qua inhoud bijvoorbeeld op het bezoek aan de eerstehulpafdelingen van ziekenhuizen. Dat heeft te maken met de poortwachterspositie van de huisarts in het Nederlandse gezondheidszorgsysteem. Het is dan interessant om te onderzoeken waarom sommige (groepen) patiënten proberen de huisarts te omzeilen door hun klachten direct bij het ziekenhuis of de specialist te presenteren. Een voorbeeld van dergelijk explorerend onderzoek is uitgevoerd door Jaarsma-Van Leeuwen et al. (2000). Het doel van hun onderzoek was het inventariseren van de redenen van patiënten die zonder verwijzing van de huisarts de spoedeisendehulpafdeling bezoeken en hun karakteristieken. Niet-verwezen patiënten werd gevraagd naar de redenen voor hun komst zonder verwijzing. De frequentste redenen voor het directe bezoek waren: 'niet aan de huisarts gedacht' en 'wil specialistische hulp'. De niet-verwezen patiënten verschilden van de verwezen patiënten in leeftijd, ernst van het trauma, aard van het trauma, en woonplaats.

Patiënt als informatiebron
In de jaren negentig van de vorige eeuw zijn in Nederland meetinstrumenten ontwikkeld met als doel kwaliteit van zorg te meten vanuit het perspectief van de patiënt. Dit zijn de zogeheten QUOTE-vragenlijsten. QUOTE staat voor: quality of care through the patient's eyes (kwaliteit van zorg vanuit patiëntenperspectief). Om de kwaliteit van zorg vanuit cliëntenperspectief voor diverse categorieën patiënten te achterhalen zijn er verschillende QUOTE-vragenlijsten ontwikkeld (zie http://www.nivel.nl/quote). QUOTE-vragenlijsten meten ervaringen van consumenten van zorg. Dat is een belangrijke verbetering ten opzichte van vragenlijsten uit de jaren tachtig van de vorige eeuw, waarin alleen naar tevredenheid van patiënten/consumenten werd gevraagd. QUOTE-vragenlijsten zijn gebaseerd op wat patiënten belangrijk vinden. Het maken van een QUOTE-vragenlijst begint met het voeren van groepsgesprekken (focusgroepinterviews), individuele gesprekken of chatsessies op internet met patiënten. Zaken die zij belangrijk vinden, worden opgenomen in de eerste versie van de QUOTE-vragenlijst. Die eerste versie wordt vervolgens voorgelegd aan een tweede, grotere groep patiënten. Ook zij geven aan wat zij belangrijk vinden en welke ervaringen zij met de zorg hebben. Hun antwoorden zijn de basis voor de uiteindelijke QUOTE-vragenlijst. Een QUOTE-vragenlijst wordt in principe schriftelijk bij cliënten afgenomen. Elke QUOTE-vragenlijst bestaat uit twee delen. In deel één geven cliënten aan

welke aspecten zij belangrijk vinden met betrekking tot de zorg die zij krijgen. In deel twee wordt hun gevraagd welke ervaringen zij met die kwaliteitsaspecten hebben. Door de antwoorden van het eerste en van het tweede deel van de vragenlijst te combineren, kan een gewogen oordeel worden gegeven over de kwaliteit van zorg in zijn geheel en over de kwaliteitsimpact van specifieke aspecten van die zorg.

In een recent onderzoek zijn de resultaten van studies naar de wensen en oordelen van cliënten in de gezondheidszorg met elkaar vergeleken (Smit en Friele, 2005). Voor deze vergelijking zijn onder andere ook verschillende QUOTE-studies gebruikt. Uit deze overzichtstudie is naar voren gekomen tegen welke zaken veel cliënten, ongeacht hun aandoening, aanlopen. In de ogen van cliënten waren belangrijke verbeterpunten in de zorg bijvoorbeeld dat het na verwijzing door de huisarts te lang duurt voor ze bij een medisch specialist terecht kunnen. Andere verbeterpunten hebben betrekking op de overdracht tussen ziekenhuis en thuiszorg, of het krijgen van informatie over het combineren van verschillende medicamenten.

26.4 Toetsend patiëntonderzoek

Patiënt als object

Toetsend onderzoek met de patiënt als object heeft plaatsgevonden rond het hulpzoekgedrag en zorggebruik. Een voorbeeld van toetsend onderzoek met de patiënt als object is het onderzoek naar therapietrouw (compliance). Echter, het aantal succesvolle studies is beperkt. Dit wordt geïllustreerd door het feit dat de compliance nauwelijks verbeterd is, ondanks jaren van onderzoek.

> **Box 26.2 Onderzoek naar (het ontbreken van) therapietrouw**
> Om het probleem van non-compliance aan te pakken is een grote diversiteit aan interventies bedacht en onderzocht. Interventies waarin verschillende samenhangende methodes worden gehanteerd, blijken effectiever dan interventies waarin maar één methode wordt gebruikt (Roter et al., 1998). Desondanks blijft de vraag wat de oorzaken van non-compliance zijn, goeddeels onbeantwoord. Een van de redenen hiervoor is het ontbreken van een consistent, samenhangend, theoretisch raamwerk. In veel onderzoek ontbreekt ook de theoretische onderbouwing van interventies (Mihalko et al., 2004). Dit betekent dat dit type onderzoek veel meer dan in het verleden behoefte heeft aan een goede theoretische onderbouwing. Dit betekent ook dat gezocht moet worden naar een onderbouwing die wel uitzicht biedt op verbeteringen op dit gebied.

Patiënt als informatiebron

Als het gaat om het meten van patiëntenoordelen over de kwaliteit van de ontvangen zorg is er nauwelijks toetsend onderzoek uitgevoerd. De ervaringen tot nu toe hebben laten zien dat bepaalde groepen patiënten systematisch anders oordelen over de zorg. Ouderen, lager opgeleiden en mensen met een betere gezondheidstoestand zijn over het algemeen positiever dan jongeren, hoger opgeleiden en mensen met een slechte gezondheidstoestand. Welke mechanismen hieraan ten grondslag liggen, is eigenlijk niet bekend. Het feit dat ouderen positiever oordelen zou bijvoorbeeld een cohorteffect kunnen zijn, maar ook een leeftijdseffect. Als het een cohorteffect is, zou de verklaring voor hun positievere oordelen liggen in het feit dat de ouderen van nu minder mondig, dankbaarder en sneller tevreden te stellen zijn dan de generaties na hun. Als het een leeftijdseffect is, zou de verklaring liggen in het feit dat met het toenemen van de leeftijd mensen reëlere verwachtingen krijgen over wat de gezondheidszorg vermag, of dat mensen milder worden in hun oordelen. Een alternatieve verklaring voor het leeftijdseffect is dat ouderen meer afhankelijk zijn van zorg en zich daarom niet kunnen veroorloven om tegen zichzelf en anderen toe te geven dat de kwaliteit niet voldoet (cognitieve dissonantie). Daartegen spreekt echter het feit dat mensen met een slechte gezondheidstoestand (die immers ook meer afhankelijk zijn van de zorg) over het algemeen juist ontevredener zijn.

26.5 Tot slot

In de afgelopen decennia heeft de patiënt zich een volwaardige positie verworven in het GZO. Het onderzoek met de patiënt als object, traditioneel het domein van medisch-sociologen, antropologen en psychologen, wordt tegenwoordig geflankeerd door onderzoek waarin de patiënt vooral een bron van informatie vormt over bijvoorbeeld de effectiviteit van een behandeling of de kwaliteit van de verleende zorg. Het onderzoek met de patiënt als object kent, mede omdat het een langere traditie heeft, al voorbeelden van toetsend onderzoek.

Het toetsend onderzoek met de patiënt als bron van informatie staat eigenlijk nog in de kinderschoenen. Hier ligt dan ook een belangrijke uitdaging voor toekomstig onderzoek. In de nabije toekomst zal het Nederlandse patiëntonderzoek voor een belangrijk deel in het teken staan van de rol van de patiënt als kiezende zorgconsument. Daarbij wordt gewerkt aan standaardisatie van meetmethodieken. Bij die standaardisatie wordt enerzijds geput uit de omschreven QUOTE-systematiek en wordt daarnaast aangesloten bij de Amerikaanse CAHPS-methodiek. CAHPS staat voor Consumer Assessment of Healthcare Providers and Systems. Gestreefd wordt naar het oprichten van een landelijk instituut, van waaruit de methodologie van klantervaringsonderzoek verder wordt gestandaardiseerd op basis van CAHPS en QUOTE, de zogenaamde consumer quality index (CQ-index). Deze onderzoekslijn wordt sterk beïnvloed door de beleidsstroom waarin de kiezende patiënt of consument centraal staat. Deze patiënt laat zich uitgebreid informeren over het zorgaanbod en maakt vervolgens een goed geïnformeerde keuze. Die beleidsstroom was eigenlijk al zichtbaar bij de totstandkoming van de verschillende patiëntenwetten eind twintigste eeuw, die weer hun wortels hadden in de emancipatiebewegingen van de jaren zestig van de twintigste eeuw.

Het belang hiervan is dat daadwerkelijk invulling wordt gegeven aan het vereiste dat patiënten geïnformeerd moeten worden om zelf te kunnen beslissen. Dit gold als jaren voor de individuele hulpverlener-patiëntrelatie, en is uitgebreid tot ondermeer de verzekeraar-verzekerderelatie of de ziekenhuis-patiëntrelatie. Onvermijdelijk zal blijken dat deze ontwikkelingen hun beperkingen zullen hebben. De vraag is nu nog niet goed te beantwoorden in hoeverre patiënten behoefte hebben aan al die keuzevrijheid. Dat vraagt om onderzoek naar keuzes die er voor patiënten of consumenten werkelijk toe doen en welke er niet toe doen. Wellicht dat het aantal keuzemogelijkheden van patiënten in de tijd gereduceerd zal worden door grootschalige fusies tussen zorgverzekeraars of tussen zorgaanbieders. Omdat groot belang wordt gehecht aan het informeren van patiënten en de eigen verantwoordelijkheid die hier uit voortvloeit, zal het belang van het thema 'health literacy' toenemen. Daarbij zal niet alleen ingegaan moeten worden op de traditionele kanalen voor het verstrekken van informatie, zoals het geschreven materiaal of de interpersoonlijke communicatie, maar zal het nieuwe terrein van e-health verder ontgonnen moeten worden. Ten slotte zullen er altijd situaties blijven bestaan waarin de mogelijkheden tot het maken van keuzes beperkt zijn, bijvoorbeeld door een beperking in beschikbare middelen. Denk bijvoorbeeld aan het terrein van de orgaandonatie. In die gevallen gaat het om principes van rechtvaardige verdeling en keuzes die de maatschappij hierin moet maken. Op dat gebied is het onderzoek nog beperkt.

Aanbevolen literatuur

Cleary PD, Edgman-Levitan S. Health care quality. incorporating consumer perspectives. JAMA, 1997;278(19):1608-12.

Helman CG. Culture, health and illness: an introduction for health professionals. London: Wright, 1990.

Mechanic D. Health and illness behavior and patient-practitioner relationships. Soc Sci Med, 1992;34(12):1345-50.

Referenties

Bensing JM, Foets M, Velden J van der, Zee J van der. Nationale Studie van ziekten en verrichtingen in de huisartspraktijk: achtergronden en methoden. Huisarts en Wetenschap, 1991;34(2):51-61.

Helman CG. Culture, health and illness: an introduction for health professionals. London: Wright, 1990.

Jaarsma-Van Leeuwen I, Hammacher ER, Hirsch R, Janssens M. Patiënten zonder verwijzing op de afdeling Spoedeisende Hulp: patiëntkarakteristieken en motieven. Nederlands Tijdschrift voor Geneeskunde, 2000;144(9):428-431.

Mechanic D. Health and illness behavior and patient-practitioner relationships. Soc Sci Med, 1992;34(12):1345-50.

Mihalko SL, Brenes GA, Farmer DF, Katula JA, Balkrishnan R, Bowen DJ. Challenges and innovations in enhancing adherence. Control Clin Trials, 2004;25:447-457.

Roter DL, Hall JA, Merisca R, Nordstrom B, Cretin D, Svarstad B. Effectiveness of interventions to improve patient compliance: a meta-analysis. Med Care, 1998;36:1138-1161.

Schellevis FG, Westert GP, Bakker DH de, Groenewegen PP. Tweede Nationale Studie naar ziekten en verrichtingen in de huisartspraktijk: vraagstellingen en methoden. Utrecht: NIVEL, 2004.

Sixma HJ, Kerssens JJ, Campen CV, Peters L. Quality of care from the patients' perspective: from theoretical concept to a new measuring instrument. Health Expect, 1998;1(2):82-95.

Smit M, Friele R. De agenda van de patiënt. Utrecht: NIVEL, 2005.

Stewart MG. Outcomes research: an overview. ORL J Otorhinolaryngol Relat Spec, 2004;66(4):163-6.

27 Gezondheidszorgonderzoek op het terrein van primaire preventie

K. Proper
M. Chin A Paw
M.N.M. van Poppel
W. van Mechelen

27.1 Inleiding

In de derde Volksgezondheid Toekomstverkenning van het RIVM werd geconcludeerd dat de gezondheid van de Nederlander zich minder gunstig ontwikkelt dan die van andere Europeanen (Van Oers, 2002). Ongezond gedrag werd daarbij als de belangrijkste bekende oorzaak genoemd. Bij dat ongezonde gedrag spelen leefstijlgedragingen, ook wel bekend onder de noemer BRAVO, een belangrijke rol. BRAVO staat voor (meer) Bewegen, (stoppen met) Roken, (matig gebruik van) Alcohol, (gezonde) Voeding en (voldoende) Ontspanning. Verandering c.q. verbetering van de leefstijl lijkt dus de aangewezen manier om de belangrijkste gezondheidsproblemen te voorkomen en de gezondheid te bevorderen.

In de afgelopen decennia zijn diverse leefstijlinterventies ter primaire preventie ontwikkeld en geëvalueerd. Deze interventies hebben weliswaar als overeenkomstig doel bevordering van gezond gedrag, maar kunnen verschillen in de concrete invulling van de interventie (intensiteit, frequentie en duur) of in de achterliggende theorie. Veel leefstijlinterventies zijn namelijk gebaseerd op theoretische inzichten (modellen) over gedrag of over het proces van gedragsverandering. In paragraaf 27.3 zal een aantal van de in GZO meest gebruikte modellen aan de orde komen.

Ook verschillen in de setting van waaruit de interventie aangeboden wordt, en daarmee verschillen in de bereikte doelgroep, bepalen de inhoud van de interventies. Community-based interventies zijn interventies waarbij homogene groepen in een groter sociaal en/of fysiek (geografisch) verband benaderd worden (VWS, 2001). Er zijn verschillende communities denkbaar van waaruit primaire preventieve leefstijlprogramma's aangeboden worden, waarbij elke benadering in het bijzonder gericht is op een specifieke doelgroep. Zo kan een interventie gericht op het bevorderen van gezond gedrag bijvoorbeeld aangeboden worden via het bedrijf, de school, de wijk of via de eerstelijnsgezondheidszorg. Verderop in dit hoofdstuk zullen voorbeelden van onderzoek beschreven worden waarbij het effect van verschillende typen primair preventieve interventies gericht op het bevorderen van een gezonde leefstijl (voeding en bewegen) is onderzocht.

Aansluiting bij de empirische cyclus van A.D. de Groot

Het onderzoek binnen het terrein van primaire preventie dat zich richt op leefstijl, past goed binnen de empirische cyclus zoals beschreven door A.D. de Groot. De Groot onderscheidt vijf vormen van wetenschappelijk onderzoek, te weten: inventariserend onderzoek, explorerend onderzoek, toetsend onderzoek, instrumenteel onderzoek en interpretatief-theoretische studies. Net als bij GZO in brede zin kunnen onderzoeksvragen in het onderzoek naar leefstijl ter primaire preventie beantwoord worden binnen deze vijf onder-

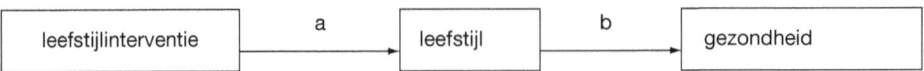

Figuur 27.1 Schematische weergave van de veronderstelde relaties tussen een leefstijlinterventie, leefstijl en gezondheid.

zoeksvormen. Dit hoofdstuk richt zich echter vooral op de derde vorm van wetenschappelijk onderzoek, het toetsende onderzoek. De keuze om de nadruk te leggen op het toetsende onderzoek impliceert echter niet dat binnen de primaire preventie geen gebruik wordt gemaakt van de andere vormen van wetenschappelijk onderzoek. De overige vormen worden wel degelijk uitgevoerd binnen het onderzoek naar primaire preventie. Na de beschrijving van het toetsende onderzoek (paragraaf 27.2) zal kort ingegaan worden op de aanvullende waarde van de overige vormen van wetenschappelijk onderzoek in het onderzoek naar primaire preventie.

27.2 Toetsend onderzoek

Hypotheses

'In toetsend onderzoek vindt een kritische toetsing plaats van voorspellingen, die via het proces van deductie vanuit theorieën c.q. hypotheses zijn ontwikkeld' (Juttmann et al., 2004). De hypotheses binnen het toetsende onderzoek naar leefstijl zijn onder meer afgeleid van epidemiologisch onderzoek naar de relatie tussen leefstijl en gezondheid. Diverse epidemiologische onderzoeken hebben namelijk aangetoond dat personen die onvoldoende bewegen, een verhoogd risico hebben op diverse ernstige ziekten, zoals hart- en vaatziekten, diabetes mellitus type 2, osteoporose en bepaalde vormen van kanker ten opzichte van personen die voldoende bewegen (USDHHS 1996; Maas et al., 1997). Voor gezonde voeding en stoppen met roken kan dezelfde conclusie getrokken worden in de zin dat personen die ongezond eten en roken een verhoogd risico hebben op diverse chronische ziekten. Op basis van deze bewezen relaties zijn leefstijlinterventies ontwikkeld met als doel ziekten te voorkomen.

De hypotheses in het toetsende onderzoek naar leefstijlinterventies zijn over het algemeen:
1 Een interventie gericht op leefstijlverbetering leidt tot een verbeterde leefstijl (lijn a, figuur 27.1).
2 Een verbeterde leefstijl leidt tot een verbeterde gezondheid (lijn b, figuur 27.1).

Verder is er een aantal impliciete hypotheses die echter niet altijd getoetst worden, maar die wel een belangrijke rol spelen bij de ontwikkeling van de interventie. Zoals eerder vermeld zijn leefstijlinterventies vaak gebaseerd op bepaalde theoretische inzichten (modellen). Deze modellen gaan er over het algemeen vanuit dat gedrag verklaard kan worden door de intentie dat gedrag uit te voeren, die op haar beurt weer bepaald wordt door een aantal gedragsdeterminanten (zie figuur 27.2). Een voorbeeld van een gedragsdeterminant is de attitude, dat wil zeggen de houding van de persoon tegenover dat gedrag. Ondanks dat niet afdoende is aangetoond dat intenties leiden tot het beoogde gedrag, leunt een substantieel deel van het onderzoek naar het effect van interventies op de veronderstelling dat intentie leidt tot gedrag. Kortom, binnen het toetsend onderzoek naar leefstijlinterventies kunnen de volgende hypotheses toegevoegd worden:
1 Een interventie die gebaseerd is op een gedragsdeterminantenmodel leidt tot een gewenste verandering in de determinanten.
2 Een verbetering in de determinanten leidt tot de intentie het gewenste gedrag uit te voeren.
3 De intentie tot het gewenste gedrag leidt tot uitvoering van het gewenste gedrag.

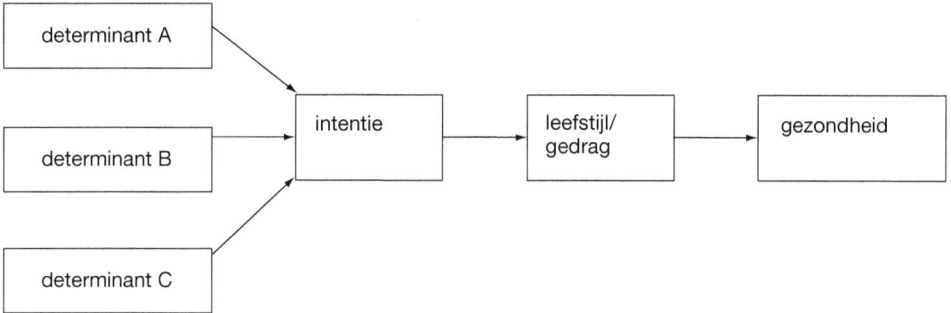

Figuur 27.2 Schematische weergave van de (vereenvoudigde) relatie tussen gedragsdeterminanten, intentie, gedrag en gezondheid.

Onderzoeksvragen

Onderzoeksvragen zijn een afgeleide van de onderzoekshypotheses. Over het algemeen is het doel van een leefstijlinterventie het bewerkstelligen van een verandering van het gedrag, ofwel een verbetering van de leefstijl, en daarmee het bereiken van een gezondheidseffect. Dit leidt dus tot de volgende onderzoeksvragen:
1 Leidt de leefstijlinterventie tot een verbeterde leefstijl?
2 Leidt de leefstijlinterventie (via een verbeterde leefstijl) tot een verbeterde gezondheid?

Beide vraagstellingen toetsen de effectiviteit van de interventie. De eerste vraagstelling is een direct afgeleide van hypothese 1, die veronderstelt dat een interventie die zich richt op leefstijl leidt tot een verbeterde leefstijl (lijn a in figuur 27.1). De tweede vraagstelling echter is een indirecte afgeleide van de tweede hypothese, die stelt dat een verbeterde leefstijl leidt tot een verbeterde gezondheid (lijn b in figuur 27.1). Tezamen met de eerste hypothese wordt dus verondersteld dat een interventie gericht op leefstijlbevordering leidt tot een verbeterde gezondheid. Het effect van een leefstijlinterventie op de gezondheid wordt inderdaad regelmatig getoetst. Echter, vaak wordt achterwege gelaten hoe de gedragsverandering of het gezondheidseffect bereikt wordt. Dat wil zeggen: er worden over het algemeen geen correlationele analyses en structurele model-analyses (bijvoorbeeld LISREL) verricht waarbij nagegaan wordt wat de relaties zijn tussen de onafhankelijke, intermediërende en afhankelijke variabelen. Dit soort analyses is echter enorm belangrijk, omdat dan duidelijk wordt waarom een interventie wel of niet effectief is. Identificatie van intermediërende variabelen maakt niet alleen de ontwikkeling van effectievere interventies mogelijk, maar helpt ons ook begrijpen hoe gedragsverandering tot stand komt.

Verder zou opgemerkt kunnen worden dat er voorafgaand aan de bovengenoemde vraagstellingen nog een paar onderzoeksvragen toegevoegd moeten worden, namelijk die vraagstellingen die afgeleid zijn van de laatste drie hypotheses (zie figuur 27.2). De geformuleerde vraagstellingen zijn dan:
3 Leidt de interventie die gebaseerd is op gedragsdeterminanten tot een gewenste verandering in de determinanten?
4 Leidt een verandering in de gedragsdeterminant tot de intentie gedrag te veranderen?
5 Leidt de intentie tot het gewenste gedrag tot uitvoering van het gewenste gedrag?

De eerste van de drie is wederom een vraag naar de effectiviteit van de interventie, terwijl de overige twee vraagstellingen ingaan op de hypotheses over hoe gedrag tot stand komt. Dit is weliswaar interessant na te gaan, maar vormt over het algemeen geen primaire vraagstelling in het toetsend onderzoek waarbij de vraag naar de effectiviteit van een interventie centraal staat.

Design

Daar waar mogelijk worden de vraagstellingen beantwoord met behulp van een experimenteel design. Hierbij wordt de voorkeur gegeven aan een randomised controlled trial (RCT), waarbij de onderzoekspersonen willekeurig worden ingedeeld in een groep die de interventie aangeboden krijgt (de interventiegroep) en een groep die deze interventie (nog) niet ontvangt (de controlegroep). In sommige situaties is deze vorm echter ethisch of praktisch niet mogelijk. In dat geval wordt een quasi-experimenteel toetsend onderzoek uitgevoerd, een Controlled Trial (CT). Hierbij krijgen bijvoorbeeld alle werknemers binnen één bedrijf de interventie en wordt een ander, vergelijkbaar bedrijf gezocht dat als controle fungeert. Indien namelijk gerandomiseerd wordt binnen het bedrijf, bestaat de kans op contaminatie, waarbij werknemers in de interventiegroep het gedrag van collega's in de controlegroep zouden kunnen beïnvloeden. Op die manier kan er een ongewenste verzwakking van het effect optreden.

In een RCT naar de effectiviteit van leefstijlinterventies ter primaire preventie krijgt de controlegroep over het algemeen 'usual care', die in dit geval geen interventie betreft. Ook wordt regelmatig gebruikgemaakt van algemene (schriftelijke) informatie, zoals het verstrekken van foldermateriaal. Dit vindt vooral plaats bij onderzoeken waar de interventiegroep een zogenaamde stage-based interventie aangeboden krijgt, dat wil zeggen een interventie die gebaseerd is op de fase van gedragsverandering (zie tabel 27.1).
Leefstijlinterventies kunnen effect hebben op gedrags- en gezondheidsgerelateerde uitkomstmaten. Onder gedragsgerelateerde uitkomstmaten worden in dit geval de verschillende leefstijlaspecten verstaan, te weten: bewegen, roken, alcohol en voeding. Gezondheidsgerelateerde uitkomstmaten betreffen zowel biologische als subjectieve maten. Biologische gezondheidsgerelateerde uitkomstmaten zijn bijvoorbeeld de bloeddruk, het cholesterolgehalte in het bloed of de lichaamssamenstelling (bijvoorbeeld het percentage lichaamsvet). Subjectieve gezondheidsvariabelen zijn bijvoorbeeld de ervaren gezondheid of de kwaliteit van leven. Indien de interventie geïmplementeerd wordt vanuit de bedrijfssetting, spelen naast leefstijl en de gezondheid, werkgerelateerde variabelen, zoals ziekteverzuim en productiviteit, een rol. Immers, het bedrijf investeert in een interventie en is uiteraard geïnteresseerd in de opbrengst ervan voor het bedrijf. Ondanks dat het lastig is effecten op dergelijke uitkomstmaten vast te stellen, worden pogingen ondernomen na te gaan of de interventie leidt tot minder ziekteverzuim of een verhoogde productiviteit. Soms wordt een stap verder gezet en wordt een kosten-batenanalyse uitgevoerd, waarbij gekeken wordt of de investeringen terugverdiend worden door de baten als gevolg van verminderd verzuim en/of een verhoogde productiviteit. Echter, onderzoeken die dit op een methodologisch goede manier hebben onderzocht, zijn zeer schaars (Proper et al., 2005).

Methodologische eisen

Hoewel een RCT methodologisch gezien het neusje van de zalm is in het toetsend onderzoek, zijn er ook enkele nadelen aan verbonden. Hieronder zullen enkele methodologische eisen voor onderzoeksvoorstellen zoals beschreven in hoofdstuk 3 van het 'rode boekje' (Juttmann et al., 2004) besproken worden.

Interne validiteit

De interne validiteit geeft aan of en in hoeverre de conclusie van het onderzoek geldig is voor de onderzoeksgroep. In feite is deze in een RCT veelal gewaarborgd. In RCT's gaat het om de causale relatie tussen de leefstijlinterventie en het effect op een bepaalde uitkomst. Door randomisatie heeft iedere onderzoekspersoon evenveel kans om in de interventie-

Tabel 27.1 Voorbeelden van onderzoeken naar het effect van een primair preventieve leefstijlinterventie

Naam onderzoek	Opzet onderzoek	Interventie	Onderzoeksgroep	Resultaten
Active Living onderzoek (Proper, 2003)	RCT	Advies-op-maat over bewegen en voeding, zeven individuele gesprekken, gebaseerd op TTM.	Gemeentelijke ambtenaren (n=299) werkzaam binnen drie gemeentelijke diensten in Enschede.	Significant gunstig effect op lichamelijke activiteit (energieverbruik en sporten), cardiorespiratoire fitheid, % lichaamsvet en cholesterol. Geen significant effect op % dat aan de beweegnormen voldoet, klachten aan het bewegingsapparaat, body mass index en de bloeddruk. Er was een verschil in ziekteverzuim van zes dagen in het voordeel van de interventiegroep, maar dit was niet statistisch significant.
DOiT-project (Dutch Obesity Intervention in Teenagers) http://www.doitproject.com (Singh et al., 2006)	RCT	Interventie op individueel niveau in de lessen verzorging/ biologie en lichamelijke opvoeding, ondersteund door een computergestuurd advies op maat. Omgevingsinterventie bestaande uit additionele opties voor lichamelijke activiteit en individueel advies voor de schoolkantine Risicogedragingen waarop de interventie zich heeft gericht: consumptie van suikerhoudende (fris)dranken, snoepen en snacks, sedentair gedrag, transport van en naar school en sporten.	VMBO-scholieren (n=1071) verdeeld over achttien scholen (drie klassen per school). Gemiddelde leeftijd 12,8 jaar.	Het effect op gedragsdeterminanten, gedrag (bewegen en voeding) en lichaamssamenstelling wordt gemeten. Resultaten zullen in 2007 bekend zijn.

Naam onderzoek	Opzet onderzoek	Interventie	Onderzoeksgroep	Resultaten
WAAG-Studie (Wageningen Approach against fat Accumulation and weight Gain)	RCT	Advies op maat (cd-rom) over energiebalans gedrag en eigen BMI. Er worden vier opties voor stimulering van lichamelijke activiteit en gezonde voeding voorgesteld. Ondersteuning met website en nieuwsbrieven.	Pas gepensioneerden van 55-65 jaar (n=413). Gemiddelde leeftijd 59,5 jaar.	Het effect van de interventie wordt geëvalueerd op gedragsdeterminanten, gedrag (lichamelijke activiteit en energie-inneming) en lichaamssamenstelling. Resultaten zullen in 2007 bekend zijn.

groep te komen. Wanneer de groepen groot genoeg zijn, leidt dit ertoe dat bij aanvang van het onderzoek de interventiegroep en de controlegroep in alle opzichten aan elkaar gelijk zijn, dus ook ten aanzien van factoren die de causale relatie kunnen verstoren (potentiële confounders). Desondanks kan er bij een RCT sprake zijn van toevalsverschillen. Omdat deze dan alsnog het effect van de interventie kunnen beïnvloeden, kan in de statistische analyse gecorrigeerd worden voor groepsverschillen in deze verstorende variabelen.

Externe validiteit

Bij de externe validiteit gaat het om de vraag in hoeverre de conclusie geldig is voor andere populaties dan de onderzochte populatie. Ofwel: in hoeverre zijn de resultaten representatief voor de beoogde populatie? In RCT's wordt een steekproef genomen van de populatie waarover de onderzoekers een uitspraak willen doen (de bronpopulatie). Om deel te kunnen nemen aan het onderzoek worden vaak enkele criteria voor deelname (inclusiecriteria) opgesteld. Door het gebruik van deze inclusiecriteria wordt weliswaar een homogene groep verkregen, maar wordt de externe validiteit iets beperkt, aangezien de geldigheid van de conclusies in feite niet verder mogen reiken dan de populatie die aan deze criteria voldoet.

Statistische power

Statistische power geeft aan in hoeverre de conclusie van het onderzoek op toeval berust. Voor het toetsende onderzoek naar de effectiviteit van een leefstijlinterventie kan de power gedefinieerd worden als de kans om een bestaand effect van de interventie op een uitkomstmaat van ten minste een bepaalde omvang te ontdekken. Voorafgaand aan een (R)CT wordt een poweranalyse uitgevoerd, waarbij informatie uit eerdere onderzoeken wordt gebruikt om een verwachting uit te spreken over de omvang van het effect op de belangrijkste uitkomstmaat (primaire uitkomstmaat). Naast deze primaire uitkomstmaten zijn er echter nog andere relevante uitkomstmaten (secundaire uitkomstmaten) waarop de onderzoekers het effect willen nagaan. Omdat het echter niet gebruikelijk of wenselijk is om een poweranalyse uit te voeren op alle mogelijke interessante uitkomstmaten, kan het voorkomen dat er weliswaar een relevant 'effect' wordt gevonden, maar dat het gevonden 'effect' niet statistisch significant is, omdat de omvang van de steekproef daartoe niet toereikend was. Dit probleem doet zich vaak voor bij het effect op ziekteverzuim. Ondanks dat ziekteverzuim een relevante uitkomstmaat is voor een bedrijf, is het bijna nooit de primaire uitkomstmaat, of in ieder geval wordt bijna nooit een poweranalyse uitgevoerd op het kunnen aantonen van een (significant) effect op ziekteverzuim. Het probleem dat zich hierbij namelijk voordoet, is dat ziekteverzuimgegevens, net als kostengegevens, over het algemeen niet normaal verdeeld zijn, maar een rechts scheve verdeling vertonen (waarbij de grootste groep helemaal niet of nauwelijks heeft verzuimd en een heel kleine groep verantwoordelijk is voor een lange verzuimduur of hoge kosten) en daardoor een grote standaarddeviatie hebben. Als gevolg van deze scheve verdeling en de grote standaarddeviaties is een veel grotere steekproef vereist dan praktisch haalbaar is. Een algemeen probleem van de onderzoeken die naast het effect op de primaire uitkomstmaat een kosteneffectiviteit of een kosten-batenanalyse willen uitvoeren, is dan ook de te lage power voor het aantonen van een significant verschil in de kosten of baten. Desalniettemin kunnen de resultaten van belang zijn voor de beleidsmaker, omdat naast de statistische significantie gekeken moet worden naar de (klinische of maatschappelijke) relevantie van het gevonden resultaat. Dit kan echter wel een valkuil zijn. Uiteindelijk is het zo, dat een statistisch significante uitkomst weinig betekenis kan hebben vanwege een gebrek aan klinische of maatschappelijke relevantie, maar is het omgekeerde nooit vanzelfsprekend!

Intervalproblemen
Het belangrijkste probleem voor zowel de interne als externe validiteit van studies naar de effectiviteit van primaire preventie is de zogenaamde intervalproblematiek, zoals ook beschreven in hoofdstuk 2, paragraaf 2.4.6. De relevante einduitkomst van primaire preventie bestaat uit langetermijngezondheidseffecten op populatieniveau en de daarvan afhankelijke kosteneffectiviteit. Het is om praktische en financiële redenen meestal onmogelijk dergelijke uitkomsten direct binnen een onderzoeksproject te meten. Hiervoor zouden veel te complexe onderzoeksprojecten van ongekend grote omvang en duur noodzakelijk zijn. In de praktijk moet men genoegen nemen met proximale uitkomstmaten: op z'n best kortetermijngezondheidseffecten, maar doorgaans uitsluitend leefstijlveranderingen waarvan men (overigens op plausibele gronden) aanneemt dat ze tot de gewenste gezondheidseffecten zullen leiden. De mate waarin dat zal gebeuren, is nog meer onzeker dan het antwoord op de vraag of het zal gebeuren. De enige manier om toch enigszins inzicht te krijgen in deze langetermijneffecten is gebruikmaken van kwantitatieve modellen, waarin op basis van vanuit epidemiologische studies verkregen inzichten over verbanden tussen leefstijl en gezondheid, aannames over de relaties tussen de proximale en de relevante einduitkomsten worden gebruikt. Sensitiviteitsanalyses op basis van variaties in deze aannames kunnen tot verder inzicht leiden (zie hiervoor ook hoofdstuk 13).

Voorbeelden
In tabel 27.1 worden een paar voorbeelden van onderzoeken beschreven die gericht zijn op primaire preventie en tot doel hebben de leefstijl onder de betreffende doelgroep te verbeteren en zodoende de gezondheid te verbeteren.

27.3 Overige vormen van wetenschappelijk onderzoek

Ontwikkeling van interventies
In het toetsend onderzoek worden de interventies op hun effectiviteit getoetst. Daartoe dient dus eerst de interventie ontwikkeld te worden. Er zijn diverse manieren om een interventie te ontwikkelen. Een veel gebruikte methode voor het ontwikkelen is intervention mapping (IM) (Bartholomew, 2006). IM is een geschikte methode voor het ontwikkelen van gezondheidsbevorderende interventies. Hierbij worden zes stappen doorlopen, te weten:
1 needs assessment (analyse van de behoeften van de doelgroep);
2 definiëren van specifieke programmadoelen;
3 selecteren van theoriegebaseerde interventiemethoden en praktische strategieën om gedrag te veranderen;
4 ontwerpen van het programma;

5 anticiperen op de implementatie;
6 anticiperen op de proces- en effectevaluatie.

Ontwikkeling van theorieën

Voor de ontwikkeling van interventies is veelal gebruikgemaakt van theorieën over gedrag en gedragsverandering. In de afgelopen decennia zijn diverse modellen ontwikkeld die proberen het gedrag te verklaren of die proberen te beschrijven hoe het proces van gedragsverandering verloopt. In deze paragraaf zullen enkele van deze modellen die veel gebruikt worden in het onderzoek naar leefstijl ter primaire preventie, kort beschreven worden.

Een aantal theorieën verschaft inzicht in factoren die gedrag verklaren en gedragsverandering bevorderen. Voorbeelden van dergelijke modellen zijn de social learning theory (Bandura, 1986), het health belief model (Janz en Becker, 1980) en de theory of reasoned action (Ajzen en Fishbein, 1980). Gesteld kan worden dat deze gedragsmodellen het belang benadrukken van de motivatie om het gewenste gedrag uit te voeren. Daarnaast beschrijven zij een aantal determinanten die deze motivatie beïnvloeden. In het algemeen bevatten gedragsmodellen drie clusters van determinanten, die samen de motivatie van een persoon bepalen om een bepaald gedrag uit te voeren:
1 kennis en attitude,
2 sociale invloed,
3 eigen-effectiviteitsverwachting en barrières.

Attitude wil zeggen de houding van een persoon ten aanzien van een bepaald gedrag en wordt over het algemeen gevormd door het afwegen van de voor- en nadelen die iemand heeft ten aanzien van dat gedrag. Sociale invloed heeft betrekking op sociale normen, het waargenomen gedrag van anderen en de ervaren steun voor het gewenste gedrag. Eigen-effectiviteitsverwachting wordt gevormd door de inschatting van een persoon om een bepaald gedrag uit te kunnen voeren, de inschatting van een persoon van de mate waarin hij zich in staat acht om sociale druk te weerstaan of te benutten, en door de inschatting om het gewenste gedrag te kunnen blijven vertonen in situaties van spanning. Een persoon met een positieve attitude, veel sociale steun en een hoge eigen-effectiviteitsverwachting zal eerder in staat zijn om het gedrag te veranderen en vol te houden ten opzichte van personen met een negatieve attitude, weinig sociale steun en een lage eigen-effectiviteitsverwachting.

De modellen die uitgaan van bovengenoemde determinanten voor de verklaring van het gedrag, benadrukken vooral de individuele determinanten. Een ander, tegenwoordig veel toegepast model, is het ecologische model. In het ecologische model wordt verondersteld dat gedrag beïnvloed wordt door diverse factoren die op elkaar inwerken, zoals intrapersoonlijke en sociaal culturele factoren, beleid en de (sociale en fysieke) omgeving. Daarnaast zijn in een ecologisch model meerdere niveaus van omgevingsfactoren beschreven die relevant zijn voor het verklaren en het veranderen van het gezondheidsgerelateerde gedrag (Glanz, Rimer en Lewis, 2002). Het moge duidelijk zijn dat naast persoonlijke determinanten, omgevingsdeterminanten een belangrijke rol spelen bij het vertonen van gezondheidsgerelateerd gedrag. Zo kan de omgeving stimulerend dan wel belemmerend werken bij het aannemen van gezond gedrag. In de huidige maatschappij zien we helaas steeds meer dat de (fysieke) omgeving uitnodigt tot het vertonen van ongezond gedrag en daarmee gezond gedrag eerder ontmoedigt dan aanmoedigt. Denk bijvoorbeeld aan de toenemende automatisering met lichamelijke inactiviteit op de werkplek tot gevolg, maar ook de aanwezigheid van roltrappen, liften en fastfoodrestaurants zorgen voor het stimuleren van ongezonde gedragingen. Veranderingen in de omgeving die het ons juist makkelijker maken om een gezonde keuze te maken, zijn dan ook gewenst.

Bovenstaande type modellen zijn zogenaamde determinantenmodellen, omdat ze een aantal determinanten beschrijven die het gedrag beïnvloeden. Een ander type model gaat een stap verder en probeert inzicht te verschaffen in de wijze waarop gedragsverandering plaatsvindt. Voorbeelden hiervan die tegenwoordig veel gebruikt worden in het onderzoek naar leefstijlinterventies, zijn het transtheoretisch model (TTM) (Prochaska en DiClemente, 1983) en het precaution adaption processmodel (PAPM) (Weinstein en Sandman, 1992). Beide modellen gaan ervan uit dat gedragsverandering niet in één keer gebeurt, maar dat er een aantal fasen doorlopen wordt. Deze fasen zijn gebaseerd op het huidige gedrag en de motivatie om dit gedrag in positieve zin te veranderen. Bij het TTM zijn deze fasen:
1 precontemplatie,
2 contemplatie,
3 preparatie,
4 actie,
5 behoud,
6 terugval.

In de eerste fase (precontemplatie) overweegt de persoon geen gedragsverandering. In de contemplatiefase is hij een stapje verder en overweegt hij binnen zes maanden zijn gedrag daadwerkelijk te veranderen. In de preparatiefase is de persoon al met kleine veranderingen begonnen of overweegt hij binnen een maand te veranderen van gedrag. In de actiefase is het gedrag minder dan zes maanden geleden veranderd. Deze actiefase kan gevolgd worden door behoud of terugval in het oude en ongezonde gedrag.

Een interventie die gebaseerd is op het TTM wordt toegesneden op de fase van gedragsverandering waarin iemand zich bevindt. Als gevolg daarvan is het doel en de inhoud van de interventie verschillend en afhankelijk van de fase van gedragsverandering van de persoon. Zo zal bij een persoon in de precontemplatiefase het vergroten van kennis over het onderwerp een belangrijk aandachtspunt vormen, terwijl bij iemand in de contemplatie- of preparatiefase het opstellen van een concreet gedragsveranderingplan gewenst is. En bij iemand in de actiefase zal er zorg moeten zijn voor het voorkomen van terugval, opdat het gezonde gedrag behouden blijft.

Kosteneffectiviteitsanalyses

Het doel van het toetsend onderzoek binnen de primaire preventie is de effectiviteit nagaan van de leefstijlinterventie op gedrag (leefstijl) of gezondheid. Zoals eerder aangegeven wordt ook wel het effect op werkgerelateerde uitkomstmaten (zoals ziekteverzuim) onderzocht, en wordt indien mogelijk nagegaan of de gedane investeringen daarmee teruggewonnen worden. Dit soort onderzoek, waarbij de verhouding tussen de kosten en de effecten, of tussen de kosten en de baten, onderzocht wordt, vindt weliswaar steeds meer plaats, maar is nog schaars. Deze kosteneffectiviteit- en kosten-batenanalyses zijn van belang voor de beleidsmakers, zoals de overheid, of bij een bedrijfsinterventie voor de werkgever. Dergelijke analyses geven immers antwoord op de vraag hoeveel de overheid zou moeten investeren om een bepaald gezondheidseffect te kunnen bewerkstelligen, of hoeveel het bedrijf zou moeten investeren om een dag ziekteverzuim te voorkomen.

Literatuuronderzoek

Verder worden er binnen het onderzoek naar leefstijl met als doel primaire preventie (systematische) literatuurstudies verricht. Vaak gebeurt dit alvorens te starten met het toetsende onderzoek naar de (kosten)effectiviteit van een leefstijlinterventie. Deze literatuurstudie heeft dan bijvoorbeeld tot doel na te gaan wat reeds bekend is over de effectiviteit van vergelijkbare interventies.

Instrumenteel onderzoek

Tot slot is er in het onderzoek naar leefstijlinterventies ook vaak sprake van instrumenteel onderzoek. Er bestaan weliswaar reeds veel verschillende instrumenten die het gedrag, het gezondheidseffect of de mogelijk beïnvloedende factoren (confounders) meten, maar omdat elk onderzoek uniek is, kan het zijn dat deze instrumenten ontbreken voor het specifieke doel of de specifieke doelgroep van het betreffende onderzoek. In dat geval vormt de ontwikkeling en het onderzoeken van de validiteit van een nieuw waarnemingsinstrument, zoals een vragenlijst, een belangrijk onderdeel binnen het toetsende onderzoek.

27.4 Tot slot

Dit hoofdstuk is ingegaan op de beïnvloeding van leefstijl als (belangrijke) vorm van primaire preventie als onderwerp van het onderzoek binnen GZO. Daarbij is specifiek ingegaan op het toetsend onderzoek, dat vaak (maar niet alleen!) plaatsvindt in het GZO. Dit onderzoek geeft antwoord op de vraag of leefstijlprogramma's leiden tot een verbeterde leefstijl en een verbeterde gezondheid.

Het onderzoek naar primaire preventie wijkt over het algemeen niet af van de empirische cyclus zoals beschreven door A.D. de Groot. Ook wijkt het in grote lijnen niet af van ander toetsend onderzoek, bijvoorbeeld naar secundaire preventie, zoals het toetsend onderzoek naar effect van medicamenteuze behandeling onder een specifieke patiëntenpopulatie. Wel kent het (toetsend) onderzoek binnen het primair preventieve terrein een aantal specifieke problemen. Een van die problemen die we hier niet onbesproken willen laten, betreft de compliantie, oftewel de therapietrouw. Hoewel dit bij behandeling (secundaire preventie) ook speelt, is het bij interventies ter primaire preventie helemaal een belangrijk item, omdat de doelgroep in feite 'gezond' is. De doelgroep wordt een gedragsveranderingsinterventie aangeboden c.q. geadviseerd teneinde negatieve gezondheidsgevolgen op de lange termijn te voorkomen of te verminderen. Het is dus van belang deze langetermijneffecten van gezond gedrag goed over te brengen en daarnaast ook de voordelen op de korte termijn te benadrukken, zodat men zich bewust wordt (en blijft) van de noodzaak tot verandering.

Aanbevolen literatuur

Ministerie van VWS. Langer gezond Leven: ook een kwestie van gezond gedrag. Den Haag: Ministerie van VWS, 2003.
Proper KI, Bakker I, Overbeek K van et al. Naar een gericht BRAVO-beleid door bedrijfsartsen. Body@Work rapport, april 2005 (beschikbaar via: http://www.bodyatwork.nl/files/rapport_bravo.pdf).

Referenties

Ajzen I, Fishbein M. Understanding attitudes and social behavior. Englewood Cliffs, NJ: Prentice-Hall, 1986.
Bandura A. Social foundations of thought and action: a social cognitive theory. Englewood Cliffs, NJ: Prentice-Hall, 1986.
Bartholomew LK, Parcel GS, Kok G, Gottlieb NH. Planning health promotion programs; an Intervention Mapping approach. San Francisco, CA: Jossey-Bass, 2006.
Glanz K, Rimer BK, Lewis FM. Health behavior and health education. Theory, research, and practice (3rd edition). San Francisco: John, Wiley & Sons, 2002.
Janz NK, Becker MH. The health Belief model: a decade later. Health Educ Q, 1984;11:11-47.
Juttmann R, Klazinga N, Mackenbach J. Wetenschappelijke kwaliteit van het gezondheidszorgonderzoek. Domein en richtlijnen voor onderzoeksvoorstellen. Rotterdam: Erasmus MC, Universitair Medisch Centrum Rotterdam, afdeling Maatschappelijke Gezondheidszorg, 2004.
Maas IAM, Gijsen R, Lobbezoo IE, Poos MJJC (red). Volksgezondheid Toekomst Verkenning 1997. De gezondheidstoestand: een actualisering. Maarssen: Elsevier/De Tijdstroom, 1997.
Ministerie van VWS. Sport, Bewegen en Gezondheid. Naar een actief kabinetsbeleid ter vergroting van de gezondheid door en bij sport en beweging. Den Haag: Ministerie van VWS, 2001.
Oers JAM van. Volksgezondheid Toekomst Verkenning (VTV). Gezondheid op Koers? Houten: Bohn Stafleu Van Loghum/RIVM, 2002.
Prochaska JO, DiClemente CC. Stages and processes of self change of smoking: Toward an integrative model of change. J Consult Clin Psychol, 1983;51:390-395.
Proper KI. Effectiveness of worksite physical activity

counseling (thesis). Heerhugowaard: Plantijn-Casparie. Hoofddorp: TNO Arbeid, 2003.

Proper KI, Bakker I, Overbeek K van et al. Naar een gericht BRAVO-beleid door bedrijfsartsen. Body@Work rapport, april 2005.

Singh AS, Chin a Paw MJM, Kremers SPJ et al. Design of the Dutch Obesity Intervention in Teenagers (NRG-DOiT): systematic development, implementation and evaluation of a school-based intervention aimed at the prevention of excessive weight gain in adolescents, BMC Public Health, 2006;16(6):304.

US Department of Health and Human Services. Physical activity and health: a report of the Surgeon General. Atlanta (GA): US Department of Health and Human Services, Centers for Disease Control and Prevention, National Center for Chronic Disease Prevention and Health Promotion, 1996.

Weinstein ND, Sandman PM. A model of the precaution adoption process: evidence from home radon testing. Health Psychol, 1992;11(3):170-180.

Gezondheidszorgonderzoek op het terrein van secundaire preventie

H.J. de Koning
J. Fracheboud

28.1 Inleiding

Secundaire preventie betreft het opsporen en behandelen van een ziekte in een voorstadium waarin nog geen sprake is van symptomen of klachten. Het doel van deze vorm van preventie is de voortgang van het ziekteproces tot stilstand te brengen of te vertragen. Voorwaarden voor secundaire preventie zijn dat er een herkenbaar vroeg stadium van de ziekte is, dat er methoden bestaan om personen in dit vroege stadium op te sporen en dat er effectieve maatregelen bestaan om de verdere ontwikkeling van de ziekte te beïnvloeden. Er zijn talrijke voorbeelden van secundaire preventie: de landelijke bevolkingsonderzoeken naar borstkanker en naar baarmoederhalskanker in Nederland, de prenatale screening op lues en rhesusantistoffen bij de zwangere vrouw, de postnatale screening van de neonaat op CHT, PKU, AGS, sikkelcelanemie en dertien andere stofwisselingsziekten. In feite is de gehele gezondheidszorg doorspekt met secundaire preventie. Anamnese, vragenlijsten en bloedbepalingen worden vaak ook toegepast om een eventuele ziekte vroeg op te sporen, ook al is dat niet waarvoor de patiënt zich bij de gezondheidszorg vervoegde. De jeugdgezondheidszorg 0-19 jaar betreft voor het overgrote deel secundaire preventieactiviteiten.

In dit hoofdstuk wordt ingegaan op het gezondheidszorgonderzoek (GZO) ten behoeve van programmatische preventie. Deze vorm van preventie wordt binnen de zorg ondernomen volgens een bepaald programma gericht op een categorie personen met bepaalde risicokenmerken. Dergelijke preventie dient alleen te worden aangeboden als vaststaat dat bij een aanzienlijk aantal mensen binnen de groep aan wie secundaire preventie wordt aangeboden, een belangrijke gezondheidswinst te verwachten is, die voldoende opweegt tegen de onvermijdelijke ongunstige effecten die optreden bij anderen binnen die groep. We laten in dit hoofdstuk aan de hand van enkele belangrijke voorbeelden zien welke theorievorming in het GZO heeft plaatsgevonden en welk type onderzoek daarvoor is gebruikt.

28.2 Onderzoeksterrein

GZO op het terrein van de secundaire preventie omvat dus een breed terrein, omdat er veel ziekten zijn die vroegtijdig opgespoord zouden kunnen worden en er veel testen zijn in de dagelijkse praktijk die misschien voor implementatie als screeningsinstrument in aanmerking komen. Onderzoek op het gebied van de secundaire preventie is tegelijkertijd een erg goed voorbeeld van GZO, omdat het niet om de specifieke test als zodanig gaat, maar altijd om de effectiviteit van invoering van een test in een screeningsprogramma met sturing op meerdere niveaus: benaderen van de juiste doelpopulatie, screening van respondenten vaak in een aparte context, afspraken maken rondom criteria voor doorverwijzing, afstemmen van de keten met diagnostici en behandelaars en evaluatie op supraregionaal niveau.

Dit GZO richt zich centraal op de onderzoeksvraag of een screeningsprogramma zou moeten worden ingevoerd, hoe de optimale uitvoering er zou moeten uitzien (voor wie, hoe vaak, welke test, hoe benaderen, wie doorsturen voor aanvullend diagnostisch onderzoek) en of opportunistische screening, te weten preventieve onderzoeken buiten het screeningsprogramma om, zou moeten worden tegengegaan. Een schatting van de verwachte gezondheidswinst, een inschatting van ongunstige neveneffecten en de kosten en besparingen moeten in principe een dergelijke beslissing onderbouwen. Kenmerkend is vaak ook de langdurige tijdsfase die benodigd is om eenduidige kennis te kunnen destilleren, omdat de effecten van screening zich veelal pas na vele jaren manifesteren.

In de ideale situatie, met voldoende tijd en middelen, wordt de klassieke empirische cyclus van A.D. de Groot gevolgd: allereerst wordt begonnen met klinische observaties (wat we theoretisch-interpretatief onderzoek en/of empirisch-inventariserend en explorerend onderzoek zouden kunnen noemen), die leiden tot de formulering van de theorie/hypothese dat vroege opsporing en behandeling van een aandoening effectiever is dan diagnose op basis van klachten en behandeling in een laat stadium. Dit is in feite de centrale hypothese binnen dit onderzoeksgebied. Vervolgens worden veel van deze hypotheses (bedoeld wordt per ziekte/test) op lokaal niveau empirisch getoetst, bijvoorbeeld in gerandomiseerde screeningstrials. De resultaten van dat toetsend onderzoek worden vervolgens weer gebruikt voor explorerend onderzoek omtrent screening op landelijke schaal, waarna de cyclus wordt hervat voor de situatie van een landelijk programma.

In dit hoofdstuk willen we voorbeelden laten zien op het gebied van GZO en screening waarbij de empirische cyclus toch op behoorlijk verschillende manieren wordt doorlopen: GZO naar screening op kanker en GZO naar screening in de jeugdgezondheidszorg.

28.3 Van mammografie naar bevolkingsonderzoek

Een exemplarisch voorbeeld betreft het GZO rondom het huidige bevolkingsonderzoek naar borstkanker; de empirische cyclus is hierbij inmiddels verschillende keren doorlopen. Al in de dertiger jaren van de vorige eeuw wordt beschreven dat sommige artsen radiologische beelden van de borsten gaan gebruiken bij klinisch moeilijke gevallen of standaard voor elke borstoperatie. Er is hier dus feitelijk nog geen sprake van screening maar van diagnostiek. In de jaren zestig van de vorige eeuw schrijven artsen dat het mogelijk zou moeten zijn met klinische bevindingen en mammografie 95% van alle borsttumoren te ontdekken 'and hopefully the introduction of routine mammography will lead to a reduction in mortality statistics as a result' (Ingleby en Gershon-Cohen, 1960). Dergelijke publicaties kan men beschouwen als theoretisch-interpretatieve studies, die voor het eerst de hypothese genereren dat vroege ontdekking en behandeling effectiever zouden zijn.

Vervolgens lieten enkele grote klinische series van patiënten zien dat de kans op uitzaaiingen vele jaren later na primaire uitgebreide chirurgische behandeling veel groter was voor vrouwen met primair grote tumoren bij diagnose dan voor vrouwen met kleinere tumoren. Een van de bekendste studies met 25 jaar follow-up werd gepubliceerd in 1984 (Koscielny et al., 1984). Dergelijke studies zijn een typisch voorbeeld van empirisch inventariserend en explorerend onderzoek waardoor de hypothese verder werd ontwikkeld.

Kankersterftereductie en screeningstrials (RCT)

In New York werd vervolgens in 1963 de eerste gerandomiseerde mammografische screeningstrial, de Health Insurance Plan (HIP-) Study, gestart met de te toetsen voorspelling: klinisch onderzoek aangevuld met mammografische screening bij asymptomatische vrouwen leidt tot vroegere ontdekking, vroegere behandeling en daarmee een lagere kans om aan borstkanker te overlijden ten opzichte van een vergelijkbare (gerandomiseerde) controlegroep. Vrouwen in de interventiegroep in de leeftijdsgroep 40-69 werden jaarlijks voor screening uitgenodigd. Eind zestiger en begin zeventiger jaren van de vorige eeuw toont deze studie aan dat de sterfte aan borstkanker met 33% gedaald is in de voor screening uitgenodigde groep ten opzichte van de controlegroep (Shapiro et al., 1971). Hiermee was het eerste toetsende onderzoek van het hoogste wetenschappelijke niveau afgerond.

Na de gunstige resultaten van deze trial voerden verschillende landen, waaronder Nederland, een proefbevolkingsonderzoek uit. Doel was om na te gaan of een bevolkingsonderzoek, buiten een trialsetting, in Nederland de borstkankersterfte gunstig zou kunnen beïnvloeden en met name hoe de screening het beste zou kunnen worden georganiseerd: voor wie, hoe vaak, hoe benaderen, wie doorsturen? We zouden dit nieuw explorerend onderzoek kunnen noemen. In 1974/1975 startten in Utrecht en in Nijmegen twee proefbevolkingsonderzoeken. Deze hadden bewust een verschillend design: terwijl in Nijmegen alle vrouwen van 40 jaar en ouder tweejaarlijks werden uitgenodigd, werd in Utrecht een cohort vrouwen van 50-64 jaar gedurende vijf rondes met verschillende intervallen gescreend. De Nijmeegse studie richtte zich daarmee op de keuze voor de uit te nodigen leeftijdsgroep (Hendriks, 1982) en de Utrechtse studie op de lengte van het optimale screeningsinterval (Collette et al., 1984). In de jaren zeventig en tachtig van de vorige eeuw werd de HIP-trial gevolgd door vergelijkbare screeningstrials in Zweden, het Verenigd Koninkrijk en Canada, waarbij nu verder toegespitste hypotheses op internationale schaal werden getoetst. In Zweden doet een nieuwe radiologische mammografische techniek zijn intrede en de vraag is of deze nieuwe mammografische screening alleen (zonder klinisch onderzoek) ook in staat is de borstkankersterfte te reduceren. In het Verenigd Koninkrijk worden experimenten opgezet waarbij verschillende testen met elkaar worden vergeleken (borstzelfonderzoek, klinisch borstonderzoek, mammografie). In Canada worden vrouwen gerandomiseerd tussen palpatie en palpatie en mammografie, om daarmee vast te stellen wat de additionele waarde van mammografie is boven klinisch onderzoek. In alle trials werd de borstkankersterfte vergeleken tussen twee groepen vrouwen die wel of niet voor de screening werden uitgenodigd, maar de trials verschilden wat betreft de manier van randomiseren (individueel, op niveau van gemeente- of huisartspraktijkclusters), de leeftijdsrange van de uitgenodigde vrouwen (tussen 40 en 74 jaar), het screeningsinterval (12-33 maanden), het aantal screeningsronden (1-8), het aantal geïncludeerde vrouwen (20 000 tot 75 000) en de manier waarop de doodsoorzaak borstkanker werd vastgesteld. Een meta-analyse van de vijf Zweedse screeningstrials in de beginjaren negentig van de vorige eeuw liet in de screenarm, de voor mammografie uitgenodigde vrouwen, een significante reductie van de borstkankersterfte met 29% zien na 7 jaar follow-up voor vrouwen van 50 jaar en ouder (Nyström et al., 1993). In 1992 toonde Horak het biologische concept aan: bij groei van de tumor vindt toenemende angiogenese plaats, waardoor de kans op uitzaaiingen naar lymfklieren of het bloed groter wordt. Verwijderen van de tumor voordat een kritisch punt van angiogenese is bereikt, zal daarmee de genezingskans vergroten (Horak et al., 1992).

Optimaal screeningsprogramma en modelleren

Belangrijke vervolgvragen waren nu: Tot welke borstkankersterftereductie leidt een landelijk bevolkingsonderzoek in Nederland? Welke vrouwen komen hiervoor in aanmerking en hoe vaak dienen ze te worden gescreend? Wat zijn de ongunstige en gunstige neveneffecten van dergelijk bevolkingsonderzoek en zijn deze voldoende in balans? Wegen de effecten op tegen de kosten en besparingen?

De afdeling Maatschappelijke Gezondheidszorg van de Erasmus Universiteit Rotterdam werd eind jaren tachtig gevraagd een kosteneffectiviteitsanalyse (KEA) te doen voor een Nederlands bevolkingsonderzoek naar borstkanker met behulp van het aldaar ontwikkelde computermicrosimulatiemodel (MISCAN). Hierbij worden individuele levensgeschiedenissen van vrouwen gesimuleerd, gebaseerd op het veronderstelde natuurlijke beloop van borstkanker en van screening, diagnostiek en behandeling op dit beloop (De Koning et al., 1995). Door het toevoegen van verschillende screeningsstrategieën aan het model, gebaseerd op de uitkomsten van de buitenlandse screeningstrials en de Nederlandse proefbevolkingsonderzoeken, wordt een indruk verkregen hoe de levensgeschiedenissen veranderen en van de mogelijk te behalen gezondheidswinst per screeningsstrategie. Het is een voorbeeld waarbij de getoetste hypothese vervolgens leidt tot interpretatief-theoretisch onderzoek (modelvorming), met als belangrijkste redenen dat de grote hoeveelheid verschillende screeningsalternatieven niet allemaal empirisch onderzocht zouden kunnen en moeten worden, dat de uitkomsten veel verschillende terreinen betreft (niet alleen borstkankersterfte als eindmaat) en men ook beter in staat is resultaten van verschillende toetsende onderzoeken bij elkaar te brengen en te interpreteren.

Bij een opkomst van meer dan 70% van de uitgenodigde vrouwen en een goede kwaliteit van het screeningsprogramma zou ongeveer 25 jaar na invoering de borstkankersterfte met 16% gedaald kunnen zijn, dat wil zeggen dat jaarlijks 600 vrouwen minder overlijden aan borstkanker. Deze vrouwen winnen dankzij de screening gemiddeld 15 levensjaren (De Koning et al., 1991). Naast de lagere sterfte en de daarmee gepaard gaande gewonnen levensjaren zijn minder ingrijpende behandelingen nodig, waardoor de kwaliteit van leven van de betrokken vrouwen toeneemt. Een vrouw die dankzij de borstkankerscreening niet aan borstkanker overlijdt, profiteert er optimaal van. Waarschijnlijk geldt dit echter maar voor één van elke drie tot vier vrouwen met een screeningscarcinoom. Ruim de helft van de vrouwen bij wie door het bevolkingsonderzoek borstkanker is ontdekt, zou ook zonder screening goed behandeld kunnen worden en niet aan borstkanker zijn overleden; hun voordeel is vooral een minder ingrijpende behandeling. Een aantal vrouwen met een screeningscarcinoom overlijdt alsnog aan borstkanker; zij hebben geen baat bij de screening en moeten door de vervroegde diagnose langer met de kennis van ziekte leven. Dit laatste geldt ook voor de enkele vrouwen bij wie zonder bevolkingsonderzoek gedurende hun leven nooit borstkanker zou zijn vastgesteld.

Deze effecten op kwaliteit van leven zijn dus geschat om een beslissing over een landelijk bevolkingsonderzoek in Nederland te kunnen maken (De Haes et al., 1991). Tenslotte is berekend welke screeningsstrategieën kosteneffectief zouden zijn. Figuur 28.1 laat zien dat een tweejaarlijkse mammografische screening met tien uitnodigingen van vrouwen van 50-69 een gunstige kosteneffectiviteit heeft; hetzelfde scenario met slechts 5 uitnodigingen in deze leeftijdsgroep is weliswaar goedkoper, maar nauwelijks kosteneffectiever. In de meeste screeningsprogramma's worden vrouwen van 50-69 jaar tweejaarlijks uitgenodigd voor een screeningsmammografie.

Toetsing landelijk programma – monitoring en evaluatie

In 1987 werd besloten een landelijk bevolkingsonderzoek met een tweejaarlijkse uitnodiging voor alle vrouwen van 50 tot 69 jaar in te voeren. In 1988/1989 werden de proefbevolkingsonderzoeken in Utrecht en Nijmegen uitgebreid tot meer gemeenten in de regio. In 1990 startte het bevolkingsonderzoek in de regio's Noord-Holland, Twente, Zuidwest-Nederland, Leiden en Limburg, en in 1991 in de laatste twee regio's Zuid- en Noord-Nederland. Het duurde tot 1997 voordat alle vrouwen van 50-69 jaar in Nederland minstens een keer voor het bevolkingsonderzoek waren uitgenodigd.

De wetenschappelijke cyclus is daarmee nog niet afgerond.

In feite zijn nu voorspellingen gemaakt voor een landelijk bevolkingsonderzoek op basis van trialgegevens, modelanalyses en regionale

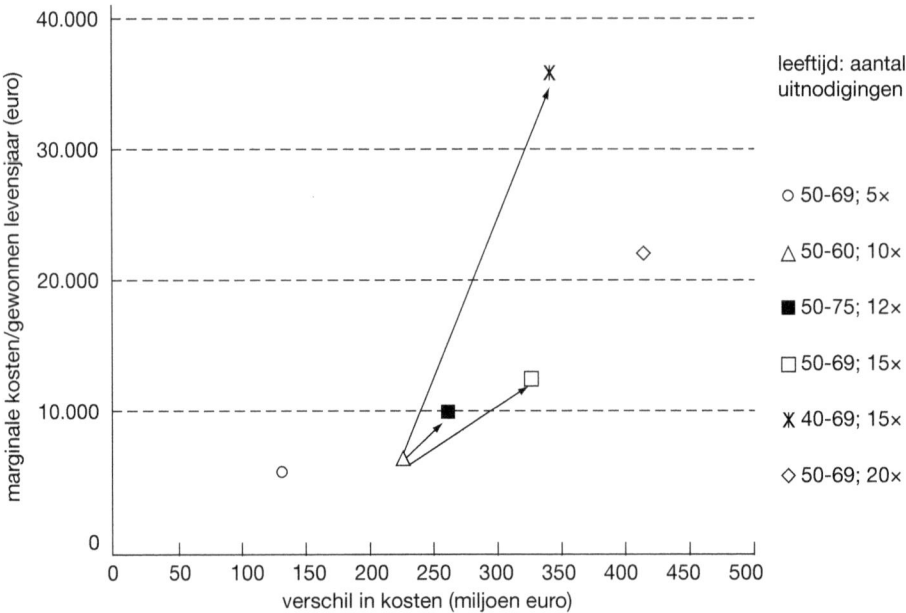

Figuur 28.1 *Geschatte marginale kosteneffectiviteit (extra kosten per extra gewonnen levensjaar) van verschillende screeningsstrategieën met betrekking tot de leeftijd van de doelgroep en het aantal uitnodigingen. Op de x-as het overeenkomstige verschil in kosten per screeningsstrategie (5% verdiscontering) (De Koning et al., 1991).*

proefprojecten, maar de schaalvergroting die vervolgens nodig is voor effectieve secundaire preventie, is enorm. En hiermee begint de cyclus opnieuw: de hypothese dat landelijk bevolkingsonderzoek in Nederland naar borstkanker leidt tot een reductie in de borstkankersterfte, in balans met ongunstige neveneffecten en tegen acceptabele kosten dient getoetst te worden.

Het Landelijk Evaluatie Team voor bevolkingsonderzoek naar Borstkanker in Nederland (LETB) verzamelt sinds 1990 jaarlijks regionale gegevens over de organisatie van het bevolkingsonderzoek, uitnodigingen, screeningsonderzoeken, verwijsadviezen, screenings- en intervalcarcinomen, en over de borstkankerincidentie en -therapie (tabel 28.1). De gegevens worden in geaggregeerde vorm door de screeningsorganisaties en de regionale kankerregistraties verstrekt. Het LETB analyseert de landelijk samengevoegde gegevens, berekent de relevante kengetallen en vergelijkt deze met de verwachtingswaarden uit de modelberekeningen, tussen de regio's onderling en met internationale gegevens. In de periode 1998-2000 werd het bevolkingsonderzoek op basis van deze monitoring uitgebreid tot de vrouwen van 70-75 jaar, hetgeen op drie additionele screeningsronden neerkomt. Hier is vermeldenswaard dat geen van de gerandomiseerde screeningstrials (RCT) voldoende vrouwen van die leeftijd had geïncludeerd om het effect op de borstkankersterfte te kunnen beoordelen. Het is op basis van interpretatief-theoretisch onderzoek en bij gebrek aan plausibele biologische verschillen bij postmenopausale vrouwen dat tot uitbreiding met deze leeftijdsgrenzen is besloten. Vervolgens zijn de resultaten van de invoering (empirisch inventariserend onderzoek) recent gebruikt voor hernieuwde modelanalyses die ondersteunen dat het natuurlijke beloop van borstkanker op oudere leeftijd verandert en dat daarom een bovengrens van 75 te rechtvaardigen is (Fracheboud et al., 2006).

De vroege uitkomstparameters van het bevolkingsonderzoek zoals het opkomstpercentage, het verwijs- en detectiecijfer, de verdeling van de tumorstadia van de opgespoorde borstkankers (screeningscarcinomen), en frequentie en type van de in het interval tussen twee screeningsronden gediagnosticeerde mammacarcinomen (intervalkankers) komen goed overeen met de verwachtingen. Ze zijn belangrijke vroege voorspellers voor het uiteindelijk beoogde effect, te weten een daling van de borstkankersterfte. Gunstige resultaten van deze *early indicators* zijn voorwaarde voor een sterftereductie, maar geen garantie dat die ook daadwerkelijk wordt bereikt.

Volgens voorspelling zou in Nederland de sterfte aan borstkanker vanaf 1991-1992 geleidelijk dalen en deze daling zou waarschijnlijk vanaf 1997 statistisch significant zijn. Sinds 1997 is de daling inderdaad significant. Figuur 28.2 laat zien dat de borstkankersterfte bij vrouwen van 55-74 jaar (rekening houdend met een *lag time* van 5 jaar) in 2004 25,5% lager was dan gemiddeld in de jaren 1986-1988, en dat het waargenomen sterfteverloop, ondanks behoorlijke fluctuaties, goed overeenkomt met de verwachtingen. Ook bij vrouwen van 75 jaar en ouder is de borstkankersterfte vanaf 2002 significant lager dan zou worden verwacht in een situatie zonder bevolkingsonderzoek. Bij vrouwen jonger dan 55 jaar is daarentegen geen duidelijk dalende trend waarneembaar.

Om meer inzicht te krijgen in hoeverre de dalende borstkankersterfte in Nederland samenhangt met het bevolkingsonderzoek, heeft het LETB de borstkankersterfte in de periode 1980-2000 op gemeenteniveau voor en na invoering van het bevolkingsonderzoek geanalyseerd (Otto et al., 1993). Daaruit bleek dat de borstkankersterfte bij vrouwen van 55-74 jaar voor invoering van het bevolkingsonderzoek met gemiddeld 0,3% per jaar steeg, en erna met gemiddeld 1,7% per jaar afnam. Deze statistisch significante trendbreuk bevestigt dat de daling in de borstkankersterfte voornamelijk aan het bevolkingsonderzoek kan worden toegeschreven. Het is vermeldenswaardig om te constateren dat beant-

Tabel 28.1 Nederlands bevolkingsonderzoek naar borstkanker in cijfers.

Screeningsorganisaties	9
Screeningseenheden	61
Beoordelingseenheden	27
Personeel	770
– waarvan screeningslaboranten	490
– waarvan overig personeel	280
Screeningsradiologen	170
Vrouwen in Nederland	8,2 mln
Doelgroep 50-75 jaar	2,1 mln
Uitnodigingen	1 050 000
Screeningsonderzoeken	850 000
Verwijsadviezen	10 000
Screeningscarcinomen	4 200
Intervalcarcinomen	1 750

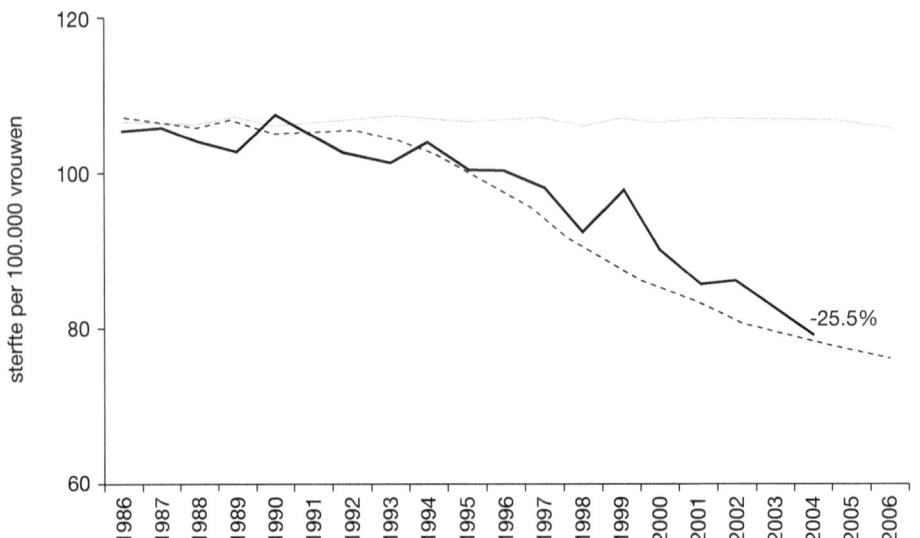

Figuur 28.2 Gestandaardiseerde waargenomen (dikke lijn) en door MISCAN voorspelde borstkankersterfte in Nederland voor de situatie met bevolkingsonderzoek (stippellijn) en zonder bevolkingsonderzoek (dunne doorgetrokken lijn) in de leeftijdsgroep 55-74 jaar in de periode 1986-2004 (LETB XI, 2005).

woording van de hoofdhypothese 'screening leidt tot een reductie in de kankersterfte' in de situatie van een lopend bevolkingsonderzoek veel moeilijker te toetsen is: het creëren van een RCT-situatie is vrijwel niet meer mogelijk, en een case-controlanalyse is vertekend omdat de vrouwen die niet aan het bevolkingsonderzoek deelnemen vermoedelijk een ander risico op de einduitkomst hebben. In de studie van Otto is derhalve een voor-navergelijking gecreëerd, maar wel een waarbij de vergelijking zo gedetailleerd mogelijk, op gemeenteniveau, mogelijk was.

28.4 Van uitstrijkje naar bevolkingsonderzoek; van PSA-test naar bevolkingsonderzoek

We menen dat in de kankerscreening deze cycli van wetenschappelijke activiteiten zich vrijwel altijd voordoen of hebben voorgedaan. De ernst van de ziekte, de mate van gezondheidswinst, de gewenste zekerheid, de negatieve consequenties voor sommige deelnemers, de benodigde grootschaligheid en de daaraan verbonden kosten spelen hierbij allemaal een rol. Het bevolkingsonderzoek naar baarmoederhalskanker kent een vrijwel gelijke geschiedenis. Het meest opvallende verschil is dat er nooit een gerandomiseerde trial vooraf is gegaan om de hoofdhypothese te toetsen. Het uitstrijkje is reeds in de jaren twintig en dertig van de vorige eeuw beschreven en in de jaren veertig genoemd als een manier om vroegtijdig voorstadia te kunnen ontdekken (Papanikoulao, 1943). Men heeft gepoogd een RCT te starten in de vijftiger jaren, maar feitelijk was er reeds bij velen de notie dat de hypothese wel moest kloppen. Het ontbreken van een dergelijke trial, en dus van een duidelijke kwantificering van het effect van vroegtijdige detectie en behandeling, heeft sindsdien een zorgvuldige kwantificering van lopende screeningsprogramma's danig belemmerd. Het is de geografische vergelijking van lopende screeningsprogramma's in de Scandinavische landen in relatie tot het patroon van de baarmoederhalskankersterfte (Läära et al, 1987), gevolgd door modelanalyses, die aan de basis staat van voorspellingen en verwachtingen. Onderzoek van huidige nieuwe screeningstechnieken, zoals HPVscreening vindt nu veelal wel in gerandomiseerde settings plaats. Vervolgens worden modelvoorspellingen gebruikt voor beleidsbeslissingen omtrent invoering.

De screening op prostaatkanker heeft duidelijk dezelfde cyclus: eind jaren tachtig van de vorige eeuw wordt een nieuw antigen ontdekt, PSA, dat heel specifiek door prostaattumoren blijkt te worden uitgescheiden. Empirisch inventariserend onderzoek laat zien dat bij mannen met prostaatkanker het gehalte aan PSA in het bloed sterk verhoogd is. Explorerend onderzoek begin jaren negentig van de vorige eeuw toont een relatie aan tussen het PSA-gehalte en de tijd welke het duurt alvorens de prostaatkanker klinisch wordt vastgesteld: onder ruim 20 000 mannen die gescreend waren in de jaren zeventig van de vorige eeuw, is achteraf uit opgeslagen bloed alsnog het PSA-gehalte bepaald, en tegelijkertijd in de kankerregistratie geanalyseerd bij welke mannen sindsdien prostaatkanker is vastgesteld (Stenman et al, 1994). De gevormde hypothese is dat tumoren reeds in een zeer vroeg stadium PSA afscheiden, en dat met toenemende groei dit gehalte hoger wordt. Daarmee stond vast dat eerdere ontdekking met PSA-screening mogelijk is, maar de vervolghypothese: 'leidt PSA-screening tot een daling in de prostaatkankersterfte, en bij welk afkappunt dienen mannen te worden doorgestuurd om een aanzienlijke gezondheidswinst te kunnen bereiken tegen acceptabele neveneffecten?' moest daarna nog worden getoetst. In 1992 zijn vervolgens twee grootschalige gerandomiseerde screeningstrials gestart: de ERSPC in Europa (De Koning et al., 2002) en de PLCO in de Verenigde Staten (Prorok et al., 2000). Deze trials lopen momenteel nog en derhalve heeft nog geen enkel land, behalve recent Frankrijk, besloten tot een landelijk bevolkingsonderzoek. Het is opmerkelijk dat tegelijkertijd met deze prostaatkankerscreeningstrials onderzoek naar de gevolgen van screening op de kwaliteit van leven (ongunstige effecten) en kosten reeds plaats vindt, ook al zou het kunnen zijn dat de studies uiteindelijk geen effect aantonen. Dit illustreert het belang van deze uitkomstmaten voor de uiteindelijke beslissing over een landelijk bevolkingsonderzoek en op deze manier wordt er geen tijd verloren nadat de eerste hoofdhypothese wordt bevestigd. Het is ook ingegeven door het feit dat de nadelige gevolgen van prostaatkankerscreening vermoedelijk vele malen groter zijn dan de nadelige gevolgen van borstkankerscreening. Ook vinden reeds nu modelanalyses plaats om beleidsbeslissingen over de optimale screeningsstrategie te kunnen ondersteunen.

28.5 Screeningen in de jeugdgezondheidszorg

Zoals reeds eerder vermeld vinden in de jeugdgezondheidszorg 0-19 jaar veel screeningen plaats. Het is van belang op te merken dat GZO laat zijn intrede deed in dit veld, met als gevolg dat veel screeningen inmiddels waren ingevoerd. Veel screeningsvraagstukken in de jeugdgezondheidszorg zijn dus niet in RCT's onderzocht. Maar ook hier leidde initieel empirisch-inventariserend onderzoek er toe dat de vraag gesteld werd of met behulp van een test bepaalde afwijkingen niet veel eerder opgespoord konden worden. Kinderen met perceptieve gehoorverliezen werden in de jaren zestig en zeventig van de vorige eeuw gemiddeld pas na hun vierde verjaardag opgespoord. In Engeland had het artsenechtpaar Ewing een test ontwikkeld om gehoorverliezen reeds in het eerste levensjaar te ontdekken. Een Nederlandse arts nam vervolgens deze werkwijze mee naar Nederland en stond aan de wieg van de introductie ervan in ons land (Ewing-gehoortest). Omdat we hier te maken hebben met opgroeiende kinderen, was de algemene mening dat eerdere ontdekking beter is dan late ontdekking. Onderzoek naar de vraag of eerdere behandeling daadwerkelijk effectiever is dan behandeling op het moment dat ouders met klachten komen, is slechts zeer beperkt uitgevoerd.

De noodzaak tot trials is in de jaren negentig van de vorige eeuw duidelijk naar voren gekomen toen een inventarisatie van de literatuur op het gebied van de jeugdgezondheidszorg, zowel in Engeland als in Nederland, grote leemtes aantoonde in de bewijzen van effectieve interventies binnen de jeugdgezondheidszorg 0-19 jaar (Winter, Balledux, Mare (eds.) 1992; Hall (ed.) 1991). In de boxen 28.1 en 28.2 vatten we twee recente GZO-studies samen. Een belangrijk verschil tussen de kankerscreeningen en screeningen in de jeugdgezondheidszorg betreft enerzijds de ernst van de ziekte en de mate van gezondheidswinst, en anderzijds de inbedding in de gezondheidszorg. De screeningen in de jeugdgezondheidszorg betreffen de discussie of iets kan worden toegevoegd binnen de logistiek en setting van reeds bestaande jeugdgezondheidszorgactiviteiten, terwijl de kankerscreeningen altijd een extra voorziening betreffen buiten alle reeds bestaande organisaties en gezondheidszorgsystemen om. De kankerscreeningen beogen sterfte te reduceren, terwijl jeugdgezondheidszorgscreeningen de psychomotorische, cognitieve, of sociaal-emotionele ontwikkeling trachten te verbeteren door vroegtijdig in te grijpen. Het lijkt erop dat deze aspecten het type benodigd GZO beïnvloeden, zoals het wel of niet uitvoeren van een RCT.

Box 28.1 Toetsend onderzoek naar taalscreening bij peuters

Taalontwikkelingsachterstand is de meest voorkomende ontwikkelingsstoornis op jonge leeftijd en treft ongeveer 5% van de kinderen. Op het consultatiebureau (CB) wordt de taalontwikkeling beperkt gemonitord. Onderzoekers hebben een uitgebreidere taaltest vervaardigd met vragen omtrent taalbegrip, -productie en interactie, en de hypothese is dat screening met dit instrument tot vroegtijdigere ontdekking van achterstanden leidt en dat vroegtijdigere behandeling de taalontwikkeling gunstig beïnvloedt.

In een RCT onder bijna 13 500 kinderen zijn willekeurig 7 500 kinderen uitgenodigd op het CB te verschijnen, waar de arts de specifieke taalscreening kon afnemen, en bijna 6 000 kinderen bezochten hun reguliere CB. Na zeven jaar follow-up bleek het aantal kinderen dat speciaal onderwijs volgde 30% kleiner te zijn in de studiegroep (uitgenodigd voor specifieke taalscreening) ten opzichte van de controlegroep. Ook waren er significant minder problemen met mondelinge taalvaardigheid op schoolleeftijd. De resultaten pleiten voor een landelijke invoering voor taalscreening op tweejarige leeftijd.

Box 28.2 Toetsend onderzoek naar screening op scoliose

Screening op scoliose is in Nederland standaard ingevoerd. Met screening wordt beoogd vroegtijdig te kunnen ingrijpen bij sommige adolescenten met een brace om daarmee verdere verkromming van de wervelkolom te voorkomen en dientengevolge een operatie. In deze studie is getoetst of het percentage operaties lager is bij gescreende kinderen ten opzichte van niet-gescreende kinderen. 88 voor scoliose geopereerde patiënten uit tien ziekenhuizen in Nederland werden geïncludeerd en gematcht met 193 willekeurig getrokken kinderen uit GGD-bestanden van gelijke leeftijd en geslacht. Hoewel scoliose bij gescreende kinderen eerder werd gediagnosticeerd dan bij niet-gescreende kinderen, werd er geen verschil in einduitkomst gevonden: van de geopereerde patiënten was 80% ooit eerder gescreend en van de gezonde kinderen 74% ($p = 0{,}29$). De resultaten pleiten voor afschaffing van landelijke screening op scoliose bij adolescenten.

28.6 Tot slot

GZO op het gebied van de secundaire preventie doorloopt veelal de wetenschappelijke cyclus, zoals eerder beschreven vaak in meerdere spiralen. De reden daarvan is waarschijnlijk dat bij voorbaat vast staat dat screening substantiële ongunstige effecten zal hebben, de gezondheidswinst slechts op een deel van de populatie betrekking heeft en dat de populatie in principe gezond lijkt en nu iets aangeboden krijgt dat de personen tot patiënten maakt.

Dit GZO richt zich centraal op de onderzoeksvraag of een screeningsprogramma zou moeten worden ingevoerd, hoe de meest optimale uitvoering er zou moeten uitzien (voor wie, hoe vaak, welke test, hoe benaderen, wie doorsturen), of dat opportunistische screening zou moeten worden tegengegaan. Een schatting van de te verwachten gezondheidswinst, een inschatting van ongunstige neveneffecten en de kosten en besparingen zouden in principe een dergelijke beslissing moeten onderbouwen.

Kenmerkend voor screeningsonderzoek is ook de lange tijdsfase waarover onderzoek zich uitstrekt alvorens het tot toepasbare kennis leidt, en dat nieuwe ontwikkelingen regelmatig GZO op het terrein noodzakelijk maken om tijdige bijsturing te kunnen uitvoeren.

GZO leidt uiteraard niet altijd tot invoering van screening. Als gevolg van de verrichte analyses is er tot nu toe geen borstkankerscreening voor vrouwen jonger dan 50 jaar in Nederland (De Koning, 1995) en zijn we in afwachting van een correct uitgevoerde trial die de hypothese met betrekking tot het mammografisch screenen van jongere vrouwen bevestigt of weerlegt. Recent is aangetoond dat de hypothese 'screening op scoliose bij adolescenten leidt via een effectievere behandeling tot minder operaties', niet onderbouwd kon worden. GZO op het gebied van de secundaire preventie is cruciaal en veel omvattend onderzoek, dat voor elke nieuwe ziekte of test weer nieuwe samenwerkingsverbanden en expertise met zich meebrengt. We zijn ervan overtuigd dat zonder het verrichte Nederlandse GZO op het gebied van de borstkankerscreening het lopende, effectieve bevolkingsonderzoek een veel grotere kans had gehad vroegtijdig onterecht gestopt te zijn ten gevolge van onterechte kritiek van buitenaf. Het is daarmee een fraai voorbeeld voor veel ander GZO en beleidsbeslissingen in Nederland.

Aanbevolen literatuur

Fracheboud J, Otto SJ, Draisma G, Groenewoud JH, Ineveld BM van, Broeders MJM et al. Landelijke evaluatie van bevolkingsonderzoek naar borstkanker in Nederland (XI). Rotterdam: Afd. Maatschappelijke Gezondheidszorg; 2005.

Koning HJ de, Boer R, Warmerdam PG, Beemsterboer PM, Maas PJ van der. Quantitative interpretation of age-specific mortality reductions from the Swedish breast cancer-screening trials. J Natl Cancer Inst, 1995 Aug 16;87(16):1217-23.

Koning HJ de, Fracheboud J, Verbeek ALM, Rutgers EJT, Maas PJ van der. De wetenschappelijke basis voor het bevolkingsonderzoek naar borstkanker in Nederland. Ned Tijdschr Geneeskd, 2002; 146(22):1034-41.

Koning HJ de, Ridder-Sluiter JG de, Agt HME van, Reep-van den Bergh CMM, Stege HA van der, Korfage IJ et al. A cluster-randomised trial of screening for language disorders in toddlers. J Med Screening, 2004;11(3):109-16.

Otto SJ, Fracheboud J, Looman CWN, Broeders MJM, Boer R, Hendriks JHCL et al. Initiation of population-based mammography screening in Dutch municipalities and effect on breast-cancer mortality: a systematic review. Lancet, 2003;361: 1411-7.

Referenties

Collette HJ, Day NE, Rombach JJ, Waard F de. Evaluation of screening for breast cancer in a non-randomised study (the DOM project) by means of a case-control study. Lancet, 1984; 1(8388):1224-6.

Fracheboud J, Groenewoud JH, Boer R, Draisma G, Bruijn AE de, Verbeek ALM et al. Seventy-five years is an appropriate upper age limit for population-based mammography screening. Int J Cancer, 2006;118:2020-25.

Haes JCJM de, Koning HJ de, Oortmarssen GJ van,

Agt HM van, Bruijn AE de, Maas PJ van der. The impact of a breast cancer screening programme on quality-adjusted life-years. Int J Cancer, 1991; 49:538-44.

Hall DMB (ed). Health for all children. Oxford: Oxford University Press, 1991.

Hendriks JHCL. Population screening for breast cancer by means of mammography in Nijmegen 1975-1980. Nijmegen: Katholieke Universiteit Nijmegen, 1982.

Horak ER, Leek R, Klenk N, LeJeune S, Smith K, Stuart N, Greenall M, Stepniewska K, Harris AL. Angiogenesis, assessed by platelet/endothelial cell adhesion molecule antibodies, as indicator of node metastases and survival in breast cancer. Lancet, 1992 Nov 7;340(8828):1120-4.

Ingleby H, Gershon-Cohen J (eds). Comparative Anatomy, pathology and roentgenology of the breast. Philadelphia: University of Pennsylvania, 1960.

Koning HJ de, Ineveld BM, Oortmarssen GJ van et al. Breast cancer screening and cost-effectiveness; policy alternatives, quality of life considerations and the possible impact of uncertain factors. Int J Cancer, 1991;49:531-7.

Koning HJ de, Liem MK, Baan CA, Boer R, Schroder FH, Alexander FE (ERSPC). Prostate cancer mortality reduction by screening: power and time frame with complete enrollment in the European Randomised Screening for Prostate Cancer (ERSPC) trial. Int J Cancer, 2002 Mar 10;98(2): 268-73.

Koscielny S, Tubiana M, Lê MG, Valleron AJ, Mouriesse H et al. Breast cancer: relationship between the size of primary tumour and the probability of metastatic dissemination. Br J Cancer, 1984;49(8951):709-15.

Läärä E, Day NE, Hakama M. Trends in mortality from cervical cancer in the Nordic countries: association with organised screening programmes. Lancet, 1987:1247-49.

Nystrom L, Rutgvist LE, Wall S et al. Breast cancer screening with mammography: overview of Swedish randomised trials. Lancet, 1993;341(8851): 973-8.

Prorok PC, Andriole GL, Bresalier RS, Buys SS, Chia D, Crawford ED, Fogel R, Gelmann EP, Gilbert F, Hasson MA, Hayes RB, Johnson CC, Mandel JS, Oberman A, O'Brien B, Oken MM, Rafla S, Reding D, Rutt W, Weissfeld JL, Yokochi L, Gohagan JK. Prostate, Lung, Colorectal and Ovarian Cancer Screening Trial Project Team. Design of the Prostate, Lung, Colorectal and Ovarian (PLCO) Cancer Screening Trial. Control Clin Trials, 2000 Dec;21(6 Suppl):273S-309S.

Shapiro S, Strax P, Venet L. Periodic breast cancer screening in reducing mortality from breast cancer. JAMA, 1971 Mar 15;215(11):1777-85.

Stenman UH, Hakama M, Knekt P, Aromaa A, Teppo L, Leinonen J. Serum concentrations of prostate specific antigen and its complex with ó1-antichymotrypsin before diagnosis of prostate cancer. Lancet, 1994;344:1594-98.

Winter M de, Balledux M, Mare J de (eds). Jeugdgezondheidszorg tegen het licht. Den Haag: Uitgeverij VUGA, 1992.

Gezondheidszorgonderzoek en huisartsgeneeskunde

W.J.J. Assendelft
P.J.M. Bindels
G.J. Dinant

29.1 Inleiding: domein en uitgangspunten

Huisartsgeneeskunde is een generalistisch specialisme met haar eigen karakter van wetenschappelijk onderzoek, uitgevoerd op een breed scala van onderwerpen. Het uitgangspunt daarbij is dat het gaat om onderzoek waarvan de resultaten relevant zijn voor en toepasbaar zijn in de huisartspraktijk.
Eind jaren tachtig van de vorige eeuw verschenen de eerste richtlijnen van het Nederlands Huisartsen Genootschap (NHG-standaarden genoemd). Sindsdien zijn er meer dan tachtig NHG-standaarden en ruim vijftig farmacotherapeutische richtlijnen over 'kleine' onderwerpen ontwikkeld. Dit pakket dekt het merendeel van de problematiek in de huisartspraktijk. Het vormt de basis voor opleiding en nascholing en dus voor het huisartsgeneeskundig handelen (Wiersma, 2006). Daarnaast is het de grondslag voor een samenhangend kwaliteitssysteem, waarvan onderzoek een belangrijk onderdeel uitmaakt. Dit wordt geïllustreerd door figuur 29.1, waarin tevens de beleidscyclus herkenbaar is (zie paragraaf 2.1). De plaats van de huisarts in de gezondheidszorg en de daarmee samenhangende taakopvatting levert een aantal basisbeginselen voor het huisartsgeneeskundig handelen: voorkeur voor het behandelen in de eerstelijnsgezondheidszorg bij gelijkwaardige kwaliteit, aandacht voor kosteneffectiviteit, bij twijfel aan het onderliggende bewijs niet handelen (in dubio abstine) en verweer tegen overmatige benadrukking van onderdelen van zorg door belangengroepen (Rutten, 1993). Gezondheidszorgonderzoek (GZO) in het huisartsgeneeskundige domein betreft dus vaak een of meer van deze aspecten.

29.2 Onderwerpen van huisartsgeneeskundig onderzoek

De huisarts is als generalist geïnteresseerd in een breed scala van medische onderwerpen. Het specifieke domein van de huisarts wordt bepaald door:
- aandoeningen die vrijwel exclusief door de huisarts gediagnosticeerd en behandeld worden;
- aandoeningen die voor een groot deel of mede door de huisarts gediagnosticeerd en/of behandeld worden;
- onderzoek naar specifiek huisartsgeneeskundig relevante thema's, zoals somatische fixatie (psychische aandoeningen die zich in lichamelijke klachten presenteren) en continuïteit van zorg;
- onderzoek onder groepen die specifieke aandacht van huisartsen behoeven (bijvoorbeeld asielzoekers, ouderen, chronisch zieken, patiënten met complexe zorg (multimorbiditeit));
- onderzoek naar de specifieke rol van de huisarts in de zorg (bijvoorbeeld: preventie, palliatieve zorg en euthanasie).

De diagnostiek neemt een wezenlijke plaats in het huisartsgeneeskundige handelen in en

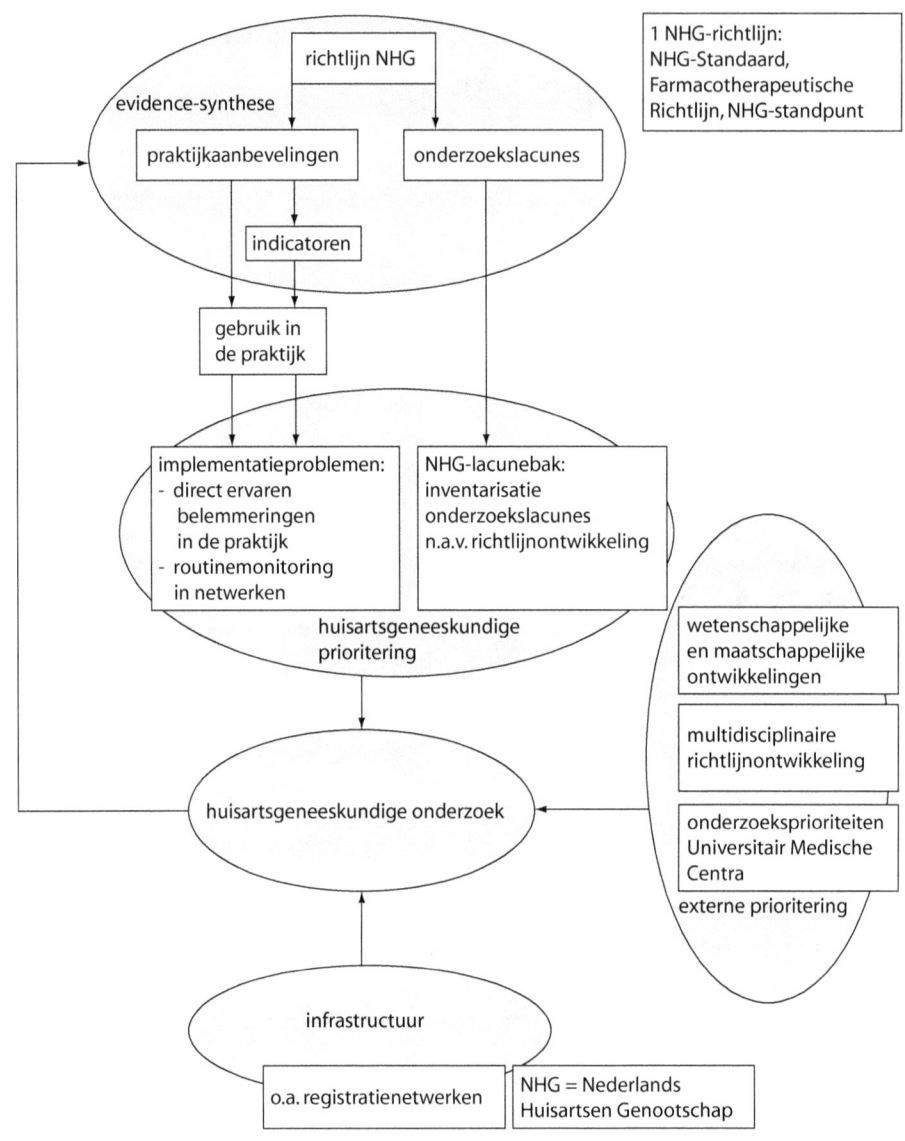

Bron: Assendelft WJJ, 2007

Figuur 29.1 *Samenhang NHG-standaarden met prioritering en infrastructuur onderzoek.*

daarmee ook in het onderzoek. Dit komt doordat de huisarts veelal op basis van anamnese en lichamelijk onderzoek in combinatie met relatief eenvoudige diagnostische testen onderscheid moet maken tussen klachten die hij zelf kan behandelen, klachten die een (acute) doorverwijzing vereisen, klachten waarbij het verdere beloop kan worden afgewacht en klachten die direct vervolgbeleid (diagnostiek, therapie) behoeven. Het onderscheid maken tussen 'pluis' en 'niet-pluis' is daarmee een uniek domein van het huisartsgeneeskundig onderzoek.

Complicerende factor is daarbij dat wanneer een aandoening weinig voorkomt (lage prevalentie), de voorspellende waarde van de diagnostische testen ook laag is (Knottnerus, 1994). Daarnaast is het de vraag of het beloop van een klachtenpatroon niet belangrijker is dan de erbij horende precieze diagnose. Vooral bij onbegrepen klachten is dit aan de orde. Als laatste kan worden opgemerkt dat de huisarts veelal patiënten met een relatief gunstige prognose begeleidt. Hierdoor is de therapeutische winst van de diverse behandelingen minder: voor dezelfde diagnostische

Tabel 29.1 Soorten huisartsgeneeskundig onderzoek.

Inhoudelijk domein	Soort onderzoek	Voorbeeld	Eerste auteur, jaartal
Patiëntgebonden			
Huisartsgeneeskundig domein ('kleine kwalen')	Toetsend	Conjunctivitis (diagnostiek) Impetigo (therapie) Vage klachten (prognostiek)	Rietveld, 2004 Koning, 2002 Van Bokhoven, 2006
Eerstelijnsaspecten van grotere aandoeningen	Toetsend	Lagerugpijn Astma Cardiovasculair	Jellema, 2005 Tasche, 1997 Rutten, 2005
Zorgonderzoek			
Huisarts	Toetsend	Evaluatie van diagnostisch toetsingsoverleg	Verstappen, 2004
Taakherschikking binnen de eerstelijnsgezondheidszorg	Inventariserend en toetsend	Taakdelegatie naar praktijkverpleegkundige	Laurant, 2004
Transmurale samenwerking (ketenzorg)	Inventariserend, explorerend en toetsend	Samenwerking huisarts-diabetesverpleegkundige	Ubink-Veltmaat, 2005
Huisarts	Explorerend	Patiënttevredenheid met de zorg van huisarts	Wensing, 2002
Gezondheidszorgsysteem	Internationaal vergelijkend	Bijdrage eerstelijnszorg aan gezondheidstoestand	Macinko, 2003
Evaluatie implementatie	Toetsend	Urineweginfecties bij kinderen	Kwok, 2006
	Explorerend	Focusgroepinterviews over barrières bij huisartsen om de NHG-standaard over lagerugpijn na te volgen	Schers, 2001
Evaluatie implementatiemethoden	Toetsend	Preventie cardiovasculaire aandoeningen	Frijling, 2003

groep is het number-needed-to-treat in de huisartsenpraktijk vaak aanmerkelijk hoger dan in de populatie van de specialist in het ziekenhuis. Derhalve staat in huisartsdiagnostisch onderzoek vaak de onderzoeksvraag centraal of een in de tweedelijn reeds bekende behandeling of waardevolle test ook in de eerstelijn wel voldoende doelmatig is (Assendelft, 2002).

29.3 Soorten onderzoek

Belangrijke onderzoeksdomeinen binnen de huisartsgeneeskunde zijn weergegeven in tabel 29.1. Zoals eerder is aangegeven, is het onderzoek vaak gebaseerd op reeds bestaande NHG-standaarden of gevonden lacunes daarin. Het onderliggende theoretische concept wordt bepaald door de plaats die de huisarts in de gezondheidszorg inneemt (zie de bovengenoemde uitgangspunten voor NHG-standaarden (Rutten, 1993)). Deze uitgangspunten zijn vaak onderwerp van vergelijkend onderzoek (toetsend onderzoek), met vragen als:
- Is gezamenlijke behandeling van diabetespatiënten door huisarts en intramuraal diabetesverpleegkundige even effectief als de gebruikelijke zorg door de huisarts? (De NHG-standaard spreekt een voorkeur uit voor behandeling in de huisartspraktijk) (Ubink-Veldmaat, 2005.)
- Is een diagnostische beslisregel voor de huisarts te maken die zonder gebruik van een röntgenfoto voldoende goed kan voorspellen welke patiënt met hoesten en koorts een longontsteking heeft? (Graffelman, 2004; Hopstaken, 2003.)

Door de sterk klinisch-epidemiologische oriëntatie lukt het goed om onderzoek naar aandoeningen die grotendeels binnen het huisartsgeneeskundige domein vallen, zoals het rode oog (Rietveld, 2004), huilbaby's (Lucassen, 2000), tenniselleboog (Schmidt, 2002) huidinfecties (Koning, 2002), cromoglicaten bij astma (Tasche, 1997) in vooraanstaande tijdschriften gepubliceerd te krijgen. In box 29.1 is een gerandomiseerde studie naar de behandeling van tenniselleboog beschreven, waarbij injectietherapie door de huisarts, fysiotherapie en een afwachtend beleid werden vergeleken.

Box 29.1 Tenniselleboog: injectie, fysiotherapie of afwachtend beleid?

Tenniselleboog is een aandoening met pijn aan de buitenzijde van de elleboog, die erger wordt bij knijpen of iets zwaars optillen. Deze aandoening komt veel voor, per standaardhuisartsenpraktijk ongeveer 15 tot 23 keer per jaar. Daarom werd in 1995 besloten om hier een NHG-standaard over te schrijven. Eerst heeft de werkgroep alle goed uitgevoerde, reeds gepubliceerde onderzoeken in systematische reviews op een rijtje gezet. Geen van de gangbare behandelingen bleken echt goed te zijn onderzocht (Assendelft, 1996). Ook bleek uit de literatuur dat een tenniselleboog bij een groot aantal patiënten ook wel vanzelf overgaat, ook al duurt dat soms wel een jaar. Op basis hiervan en op de reeds eerder genoemde uitgangspunten van het NHG (in dubio abstine) werd besloten om afwachtend beleid als eerste keuze in de standaard te zetten (Assendelft, 1997). Toch was de onderbouwing van de NHG-standaard mager en in het tijdschrift *Huisarts en Wetenschap* werden het evidence based gehalte van de standaard en de aanbevelingen na publicatie direct ter discussie gesteld. In een onderzoek van het EMGO-instituut van het VUMC werd daarom door Smidt et al. in een gerandomiseerde trial injectietherapie, fysiotherapie en een afwachtend beleid met elkaar vergeleken (Smidt et al., 2002). In totaal deden 85 huisartsen en 185 patiënten mee. Na 1 jaar bleek dat het beleid van de NHG-standaard door het onderzoek werd bevestigd. Zesennegentig procent van de patiënten die een injectie hadden gehad, waren weliswaar na zes weken vrijwel klachtenvrij, maar de klachten kwamen daarna bij veel patiënten weer terug. Het herstel in de groepen die fysiotherapie of afwachtend beleid hadden gehad, verliep langzamer, maar na een half jaar en na 1 jaar waren veel meer patiënten in deze twee groepen hersteld. Omdat het verschil tussen de fysiotherapiegroep en de afwachtendbeleidgroep maar klein was, werd geconcludeerd dat dit de moeite van het verwijzen voor fysiotherapie niet waard was.

Een dergelijk onderzoek lijkt eenvoudig. Dat is geenszins het geval. Het onderzoek duurde drie jaar. Een hoofdonderzoeker, drie fysiotherapeut-onderzoeksassistenten en een administratief onderzoeksassistent pendelden tussen vijf onderzoekslocaties in vijf plaatsen. Slechts 40% van de huisartsen bleek in staat om de beloofde drie patiënten in te sluiten (zie hierboven: op basis van de statistiek waren 15 tot 23 patiënten per huisarts verwacht), 22 van de 85 huisartsen rekruteerden helemaal geen patiënt.

In de Tweede Nationale Studie bleek dat het aantal verwijzingen voor fysiotherapie op basis van de NHG-standaard in 2001 reeds gedaald was. Op de indicator 'Percentage *episodes* epicondylitis waarbij niet verwezen is naar een fysiotherapeut' werd in 78,9% positief gescoord (95% betrouwbaarheidsinterval: 74,6 - 83,1). Van de 98 praktijken werd in 20 praktijken nooit verwezen naar een fysiotherapeut voor epicondylitis. Als er wel werd verwezen (78 praktijken), dan gebeurde dit gemiddeld in 26,5% van deze episodes (95% BI: 21,9 - 31,2).

Omdat de huisarts als levensloopts een centrale rol heeft bij de behandeling van chronisch zieke patiënten, is er vanzelfsprekend veel onderzoek op dit domein. Daarin worden vooral eerstelijns- en transmurale diagnostische en therapeutische vragen gesteld (zie ook hoofdstuk 30). In dit verband valt het op dat het huisartsgeneeskundige onderzoek naar grotere aandoeningen zoals astma, diabetes, osteoporose en artrose steeds vaker in samenwerking met andere klinische specialismen wordt opgezet en uitgevoerd. Onderzoek naar oorzaken van ziekten (etiologisch onderzoek) behoort minder tot de kern van de huisartsgeneeskunde, omdat de looptijd van kennisontwikkeling tot interventiemogelijkheden in de huisartsenpraktijk vaak te lang is om als klinisch relevant onderzoek gezien te worden. Instrumenteel onderzoek is ook relatief gering ontwikkeld in huisartsgeneeskundig onderzoek. Meestal worden de internationaal gangbare en voor klinisch onderzoek ontwikkelde onderzoeksinstrumenten gebruikt om zo de eventuele verschillen in uitkomsten te kunnen aantonen. De ontwikkeling en validering van specifieke huisartsgeneeskundige onderzoeksinstrumenten blijft daardoor relatief achter.

Naast het patiëntgebonden onderzoek wordt ook veel onderzoek gericht op de implementatie van evidence based aanbevelingen. Ook dit onderzoek is veelal gekoppeld aan NHG-richtlijnen en de daaruit afgeleide indicatoren. Uit diverse nationale en regionale registraties wordt regelmatig bericht over de compliantie van huisartsen met de diverse richtlijnen. Een belangrijk product van de afgelopen jaren is de Tweede Nationale Studie, een studie in 104 praktijken met daarin 195 werkzame huisartsen (overeenkomend met 164,75 voltijds huisartsen). De studie heeft geresulteerd in een achttal deelrapporten en een nog steeds groeiend aantal afgeleide artikelen en proefschriften rond de thema's gezondheid en ziekte, gebruik van zorg, verschillen in gezondheid en gebruik van zorg, kwaliteit van de huisartsenzorg, huisarts-patiëntcommunicatie en organisatie van de huisartsenzorg (Braspenning, 2004; Schellevis, 2003; www.nivel.nl/nationalestudie).

Box 29.2 Resultaten en conclusies van de Tweede Nationale Studie naar ziekten en verrichtingen in de huisartsenpraktijk

Bij het aanvragen van beeldvormende diagnostiek zoals röntgenfoto's en echografie werkt driekwart van de huisartsen volgens de richtlijnen. Bij het aanvragen van laboratoriumbepalingen volgt slechts 53% van de huisartsen de richtlijnen. Bij het voorschrijven van geneesmiddelen volgt gemiddeld 68% van de huisartsen de richtlijnen die hiervoor gelden. Wanneer de richtlijnen een geneesmiddel ontraden, volgt 78% van de huisartsen dit advies. Wanneer de richtlijn een specifiek geneesmiddel (het eerstekeuzemiddel) adviseert, volgt maar 62% van de huisartsen de richtlijn. Verbetering lijkt hierin mogelijk. Bij het verwijzen van patiënten handelt 89% van de huisartsen volgens de richtlijnen (www.nivel.nl/nationalestudie).

Tevens wordt door de Nijmeegs-Maastrichtse Werkgroep Onderzoek Kwaliteit (WOK) veel toetsend (experimenteel) en explorerend onderzoek gedaan naar de verbetering van de kwaliteit van de behandeling in de huisartsenpraktijk (zie ook hoofdstuk 22). Naast de WOK doen vrijwel alle andere afdelingen huisartsgeneeskunde onderzoek op dit terrein. Het onderzoek betreft deels het verbeteren van de huidige praktijkvoering, zoals het verder rationaliseren van het aanvragen van aanvullende diagnostiek (Van Bokhoven, 2006). Daarnaast wordt onderzocht of een professionele taakherschikking in de eerstelijn doelmatigheid of gezondheidswinst kan opleveren (zie ook hoofdstuk 20). Dit onderzoek betreft onderwerpen die uiteenlopen van het effect van de introductie van de praktijkverpleegkundige in de huisartsenpraktijk (Laurant, 2004) tot onderzoek naar complexere organisatieveranderingen, zoals casemanagement, voor mensen met dementie.

Internationaal vergelijkend onderzoek richt zich enerzijds op de huisartsenvoorziening op zich en anderzijds op het functioneren van de huisarts zelf. Het is vooral de groep van Barbara Starfield die in verschillende onderzoeken de functie en doelmatigheid van de poortwachters- en verwijsfunctie van de eerstelijn heeft onderzocht (Delnoij, 2004).
Tot slot wordt ook het functioneren van de huisarts of huisartsenpraktijk als onderzoekseenheid internationaal vergeleken. Daarbij kan het gaan om bijvoorbeeld verschillen in arts-patiëntcommunicatie, patiënttevredenheid, consultduur, bereikbaarheid en dergelijke (Deveugele, 2002; Kroneman, 2006; Verhaak, 2004).

29.4 Onderzoeksinfrastructuur

Door de inschrijving op naam bij de huisarts is de huisartsenpraktijk een centraal punt waar veel zorginformatie samenkomt en door de toenemende automatisering (elektronisch medisch dossier) relatief makkelijk ontsloten kan worden. Het is daarbij behulpzaam dat de praktijken werken met een uniforme classificatie van ingangsklachten, einddiagnoses en langer durende gezondheidsproblemen, de zogenoemde International Classification in Primary Care (ICPC) (Okkes, 2002). Doordat tegenwoordig veel handelingen, zoals het elektronisch voorschrijven, gekoppeld zijn aan deze codering, vervult deze codering een centrale rol in het gegevensbeheer en afgeleid gebruik voor onderzoek.
Alle UMC's hebben een eigen veelal al langlopend regionaal huisartsenonderzoeksnetwerk, onderling verschillend in omvang, inhoudelijke accenten en doelen (Bakkenist, 2004; Hart, 1999). De omvang varieert van 14 tot 64 deelnemende huisartsen en het aantal ingeschreven patiënten van 12 000 tot 64 000. Wat betreft doelen bestaan er verschillen tussen beschrijvende registraties en registraties als steekproefkaders voor (beschrijvend en interventie)onderzoek of verdieping van de gegevensverzameling. De afgelopen jaren wordt het accent langzamerhand verlegd van

morbiditeitregistratie naar het gebruik voor steekproefkaders voor onderzoek.

29.5 Tot slot

GZO in de huisartsgeneeskunde betreft vrijwel alle onderzoeksmethoden die in deel 2 van dit handboek zijn beschreven. Na een periode van inventariserend en explorerend onderzoek ligt de nadruk nu op het toetsend onderzoek. Dit betreft enerzijds het onderzoeken van ingeburgerde zienswijzen op gebied van diagnostiek en behandeling (voorbeelden: conjunctivitis, tenniselleboog), maar ook een actieve verkenning of zienswijzen uit de tweedelijn ook in de eerstelijn toepasbaar zijn (voorbeelden: cardiovasculair en diabetes). De onderzoekscyclus gaat vaak uit van de gangbare praktijk (zie figuur 29.1) of exploreert de toepasbaarheid van reeds in andere domeinen (tweedelijnsgezondheidszorg, gezondheidspsychologie) gangbare zienswijzen en daaraan gerelateerde diagnostiek of interventies. Interpretatief-theoretisch onderzoek ontbreekt derhalve nagenoeg geheel. Zoals eerder opgemerkt is er slechts in beperkte mate sprake van instrumenteel onderzoek.

Het bijzondere van GZO in de huisartsenpraktijk heeft te maken met de positie en de plaats die de huisarts in het Nederlandse gezondheidszorgsysteem inneemt. Allerlei verschillen met de tweedelijn (specialisten), zoals verschillen in prognose van gepresenteerde patiënten of verschillen tussen eerste en tweedelijn in de doelmatigheid van diagnostiek of therapie zijn onderwerp van onderzoek. Daarnaast is de plaats en het functioneren van de huisarts in het Nederlandse zorgsysteem veelvuldig onderwerp van GZO, evenals de compliantie van huisartsen met hun richtlijnen (NHG-standaarden) en hun rolopvatting. In ieder land is de functie, positie en financiering van de huisarts verschillend. Dit geeft allereerst de mogelijkheid om de basale aspecten van het huisartsgeneeskundig handelen (poortwachter naar de tweedelijn, opvang alledaagse aandoeningen, toegankelijkheid, generalisme, integrale zorg) internationaal te vergelijken. Vaak is hierbij de huisarts de onderzoekseenheid (huisarts is unit of analysis). Er kan echter in een meer geaggregeerde vorm worden gekeken naar landen waar een sterke huisartsenzorg is en landen waar die op een of meer van bovengenoemde aspecten zwakker is (het land is dan unit of analysis). Dan kunnen over de huisartsenzorg in bredere zin, dus niet over de huisarts als individuele behandelaar, uitspraken worden gedaan. In het algemeen blijkt dat in gezondheidszorgsystemen met een sterke eerstelijn de toegankelijkheid en doelmatigheid van de gezondheidszorg beter is (Delnoij, 2004).

Aan alle huisartsgeneeskundig onderzoek ligt het eerstelijnsprimaat (wat in de eerstelijn kan worden behandeld, moet in de eerstelijn blijven) ten grondslag. Dit gegeven maakt dat prognostische of diagnostische beslisregels huisartsgeneeskundig specifiek moeten zijn, omdat prevalentiecijfers de prognose en voorspellende waarde van deze beslisregels sterk beïnvloeden. Het blijft belangrijk om te beseffen dat 96% van de aan de huisarts gepresenteerde klachten in de huisartsenpraktijk zelf wordt afgehandeld. Slechts 4% wordt verwezen, waarvan maar iets meer dan de helft naar de medisch specialist (Tweede Nationale Studie). Deze unieke opvang- en filterfunctie verdient daarom eigenstandig GZO.

Aanbevolen literatuur

Lisdonk EH van, Weller DP. Primary care networks. In: Jones R, Britten N, Culpepper L et al. Oxford textbook of primary medical care. Volume 1: principles and concepts (518-22). Oxford: Oxford University Press, 2004.

Weller DP, Foy R, Gunn J. Methods: quantitative. In: Jones R, Britten N, Culpepper L et al. Oxford textbook of primary medical care. Volume 1: principles and concepts (511-8). Oxford: Oxford University Press, 2004.

Referenties

Assendelft WJJ, Rikken SAJJ, Mel M, Schoonheim

PL, Schoemaker PJ, Dijkstra HR et al. Standaard Epicondylitis. Huisarts Wetensch, 1997;40:21-6.

Assendelft WJJ, Hay E, Adshead R, Bouter LM. Corticosteroid injections for lateral epicondylitis - a systematic overview. Br J Gen Pract, 1996;46: 209-16.

Assendelft WJJ, Bock GH de. Gerandomiseerd klinisch onderzoek in de huisartsenpraktijk. Hoe goed van slecht te onderscheiden in de tijd van 'evidence-based health care'. Bijblijven, 2002; 18(6):5-14.

Bakkenist T, Zaat JOM. Wie onderzoekt wat? Een globaal overzicht van huisartsgeneeskundig onderzoek in Nederland. Huisarts Wet, 2004;47: 555-60.

Bokhoven MA van, Koch H, Weijden T van der, Grol RP, Bindels PJ, Dinant GJ. Blood test ordering for unexplained complaints in general practice: the VAMPIRE randomised clinical trial protocol [ISRCTN55755886]. BMC Fam Pract, 2006;7(1): 20.

Braspenning JCC, Schellevis FG, Grol RPTM (red). Tweede Nationale Studie naar ziekten en verrichtingen in de huisartspraktijk: kwaliteit huisartsenzorg belicht. Utrecht/Nijmegen: NIVEL/ Centre for Quality of Care Research (WOK), 2004.

Delnoij DMJ. Comparative studies of health care systems. In: Health Council of the Netherlands. European primary care (115-8). The Hague: Health Council of the Netherlands, publication no. 2004/20E, 2004.

Deveugele M, Derese A, Brink-Muinen A van den, Bensing J, Maeseneer J de. Consultation length in general practice: cross sectional study in six European countries. BMJ, 2002;325:472.

Frijling B, Hulscher ME, Leest LA van, Braspenning JC, Hoogen H van den, Drenthen AJ, Grol RP. Multifaceted support to improve preventive cardiovascular care: a nationwide, controlled trial in general practice. Br J Gen Pract, 2003;53:934-41.

Graffelman AW, Knuistingh Neven A, Cessie S le, Kroes AC, Springer MP, Broek PJ van den. A diagnostic rule for the aetiology of lower respiratory tract infections as guidance for antimicrobial treatment. Br J Gen Pract, 2004;54:20-4.

Hart HE, Wouden JC van der, Hoppener P, Schendel GJ van, Knottnerus JA. General practice registration networks in the Netherlands: a brief report. J Am Med Inform Assoc, 1999:173-5.

Hopstaken RM, Muris JW, Knottnerus JA, Kester AD, Rinkens PE, Dinant GJ. Contributions of symptoms, signs, erythrocyte sedimentation rate, and C-reactive protein to a diagnosis of pneumonia in acute lower respiratory tract infection. Br J Gen Pract, 2003;53:358-64.

Jellema P, Windt DA van der, Horst HE van der, Twisk JW, Stalman WA, Bouter LM. Should treatment of (sub)acute low back pain be aimed at psychosocial prognostic factors? Cluster randomised clinical trial in general practice. BMJ, 2005;331:84-7.

Knottnerus JA, Grinten R van der. Prakticum huisartsgeneeskunde. Huisarts en epidemiologie. Utrecht: Bunge, 1994.

Koning S, Suijlekom-Smit LW van, Nouwen JL, Verduin CM, Bernsen RM, Oranje AP, Thomas S, Wouden JC van der. Fusidic acid cream in the treatment of impetigo in general practice: double blind randomised placebo controlled trial. BMJ, 2002;324:203-6.

Kroneman MW, Maarse H, Zee J van der. Direct access in primary care and patient satisfaction: a European study. Health Policy, 2006;76:72-9.

Kwok WY, Kwaadsteniet MC de, Harmsen M, Suijlekom-Smit LW van, Schellevis FG, Wouden JC van der. Incidence rates and management of urinary tract infections among children in Dutch general practice: results from a nation-wide registration study. BMC Pediatr, 2006 Apr 4;6:10.

Laurant MG, Hermens RP, Braspenning JC, Sibbald B, Grol RP. Impact of nurse practitioners on workload of general practitioners: randomised controlled trial. BMJ, 2004;328:927-30.

Lucassen PL, Assendelft WJ, Gubbels JW, Eijk JT van, Douwes AC. Infantile colic: crying time reduction with a whey hydrolysate: A double-blind, randomized, placebo-controlled trial. Pediatrics, 2000;106:1349-54.

Macinko J, Starfield B, Shi L. The contribution of primary care systems to health outcomes within Organization for Economic Cooperation and Development Countries, 1970-1997. Health Services Research, 2003;38 (3):831-865.

Okkes IM, Becker HW, Bernstein RM, Lamberts H. The March 2002 update of the electronic version of ICPC-2. A step forward to the use of ICD-10 as a nomenclature and a terminology for ICPC-2. Fam Pract, 2002;19:543-6.

Rietveld RP, Riet G ter, Bindels PJ, Sloos JH, Weert HC van. Predicting bacterial cause in infectious conjunctivitis: cohort study on informativeness of combinations of signs and symptoms. BMJ, 2004;329:206-10.

Rutten FH, Moons KG, Cramer MJ, Grobbee DE, Zuithoff NP, Lammers JW, Hoes AW. Recognising heart failure in elderly patients with stable chronic obstructive pulmonary disease in primary care: cross sectional diagnostic study. BMJ, 2005;331:1379-82.

Rutten G, Thomas S, Voort H van der. Standaarden: ontwikkeling en actualisering. In: Rutten GEHM, Thomas S (red). NHG-standaarden voor de huisarts I (1-7). Utrecht: Bunge/NHG, 1993.

Schellevis FG, Westert GP, Bakker DH de, Groenewegen PP, Zee J van der, Bensing JM. De tweede Nationale Studie naar ziekten en verrichtingen in de huisartsenpraktijk: aanleiding en methoden. Huisarts Wet, 2003;46:7-12.

Schers H, Wensing M, Huijsmans Z, Tulder M van, Grol R. Implementation barriers for general practice guidelines on low back pain a qualitative study. Spine, 2001;26:E348-53.

Smidt N, Windt DAWM van der, Assendelft WJJ, Devillé W, Korthals-de Bos I, Bouter LM. Corticosteroid injections for lateral epicondylitis are superior to physiotherapy and a wait and see policy at short-term follow-up, but inferior at long-term follow-up: results from a randomised controlled trial. Lancet, 2002;359:657-62.

Tasche MJ, Wouden JC van der, Uijen JH, Ponsioen BP, Bernsen RM, Suijlekom-Smit LW van, Jongste JC de. Randomised placebo-controlled trial of inhaled sodium cromoglycate in 1-4-year-old children with moderate asthma. Lancet, 1997; 350:1060-4.

Ubink-Veltmaat LJ, Bilo HJ, Groenier KH, Rischen RO, Meyboom-de Jong B. Shared care with task delegation to nurses for type 2 diabetes: prospective observational study. Neth J Med, 2005;63: 103-10.

Verhaak PF, Brink-Muinen A van den, Bensing JM, Gask L. Demand and supply for psychological help in general practice in different European countries: access to primary mental health care in six European countries. Eur J Public Health, 2004;14:134-40.

Verstappen WH, Weijden T van der, Dubois WI, Smeele I, Hermsen J, Tan FE, Grol RP. Improving test ordering in primary care: the added value of a small-group quality improvement strategy compared with classic feedback only. Ann Fam Med, 2004;2:569-75.

Wensing M, Vedsted P, Kersnik J, Peersman W, Klingenberg A, Hearnshaw H, Hjortdahl P, Paulus D, Kunzi B, Mendive J, Grol R. Patient satisfaction with availability of general practice: an international comparison. Int J Qual Health Care, 2002;14:111-8.

Wiersma TJ, Goudswaard AN (red). NHG-Standaarden voor de huisarts 2006. Houten: Bohn Stafleu van Loghum, 2006.

Gezondheidszorgonderzoek onder chronisch zieken en ouderen

G.A.M. van den Bos

30.1 Inleiding

De toekomst voorspellen is een hachelijke zaak, maar zeker is dat de gezondheidszorg in toenemende mate te maken krijgt met chronisch zieken en ouderen. Het aantal ouderen zal de komende decennia fors toenemen, niet alleen vanwege de stijging van de levensverwachting, maar ook omdat de naoorlogse babyboomgeneratie (1946-1965) op leeftijd komt. In 2005 telde Nederland 2,3 miljoen personen van 65 jaar en ouder, 14% van de totale bevolking. In 2020 zullen er naar verwachting 3,2 miljoen 65-plussers zijn, 19% van de totale bevolking. De langere levensduur gaat onvermijdelijk gepaard met chronische ziekten. Demografische projecties wijzen uit dat de prevalenties van chronische aandoeningen op oudere leeftijd, zoals hartfalen, dementie en beroerte, tot 2015 met circa 40 procent zullen toenemen (De Hollander et al., 2006). Ook als gevolg van medisch-technologische ontwikkelingen neemt het aantal chronisch zieken toe, niet alleen op oudere leeftijd maar ook op jongere leeftijd. Kinderen voor wie twintig jaar geleden nog nauwelijks toekomst was, zoals kinderen met ernstige hartafwijkingen, bereiken nu als gevolg van verbeterde behandelingen de volwassenheid – mét chronische aandoeningen. In deze ontwikkeling ligt de paradox van de gezondheidszorg besloten: een toename van het aantal chronisch zieken en ouderen dankzij de successen van de gezondheidszorg.

Chronisch zieken en ouderen zijn vaak langdurig aangewezen op een scala van gezondheidszorgvoorzieningen. Zorgafhankelijkheid, fysieke ongemakken, psychosociale problemen of dreigend verlies van autonomie bepalen voor velen het dagelijkse bestaan. Bezinning op de kwaliteit van leven van chronisch zieken en ouderen en de kwaliteit van zorg is daarom een steeds dringender maatschappelijk vraagstuk geworden. Sinds de jaren negentig van de vorige eeuw is in beleid en wetenschap hogere prioriteit gegeven aan chronische ziekten, onder meer vanuit de Nationale Commissie Chronisch Zieken (Van den Bos et al., 1999) en de ZonMw-programma's Chronisch Zieken (Groenewegen et al., 2004). In het wetenschappelijke debat en in adviezen over het te ontwikkelen beleid gaat momenteel veel aandacht uit naar de organisatie van de zorg, zoals de ontwikkeling van geïntegreerde zorg en ketenzorg (hoofdstuk 24), vraaggestuurde zorg (hoofdstuk 26), kwaliteit van de zorg (hoofdstuk 22), kosten van de gezondheidszorg (hoofdstuk 18), de kloof tussen vraag en aanbod en de positie van de mantelzorg (RVZ, 2006). Dit hoofdstuk richt zich op het gezondheidszorgonderzoek onder chronisch zieken en ouderen in 'engere' zin, waarbij de focus ligt op de relatie tussen de gezondheidszorg en de gezondheid. Eerst worden de centrale onderzoeksgebieden toegelicht: het onderzoek naar de behoeften aan zorg (doen we de goede dingen?) en het onderzoek naar de uitkomsten van zorg (doen we de dingen goed?). Vervolgens worden deze twee onderzoeksterreinen nader besproken aan de hand van zowel beschrijvend als toetsend onderzoek. In een slotwoord worden enkele opmerkingen gemaakt over de wetenschappelijke status van het hier beschreven gezondheidszorgonderzoek.

30.2 Onderzoeksgebieden

Bij het bestuderen van de relatie tussen gezondheidszorg en gezondheid kan onderscheid worden gemaakt naar twee onderzoeksgebieden (figuur 30.1):
1 *Behoeften aan zorg: effect van gezondheid op gezondheidszorg* (zorg als afhankelijke variabele). De centrale vraag is, in hoeverre het zorggebruik aansluit op de behoeften aan zorg.
2 *Uitkomsten van zorg: effect van zorg op gezondheid* (zorg als onafhankelijke variabele). De centrale vraag is, in hoeverre de zorg een bepaald gewenst effect weet te bewerkstelligen. De effectiviteit wordt beoordeeld aan de hand van de uiteindelijk tot stand gekomen veranderingen in de gezondheidstoestand van de patiënt en patiënttevredenheid.

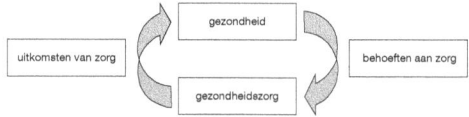

Figuur 30.1 *De relatie tussen gezondheid en gezondheidszorg.*

30.3 Onderzoek naar zorgbehoeften

Het onderzoek naar zorgbehoeften wordt uitgevoerd om een beeld te verkrijgen van mogelijke onderconsumptie of overconsumptie van zorg. Daarbij wordt de zorgbehoefte van chronisch zieken en ouderen afgezet tegen het actuele gebruik van de zorg. In wezen levert het inzicht op in de gepastheid van zorg (tabel 30.1).

Om zorgbehoeften te bepalen kunnen drie benaderingen worden gevolgd. Allereerst kan een benadering worden gekozen waarin *gezondheidgerelateerde zorgbehoeften* worden vastgesteld. Het onderzoek richt zich hierbij op het identificeren van gezondheidsproblemen die betrekking hebben op de indicatiegebieden van de uiteenlopende voorzieningen. Zo zijn beperkingen in algemene dagelijkse activiteiten (ADL) een indicatie voor revalidatie of thuiszorg, en emotionele problemen een indicatie voor psychosociale zorg. Vergelijking van deze indicaties met het feitelijke zorggebruik levert aanwijzingen op voor eventuele zorgtekorten.

Daarnaast kan worden uitgegaan van de door *professionals vastgestelde* zorgbehoeften. De benodigde zorg wordt daarbij bepaald aan de hand van richtlijnen en indicatiestellingen. Voor de klinische praktijk zijn richtlijnen ontwikkeld die aangeven op welk moment bij wie welk type zorg geboden is. De laatste jaren heeft richtlijnontwikkeling in de psychosociale zorg voor chronisch zieken geleidelijk meer aandacht gekregen (Pool et al., 2004). Voor de thuiszorg zijn indicaties via de wet geregeld. Indien de feitelijke zorg afwijkt van de professioneel geïndiceerde zorg, wordt de zorg als niet-gepast beschouwd.

Tot slot kan onderzoek zich richten op het identificeren van *subjectieve zorgbehoeften vanuit patiëntenperspectief*. In toenemende mate wordt het patiëntenperspectief centraal gesteld om de zorg optimaal af te stemmen op de behoeften en wensen van patiënten. In het meeste onderzoek gaat de aandacht uit naar het vaststellen van latente zorgbehoeften van patiënten die géén gebruik maken van zorg

Tabel 30.1 Relatie tussen zorgbehoeften en zorggebruik.

	Geen zorggebruik	**Zorggebruik**
Geen zorgbehoefte	Gepast zorggebruik	Overconsumptie
Zorgbehoefte	Onderconsumptie	Gepast zorggebruik

(onderconsumptie). Ter illustratie wordt in box 30.1 een onderzoek naar de zorgbehoeften van schizofreniepatiënten beschreven.

Box 30.1 Zorgbehoeften van schizofreniepatiënten

De huidige zorg voor schizofreniepatiënten wil zich niet meer uitsluitend richten op het reduceren van psychotische symptomen, maar ook op het terugdringen van beperkingen en handicaps en het bevorderen van sociale integratie. Onderzocht werd in hoeverre de ambulante geestelijke gezondheidszorg in een stedelijke regio en een plattelandsregio in staat zijn een adequaat zorgarrangement te bieden voor mensen met schizofrenie (Schene et al., 2004). Uit het onderzoek bleek dat de patiënten in de plattelandsregio er ernstiger aan toe waren en meer zorgbehoeften hadden dan patiënten in de stad. De belangrijkste onvervulde zorgbehoeften bleken te liggen op het gebied van symptomen, dagactiviteiten, sociale contacten en een intieme relatie. Psychosociale interventies zouden vooral gericht moeten worden op het leren omgaan met de aandoening. Daarnaast zou het arsenaal van de geestelijke gezondheidszorg kunnen worden uitgebreid met diensten ter versterking van sociale contacten en maatschappelijke integratie, zoals lotgenotencontacten, partnerrelatiebemiddeling en activiteitencentra.

Voor descriptief onderzoek en exploratie van het onderzoeksterrein kan gebruikgemaakt worden van bestaande registraties (zie hoofdstuk 5). In de meeste gevallen zullen secundaire data niet toereikend zijn om de eigen onderzoeksvragen te beantwoorden en zal specifiek onderzoek opgezet moeten worden. Voor de nadere uitwerking van empirische en methodologische vraagstukken op dit terrein kunnen onderzoekers te rade gaan bij een aantal overzichtsstudies (Groenewegen et al., 2004; Pool et al., 2004; Spreeuwenberg et al., 1995).

Het toetsend onderzoek beoogt te evalueren in hoeverre de zorg daadwerkelijk terechtkomt bij de ouderen en chronisch zieken die de zorg behoeven en levert gegevens op ten behoeve van de kwaliteitsbevordering van de zorg. Ter illustratie van het onderzoek op dit gebied worden de drie onderscheiden benaderingen gevolgd:
– Gezondheidgerelateerde zorgbehoeften en zorggebruik
– Door professionals vastgestelde zorgbehoeften en zorggebruik
– Door patiënten vastgestelde zorgbehoeften en zorggebruik

Gezondheidgerelateerde zorgbehoeften en zorggebruik

In het gezondheidszorgonderzoek wordt veelal het model van Andersen (1995) toegepast. In dit model wordt het gebruik van zorg gerelateerd aan drie groepen determinanten: consumptienoodzaak (de met gezondheid samenhangende zorgbehoefte), consumptiegeneigdheid (onder meer samenhangend met demografische en sociaalpsychologische kenmerken) en consumptiemogelijkheid (onder meer samenhangend met sociaaleconomische positie, beschikbaarheid en betaalbaarheid van zorgvoorzieningen). Volgens de (tot op heden) egalitaire beginselen van ons voorzieningenstelsel mag worden verwacht dat mensen uit lagere sociaaleconomische groepen naar verhouding meer zorg krijgen omdat zij een slechtere gezondheid hebben dan mensen uit hogere sociaaleconomische groepen. Verondersteld wordt dat sprake is van ongelijkheid in zorg indien andere kenmerken (bijvoorbeeld verzekeringsvorm of inkomen in geval van eigen bijdragen) het gebruik van gezondheidszorg verklaren. Het model van Andersen is niet bedoeld voor een causale analyse van het voorzieningengebruik, maar is ontworpen voor het vaststellen van een rechtvaardige verdeling van zorg. Het model is dus geen verklaringsmodel maar een evaluatiemodel. Ter illustratie wordt de toepassing van het model van Andersen in een onderzoek onder patiënten met reumatoïde artritis in box 30.2 beschreven.

Box 30.2 Zorgbehoeften en zorggebruik van patiënten met reumatoïde artritis

In een longitudinale studie onder patiënten met reumatoïde artritis (Jacobi et al., 2003) werd nagegaan in hoeverre het gebruik van medisch-specialistische zorg, paramedische zorg, thuiszorg en psychosociale zorg samenhing met de gezondheid van patiënten. De multivariate analyses wezen uit dat het zorggebruik voornamelijk verklaard werd door de met gezondheid samenhangende zorgbehoeften. Paramedische zorg en psychosociale zorg werden echter, bij gelijke zorgbehoefte, minder vaak ingeschakeld voor oudere patiënten dan voor jongere patiënten. Patiënten uit lagere sociaaleconomische groepen kregen naar verhouding ook minder vaak paramedische zorg en waren daarnaast met toenemende ziekteduur minder vaak onder behandeling van de specialist dan patiënten uit hogere sociaaleconomische groepen. De zorg bleek niet uitsluitend verdeeld te zijn op basis van zorgbehoefte.

Door professionals vastgestelde zorgbehoeften en zorggebruik

Het toetsen van de zorg aan de hand van indicatiecriteria levert aanwijzingen op voor eventuele tekortschietende zorg vanuit professioneel perspectief. Zo heeft iedereen die een beroep wil doen op de AWBZ-zorg zoals thuiszorg, een indicatie nodig van het Centrum Indicatiestelling Zorg (CIZ). Uit onderzoek blijkt dat er zowel sprake is van onderconsumptie als overconsumptie, dat wil zeggen dat mensen minder, dan wel meer zorg krijgen dan de geïndiceerde zorg. Toetsend onderzoek van de zorg aan richtlijnen is vooral op huisartsgeneeskundig terrein uitgevoerd. In de meeste situaties blijkt het medisch handelen in overeenstemming te zijn met de richtlijnen (Braspenning et al., 2004). In bepaalde situaties komt overconsumptie voor, bijvoorbeeld bij verwijzing naar de fysiotherapie. In andere gevallen is sprake van onderbehandeling, bijvoorbeeld ten aanzien van het preventieve medicatiebeleid bij hart- en vaatziekten. In deze onderzoeken gaat het veelal om 'geïsoleerde' interventies, zoals het voorschrijven van geneesmiddelen of verwijzing. Voor de complexe zorg aan chronisch zieken en ouderen zijn daarentegen nog nauwelijks (samenwerkings)richtlijnen ontwikkeld. Zo blijken de huidige richtlijnen voor CVA-patiënten vooral betrekking te hebben op de acute zorg en de revalidatie; de chronische zorg en psychosociale zorg zijn daarbij onderbelicht (Van den Bos et al., 2006).

Door patiënten vastgestelde zorgbehoeften en zorggebruik

Problematisch is dat niet eenvoudig te beoordelen is in hoeverre de door patiënten gerapporteerde zorgtekorten opgevat kunnen worden als daadwerkelijke aanwijzingen voor tekortschietende zorg. Enerzijds zouden ervaren zorgtekorten kunnen wijzen op een toenemend 'consumentisme', dat zich uiteindelijk vertaalt in een ongebreidelde vraag naar voorzieningen. Anderzijds kan worden gesteld dat chronisch zieken en ouderen gegeven hun ervaringsdeskundigheid goed in staat zijn te beoordelen welke zorg zij nodig hebben. Indien de subjectieve zorgbehoeften vergeleken worden met gezondheidgerelateerde zorgbehoeften (eerste benadering), blijkt dat de door patiënten gerapporteerde zorgtekorten daadwerkelijk een indicatie geven voor ondergebruik. Vergelijking van patiëntoordelen en professionele oordelen (tweede benadering) is nog ingewikkeld omdat (multidisciplinaire) richtlijnen voor de zorg aan ouderen en chronisch zieken nog goeddeels ontbreken.

30.4 Onderzoek naar uitkomsten van zorg

Beschrijvend en instrumenteel onderzoek

Uitkomstindicatoren leveren de aanwijzingen op voor de effectiviteit van de zorg. De effectiviteit van de gezondheidszorg wordt beoordeeld aan de hand van de uiteindelijk tot stand gekomen veranderingen in de gezondheidstoestand van de patiënt of de doelpopulatie die aan een zorginterventie kunnen worden toegeschreven. De levensduur en de kwaliteit van de levensduur vormen daarbij de gangbare uitkomstcategorieën. Naast gezondheidsuitkomsten wordt patiënttevredenheid als uitkomstindicator gehanteerd. Bij de effectiviteitbeoordeling van de zorg gaat het niet alleen om de vraag of patiënten beter worden of er beter van worden, maar ook om de vraag of patiënten tevreden zijn.

Voor de beschrijving van uitkomstindicatoren worden verschillende, soms overlappende modellen toegepast:
- Het biomedische model levert de maten op voor het ziekteproces en de ziekteverschijnselen.
- Het WHO-model van de International Classification of Functioning, Disability and Health (ICF, voorheen ICIDH) omvat een ordening van de gevolgen van ziekte in termen van stoornissen, activiteiten en participatie.
- In het kwaliteit-van-levenmodel worden de gevolgen van ziekten onderscheiden naar lichamelijke, psychische en sociale aspecten. Dit model sluit sterk aan op het ICF-model maar benadrukt meer de subjectieve beleving van het functioneren.

Deze modellen leveren voor de zorg aan chronisch zieken en ouderen een reeks van uitkomstindicatoren op.

Voor een nadere classificatie van uitkomstindicatoren vormt het aan Lohr (1988) ontleende schema van de 5 D's een inzichtelijk kader.

Death: overleving

Van oudsher wordt de effectiviteit van de gezondheidszorg gemeten aan de hand van overlevingskansen. Sterfte is met name in de acute zorg aangewezen als uitkomstindicator. De zorg voor CVA-patiënten blijkt bijvoorbeeld aanzienlijk te kunnen worden verbeterd als ziekenhuizen over een stroke-unit beschikken, een speciale afdeling voor de acute zorg van CVA-patiënten waar intensieve zorg wordt gegeven door een specialistisch, multidisciplinair team. Een meta-analyse van gerandomiseerde klinische trials toonde aan dat opname op een stroke-unit in vergelijking met de reguliere zorg de kans op sterfte aanzienlijk reduceerde. Momenteel worden ter toetsing van de kwaliteit van de ziekenhuiszorg aan CVA-patiënten de mortaliteit binnen zeven dagen na opname en de aanwezigheid van een stroke-unit en stroke-service als prestatie-indicatoren gehanteerd.

Disease: klinische parameters

Het gaat hierbij om ziektespecifieke klinische indicatoren. Voorbeelden zijn de gemiddelde bloedglucosespiegel bij patiënten met diabetes mellitus en de longfunctie bij COPD-patiënten. Ook het optreden van complicaties is een belangrijke uitkomstmaat. Bijvoorbeeld bij CVA-patiënten blijken complicaties, zoals valongevallen en decubitus, door gerichte verbeteringen van de zorg af te nemen.

Disability: functionele status

Chronische aandoeningen leiden – in meer of mindere mate – tot velerlei functionele beperkingen op het gebied van mobiliteit, huishouden, communicatie en zelfverzorging (ADL: activiteiten van het dagelijks leven). Functionele beperkingen worden via diverse vragenlijsten gemeten (Bowling, 1995; 1997). Daarnaast worden functionele beperkingen vastgesteld op een meer objectieve wijze via de zogeheten performance tests, zoals een looptest. Functionele status is met name bij de kwaliteitsbewaking van de revalidatie aan de orde. Zo blijkt bijvoorbeeld uit een systematische review van klinische trials dat de functionele status van CVA-patiënten verbeterd wordt door fysiotherapeutische oefenprogramma's, mits intensief, taakgericht en snel na de beroerte aangeboden (Van Peppen et al., 2004).

Discomfort: welbevinden

Welbevinden verwijst naar de subjectieve evaluatie van het functioneren op fysiek, psychisch en sociaal gebied, ofwel naar de kwaliteit van leven. Maatschappelijke participatie maakt hier uitdrukkelijk deel van uit. Voor het meten van kwaliteit van leven staan veel instrumenten ter beschikking (Bowling, 1997; 1995): generieke instrumenten die voor een breed scala aan ziekten toepasbaar zijn (bijvoorbeeld SF-36: Medical Outcomes Study Short-Form General Health Survey), ziektespecifieke instrumenten (bijvoorbeeld AIMS: Arthritis Impact Measurement Scales) en domeinspecifieke instrumenten (bijvoorbeeld CES-D: Center for Epidemiologic Studies Depression Scale). Het voordeel van ziektespecifieke vragenlijsten is dat gedetailleerde informatie verkregen wordt over de gezondheidsproblemen in verband met een bepaalde ziekte. Dergelijke instrumenten zijn gevoeliger voor veranderingen, hetgeen vergelijkingen mogelijk maakt binnen de patiëntenpopulatie. Het voordeel van generieke vragenlijsten is dat ze bij uitstek geschikt zijn voor vergelijkingen tussen patiëntengroepen. Bovendien kan door vergelijking met normgegevens, gebaseerd op een gezonde populatie, inzicht verkregen worden in de relatieve ernst van de ziekte.

Dissatisfaction: patiënttevredenheid

Voor de beoordeling van de kwaliteit van de zorg vanuit patiëntenperspectief wordt tevredenheidsonderzoek uitgevoerd in de vorm van patiëntenenquêtes. Daarnaast zijn er gerichte vragenlijsten ontwikkeld om de zorg vanuit patiëntenperspectief te toetsen. In onderzoek wordt vaak gebruikgemaakt van de QUOTE-methode (Sixma et al., 1998). Daarbij geven patiënten aan welke aspecten zij belangrijk vinden met betrekking tot de zorg die zij krijgen en vervolgens wordt hen gevraagd welke ervaringen zij met die kwaliteitsaspecten hebben. Door de belangscores te combineren met de ervaringen van patiënten met de zorg kan worden bepaald voor welke aspecten sprake is van optimale dan wel suboptimale zorg. QUOTE-vragenlijsten zijn ontwikkeld voor ouderen en voor chronisch zieken met verschillende aandoeningen, onder andere astma, reuma en HIV.

Toetsend onderzoek

In toetsend onderzoek worden de effecten van zorginterventies of zorgprogramma's onderzocht in een gerandomiseerd experiment of quasi-experimentele studie, waarbij de hypothese is dat een bepaalde zorginterventie effectiever is dan een andere interventie, veelal de reguliere zorg. De 5 D's vormen de leidraad voor de selectie van de effectparameters of uitkomstindicatoren. De relevantie van uitkomstindicatoren wordt bepaald door de doelstellingen die men met de zorginterventie voor ogen heeft. Ziektespecifieke en zorgspecifieke verschillen treden op bij de weging van de indicatoren. Zo zullen klinische parameters in de medische zorg aan diabetespatiënten een groot gewicht in de schaal leggen. Bij toetsing van de behandeling van CVA-patiënten in de acute fase zal overleving als primaire uitkomstindicator worden aangewezen, terwijl functionele beperkingen en kwaliteit van leven primaire uitkomstindicatoren zijn voor de revalidatie en de chronische zorg. Naarmate de curatieve mogelijkheden van zorg afnemen en patiënten zorgafhankelijker raken, zullen niet-klinische criteria zoals welbevinden of kwaliteit van leven meer nadruk krijgen in de kwaliteitsbewaking.

In tabel 30.2 zijn de uitkomstindicatoren voor een aantal groepen chronisch zieken en ouderen weergegeven. Daaruit blijkt dat het type zorg, de aard van de ziekte, de fase waarin de ziekte zich bevindt en de mate van zorgafhankelijkheid in hoge mate bepalen welk gewicht aan de uitkomstindicatoren moet worden toegekend.

Als voorbeeld wordt in box 30.3 het onderzoek naar de effectiviteit van stroke-services in Nederland beschreven. (Stroke-services blijken ook doelmatiger te zijn. In kosten-effec-

Tabel 30.2 De 5 D's, uitkomstindicatoren voor de kwaliteitsbewaking van de zorg voor chronisch zieken en ouderen.

Patiënten-groep	Karakteristieken zorg	1 Death	2 Disease	3 Disability	4 Discomfort	5 Dissatisfaction
Diabetes mellitus	Periodieke medische behandeling en controle	*	*	*	*	*
Reumatoïde artritis	Fluctuerende multidisciplinaire zorg		*	*	*	*
CVA	– Acute behandeling	*	*			
	– Revalidatie		*	*	*	*
	– Chronische zorg			*	*	*
COPD	Fluctuerende medische behandeling en controle	*	*	*	*	
Multiple sclerose	Wisselend beloop, zorgafhankelijkheid op langere termijn			*	*	*
Hartfalen	Fluctuerende medische behandeling en zorg	*	*	*	*	*
Chronische psychiatrie	Fluctuerende zorg en begeleiding	*	*	*	*	
Thuiszorg-cliënten	Periodieke zorg en begeleiding			*	*	*
Verpleeghuis-patiënten	Intensieve zorg en begeleiding				*	*

tiviteitsonderzoek wordt een zesde D, van dollars, aan de classificatie van uitkomstindicatoren toegevoegd.)

Box 30.3 Effectevaluatie van stroke-services in Nederland

Stroke-services zijn regionale zorgketens van zorgverleners die gezamenlijk als netwerk een integrale, deskundige en samenhangende behandeling en zorg voor CVA-patiënten waarborgen in de acute en chronische fase. Doel hiervan is de versnippering in de zorg tegen te gaan en de afstemming tussen de vele hulpverleners te verbeteren op basis van richtlijnen en werkafspraken. In de Edisse-studie (Huijsman et al., 2001) werden CVA-patiënten in drie experimentregio's vergeleken met patiënten in drie controleregio's, die een afspiegeling waren van de gemiddelde Nederlandse situatie. In de effectevaluatie werd aangetoond dat stroke-services leiden tot significant betere kwaliteit-van-levenuitkomsten in vergelijking met de reguliere zorg. De kwaliteit van leven werd gemeten met behulp van de EurQol-5D, een generieke vragenlijst waarmee patiënten hun gezondheidstoestand kunnen beschrijven op vijf domeinen: mobiliteit, zelfzorg, dagelijkse activiteiten, pijn/ongemak en angst/depressie. De stroke-services leiden niet alleen tot betere gezondheidsuitkomsten, maar ook tot een hogere satisfactie bij patiënten ten aanzien van informatieverstrekking, begeleiding en ondersteuning.

Met het oog op de toetsing van de zorg is de kernvraag in hoeverre de gezondheidsuitkomsten te relateren zijn aan de kwaliteit van de verleende zorg. De uitkomsten worden immers ook bepaald door persoonskenmerken, ziektekarakteristieken en kenmerken van het zorgsysteem. Hier doet zich het probleem voor dat alleen onder bepaalde condities zinnige uitspraken mogelijk zijn. Zo vereist kwaliteitstoetsing dat zorginterventies concreet omschreven zijn en dat er een duidelijke relatie bestaat tussen de verleende zorg en de te verwachten uitkomsten. Aan deze conditie kan bijvoorbeeld worden voldaan in het onderzoek naar het effect van fysiotherapie bij CVA-patiënten. Veel moeilijker is het om de uitkomsten van de multidisciplinaire zorg aan CVA-patiënten te beoordelen. Het positieve effect van een stroke-unit bijvoorbeeld wordt veroorzaakt door een samenspel van verschillende factoren, zoals betere en snellere diagnostiek en sneller ingrijpen bij complicaties, een stimulerende omgeving, een technisch betere verpleging, vroegtijdige intensieve revalidatie en mobilisatie, inschakeling van de familie, protocollair werken en georganiseerde zorg. Het effect van deze factoren afzonderlijk is niet goed bekend. Ook is er meestal sprake van een uiterst heterogene onderzoekspopulatie. Er doen zich ingewikkelde problemen voor in verband met casemix en comorbiditeit. Comorbiditeit wordt vaak als confounder beschouwd en in onderzoek als exclusiecriterium aangemerkt, waardoor geen kennis beschikbaar komt over het effect van interventies bij patiënten met comorbide aandoeningen. In de praktijk blijkt comorbiditeit echter frequent voor te komen en tot suboptimale zorg te leiden (Gijsen et al., 2001). Ook speelt het tijdsprobleem een rol. In het geval van langdurige zorg is het niet eenvoudig om begin- en eindpunt van de zorginterventie aan te wijzen. Voorts zou gedegen kennis beschikbaar dienen te zijn over het 'theoretisch vermijdbare gezondheidsverlies'. In hoeverre is het bijvoorbeeld mogelijk chronische beperkingen bij patiënten met reumatoïde artritis of ouderen te verminderen of chroniciteit van depressies te voorkomen? Dat betekent dat meer informatie vereist is over de potentiële effecten van zorginterventies op het beloop van de (gevolgen van) chronische aandoeningen of het verouderingsproces.

30.5 Tot slot

Het gezondheidszorgonderzoek onder chronisch zieken en ouderen is primair gericht op de wetenschappelijke analyse van maatschappelijke vraagstukken in de zorg. Daarbij is de laatste jaren een paradigmaverschuiving waar te nemen met meer aandacht voor de kwaliteit van leven en maatschappelijke participatie van patiënten en het patiëntenperspectief. Kwalitatief goede zorg is niet alleen zorg die voldoet aan de indicaties van professionals (evidence based care), maar is ook zodanig ingericht, dat deze voldoet aan de behoeften en preferenties van patiënten (experience based care). Om knelpunten in de zorg in kaart te brengen is descriptief onderzoek nodig. Dergelijk onderzoek is geen eindpunt maar opmaat voor toetsend onderzoek ter evaluatie van de kwaliteit van zorg. Het gezondheidszorgonderzoek is niet primair gericht op de ontwikkeling van nieuwe theorieën. Het zou moeten leiden tot meer inzicht in de organisatie, het beleid en de zorgpraktijk en het zou een richtinggevend kader moeten bieden voor de oplossing van de knelpunten. De inzichten uit het onderzoek op het gebied van zorgbehoeften en zorggebruik zijn niet alleen van belang voor de inrichting van de chronische zorg en de ouderenzorg, maar ook voor het denken over de overgang van een aanbodgestuurd naar een vraaggestuurd zorgsysteem. De inzichten uit het onderzoek naar de uitkomsten van zorg dragen ertoe bij dat effectieve zorginterventies en zorgprogramma's beschikbaar komen ter verbetering van de kwaliteit van leven van chronisch zieken en ouderen. Gezondheidszorgonderzoek is niet per definitie toegepast onderzoek. Onderzoeksresultaten zijn niet altijd in de praktijk toepasbaar en er is een lange weg te gaan van onderzoek naar praktijk (Groenewegen et al., 2004). Niet alleen in de zorgpraktijk voor chronisch zieken en ouderen doen zich nog velerlei problemen voor, maar ook in de praktijk van het wetenschappelijke onderzoek, wat betreft keuze van design, toepassing van generieke en ziektespecifieke meetinstrumentaria, relevantie van behoefte- en uitkomstindicatoren en uitvoerbaarheid van projecten. Investeringen in de verwetenschappelijking en vermaatschappelijking van het gezondheidszorgonderzoek blijven nodig om de kwaliteit van de zorg voor de gestaag groeiende groep chronisch zieken en ouderen te monitoren en te verbeteren.

Aanbevolen literatuur

Bos GAM van den, Frijling BW, Koster-Dreese Y, Schnabel P, Spreeuwenberg C. Chronisch-ziekenbeleid in de jaren negentig. Utrecht: Uitgeverij SWP, 1999.

Bowling A. Research methods in health: investigating health and health services. Buckingham/Philadelphia: Open University Press, 1997.

Bowling A. Measuring Health: a review of quality of life measurement scales. Buckingham/Philadelphia: Open University Press, 1997.

Bowling A. Measuring Disease: a review of disease-specific quality of life measurement scales. Buckingham/Philadelphia: Open University Press, 1995.

Groenewegen PP, Bos GAM van den, Megchelen PJ van (red). Zorg, opvang en begeleiding van chronisch zieken. Van onderzoeksresultaten naar verbetering van zorg. Assen: Koninklijke Van Gorcum BV, 2004.

Pool G, Heuvel F, Ranchor AV, Sanderman R. Handboek psychologische interventies bij chronisch-somatische aandoeningen. Assen: Koninklijke Van Gorcum BV, 2004.

Spreeuwenberg C, Bos GAM van den, Boom FM van den, Driessen S. Met het oog op autonomie. Zorg, opvang en begeleiding van chronisch zieken. Assen: Van Gorcum & Comp. BV, 1995.

Referenties

Andersen RM. Revisiting the behavioral model and access to medical care: does it matter? Journal of Health and Social Behavior, 1995;36:1-10.

Bos GAM van den, Visser-Meily JMA, Struijs JN, Baan CA, Triemstra AHM, Sixma HJ, Exel NJA van. Zorgen voor CVA-patiënten. In: Arbeidsmarkt en Zorgvraag. Achtergrondstudies (161-226). Den Haag: Raad voor de Volksgezondheid en Zorg, 2006.

Braspenning JCC, Schellevis FG, Grol RPTM (red). Tweede Nationale Studie naar ziekten en verrichtingen in de huisartspraktijk. Kwaliteit huisartsenzorg belicht. Utrecht/Nijmegen: NIVEL/Centre for Quality of Care Research (WOK), 2004.

Gijsen R, Hoeymans N, Schellevis FG, Ruwaard D, Satariano WA, Bos GAM van den. Causes and Consequences of Comorbidity: a Review. Journal of Clinical Epidemiology, 2001;54:661-74.

Hollander AEM de, Hoeymans N, Melse JM, Oers JAM van, Polder JJ (eindreactie). Zorg voor gezondheid, Volksgezondheid Toekomst Verkenning 2006. Houten: Bohn Stafleu van Loghum, 2006.

Huijsman R, Klazinga NS, Scholte op Reimer WJM, Wijngaarden JDH van, Exel NJA van, Putte-Boon C van, Prestholt FT, Koopmanschap MA, Niessen LW. Beroerte, beroering en borging in de keten. Resultaten van de Edisse-studie van drie regionale experimenten met stroke service. Den Haag/Rotterdam: ZonMw/Erasmus Universiteit, 2001.

Jacobi CE, Mol GD, Boshuizen HC, Rupp I, Dinant HJ, Bos GAM van den. Impact of socioeconomic status on the course of rheumatoid arthritis and on related use of health care services. Arthritis & Rheumatism (Arthritis Care & Research), 2003; 49:567-573.

Lohr KN. Outcome measurement: concepts and questions. Inquiry, 1988;25:37-50.

Peppen RPS van, Kwakkel G, Wood-Dauphinee S, Hendriks HJM, Wees PJ van der, Dekker J. The impact of physical therapy on functional outcomes after stroke: what's the evidence? Clinical Rehabilitation,2004;18:833-862.

Raad voor de Volksgezondheid en Zorg. Arbeidsmarkt en Zorgvraag. Den Haag: Raad voor de Volksgezondheid en Zorg, 2006.

Schene AH, Meijer CJ, Koeter MWJ, Wijngaarden B van, Monden MAH. Mensen met schizofrenie: de zorg in een urbane en een rurale regio vergeleken. In: Groenewegen PP, Bos GAM van den, Megchelen PJ van (red). Zorg, opvang en begeleiding van chronisch zieken. Van onderzoeksresultaten naar verbetering van zorg (98-113). Assen: Koninklijke Van Gorcum BV, 2004.

Sixma HJ, Campen C van, Kerssens JJ, Peters L. De QUOTE-vragenlijsten; kwaliteit van zorg vanuit patiëntenperspectief; vier nieuwe meetinstrumenten. Utrecht: NIVEL, 1998.

Bijlage 1
Definities van gehanteerde begrippen

Voor het methodologische deel van een wetenschappelijk handboek is het eenduidige gebruik van enkele basisbegrippen essentieel. Om dit te bereiken wordt in deze paragraaf omschreven wat in de context van dit boek wordt verstaan onder de volgende begrippen:
- onderzoek
- onderzoeksvraag of vraagstelling
- onderzoeksdoel of doelstelling
- wetenschappelijk
- onderzoekssoort
- onderzoeksinstrument
- variabele
- onderzoeksproject
- onderzoeksopzet of -design
- onderzoeksmethode.

Een **onderzoek** is een onderneming gericht op het beantwoorden van een vraag.

De **onderzoeksvraag** of **vraagstelling** is het kenmerk van een onderzoek dat het meest de identiteit van dat onderzoek bepaalt. In het gezondheidszorgonderzoek kunnen vraagstellingen bijvoorbeeld gaan over de mogelijke uitkomsten van een of meer beleidsalternatieven (op macro-, meso- of microniveau).

De beantwoording van onderzoeksvragen kan gebruikt worden om een bepaald doel te bereiken. Indien hierbij sprake is van een vooropgesteld doel, is dat het **onderzoeksdoel** of de **doelstelling**. De doelstelling van gezondheidszorgonderzoek kan bijvoorbeeld zijn informatie te genereren ten behoeve van beleidskeuzes.

In dit boek wordt ervan uitgegaan dat een onderzoek het predicaat **wetenschappelijk** toekomt, indien de uitvoering is gebaseerd op de epistemologie van A.D. de Groot, zoals toegelicht in paragraaf 2.2.2.

Een **onderzoekssoort** is een indelingscategorie van onderzoek, die aangeeft in welke fase van de empirische cyclus en/of in welk theoretisch kader het onderzoek plaatsvindt. Hiervoor wordt in dit boek de indeling van A.D. de Groot gehanteerd:
- inventariserend onderzoek,
- explorerend onderzoek,
- toetsend onderzoek,
- theoretisch-interpretatief onderzoek en
- instrumenteel onderzoek.

Het soort onderzoek hangt nauw samen met de vraagstelling van het onderzoek. Een onderzoeksvraag impliceert altijd de onderzoekssoort die van toepassing is.

Een **onderzoeksinstrument** is de combinatie van middelen en conventies waarmee waarnemingen ten behoeve van een onderzoek worden uitgevoerd en geregistreerd. Sommige instrumenten zijn uitsluitend geschikt voor het doen van zuiver kwalitatieve waarnemingen, andere zijn geschikt voor het doen van kwantitatieve waarnemingen.

Een **variabele** is een object van waarneming binnen een onderzoek. De term is ontleend aan het feit dat zo'n object kan variëren in hoedanigheid (kwalitatieve waarneming) en in omvang of hoeveelheid (kwantitatieve waarneming).

Onder een **onderzoeksproject** wordt de concrete organisatie en uitvoering van bepaalde onderzoeksactiviteiten verstaan. Hoewel een onderzoeksproject meestal wel één samenhangend doel heeft, kunnen binnen een project meerdere onderzoeksvragen aan de orde worden gesteld, die in principe in te onderscheiden deelprojecten onderzocht worden. Binnen één project kunnen dus ook verschillende onderzoekssoorten naast of na elkaar worden toegepast.

Een **onderzoeksopzet** of **-design** is een plan voor een onderzoeksproject of deelproject, waarin ten minste de vraagstelling, de onderzoekspopulatie (c.q. de te onderzoeken objecten), de waar te nemen variabelen, de te gebruiken onderzoeksinstrumenten en het analyseplan zijn opgenomen.

Hoewel een onderzoeksdesign in principe voor ieder (deel)project uniek is, bestaan er standaarddesigns die in verschillende (deel)projecten op min of meer overeenkomstige wijze worden toegepast. Soms wordt hetzelfde standaarddesign echter voor het beantwoorden van zeer verschillende onderzoeksvragen binnen verschillende onderzoekssoorten gebruikt. In dergelijke gevallen zijn er bijvoorbeeld wel overeenkomsten in de keuze van onderzoekspopulatie, maar zijn er belangrijke verschillen in de keuze van variabelen en analyseplan.

Onderzoeksdesigns waarbinnen uitsluitend kwalitatieve waarnemingen en analyses plaatsvinden, worden als (zuiver) kwalitatief gekenmerkt. Indien er kwantitatieve waarnemingen en analyses plaatsvinden, spreekt met van kwantitatief onderzoek.

Onderzoeksmethode is een verzamelnaam voor de begrippen onderzoekssoort, onderzoeksinstrument en onderzoeksdesign. Om verwarring te voorkomen worden andere termen, zoals onderzoeksstrategie en onderzoekstechniek zoveel mogelijk vermeden.

Bijlage 2
Affiliaties

Dr. T.A. (Tineke) Abma: Onderzoeksinstituut Caphri/Department of Health, Ethics and Society, Universiteit Maastricht, Maastricht.

Dr. O.A. (Onyi) Arah: afdeling Sociale Geneeskunde (tevens: Rijksinstituut voor Volksgezondheid en Milieu), Academisch Medisch Centrum/Universiteit van Amsterdam, Amsterdam.

Dr. A.H.A. (Guus) ten Asbroek: afdeling Sociale Geneeskunde, Academisch Medisch Centrum/Universiteit van Amsterdam, Amsterdam.

Prof. dr. W.J.J. (Pim) Assendelft: afdeling Public health en eerstelijnsgeneeskunde, Leids Universitair Medisch Centrum, Leiden.

Dr. P.H.M. (Pieter) van Baal: centrum voor Preventie en Zorg Onderzoek, Rijksinstituut voor Volksgezondheid en Milieu, Bilthoven.

Dr. M.E. (Margiet) van Baar: Julius Centrum voor Patiëntgebonden Onderzoek, Universitair Medisch Centrum Utrecht, Utrecht.

Prof. dr. J.J. (Jan) Barendregt: School of Population Health, University of Queensland, Herston, Australië.

Prof. dr. J.M. (Jozien) Bensing: NIVEL Nederlands instituut voor onderzoek van de gezondheidszorg, Utrecht.

Prof. dr. P.J.M. (Patrick) Bindels: afdeling Huisartsgeneeskunde, Academisch Medisch Centrum/Universiteit van Amsterdam, Amsterdam.

Prof. dr. G.A.M. (Trudi) van den Bos: afdeling Sociale Geneeskunde, Academisch Medisch Centrum/Universiteit van Amsterdam, Amsterdam.

Dr. W.B.F. (Werner) Brouwer: instituut Beleid & Management Gezondheidszorg/institute for Medical Technology Assessment, Erasmus MC/Erasmus Universiteit, Rotterdam.

Dr. H. (Huibert) Burger: Disciplinegroep Epidemiologie en disciplinegroep Psychiatrie, Universitair Medisch Centrum Groningen, Groningen.

Dr. M. (Marijke) Chin a Paw: EMGO instituut, VU Medisch Centrum, Vrije Universiteit, Amsterdam.

Dr. D.M.J. (Diana) Delnoij: NIVEL Nederlands instituut voor onderzoek van de gezondheidszorg, Utrecht.

Prof. dr. G.J. (Geert) Dinant: Afdeling Huisartsgeneeskunde, Universiteit van Maastricht, Maastricht.

Drs. J. (Jacques) Fracheboud: Afdeling Maatschappelijke Gezondheidszorg, Erasmus MC, Rotterdam.

Dr. R.D. (Roland) Friele: NIVEL Nederlands instituut voor onderzoek van de gezondheidszorg, Utrecht.

Prof. dr. J.K.M. (Sjef) Gevers: afdeling Sociale Geneeskunde, Academisch Medisch Centrum/ Universiteit van Amsterdam, Amsterdam.

Prof. dr. T.E.D. (Tom) van der Grinten: instituut Beleid & Management Gezondheidszorg, Erasmus MC, Rotterdam.

Prof. dr. P.P. (Peter) Groenewegen: NIVEL Nederlands instituut voor onderzoek van de gezondheidszorg (tevens: Faculteit Sociale Wetenschappen, Universiteit Utrecht), Utrecht.

Prof. dr. R. (Richard) Grol: Centre for Quality of Care Research (WOK), Universitair Medisch Centrum Sint Radboud, Nijmegen.

Dr. J-K. (Jan-Kees) Helderman: Faculteit Bestuurskunde, Radboud Universiteit Nijmegen, Nijmegen.

Prof. dr. G.J.M. (Giel) Hutschemaekers: Pedagogische Wetenschappen/Onderwijskunde (tevens: de Gelderse Roos), Radboud Universiteit Nijmegen, Nijmegen.

Dr. R.E. (Rikard) Juttmann: afdeling Onderzoeksbeleid (tevens: afdeling Maatschappelijke Gezondheidszorg), Erasmus MC, Rotterdam.

Prof. dr. N.S. (Niek) Klazinga: afdeling Sociale Geneeskunde, Academisch Medisch Centrum/ Universiteit van Amsterdam, Amsterdam.

Dr. H.J. (Harry) de Koning: Afdeling Maatschappelijke Gezondheidszorg, Erasmus Medisch Centrum, Rotterdam.

Dr. J.S. (Johan) de Koning: centrum Volksgezondheid Toekomst Verkenningen, Rijksinstituut voor Volksgezondheid en Milieu, Bilthoven.

Dr. L.C.M. (Leontien) Kremer: Emma Kinderziekenhuis, Academisch Medisch Centrum/ Universiteit van Amsterdam, Amsterdam.

Dr. M.J.M.H. (Kiki) Lombarts: afdeling Sociale Geneeskunde, Academisch Medisch Centrum/ Universiteit van Amsterdam, Amsterdam.

Prof. dr. J.P. (Johan) Mackenbach, afdeling Maatschappelijke Gezondheidszorg, Erasmus MC, Rotterdam.

Prof. dr. W. (Willem) van Mechelen: EMGO instituut, VU Medisch Centrum, Vrije Universiteit, Amsterdam.

Prof. dr. K.G.M. (Karel) Moons: Julius Centrum voor Gezondheidswetenschappen en Eerstelijns Geneeskunde, Universitair Medisch Centrum Utrecht, Utrecht.

Prof. dr. J.A.M. (Hans) van Oers: centrum Volksgezondheid Toekomst Verkenningen, Rijksinstituut voor Volksgezondheid en Milieu, Bilthoven; TRANZO, Universiteit van Tilburg, Tilburg.

Dr. T. (Thomas) Plochg: afdeling Sociale Geneeskunde, Academisch Medisch Centrum/ Universiteit van Amsterdam, Amsterdam.

Prof. dr. J.J. (Johan) Polder: centrum Volksgezondheid Toekomst Verkenningen, Rijksinstituut voor Volksgezondheid en Milieu, Bilthoven; TRANZO, Universiteit van Tilburg, Tilburg.

Dr. J. (Jeanette) Pols: afdeling Huisartsgeneeskunde, Academisch Medisch Centrum/ Universiteit van Amsterdam, Amsterdam.

Dr. M.N.M. (Mireille) van Poppel: EMGO instituut, VU Medisch Centrum, Vrije Universiteit, Amsterdam.

Dr. K. (Karin) Proper: EMGO instituut, VU Medisch Centrum, Vrije Universiteit, Amsterdam.

Dr. K. (Kim) Putters: instituut Beleid & Management Gezondheidszorg, Erasmus Medisch Centrum, Rotterdam.

Dr. D. (Dick) Ravelli: Alta Consult, medisch-psychiatrische expertise, advies en coaching, Bilthoven.

Dr. H. (Henk) Rosendal: Lectoraat Chronisch Zieken, Hogeschool Leiden, Leiden.

Prof. dr. F.F.H. (Frans) Rutten: instituut Beleid & Management Gezondheidszorg/institute for Medical Technology Assessment, Erasmus MC/Erasmus Universiteit, Rotterdam.

Prof. dr. R. (Robbert) Sanderman: Graduate School for Health Research (SHARE), Universitair Medisch Centrum Groningen, Rijksuniversiteit Groningen.

Dr. R.J.P.M. (Rob) Scholten: Dutch Cochrane Centre/afdeling Klinische Epidemiologie, Biostatistiek en Bio-informatica, Academisch Medisch Centrum/Universiteit van Amsterdam, Amsterdam.

Prof. dr. G. (Guus) Schrijvers: Julius Centrum voor Patiëntgebonden Onderzoek, Universitair Medisch Centrum Utrecht, Utrecht.

Dr. E.M. (Emmy) Sluijs: NIVEL Nederlands instituut voor onderzoek van de gezondheidszorg, Utrecht.

Dr. J.P.J.M. (Jeroen) Smits: Afdeling Economie, Radboud Universiteit, Nijmegen.

Dr. F.L.P. (Eric) van Sonderen: Graduate School for Health Research (SHARE), Universitair Medisch Centrum Groningen, Rijksuniversiteit Groningen.

Dr. H. (Henk) van Stel: Julius Centrum voor Patiëntgebonden Onderzoek (tevens: Leids Universitair Medisch Centrum), Universitair Medisch Centrum Utrecht, Utrecht.

Prof. dr. T. (Theo) Stijnen: Afdeling Medische Statistiek en Bioinformatica, Leids Universitair Medisch Centrum, Leiden.

Dr. H.J.M. (Bert) Vrijhoef: cluster Zorgwetenschappen (tevens: afdeling onderzoek RVE Transmurale Zorg academisch ziekenhuis Maastricht), Universiteit Maastricht, Maastricht.

Dr. G. (Gerdien) de Weert-van Oene: Julius Centrum voor Patiëntgebonden Onderzoek, Universitair Medisch Centrum Utrecht, Utrecht.

Dr. M. (Michel) Wensing: afdeling Kwaliteit van zorg (WOK), Universitair Medisch Centrum Sint Radboud, Nijmegen.

Prof. dr. G.P. (Gert) Westert: centrum Volksgezondheid Toekomst Verkenningen, Rijksinstituut voor Volksgezondheid en Milieu, Bilthoven; TRANZO, Universiteit van Tilburg, Tilburg.

Dr. T. (Trudy) van der Weijden: vakgroep Huisartsgeneeskunde/Centre for Quality of Care Research (WOK), Universiteit Maastricht.

Prof. dr. G.A.M. (Guy) Widdershoven: Onderzoeksinstituut Caphri/Department of Health, Ethics and Society, Universiteit Maastricht, Maastricht.

Prof. dr. D. (Dick) Willems: afdeling Huisartsgeneeskunde, Academisch Medisch Centrum/Universiteit van Amsterdam, Amsterdam.

Dr. R.A.G. (Ron) Winkens: Capaciteitsgroep Huisartsgeneeskunde (tevens: Diagnostisch Centrum academisch Ziekenhuis Maastricht), Universiteit Maastricht, Maastricht.

Prof. dr. J.H.M. (Bertie) Zwetsloot-Schonk: Klinische informatiekunde, Leids Universitair Medisch Centrum (LUMC), Universiteit Leiden, Leiden.

Dr. M.C.B. (Myra) van Zwieten: afdeling Huisartsgeneeskunde, Academisch Medisch Centrum/Universiteit van Amsterdam, Amsterdam.

Bijlage 3
Nederlandse onderzoeksinstituten en -groepen

Universitaire afdelingen/instituten

Afdeling Maatschappelijke Gezondheidszorg (MGZ), Erasmus Medisch Centrum Rotterdam, Postbus 2040, 3000 CA Rotterdam. (www2.eur.nl/fgg/mgz/)

Afdeling Huisartsgeneeskunde, Academisch Medisch Centrum/Universiteit van Amsterdam, Postbus 22660, 1100 DD Amsterdam. (www.amc.uva.nl)

Afdeling Sociale Geneeskunde, Academisch Medisch Centrum/Universiteit van Amsterdam, Postbus 22660, 1100 DD Amsterdam. (www.amc.uva.nl)

Amsterdamse School for Social Science Research (ASSR), Research Cluster Health, Care & the Body, Universiteit van Amsterdam. Spinhuis, O.Z. Achterburgwal 185, 1012 DK Amsterdam. (www.assr.nl)

EMGO Instituut, VU Medisch Centrum, Van der Boechorststraat 7, 1081 BT Amsterdam. (www.emgo.nl)

Instituut Beleid & Management Gezondheidszorg (iBMG), Erasmus Medisch Centrum Rotterdam, Postbus 1738, 3000 DR Rotterdam. (www.bmg.eur.nl)

Instituut Medical Technology Assessment (iMTA), Erasmus Medisch Centrum Rotterdam. Postbus 1738, 3000 DR Rotterdam. (www.imta.nl)

Julius Center for Health Sciences and Primary Care, Universitair Medisch Centrum Utrecht, Postbus 85500, 3508 GA Utrecht. (www.juliuscentrum.nl)

Noordelijk Centrum voor Gezondheidszorgvraagstukken, Rijksuniversiteit Groningen, Postbus 169, 9700 AD Groningen. (www.rug.nl/nch/index)

TRANZO Wetenschappelijke Centrum voor Transformatie in Zorg & Welzijn, Faculteit Sociale Wetenschappen, Universiteit van Tilburg, Postbus 90153, 5000 LE Tilburg. (www.uvt.nl/faculteiten/fsw/departementen/tranzo/)

WOK Centre for Quality of Care Research, Radboud Universiteit Nijmegen, Postbus 9101, 6500 HB Nijmegen/Universiteit Maastricht, Afdeling Huisartsgeneeskunde, Postbus 616, 6200 MD Maastricht. (www.wokresearch.nl/wok/default.asp)

Instituut CAPHRI Maastricht, Postbus 616, 6200 MD Maastricht. (www.caphri.nl)

Utrechtse School voor Bestuurs- en Organisatiewetenschap, Universiteit van Utrecht, Bijlhouwerstraat 6, 3511 ZC Utrecht. (www.usg.uu.nl)

Wetenschap, Technologie, Gezondheid en Beleidsstudies (STeHPS), Universiteit van Twente, Postbus 217, 7500 AE Enschede. (www.bbt.utwente.nl/stehps)

Particuliere onderzoeksinstituten

CBO Kwaliteitsinstituut voor de gezondheidszorg, Churchilllaan 11, 3527 GV Utrecht. (www.cbo.nl)

NIVEL Nederlands Instituut voor Gezondheidszorgonderzoek, Otterstraat 118-124, 3513 CR Utrecht (www.nivel.nl)

NIGZ Nationaal Instituut voor Gezondheidsbevordering en Ziektepreventie, De Bleek 13, 3440 AM Woerden. (www.nigz.nl)

Prismant, Papendorpseweg 65, 3528 BJ Utrecht. (www.prismant.nl)

RIVM Rijksinstituut voor Volksgezondheid en Milieu, Postbus 1, 3720 BA Bilthoven. (www.rivm.nl)

Trimbos Instituut, Da Costakade 45, Postbus 725, 3500 AS Utrecht. (www.trimbos.nl)

Overige organisaties

CaRe, Research School Care. (www.research-school-care.nl)

College voor Zorgverzekeringen (CVZ), Eekholt 4, 1112 XH Diemen. (www.cvz.nl)

Ministerie van Volksgezondheid, Welzijn & Sport, Parnassusplein 5, 2511 VX Den Haag. (www.minvws.nl)

Nederlandse Organisatie voor Wetenschappelijk Onderzoek (NWO), Laan van Nieuw Oost-Indië 300, 2593 CE Den Haag. (www.nwo.nl)

Netherlands Institute for Health Sciences (nihes), Postbus 2040, 3000 CA Rotterdam

Raad voor Gezondheidsonderzoek (RGO), Pernassusplein 5, 2511 VX Den Haag. (www.gezondheidsraad.nl/rgo.php)

Raad voor Medische Wetenschappen, Koninklijke Nederlandse Akademie van Wetenschappen (KNAW), Het Trippenhuis, Kloveniersburgwal 29, 1011 JV Amsterdam. (www.knaw.nl)

Raad voor de Volksgezondheid en Zorg (RVZ), Postbus 19404, 2500 CK Den Haag. (www.rvz.net)

ZonMw Zorgonderzoek Nederland, Laan van Nieuw Oost Indië 334, 2509 AE Den Haag. (www.zonmw.nl)

Vilans, Catharijnesingel 47, 3511 GC Utrecht. (www.vilans.nl)

Bijlage 4
Tijdschriften voor gezondheidszorgonderzoek

Nederlandstalige tijdschriften

Acta Hospitalia
Hoofdredacteur: E. Engelbrecht
ISSN 0044 6009
www.czv.kuleuven.ac.be/scr/acta/nrs_gen.php

Beleid en Maatschappij
Voorzitter redactie: W. Trommel
ISSN 1389 0069
www.boomuitgeversdenhaag.nl/?view=magazines&id=15&menutree=4%7C3%7C1

Medisch Contact
Hoofdredacteur: Ben V.M. Crul
ISSN 0025 8245
http://medischcontact.artsennet.nl/content/mc/

Nederlands Tijdschrift voor Geneeskunde
Hoofdredactie: J. van Gijn, F.W.A. Verheugt, H. Veeken en W. Hart
ISSN 0028 2162
www.ntvg.nl

Tijdschrift voor Gezondheidsrecht
Hoofdredacteur: J.K.M. Gevers
ISSN 0165 0874
www.gezondheidsrecht.bsl.nl/

TSG Tijdschrift voor Gezondheidswetenschappen
Hoofdredactie: J. van der Gulden, N.S. Klazinga
ISSN 1388 7491
http://home.wanadoo.nl/venw/tsg.htm

Internationale tijdschriften

Academic Medicine
Editor: M.E. Withcomb
Impact factor 2005: 1,940
ISSN 1040 2446
www.academicmedicine.org

American Journal of Public Health
Executive editor: Nancy J. Johnson
Impact factor 2005: 3,566
Print ISSN 0090 0036
Online ISSN 1541 0048
www.ajph.org/

BMC Health Services Research
Editorial director: Deborah Saltman
Impact factor 2005: 1,63
Online ISSN 1472 6963
www.biomedcentral.com/bmchealthservres/

BMC Public Health
Editorial director: Deborah Saltman
Impact factor 2005: 1,658
Online ISSN 1471 2458
www.biomedcentral.com/bmcpublichealth

Bulletin World Health Organisation
Editor coordinator: Hooman Momen
Impact factor 2005: 3,961
ISSN 0042 9686
http://www.who.int/bulletin/en/

Clinical Governance: an international journal
Editors: Jeff Luca, John Wright
Impact factor 2005: –
ISSN 1477 7274

www.emeraldinsight.com/info/journals/cgij/cgij.jsp

Epidemiologic Review
Editor-in-chief: Michel A. Ibrahim
Impact factor 2005: 4,722
Print ISSN 0193 936X
Online ISSN 1478 6729
http://epirev.oxfordjournals.org/

Epidemiology
Editor-in-chief: Allen J. Wilcox
Impact factor 2005: 4,043
Print ISSN 1044 3983
Online ISSN 1531 5487
www.epidem.com

European Journal of Health Law
Editors-in-chief: J.K.M. Gevers, H.D.C. Roscam Abbing
Impact factor 2005: 347-355
Print ISSN 0929 0273
Online ISSN 1571 8093
www.springerlink.com/content/1571-8093/

European Journal of Public Health
Editor-in-chief: J.P. Mackenbach
Impact factor 2005: 1,118
ISSN 1101 1262
www.oxfordjournals.org/eurpub

American Journal of Epidemiology
Editor-in-chief: Moyses Szklo
Impact factor 2005: 5,068
Print ISSN 0002 9262
Online ISSN 1476 6256
http://aje.oxfordjournals.org/

Health Affairs
Founding editor: J.K. Iglehart
Impact factor 2005: 3,158
Print ISSN 0278 2715
Online ISSN 1544 5208
www.healthaffairs.org

Health Care Financing Review
Editor-in-chief: L.F. Wolf
Impact factor 2005: 1,068
ISSN 0195 8631
www.cms.hhs.gov/HealthCareFinancingReview/

Health Care Management Review
Editor-in-chief: L.M. Issel
Impact factor 2005: 1,016
ISSN 0361 6274
www.hcmrjournal.com/

Health & Place
Editor: Graham Moon
Impact factor 2005: 1,492
ISSN 1353 8292
www.elsevier.com/wps/product/cws_home/30519

Health Policy
Editors: K. Kesteloot, M. Defever, I. Cleemput
Impact factor 2005: 0,964
ISSN 0168 8510
www.sciencedirect.com/science/journal/01688510

Health Policy & Planning
Editors: Richard Coker, Kara Hanson
Impact factor 2005: 1,419
Print ISSN 0268 1080
Online ISSN 1460 2237
www.oxfordjournals.org/heapol

Health Promotion International
Editor-in-chief: J. Catford
Impact factor 2005: 1,159
ISSN 0957 4824
http://heapro.oxfordjournals.org/

Health and social care in the community
Editor-in-chief: Karen Luker
Impact factor 2005: 0,869
Print ISSN 0966 0410
Online ISSN 1365 2524
www.blackwell-synergy.com/loi/hsc

Health Services Research
Co-editors-in-chief: A.B. Flood, J.J. Escarce
Impact factor 2005: 2,466
Print ISSN 0017 9124

Online ISSN 1475 6773
www.blackwell-synergy.com/loi/hesr

Health economics

Editors: A. Maynard, J. Hutton, A. Jones
Impact factor 2005: 1,919
Print ISSN 1057 9230
Online ISSN 1099 1050
www3.interscience.wiley.com/cgi-bin/jhome/5749

Inquiry – The journal of Health Care Organisation, Provision, and Financing

Chief executive officer: D.H. Klein
Impact factor 2005: 1,035
ISSN 0046 9580
www.inquiryjournal.org/

International Journal of Epidemiology

Co-editors: G. Davey Smith, S. Ebrahim
Impact factor 2005: 4,043
Print ISSN 0300 5771
Online ISSN 1464 3685
http://ije.oxfordjournals.org/

International Journal of Health Care Finance and Economics

Editors-in-chief: P. Zweifel, M. Pauly
Impact factor 2005: –
Print ISSN 1389 6563
Online ISSN 1573 6962
www.springerlink.com/content/1573-6962/

International Journal of Health Services

Editor: Vicente Navarro
Impact factor 2005: 0,595
Print ISSN 0020 7314
Online ISSN 1541 4469
www.baywood.com/Journals/PreviewJournals.asp?Id=0020-7314

International Journal of Integrated Care

Editor-in-chief: A.J.P. Schrijvers
Impact factor 2005: –
Online ISSN 1568 4156
www.ijic.org

International Journal for Quality in Health Care

Editor-in-chief: Thomas V. Perneger
Impact factor 2005: 1,138
ISSN 1353 4505
www.intqhc.oupjournals.org

International Journal of Technology Assessment in Health Care

Editors-in-chief: E. Jonsson, S.J. Reiser
Impact factor 2005: 0,725
Print ISSN 0266 4623
Online ISSN 1471 6348
http://journals.cambridge.org/jid_THC

Journal of Epidemiology & Community Health

Editors: C. Alvarez-Dardet, J.R. Ashton
Impact factor 2005: 3,003
Print ISSN 0143 005X
Online ISSN 1470 2738
http://jech.bmj.com/

Journal of Evaluation in Clinical Practice

Editor-in-chief: Andrew Miles
Impact factor 2005: 1,120
ISSN 1356 1294
www.blackwellpublishing.com/journal.asp?ref=1356-1294

Journal of Health Economics

Editors: J.P. Newhouse, A.J. Culyer, R. Frank, K. Claxton, T. McGuire, A. Street
Impact factor 2005: 2,708
ISSN 0167 6296
www.elsevier.com/locate/jhe

Journal of Health Organization and Management

Editors: Nancy Harding, Jacky Ford
Impact factor 2005: –
ISSN 1477 7266
www.emeraldinsight.com/info/journals/jhom/jhom.jsp

Journal of Health Politics, Policy and Law

Editor: Mark Schlesinger
Impact factor 2005: 0,718

Print ISSN 0361 6878
Online ISSN 1527 1927
http://jhppl.dukejournals.org/

Journal of Health Services Research & Policy
Editors: Nick Black, Nicholas Mays
Impact factor 2005: –
ISSN 1355 8196
www.rsmpress.co.uk/jhsrp.htm

Journal of Medical Ethics
Editors: S. Holm, J. Harris
Impact factor 2005: 1,312
Print ISSN 0306 6800
Online ISSN 1473 4257
http://jme.bmj.com

Medical Care
Co-editors-in-chief: Colleen A. McHorney, Carol M. Ashton
Impact factor 2005: 2,994
ISSN 0025 7079
www.lww-medicalcare.com/pt/re/medcare

Medical Care Research & Review
Editor-in-chief: Jeffrey A. Alexander
Impact factor 2005: 1,475
Print ISSN 1077 5587
Online ISSN 1552 6801
http://mcr.sagepub.com/

Medical Decision Making
Editor-in-chief: Mark Helfland
Impact factor 2005: 1,822
ISSN 0272 989X
http://mdm.sagepub.com/

Medical Education
Editor: John McLachlan
Impact factor 2005: 2,232
ISSN 0737 3805
www.mededuc.com/

Milbank Quarterly
Editor-in-chief: Bradford H. Gray
Impact factor 2005: 3,816
Print ISSN 0887 378X

Online ISSN 1468 0009
www.blackwell-synergy.com/loi/milq

Public Administration
Editor-in-chief: R.A.W. Rhodes
Impact factor 2005: 0,924
Print ISSN 0033 3298
Online ISSN 1467 9299
www.blackwell-synergy.com/loi/padm

Quality of Life Research
Editor-in-chief: Ronald Hays
Impact factor 2005: 1,915
Print ISSN 0962 9343
Online ISSN 1573 2649
www.springerlink.com/link.asp?id=100213

Quality and Safety in Health Care
Editor-in-chief: David P. Stevens
Impact factor 2005: 1,937
Print ISSN: 0963 8172
Online ISSN: 1475 3901
http://qshc.bmj.com/

Social Science & Medicine
Editor-in-chief: E. Annandale
Impact factor 2005: 2,619
ISSN: 0277 9536
www.sciencedirect.com/science/journal/02779536

Sociology of Health & Illness
Editors: P. Allotey, J. Gabe, D. Reidpath, C. Seale, S. Wainwright, C. Williams
Impact factor 2005: 2,169
Print ISSN: 0141 9889
Online ISSN: 1467 9566
www.blackwell-synergy.com/loi/shil

Social Policy & Administration
Co-editors: M. Powell, C. Jones Finer
Impact factor 2005: 0,709
Print ISSN: 0144 5596
Online ISSN: 1467 9515
www.blackwell-synergy.com/loi/spol

Value in Health
Editor: Josephine Mauskopf

Impact factor 2005: 3,211
ISSN 1098 3015
www.blackwellpublishing.com/journal.asp?ref=1098-3015

Register

afhankelijke variabele 279
agree-instrument 279
aire-instrument 279
analyse van kwalitatief materiaal 87
Andersen, model van 356
antwoordcategorieën 175
argumentatie 58
aselecte steekproef 38
auditonderzoek 276
auditstudie 276
baten 138
Baumol-effect 236
behoeften aan zorg 355
beleidsarena's 199
beleidsclaim 30
beleidscyclus 29, 345
beleidstheorie 190
benchmarkstudies 317
beroepskrachtenplanning 256
beschrijvend onderzoek 49, 69
betalingssystemen 243
betrouwbaarheid 74, 175
Beveridge 243
bevolkingsonderzoek naar baarmoederhalskanker 340
bevolkingsonderzoek naar borstkanker 335
bias 36, 96
biobanken 207
Bismarck 243
blindering 98, 124
blockdesign 126
Budgettair Kader Zorg 229
case-controlonderzoek 94
case-controlstudie 37
causaliteit 35
Centraal Begeleidingsorgaan voor de Intercollegiale Toetsing 275
ceteris paribus 37
chronisch zieken 354
chronische-ziektemodel 237
classificatiesysteem 76

cliëntregistratie 73
clustertrial 127
coderen 87
coderingsysteem 76
cohort 95
cohortonderzoek 95
cohortstudie (meerarmig) 37
combineren van methoden 91
compliance 320
computermicrosimulatiemodel 337
conceptmapping 86
concurrentie 223
confounding 36
confounding by indication 97
confounding-bias 97
consensusvorming 279
consistentie 72
constructivisten 28
consumer choice 213
Continuous Quality Improvement 275
convergentie 251
cq-index 321
cream skimming 212
cross-levelbias 108
cross-sectioneel onderzoek 94
datacollectie 74
Delphi-onderzoek 86
demografische ontwikkelingen 236
de-professionalisering 258
descriptieve ethiek 269
determinant 94
deterministische school 35
developmental onderzoeksperspectief 51
diagnosekostengroepen 216
diagnostiek 345
diagnostische beslisregel 348
diagnostische testen 346
dialoog 60
diepte-interview 83
Disability Adjusted Life Expectancy 245
DisMod II 171

doctrine 204
documentverzameling 85
doelgerichte selectie 81
doelmatig 133
doelmatigheid 275
doelmatigheidsonderzoek 233
doeltreffendheid 275
domein 94
domein van gezondheidszorgonderzoek 19
Donabedian 275
dwarsdoorsnedeonderzoek 94
ecological fallacy 108
ecologisch onderzoek 107
ecologische studie 37
economisch onderzoeksperspectief 51
economisch principe 26
economische evaluatie 228, 233
economische evaluaties 132
eerstelijn 348
effecten 138
effectparameters 359
efficiëntie 133
eigen bijdragen 251
eigen risico 222
empirische cyclus 25
empirische cyclus voor toegepast onderzoek 30
empirische ethiek 269
empirische onderzoekscyclus 281
empirische referentie 26
empirische wetenschap 204
empirisme 57
epidemiologische transitie 251
equivalentiebeginsel 211
ervaringskennis 63
etiologisch onderzoek 349
etniciteit 279
etnografische methoden 272
European Foundation for Quality Management 275
euthanasie 271
evaluatie van kwaliteit 275
evidence 109
evidence based care 362
evidence based medicine 146, 275
evidence based richtlijnen 276
Ewing-gehoortest 341
experience based care 362
experimenteel onderzoeksperspectief 51
explorerend onderzoek 26, 33, 49, 69, 190, 335
externe validiteit 36
falsificatie 27
farmaciekostengroepen 216
fase van gedragsverandering 326

focusgroepinterview 83
follow-up-onderzoek 94
functionele beperkingen 358
gebruik van zorg 349
gecontroleerde voor-na vergelijkingen 112
gedragsdeterminanten 324
gedragsverandering 323
geïntegreerde zorg 296
gender 279
generaliseerbaarheid 94
generieke instrumenten 359
geografisch gebied 74
gereguleerde concurrentie 211
gestructureerd groepsproces 86
gezondheidsonderzoek 23
Gezondheidsraad/Raad voor de Volksgezondheid &
    Zorg 278
gezondheidsrecht 205
gezondheids(zorg)interview 249
gezondheidszorgonderzoek 316
gezondheidszorgsysteem 242
Hawthorne-effect 124
health education 41
Health Research 23
Health Services Research 19
health technology assessment 233
hellend vlak 271
hermeneutiek 204
hiërarchie van onderzoeksvormen 34
historie van kwaliteitsbeleid 274
historische trend 72
horizontale integratie 298
huisartsenonderzoeksnetwerk 350
huisartsgeneeskunde 345
huisartsgeneeskundig onderzoek 345, 347
Hume, David 27
hypothese 25
ICPC 350
implementatie 283, 347
implementatieonderzoek 279
Impossibility Theorem 196
indicatiestellingen 355
indicatoren 278
indirect meten 171
inductieve gevolgtrekkingen 27
informatiebias 98
inkomenssolidariteit 208
Institute of Medicine 276
institutionele beleidsanalyse 193
Instituut Nederlandse Kwaliteit 275
instrumenteel onderzoek 26, 49
interactiegeoriënteerd beleidsonderzoek 189

intercollegiale toetsing 279
International Organisation for Standardisation 275
interne validiteit 36
interpretatief-theoretisch onderzoek 337
interpretatief-theoretische studie 26
intervalproblematiek 42
interventie 94
interventies evalueren 281
intervention mapping 329
inventariserend onderzoek 26, 49, 69
jurisprudentie 204
kennisproductie 48
kennistransfer 283
ketenzorg 296
keuzegedrag 217
keuze-informatie 316
klantervaringsonderzoek 321
kosten 138
kosten van ziekten 232
kosten-batenanalyse 135, 326
kostenbeheersing 245
kosten-effectiviteitsanalyse 135, 331, 336
kosten-effectiviteitsratio 143
kostenminimalisatieanalyse 135
kostenonderzoek 229
kosten-utiliteitsanalyse 135
kostprijsonderzoek 228
kritisch rationalisme 57, 205
kritisch rationalisten 28
Kuhn, Thomas 25, 59
kwalitatief onderzoek 32, 77
kwaliteit van de behandeling 350
kwaliteit van de huisartsenzorg 349
kwaliteit van leven 139, 354
kwaliteit van zorg 274, 319
kwaliteitsconsultatie 280
kwaliteitsverbetering 283
kwaliteitswaarborgen 89
kwantitatief onderzoek 32
latin-squaredesign 126
leefstijl 238, 323
leefstijlinterventie 323
Leidschendamconferenties 275
leren van professionals 256
logisch consistent 26
loss-to-follow-up 96
maatschappelijke debatten 273
maatschappelijke opvattingen 61
managed competition 192
management van/door professionals 256
managementbeleidscyclus 30
managerial onderzoeksperspectief 51

marktordening 214
marktwerking 210
matching 37, 105
McGlynn 278
medische technology assessment 233
medisch-ethische bespreking 270
meta-analyse 149, 157
metadataregisters 72
methodologische kwaliteitseisen 25, 35
microsimulatie 171
miscan 168
missing data 75
mobiliteit 217
mode 167
modellen 228
monitoring 338
moral hazard 208
moreel beraad 270
multidisciplinaire zorg 361
multidisciplinariteit 21
multimorbiditeit 345
multiniveau-analyse 250
multivariate analyse 33, 37
National Institute for Clinical Excellence 235
nationale gezondheidszorgsystemen 243
natura 209
Nederlands Huisartsen Genootschap 345
NHG-richtlijnen 349
NHG-standaarden 345
no-claimregeling 213
nominale groeptechniek 86
normale wetenschap 59
normatief 57
normatieve ethiek 269
normen 272
normuitkering 212
number-needed-to-treat 348
observationeel design 41
observationeel onderzoek 37, 94
observeren 83
Occam's razor 26
Onchosim 172
ondernemersgedrag 195
ongelijkheid in zorg 356
ongezond gedrag 323
operationalisatie 36
opportunistische selectie 81
organisatie huisartsenzorg 349
ouderen 354
paradigma 29, 59
participatie 64
patiënten 316

patiëntenbeweging 318
patiëntenoordelen 320
patiëntenregistratie 74
patiëntgebonden onderzoek 349
patiëntgerichtheid 246, 275
patiënttevredenheid 177, 359
placebo 94, 123
plan-do-check-act 281
politieke beleidscyclus 30
poortwachter 247, 351
Popper, Karl 25, 57
postmoderne filosofen 28
premies 208
prenatale diagnostiek 271
prerandomisatie 125
preventie 231, 345
Preventmodel 171
prijselasticiteit 219
prijsgevoeligheid 219
primair proces 22
primaire databronnen 69
primaire preventie 323
probabilistisch geformuleerde hypothese 27
probabilistische school 35
probleemgestuurd beleidsonderzoek 189
procesevaluatie 280
proefbevolkingsonderzoek 336
professionalisering 256
professionele beleidscyclus 30
programmatische preventie 334
proportionele financiering 223
prospectief 96, 123
pseudoparticipatie 64
publicatiebias 151, 163
publiek-private vervlechting 197
QALY 138
quasi-experimenteel design 41
quasi-experimenteel onderzoek 111
quasi-experimentele onderzoeksopzet 280
quote-methode 359
rand-experiment 221
randomisatie 37, 125
randomised controlled trial 121, 326
RCT 121, 326
rechtspraktijk 203
rechtssysteem 204
rechtswetenschap 202
rechtvaardige financiering 222
reflexiviteit 39
representatief 38
re-professionalisering 258
respons 38

respons/non-respons 74
restitutie 209
retrospectief 96
reverse causality 107
revolutionaire wetenschap 59
richtlijnen 279, 355
risicosolidariteit 208
risicoverevening 212
risicovereveningsmodel 212
Roemer's law 245
samengestelde volksgezondheidsmaten 245
sampling frame 74
schalen 175
screening op prostaatkanker 341
screening op scoliose 342
screeningsprogramma 335
screeningstrial 335
secundaire analyse 69
secundaire bronnen 229
secundaire preventie 334
selectiebias 37, 100, 122
selectieve non-respons 74
Semashko 243
semigestructureerd 82
Sneller beter 280
socialeverzekeringssystemen 243
sovjetsysteem 243
specificatie van waarnemingen 36
spiegelen 175
stage-based interventie 326
stakeholders 62
standaardisatie 38
Standard Gamble 139
statistische power 36
steekproef 38, 74
steekproefmethode 74
stelselherziening 210
stochastische school 35
stratificatie 37
stroke-service 358
stroke-unit 358
stuurinformatie 316
subdomeinen 23
systematische literatuurstudie 146
taakherschikking 347
taakherschikking en substitutie 256
taalscreening 342
technologie 134
theoretisch interpretatief onderzoek 190
theoretisch kader 80
theoretisch/interpretatief onderzoek 49
theorie 25, 56, 286

theoriegestuurde selectie 81
tijdreeksstudies 114
tijdvolgordelijkheid 42
Time Trade Off 139
toegang tot zorg 307
toegankelijkheid 208, 307
toegepast onderzoek 29
toetsend onderzoek 26, 33, 49, 323
toetsing 26
Total Quality Management 275
tracergroep 249
transmurale samenwerking 347
transmurale zorg 296
transparantie 36
transversaal onderzoek 94
Tweede Kamer 229
Tweede Nationale Studie 349
uitkomst 94
uitkomsten van zorg 355
uitkomstindicatoren 358
universum 26
validering onderzoeksinstrumenten 349
validiteit 74, 96, 175
verandermodel 289
verbijzondering van waarnemingen 36
vergelijkende gevalstudies 117
verhalen 63
vermijdbare sterfte 245
verschillen in gezondheid 349
verstoring 36
vertalen 175
vertekening 36
verticale integratie 298
visitatie 280
Visual Analogue Scale 139

volksgezondheidsbeleid 194
voor-na studies 37
voorspellende waarde diagnostische testen 347
voorspelling 169
vormen van goede zorg 272
vraaggestuurde gezondheidszorg 316
vragenlijsten 174
vragenlijstonderzoek 74
vroege opsporing 335
welvaart 133
welvaartseconomie 132
Wennberg 274
wetenschappelijk forum 29
wetenschapsfilosofie 56
wetenschapsfilosofische keuzes 25
wetgeving 202
wetsevaluatie 206
Zelendesign 125
ziektekostenverzekering 209
ziektespecifieke instrumenten 359
ziekteverzuim 326
Zorgbalans 279
zorgbehoefte 309
zorgbehoeften 355
zorgconsument 321
zorggebruik 307
zorginkoopmarkt 210
zorgkosten 228
Zorgrekeningen 229
zorgverleningsmarkt 210
zorgverzekeraar 208
zorgverzekering 208
zorgverzekeringsmarkt 210
Zorgverzekeringswet 211

GPSR Compliance
The European Union's (EU) General Product Safety Regulation (GPSR) is a set of rules that requires consumer products to be safe and our obligations to ensure this.

If you have any concerns about our products, you can contact us on

ProductSafety@springernature.com

In case Publisher is established outside the EU, the EU authorized representative is:

Springer Nature Customer Service Center GmbH
Europaplatz 3
69115 Heidelberg, Germany

www.ingramcontent.com/pod-product-compliance
Lightning Source LLC
LaVergne TN
LVHW080310260326
834688LV00038B/1046